Thoraxchirurgie für den Allgemein- und Viszeralchirurgen

Paul Schneider
Martin Kruschewski
Heinz J. Buhr
Hrsg.

Thoraxchirurgie für den Allgemein- und Viszeralchirurgen

2., vollständig überarbeitete und erweiterte Auflage

Mit 162 Abbildungen

Springer

Herausgeber
Priv.-Doz. Dr. med. Paul Schneider
Klinik fur Chirurgie und Thoraxchirurgie
DRK Kliniken Berlin Mitte
Drontheimer Straße 39-40
13359 Berlin

Prof. Dr. med. Martin Kruschewski
Klinik für Allgemein- und Viszeralchirurgie
Klinikum Frankfurt (Oder)
Müllroser Chaussee 7
15236 Frankfurt (Oder)

Prof. Dr. med. Heinz J. Buhr
Deutsche Gesellschaft für Allgemein- und
Viszeralchirurgie e.V.
Haus der Bundespressekonferenz
Schiffbauerdamm 40
10117 Berlin

Die Darstellung von manchen Formeln und Strukturelementen war in einigen elektronischen Ausgaben nicht korrekt, dies ist nun korrigiert. Wir bitten damit verbundene Unannehmlichkeiten zu entschuldigen und danken den Lesern für Hinweise.

ISBN 978-3-662-48709-9 ISBN 978-3-662-48710-5 (eBook)
https://doi.org/10.1007/978-3-662-48710-5

Die Deutsche Nationalbibliothek verzeichnet diese Publikation in der Deutschen Nationalbibliografie; detaillierte bibliografische Daten sind im Internet über http://dnb.d-nb.de abrufbar.

Umschlaggestaltung: deblik Berlin
Fotonachweis Umschlag: Priv.-Doz. Dr. Paul Schneider, Berlin

Gedruckt auf säurefreiem und chlorfrei gebleichtem Papier

Springer ist Teil von Springer Nature
Die eingetragene Gesellschaft ist Springer-Verlag GmbH Deutschland
Die Anschrift der Gesellschaft ist: Heidelberger Platz 3, 14197 Berlin, Germany

Vorwort

Die Allgemein- und Viszeralchirurgen werden nahezu täglich mit thoraxchirurgischen Fragestellungen konfrontiert, ohne dass es in ihren Kliniken eine eigenständige Abteilung für Thoraxchirurgie bzw. einen Facharzt für Thoraxchirurgie gäbe. Neben der Notfallversorgung eines Thoraxtraumas zählen dazu auch das Erkennen und richtige Einschätzen eines Pleuraempyems oder einer Mediastinitis. Auch bei intensivpflichtigen Patienten mit thorakalen Komplikationen ist das Handeln gefragt. Insbesondere aber ist der Allgemein- und Viszeralchirurg bei onkologischen Diskussionen in der Tumorkonferenz gefordert. Hier gilt es, Kenntnisse in der Therapie des Lungenkarzinoms und der Lungenmetastasen zu besitzen, um den Patienten im Gesamtkonzept richtig zu beraten, wenngleich die Behandlung selbst meistens in einer Schwerpunktklinik durchgeführt wird.

Die große Resonanz auf die erste Auflage des 2004 erschienen Buches „Thoraxchirurgie" hat uns bewogen, das Thema erneut aufzugreifen. Der Aufbau wurde neu konzipiert und deutlich erweitert, sämtliche schon in der ersten Auflage vorhandenen Themen wurden komplett überarbeitet. Neu hinzugekommen sind u. a. interventionelle Verfahrensweisen, Langzeitbeatmung, das Management der Rippenserienfraktur, die multimodale und palliative Therapie des Lungenkarzinoms sowie das Ösophaguskarzinom.

Dieses Buch ist somit sowohl für Allgemein- und Viszeralchirurgen als Nachschlagewerk in der täglichen Routine als auch für die Kolleginnen und Kollegen in der Weiterbildung zum Facharzt konzipiert. Es gibt ihnen wichtige Hinweise, Tipps und Tricks für den Umgang mit thoraxchirurgischen Krankheitsbildern. Darüber hinaus werden chirurgische Eingriffe am Thorax, die nicht unbedingt den Thoraxchirurgen vorbehalten sind, z. B. Thoraxdrainage, Tracheotomie, kleine videoassistierte Lungenresektionen und Notfalleingriffe detailliert i. S. einer OP-Lehre beschrieben.

Herzlich danken möchten wir allen Autoren für ihre Mühe und Bereitschaft, diese Monografie in der zweiten Auflage mitzugestalten. Dank gilt auch Frau Christine Voigts (Graphikabteilung Charité, Berlin) für die professionelle Unterstützung bei der Erstellung verschiedener Abbildungen. Besonderer Dank gebührt dem Springer-Verlag, insbesondere Herrn Dr. F. Kraemer sowie Herrn W. Bischoff, für die hervorragende Zusammenarbeit.

Priv.-Doz. Dr. P. Schneider,
Prof. Dr. M. Kruschewski, Prof. Dr. H. J. Buhr
Berlin, im August 2017

Inhaltsverzeichnis

Radiologie und präoperative Vorbereitung

Instrumentarium und spezielle Techniken

Thorakale Notfälle

Neoplasien: Lungenrundherd, Lungenmetastasen, Lungenkarzinom, Ösophaguskarzinom

Thorakale Entzündungen

Autoren

Buhr, Heinz-Johannes, Prof. Dr. med.
Deutsche Gesellschaft für Allgemein- und
Viszeralchirurgie e.V.
Haus der Bundespressekonferenz
Schiffbauerdamm 40
10117 Berlin
hbuhr@dgav.de

Foert, Ellen, Dr. med.
Institut für diagnostische und interventionelle
Radiologie
DRK Kliniken Berlin Mitte
Drontheimer Straße 39-40
13359 Berlin
e.foert@drk-kliniken-berlin.de

Frick, Anna Elisabeth, Dr. med.
Evangelische Lungenklinik Berlin
Krankenhausbetriebs gGmbH
Lindenberger Weg 27
13125 Berlin
annaelisabeth.frick@elk-berlin.de

Gröne, Jörn, Priv.-Doz. Dr. med.
Klinik für Allgemein- und Viszeralchirurgie
Rotes Kreuz Krankenhaus Bremen gGmbH
St. Pauli-Deich 24
28199 Bremen
groene.j@roteskreuzkrankenhaus.de

Hecker, Erich, Dr. med. Dipl.-Oec.
Thoraxzentrum Ruhrgebiet
Klinik für Thoraxchirurgie
Ev. Krankenhausgemeinschaft
Herne | Castrop-Rauxel gGmbH
Akad. Lehrkrankrankenhaus Universität Duisburg-Essen
Hordeler Straße 7-9
44651 Herne
e.hecker@evk-herne.de

Herth, Felix, Univ.-Prof. Dr. med.
Pneumologie und Beatmungsmedizin
Thoraxklinik, Universtität Heidelberg
Röntgenstr. 1
69126 Heidelberg
felix.herth@med.uni-heidelberg.de

Höcht, Stefan, Prof. Dr. med.
Xcare Praxis für Strahlentherapie
Hubert-Schreiner-Str. 1
66740 Saarlouis
stefan.hoecht@x-care.de

Holt, Stephan, K., Dr. med.
Johanna-Etienne-Krankenhaus
Klinik für Innere Medizin Abt. Pneumologie
Am Hasenberg 46
41462 Neuss
S.Holt@ak-neuss.de

Hotz, Hubert G., Prof. Dr. med.
Chirurgie I, Allgemein- und Visceralchirurgie
Petrus-Krankenhaus
Carnaper Straße 48
42283 Wuppertal-Barmen
hubert.hotz@cellitinnen.de

Kruschewski, Martin, Prof. Dr. med.
Klinik für Allgemein- und Viszeralchirurgie
Klinikum Frankfurt (Oder)
Müllroser Chaussee 7
15236 Frankfurt (Oder)
martin.kruschewski@klinikumffo.de

Lehmann, Kai, Priv.-Doz. Dr. med.
Klinik für Allgemein-, Viszeral- und Gefäßchirurgie
Charité - Universitätsmedizin Berlin
Campus Benjamin Franklin
Hindenburgdamm 30
12200 Berlin
kai.lehmann@charite.de

Leschber, Gunda, Dr. med.
Evangelische Lungenklinik Berlin
Krankenhausbetriebs gGmbH
Lindenberger Weg 27
13125 Berlin
gunda.leschber@elk-berlin.de

Mann, Benno, Priv.-Doz. Dr. med.
Klinik für Viszeralchirurgie
Augusta Kliniken Bochum
Bergstraße 26
44791 Bochum
mann@augusta-bochum.de

Neudecker, Jens, Univ.-Prof. Dr. med.
Charité - Universitätsmedizin Berlin
Chirurgische Klinik
Campus Charité Mitte | Campus Virchow-Klinikum
Charitéplatz 1
10117 Berlin
jens.neudecker@charite.de

Oesterlee, Ulrike, Dr. med.
Krankenhaus Bethanien gGmbH
Klinik für Pneumologie und Allergologie, Zentrum für Schlaf- und Beatmungsmedizin
Aufderhöher Str. 169-175
42699 Solingen
ulrike.oesterlee@klinik-bethanien.de

Pfannschmidt, Joachim, Prof. Dr. med.
Klinik für Thoraxchirurgie der Lungenklinik Heckeshorn
HELIOS Klinikum Emil von Behring GmbH
Walterhöferstraße 11 (Haus C 3.OG)
14165 Berlin
joachim.pfannschmidt@helios-kliniken.de

Randerath, Winfried, Prof. Dr. med.
Krankenhaus Bethanien gGmbH
Klinik für Pneumologie und Allergologie, Zentrum für Schlaf- und Beatmungsmedizin
Institut für Pneumologie an der Universität zu Köln
Aufderhöher Str. 169-175
42699 Solingen
Randerath@klinik-bethanien.de

Rehbock, Beate, Dr. med.
Praxis für Diagnostische Radiologie mit pneumologischem Schwerpunkt
Bismarckstraße 45-47
10627 Berlin
b.rehbock@radiologie-lunge-berlin.de

Runkel, Norbert, Prof. Dr. med. Dr. h.c.
Klinik für Allgemein- und Viszeralchirurgie
Schwarzwald-Baar Klinikum Lehrkrankenhaus der Universität Freiburg
Klinikstrasse 1
78052 Villingen-Schwenningen
norbert.runkel@sbk-vs.de

Schäfer, Michael, Univ.-Prof. Dr. med.
Klinik für Anästhesiologie mit Schwerpunkt operative Intensivmedizin CCM/CVK
Charité Universitätsmedizin Berlin, Campus Virchow-Klinikum
Augustenburgerplatz 1
13353 Berlin
micha.schaefer@charite.de

Schellenberg, Mavi, Dr. med.
Abteilung Innere Medizin – Pneumologie
Thoraxklinik der Universtität Heidelberg
Röntgenstraße 1
69126 Heidelberg
mavi.schellenberg@med.uni-heidelberg.de

Schmidt, Bernd, Prof. Dr. med.
Klinik für Innere Medizin, Schwerpunkt Pneumologie und Schlafmedizin, Zentrale Notaufnahme, Palliativmedizin
DRK Kliniken Berlin | Mitte
Drontheimer Straße 39-40
13359 Berlin
b.schmidt@drk-kliniken-berlin.de

Schmittel, Alexander, Priv.-Doz. Dr. med.
Facharzt für Hämatologie u. internistische Onkologie
Onkologie Seestraße
Seestraße 64
13347 Berlin
alexander.schmittel@googlemail.com

Schneider, Paul, Priv.-Doz. Dr. med.
Klinik für Chirurgie und Thoraxchirurgie
DRK Kliniken Berlin Mitte
Drontheimer Straße 39-40
13359 Berlin
p.schneider@drk-kliniken-berlin.de

Schneitler, Sophie, Dr. med.
Krankenhaus Bethanien gGmbH
Klinik für Pneumologie und Allergologie, Zentrum für Schlaf- und Beatmungsmedizin
Aufderhöher Str. 169-175
42699 Solingen
Sophie.Schneitler@klinik-bethanien.de

Sikora, Arne, Dr. med.

Klinik für Chirurgie und Thoraxchirurgie
DRK Kliniken Berlin Mitte
Drontheimer Straße 39-40
13359 Berlin
a.sikora@drk-kliniken-berlin.de

Sofianos, Georgios

Krankenhaus Bethanien gGmbH
Klinik für Pneumologie und Allergologie, Zentrum für Schlaf- und Beatmungsmedizin
Aufderhöher Str. 169-175
42699 Solingen
georgios.sofianos@klinik-bethanien.de

Stahel, Philip, Prof. Dr. med.

Department of Orthopedics
University of Colorado School of Medicine
Denver Health Medical Center
777 Bannock Street
80204 Denver, Colorado
USA
philip.stahel@gmail.com

Stoelben, Erich, Prof. Dr. med.

Thoraxchirurgie, Lungenklinik Köln-Merheim
Private Universität Witten Herdecke
Kliniken der Stadt Köln gGmbH
Ostmerheimer Str. 200
51109 Köln
stoelbene@kliniken-koeln.de

Tafelski, Sascha, Dr. med.

Klinik für Anästhesiologie mit Schwerpunkt operative Intensivmedizin CCM/CVK
Charité Universitätsmedizin Berlin, Campus Charité Mitte
Charitéplatz 1
10117 Berlin
Sascha.Tafelski@charite.de

Utzig, Martin, Dr. med.

Klinik für Chirurgie und Thoraxchirurgie
DRK Kliniken Berlin Mitte
Drontheimer Straße 39-40
13359 Berlin
m.utzig@drk-kliniken-berlin.de

Welter, Stefan, Priv.-Doz. Dr. med.

Abteilung Thoraxchirurgie
Lungenklinik Hemer
Theo-Funccius-Str. 1
58675 Hemer
stefan.we@t-online.de

Abkürzungsverzeichnis

AAH	atypische adenomatöse Hyperplasie
ACCP	American College of Chest Physicians
AEG	Adenokarzinom des gastroösophagealen Übergangs
AFP	α_1-Fetoprotein
AIS	Adenokarzinom in situ
APC	Argon-Plasma-Koagulation
ARDS	„acute respiratory distress syndrome"
ATLS	Advanced Trauma Life Support
ATS	American Thoracic Society
BA	Bronchialarterie
BAL	bronchoalveoläre Lavage
BGA	Blutgasanalyse
BTS	British Thoracic Society
CAD	„computer assisted diagnosis"
CBR	Dilatationstracheotomie nach Ciaglia Blue Rhino
CEA	karzinoembryonales Antigen
CF	zystische Fibrose
CIM	Critical-illness-Myopathie
CIP	Critical-illness-Polyneuropathie
COP	kryptogene organisierende Pneumonie
COPD	chronisch obstruktive Lungenerkrankung
CRP	C-reaktives Protein
CT	Computertomographie
CTA	computertomographische Angiographie
CTEPH	chronisch thromboembolische pulmonale Hypertonie
DD	Differenzialdiagnose
DE-CT	Dual-Energy-Computertomographie
DLCO	Diffusionskapazität
DNM	deszendierende nekrotisierende Mediastinitis
EBUS	endobronchialer Ultraschall
EGF	„endothelian growth factor"
ELC	„emphysema-like-changes"
EMR	endoskopische Mukosadissektion
EoE	eosinophile Ösophagitis
ePTFE	expandiertes Polytetrafluoroethylen
ESBL	Extended-Spectrum-Betalaktamasen
ESD	endoskopische Submukosadissektion
EUS	endoösophagaler Ultraschall
FAST	„focused assessment sonography in trauma"
FDG-PET	Fluordesoxyglucose-Positronenemissionstomographie
FEES	fiberoptische endoskopische Evaluation des Schluckaktes
FEV_1	exspiratorische 1-Sekunden-Kapazität
FGF	Fibroblast Growth Factor
FiO_2	inspiratorischer Sauerstoffanteil
FKDS	farbkodierte Duplexsonographie
FNA	Feinnadelaspiration
FVC	forcierte exspiratorische Vitalkapazität
GCS	Glasgow Coma Scale
GERD	gastroösophageale Refluxkrankheit
GTÜM	Gesellschaft für Tauch- über Überdruckmedizin
GWDF	Guide Wire Dilatating Foreceps Tracheostomy
HAP	„hospital aquired pneumonia"
hCG	humanes Choriongonadotropin
HDR	Hochdosisradiotherapie
HE	Hounsfield-Einheit
HHT	hereditäre hämorrhagische Teleangiektasie
HR	Hazard Ratio
HR-CT	High-Resolution-CT, hochauflösende Computertomographie
IGRT	„image guided radiotherapy"
IMRT	„intensity modulated radiotherapy"
ISS	Injury Severity Score
KBE	Kolonie-bildende Einheiten
KFI	krankheitsfreies Intervall
KISS	Krankenhausinfektions-Surveillance-System
KM	Kontrastmittel
LAM	Lymphangioleiomyomatose
LDH	Laktatdehydrogenase
LK	Lymphknoten
LOH	„loss of herterozygosity"
LPA	lepidisch prädominantes Adenokarzinom
MALT	„mucosa-associated lymphoid tissue"
MDCT	Multidetektor-CT
MIA	minimalinvasives Adenokarzinom
MIE	minimalinvasive Ösophagusresektion
MIP	„maximum intensity projection"
miRNA	micro-RNA
MMP	Matrixmetalloproteinase
MRA	Magnetresonanzangiographie
MRGN	multiresistente gramnegative Stäbchen
mRNA	messenger RNA
MRSA	multiresistenter *Staphylococcus aureus*
MRT	Magnetresonanztomographie
MSCT	Mehrzeilenspiraltechnik (Syn.: Multislice-CT)
MSSA	multisensibler *Staphylococcus aureus*
mTOR	„mechanistic target of rapamycin"
MWA	Mikrowellenablation
NHL	Non-Hodgkin-Lymphom
NPWT	„negative pressure wound therapy" (Syn.: Vakuumtherapie, VAC)
NRS	numerische Rating-Skala
NSCLC	nichtkleinzelliges Bronchialkarzinom
NSE	neuronenspezifische Enolase
ÖGD	Ösophagogastroduodenoskopie
OTSC	Over-the-scope-Clip

PA	Pulmonalarterie
PAK	polyzyklische aromatische Kohlenwasserstoffe
PAVM	pulmonale arteriovenöse Malformationen
PCA	patientenkontrollierte Analgesie
PCP	*Pneumocystis-carinii*-Pneumonie
PDK	periduraler Katheter
PDT	perkutane dilatative Tracheotomie
PEA	pulslose elektrische Aktivität
PEEP	positiver endexspiratorischer Druck
PET	Positronenemissionstomographie
PNET	primitive neuroektodermale Tumoren
PPE	parapneumonischer Erguss
ppo	„predicted post-operative", postoperativ zu erwarten
PSP	primärer Spontanpneumothorax
PSS	„perforation severity score"
PSV	Pressure Support Ventilation
PTTM	pulmonale tumorthrombotische Mikroangiopathie
PVA	Polyvinylalkohol
RFA	Radiofrequenzablation
RSBI	Rapid Shallow Breathing Index
SABR	„stereotactic ablative radiotherapy"
SAT	Spontaneous Awakening Trial
SBT	Spontaneous Breathing Trial
SCLC	kleinzelliges Bronchialkarzinom
SIRS	systemisches inflammatorisches Response-Syndrom
SPN	solitärer pulmonaler Nodulus
SRBT	„stereotactic body radiotherapy"
SSP	sekundärer Spontanpneumothorax
SUV	Standard Uptake Value
TBAS	tracheobronchiales Aspirat
TIA	transitorische ischämische Attacke
TKI	Tyrosinkinase-Inhibitor
TLCO	Kohlenmonoxid-Transferfaktor (Syn.: CO-Diffusionskapazität)
TOE	transösophageale Echokardiographie
UICC	Union internationale contre le cancer
VAC	„vacuum-assisted closure"
VAP	„ventilator-associated pneumonia"
VATS	videoassistierte Thorakoskopie
VCS	Vena cava superior
VEGF	Vascular Endothelial Growth Factor
VIDD	Ventilator induced Diaphragmatic Dysfunction
VO_2max	maximale Sauerstoffaufnahme

Radiologie und präoperative Vorbereitung

Radiologische Diagnostik häufiger pathologischer Lungenbefunde

B. Rehbock

P. Schneider, M. Kruschewski, H.J. Buhr (Hrsg.), *Thoraxchirurgie für den Allgemein- und Viszeralchirurgen*,
https://doi.org/10.1007/978-3-662-48710-5_1

Die thorakale Bildgebung ist unabdingbare Arbeitsgrundlage der Thoraxchirurgie. Daher muss eine der modernen Technik Rechnung tragende Qualität unter Beachtung strahlenhygienischer Grundsätze gewährleistet sein. Die Thoraxübersichtsaufnahme bleibt etablierte Basisdiagnostik, mit deren Interpretationsgrundlagen der diensthabende Thoraxchirurg vertraut sein sollte. Im Zentrum der thorakalen Schnittbildgebung steht die Mehrzeilen-CT, wobei das computertomographische Methodenspektrum eine dezidierte Fragestellung des anfordernden Klinikers erfordert. Die MRT des Thorax sollte individuell interdisziplinär indiziert werden. Die PET-CT ist eine zum Staging des Lungenkarzinoms unerlässliche Zusatzuntersuchung. Möglichkeiten und Grenzen sowie Indikationen der bildgebenden Verfahren werden erörtert und mit differenzialdiagnostischen Befundbeispielen unterlegt.

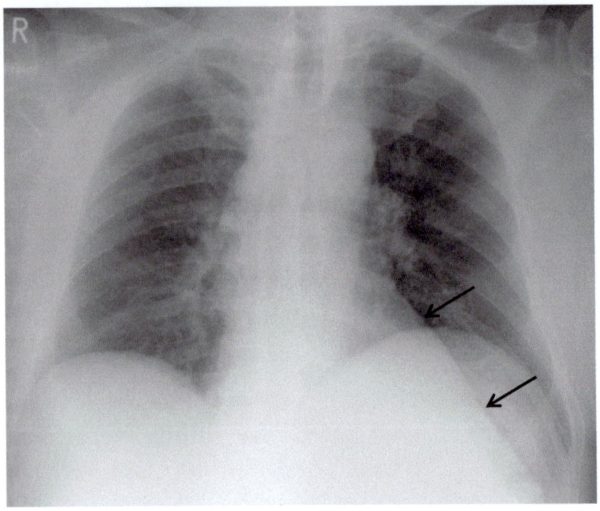

Abb. 1.1 Liegendaufnahme im anterior-posterioren Strahlengang. Artefakte: Abbildung des Streustrahlenrasters rechts, vermeintlicher Transparenzunterschied durch dezentrierte Röntgenröhre, Hautfalte links *(Pfeile)*. Cave: kein Pneumothorax!

1.1 Allgemeine Grundlagen der Bildgebung

1.1.1 Röntgenthoraxuntersuchung

Ausgangspunkt jeder thorakalen Bildgebung ist nach wie vor die inzwischen digital etablierte konventionelle Thoraxübersicht in 2 Ebenen. Diese erfolgt standardmäßig stehend am Rasterwandgerät im posterior-anterioren und im seitlichen Strahlengang in sog. Hartstrahltechnik (i. d. R. 125 kV) in tiefer Inspiration (Leitlinie der Bundesärztekammer 2008). Da detektornahe Strukturen detailgenauer abgebildet werden, kann die Anforderung der Seitaufnahme durch die Rechts- oder Linkslokalisation des zu erwartenden pathologischen Befundes angepasst werden. Standardabweichungen von diesen und anderen Mindestqualitätsanforderungen beeinflussen die Bildinterpretation grundlegend und können zur Vortäuschung von Pathologien führen.

Liegendaufnahmen erfolgen demgegenüber im anterior-posterioren Strahlengang (Abb. 1.1). Dies und weitere technische Differenzen zur Standardaufnahme verursachen einen strahlengeometrisch bedingten Vergrößerungseffekt sowie Konturunschärfen. Durch veränderte Schwerkraftverhältnisse kommt es zu einem Ausgleich des in aufrechter Position bestehenden apikobasalen Perfusionsgradienten, so dass die pulmonalen Gefäßkaliber in Liegeposition in Ober- und Unterfeld etwa gleich sind. Mangelnde Kooperationsfähigkeit der bettlägerigen Patienten führt häufiger zu Artefakten.

1.1.2 Computertomographie

Die Computertomographie (CT) ist Schnittbildmethode der Wahl bei allen thorakalen Erkrankungen, da Lunge, Mediastinum, Weichteilmantel sowie knöcherner Thorax überlagerungsfrei dargestellt werden. Die Mehrzeilenspiraltechnik (Synonyme: Multislice-CT [MSCT], Multidetektor-CT [MDCT]) ermöglicht in Abhängigkeit von der Detektoranzahl (derzeit bis zu 320 Einzeldetektoren) eine Kollimation im Subsekundenbereich, so dass die Akquisitionszeit und damit die Atemanhaltezeit für die Patienten je nach Scanner-Generation von ca. 20 s bis zu wenigen Sekunden benötigt. Die derzeit modernste Technologie des Dual-Energy-CT (DE-CT) kann nahezu simultan 2 Scans mit differenten Energiespektren (meistens bei 80 kVp und 140 kVp) ohne wesentliche zusätzliche Strahlenexposition erstellen. Diese Technik kombiniert unter Kontrastmittelbedingungen Aussagen der Morphologie mit Funktion (z. B. Blutfluss, -volumen und Gefäßpermeabilität beim Lungenkarzinom und Visualisierung von Perfusionsdefekten bei Lungenarterienembolie und chronisch obstruktiven Erkrankungen) (Lu 2012, Remy-Jardin 2014).

Unter der Voraussetzung guter klinischer Vortestwahrscheinlichkeiten und regulärer Nieren- und Schilddrüsenfunktion ist eine intravenöse Kontrastmittelgabe im Rahmen einer Thorax-CT bei folgenden Fragestellungen indiziert:

Thorax-CT: Indikation einer intravenösen Kontrastmittelgabe

- Tumoren (Lunge, Pleura, Mediastinum, Weichteile) inkl. Staging
- Lungenarterienembolie (akut und chronisch)
- Entzündliche Prozesse (Pneumonien, Pleuraempyem)

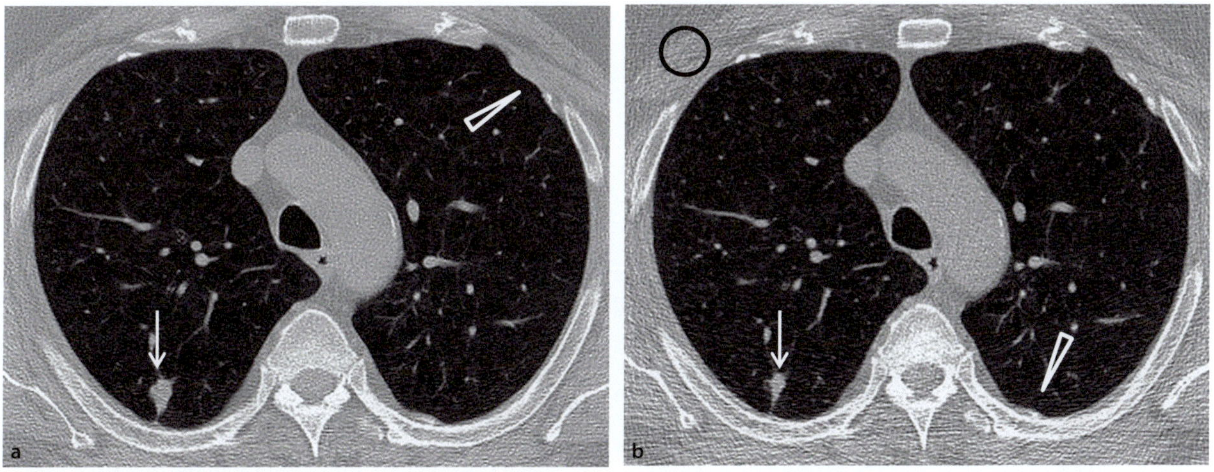

Abb. 1.2a,b Verlaufskontrolle eines Rundherdes rechts bei einem asbestexponierten Raucher (kontralaterale asbestbedingte Pleuraverdickung – *offene Pfeile*). **a** Ausgangsbefund Segment 2 *(Pfeil)*. **b** Rundherdverkleinerung nach 6 Monaten *(Pfeil)* – somit entzündlich. Vermehrtes Bildrauschen durch Niedrigdosis in **b** *(Kreis im Weichteil)*

- Pleuraerguss unklarer Genese
- Postoperative Komplikationen
- Gefäßmalformationen

Nativuntersuchungen (ohne Kontrastmittel) sind diagnostisch ausreichend, d. h. bei folgenden Fragestellungen ist Kontrastmittel nicht rechtfertigend zu indizieren:

Thorax-CT: Kein Kontrastmittel indiziert
- Lungenparenchymerkrankungen (interstitiell und Emphysem)
- Pneumothorax
- Verlaufskontrolle von Rundherden
- CT-gestützte Punktionen
- Knöcherne Pathologien

CT-Thoraxuntersuchungen haben auch bei deutlicher Unterschreitung der diagnostischen Referenzwerte (Bundesamt für Strahlenschutz 2016) gegenüber der Thoraxübersicht p. a. eine durchschnittlich um den Faktor 100 höhere effektive Dosis. Daher muss die medizinische Rechtfertigung mit dem individuell positiven Nutzen-Risiko-Verhältnis anhand einer sorgfältigen Indikationsstellung begründbar sein. Andererseits stehen mit den modernen CT-Generationen heute Techniken der Dosisreduktion (z. B. automatische Dosismodulation und iterative Bildrekonstruktion) zur Verfügung. Die natürliche Hochkontrastsituation der Lunge macht sogenannte Low-dose-Untersuchungen (effektive Dosis <1 mSv) ohne relevante Einschränkung der Aussagekraft möglich, die insbesondere zur Rundherdverlaufskontrolle (Schaefer-Prokop et al. 2014) und bei der Frage nach berufsbedingten pulmonalen/pleuralen Erkrankungen angewendet werden sollten (Empfehlungen der Arbeitsgemeinschaft Diagnostische Radiologie arbeits- und umweltbedingter Erkrankungen der Deutschen Röntgengesellschaft) (Abb. 1.2).

1.1.3 Magnetresonanztomographie

Technische Weiterentwicklungen der Magnetresonanztomographie (MRT) haben die für eine thorakale Signalakquisition prinzipiell nachteiligen inhärenten Eigenschaften des Lungenparenchyms– niedrige Protonendichte, kurze T2*-Relaxationszeiten sowie Magnetfeldinhomogenitäten und Bewegungsartefakte (Herzschlag und Atmung) – weitgehend ausgeglichen. So kann die MRT ohne Strahlenexposition die etablierten diagnostischen Verfahren zu speziellen Fragestellungen ergänzen sowie die morphologischen Aussagen um funktionelle Informationen erweitern (Sommer et al. 2014). Voraussetzungen sind höhere Feldstärken (1,5 Tesla) eines Ganzkörpermagnetresonanztomografen und Mehrkanaloberflächenempfangsspulen, mit denen atemangehaltene Sequenzen in 10–20 s möglich sind. Dazu wurden Standardprotokolle für akzeptable Untersuchungszeiten publiziert (Biederer et al. 2012), da bei der Indizierung einer Thorax-MRT die gegenüber einer MSCT ungleich längere Untersuchungsdauer und Kooperationsfähigkeit bei der Patientenselektion grundsätzlich bedacht werden muss. Ein weiterer Nachteil der MRT ist die gegenüber der CT geringere räumliche Auflösung.

Mögliche Indikationen für eine MRT (Biederer et al. 2012, Goeckenjan et al. 2011, Sommer et al. 2014, Wielpütz et al. 2014)

- Additiv bei Staging-Untersuchungen beim Lungenkarzinom
  - Differenzierung zwischen zentralem Tumoranteil und Atelektase
  - Infiltration der Thoraxwand (Pancoast-Tumoren – Plexus brachialis) und Mediastinum (◘ Abb. 1.3)
  - Infiltration der Wirbelsäule
  - Detektion von Fernmetastasen (M-Staging)
- Vaskuläre Erkrankungen
  - Lungenarterienembolie – bei Kontraindikation für CT
  - Chronisch thromboembolische Hypertonie
- Pädiatrische Bildgebung
  - Thoraxdeformität – präoperative Trichterbrust
  - Zystische Fibrose
  - Lymphadenopathie – Lymphom
- Work in Progress
  - Rundherdcharakterisierung
  - Interstitielle Lungenerkrankungen

1.2 Lungenrundherd

1.2.1 Definition

Bei einem pulmonalen Rundherd handelt es sich um eine rundliche oder ovale, scharf oder unscharf begrenzte Läsion bis zu 3 cm Größe. Rundschatten unter 10 mm werden als kleine Herde bezeichnet, solche unter 5–3 mm als Mikronoduli (Hansell et al. 2008). Für Managementfragen ist folgende Differenzierung notwendig:

- **Inzidenteller Rundherd**: ein bei einer Untersuchung aus anderen Gründen bildgebend zufällig detektierter Herd. Mehr als 95 % inzidenteller Rundherde messen nach CT unter 10 mm, davon sind bis zu 95 % benigne.
- **Solitärer pulmonaler Nodulus (SPN)**: ein definitiv singulärer Herd – bezogen auf beide Lungen. In Abhängigkeit vom individuellen Risikoprofil (Hochrisiko: Nikotinabusus und Asbestexposition, Lungenfibrose) und vom Patientenalter sind bronchopulmonale Karzinome am häufigsten.

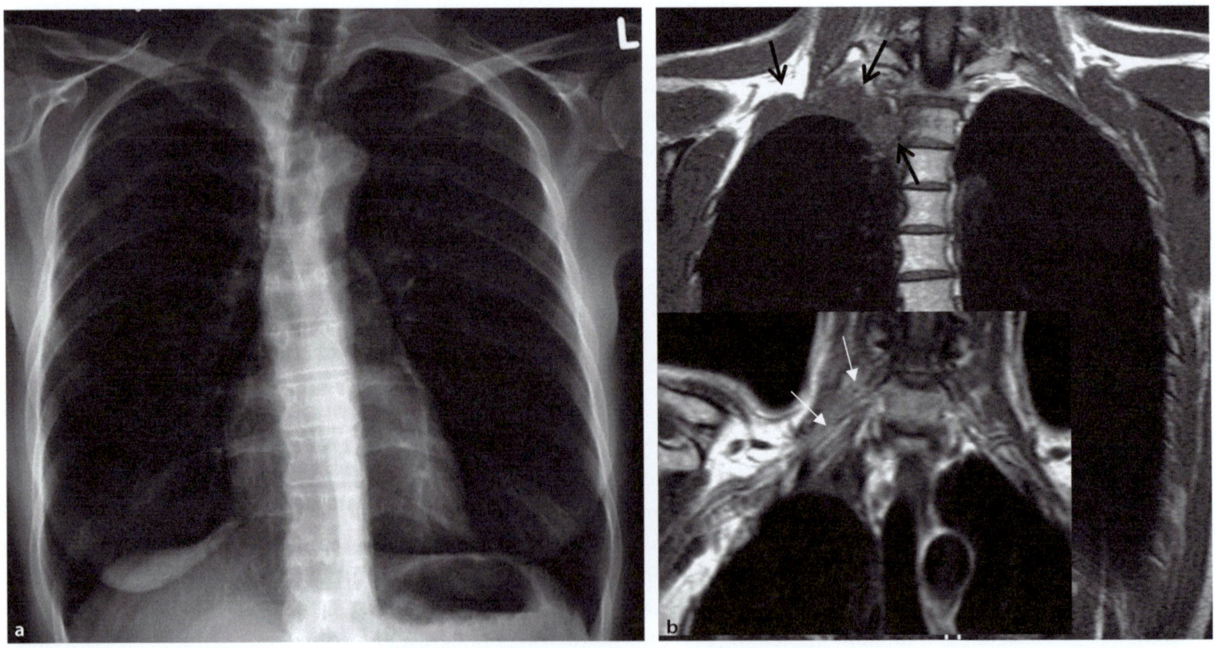

◘ **Abb. 1.3a,b** 45-jährige Patientin mit Z. n. Resektion eines Pancoast-Tumors rechts apikal. **a** Unauffällige Thoraxübersicht 3 Jahre postoperativ bei Plexus-brachialis-Symptomatik. **b** MRT (T1 TSE nativ parakoronal) mit ausgedehntem Rezidiv *(Pfeile)* im Resektionsgebiet. Im zusätzlichen Ausschnitt Beziehung zwischen Rezidiv und Plexusfasern *(Pfeile)*

1.2.2 Thoraxübersicht

Nach der Thoraxübersicht kann ein Rundherd erst dann als intrapulmonal deklariert werden, wenn er sich in beiden Ebenen auf die Lunge projiziert (◘ Abb. 1.4). Aufgrund ihrer projektionsradiographischen Eigenschaften hat die Thoraxübersicht allerdings selbst für Rundherde über 1 cm eine sehr eingeschränkte Sensitivität und Spezifität, die mit Rundherdgröße und -dichte (z. B. Verkalkung) zunimmt (Hamer et al. 2013). Konventionell-radiologisch eindeutige Parenchymkalkherde (meist postspezifisch) bedürfen keiner weiteren Abklärung, wobei prinzipiell immer ein Vergleich mit Voraufnahmen erfolgen sollte. Besteht keine langfristige (über 2 Jahre) Größen- und Formkonstanz eines SPN, ist eine Dignitätsaussage und Artdiagnose kaum möglich. Bei multiplen Rundherden sind Metastasen am wahrscheinlichsten. Multiple entzündliche Herde sind klinisch und paraklinisch abzugrenzen.

1.2.3 Computertomographie

Die CT ist die weiterführende Methode der Wahl zur Detektion und Charakterisierung von Rundherden. Die Detektion kann durch MIP („maximum intensity projection")-Rekonstruktionen, die heute ein Standard-Tool im Rahmen einer MSCT darstellen, verbessert werden (◘ Abb. 1.5). CAD („computer assisted diagnosis")-Systeme können Rundherde automatisch aus dem CT-Datensatz selektieren, machen aber bei Gefahr von Falsch-Positiv- und Falsch-Negativ-Befunden ein Review durch einen Radiologen unabdingbar. Zur morphologischen Beurteilung sind

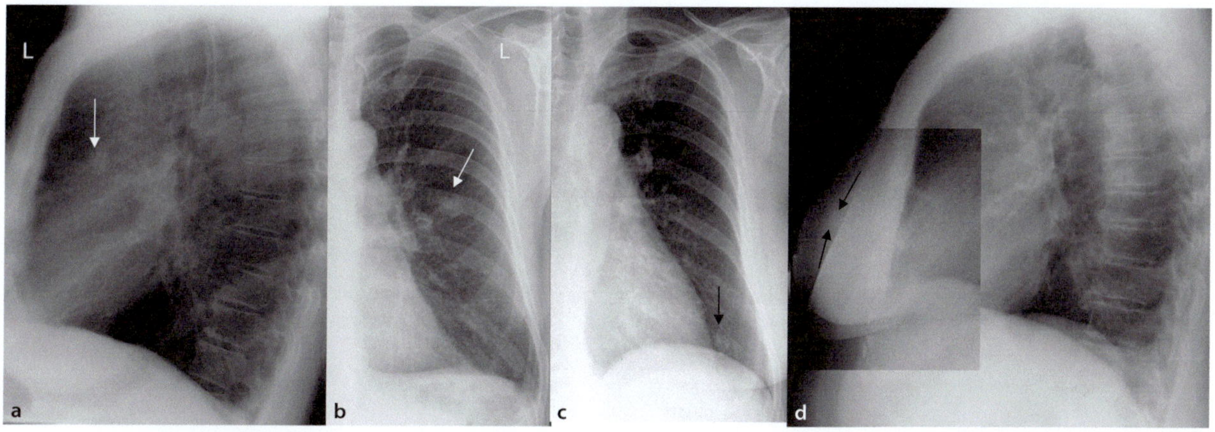

◘ **Abb. 1.4a–d** Bedeutung der seitlichen Thoraxaufnahme für die Lokalisierung einer rundlichen Verdichtung bei 2 verschiedenen Patienten. **a,b** Rundherd im linken Oberlappensegment 3 in beiden Ebenen abgrenzbar – V. a. Lungenkarzinom *(Pfeile)*. **c,d** Rundherdverdacht im linken Unterfeld durch Seitaufnahme nicht bestätigt – Hautnaevus *(Pfeile)*

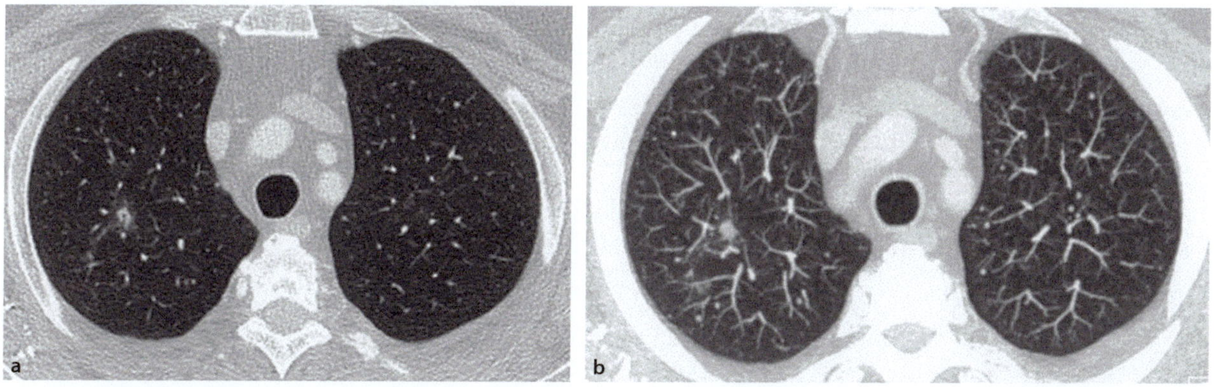

◘ **Abb. 1.5a,b** Patient mit Lungenkarzinom (hier nicht abgebildet) und im axialen Scan (**a**) kaum erkennbaren Herden. In der MIP-Rekonstruktion (**b**) Detektion multipler miliarer Metastasen beidseits

Dünnschichten (1 mm) am aussagekräftigsten. Kontrastmittel spielt eine untergeordnete Rolle.

1.2.4 Morphologie und Dignität

Dichte, Binnenstruktur und Berandung, Perfusion

Computertomographisch werden solide und nichtsolide Herde unterschieden. Bei den nichtsoliden Herden werden partiell solide und Milchglasherde differenziert (◘ Abb. 1.6).

Solide Herde Solide Herde sind weichteildicht. Sie sind zwar am häufigsten, aber selbst in Risikopopulationen meistens benigne. Bei bevorzugt transfissuraler und subpleuraler Lokalisation in den Unterlappen und glatter Begrenzung bei oft ovalärer Form handelt es sich bei Herden unter 6 mm meist um intrapulmonale/subpleurale Lymphknoten, die gerade bei Rauchern gehäuft vorkommen. Eine ähnliche Morphologie können periphere Karzinoide haben (◘ Abb. 1.7).

Unregelmäßige Berandung (Corona radiata) und Lokalisation in den Oberlappen oder in Fibrosearealen sprechen

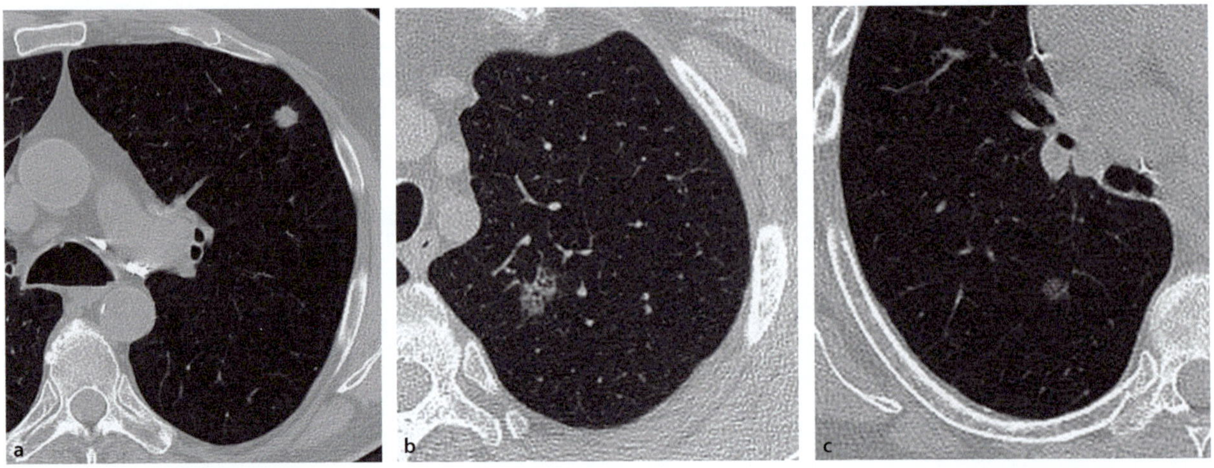

◘ **Abb. 1.6a–c** CT-Morphologie pulmonaler Rundherde. **a** solider Rundherd (peripheres Lungenkarzinom) linker Oberlappen. **b** Subsolider Rundherd linker Oberlappen – Adenokarzinom. **c** Milchglasherd – Metastase eines operierten Adenokarzinoms (siehe Clipstrukturen zentral)

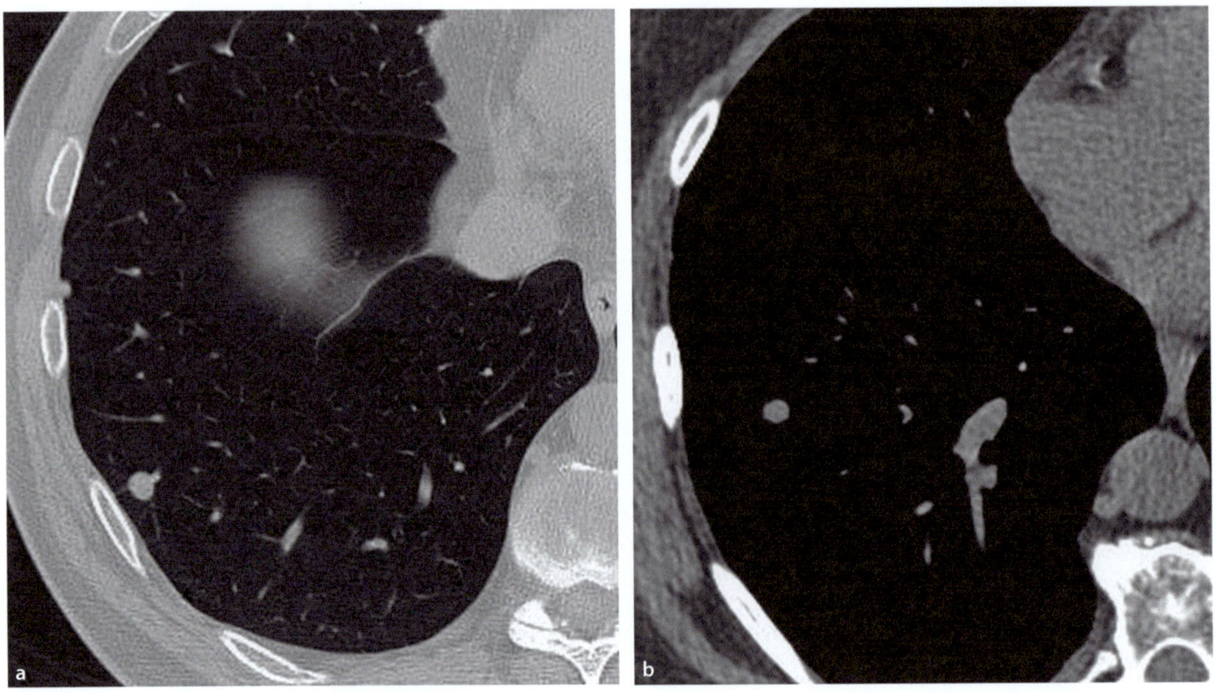

◘ **Abb. 1.7** **a** 4-mm-Rundherd mit glatter Begrenzung im rechten Unterlappen – in 1. Linie subpleuraler Lymphknoten. **b** Glatt begrenzter Rundherd ähnlicher Morphologie wie in **a** – gesichertes Karzinoid

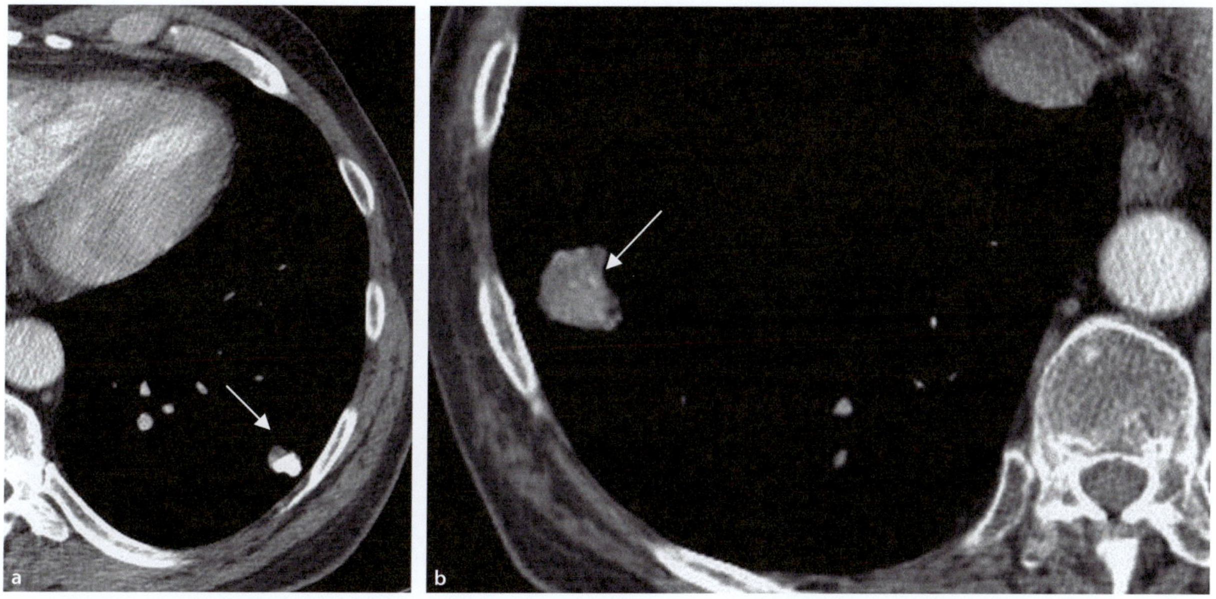

Abb. 1.8a,b Kalkmorphologie in Rundherden. **a** Grober Kalk in einem Hamartochondrom im linken Unterlappen subpleural *(Pfeil)*. **b** Disperse „Kalkspritzer" in einem Lungenkarzinom *(Pfeil)* im rechten Unterlappen

für Bösartigkeit (Abb. 1.6a). Intraläsionale Verkalkungen kommen mit „popkornähnlicher" Morphologie gehäuft bei Hamartochondromen vor und sind von meist subtotal verkalkten Tuberkulomen differenzierbar. Allerdings weisen auch ca. 6 % der Lungenkarzinome exzentrische disperse Verkalkungen auf (Abb. 1.8).

Die Messung der Kontrastmittelaufnahme in soliden Herden (Swensen et al. 2000) als Grundlage der biologischen Aktivität hat sich zur Malignitätsabschätzung eines Herdes als unzuverlässig und unpraktikabel erwiesen, und das Prinzip ist durch die PET-CT teilweise ersetzt worden. Vorteile sind in Zukunft von der DE-CT zu erwarten.

In der CT eindeutig abgrenzbare lipide Herdanteile sind immer ein formales Benignitätskriterium (Abb. 1.10b), das meist für Hamartome oder – seltener – reine Lipome spricht. Gerade für diese subtile Dichteanalyse sind 1-mm-Schichtdicken unabdingbar.

Subsolide Herde Subsolide Noduli weisen in der CT ein dichtes Zentrum mit einer umgebenden Milchglastrübung auf. Diese insgesamt selteneren Zufallsbefunde haben ein deutlich höheres Malignitätsrisiko von 40–63 %. Histologisch handelt es sich häufig um Adenokarzinome (minimalinvasives Adenokarzinom [MIA]: solide zentrale Komponente <5 mm; lepidisch prädominantes Adenokarzinom [LPA]: solider Anteil >5 mm). Differenzialdiagnostisch sind entzündlich/postentzündliche Veränderungen (z. B. herdförmige, kryptogen organisierende Pneumonie) durch Verlaufskontrollen abzugrenzen (Lee 2012, Poschenrieder 2014) (Abb. 1.9).

Neben zentralen Aerobronchogrammen innerhalb dieser subsoliden Herde sind auch Kavitierungen (Abb. 1.15) prinzipiell ein potenzielles Malignitätskriterium. Je dicker die Kavernenwand und je unregelmäßiger die Innenberandung, als umso suspekter gilt die Läsion. Abszesse und tuberkulöse Kavernen sind durch eine entzündliche Umgebungsreaktion und schnellere Befunddynamik im Verlauf differenzialdiagnostisch abzugrenzen.

Milchglasherde Herde mit CT-morphologisch reiner Milchglasdichte (Abb. 1.6c) haben ein mittleres Malignitätspotenzial bis ca. 35 %, wobei es sich dann meist um Adenokarzinome in situ (AIS) handelt. Allerdings gibt es ein weites größen- und wachstumsabhängiges differenzialdiagnostisches Spektrum benigner Veränderungen gleicher Morphologie – von der als Präkanzerose geltenden adenomatösen Hyperplasie bis über Varianten kleinfokaler Fibrosen (Poschenrieder 2014).

Größe und Wachstum

Die Malignomwahrscheinlichkeit nimmt mit der Herdgröße zu. Sofern keine zuverlässigen Benignitätskriterien vorliegen, gilt als Faustregel eine Abklärungsbedürftigkeit ab einer Größe von 8–10 mm.

Grundlage der Beurteilung der Größendynamik ist die Tatsache, dass die Tumorverdopplungsrate maligner

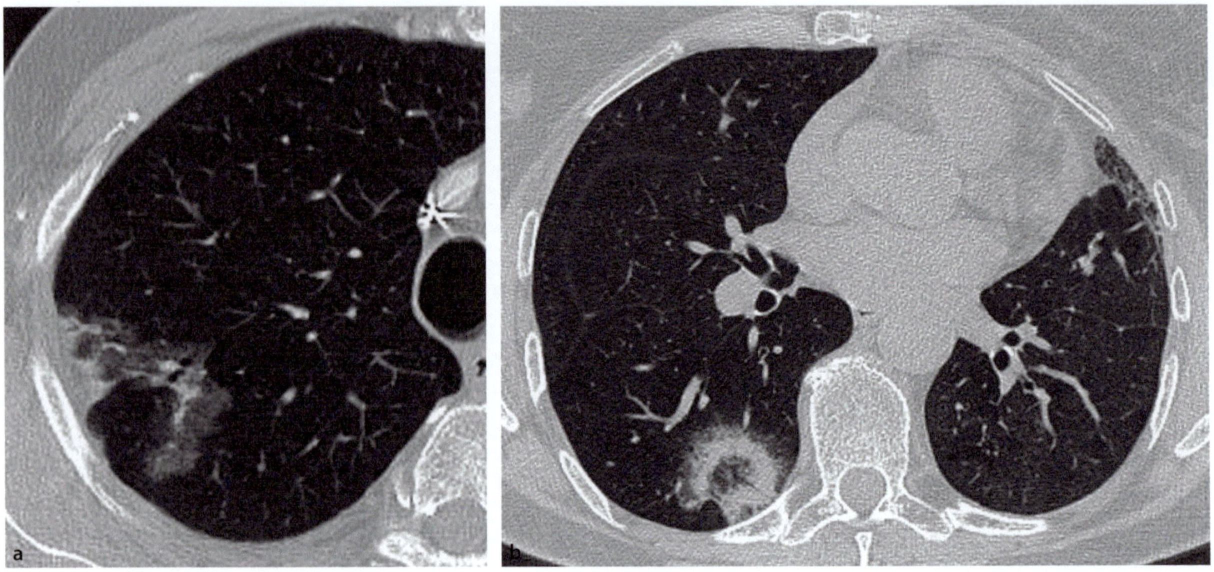

Abb. 1.9 **a** Subsolider Herd/Infiltrat rechter Oberlappen mit zentral dichtem Anteil und perifokaler Milchglastrübung – Lungenkarzinom. **b** Im rechten Unterlappen (Segment 6) ringförmige Infiltration. Im Unterschied zu **a** sog. Reversed-Halo-Zeichen mit zentraler Milchglastrübung bei kryptogen organisierender Pneumonie bei Patientin mit Z. n. Radiatio Mammakarzinom links. Beachte subpleurale Strahlenfibrose in der Lingula

Tab. 1.1 Managementempfehlungen der Fleischner-Society und ACCP (American College of Chest Physicians). (Mod. nach Gould et al. 2013, MacMahon 2005, Poschenrieder et al. 2014)

Rundherdgröße	„Low risk"-Patient	„High risk"-Patient (Nikotinabusus, Schadstoffexposition – z. B. Asbest, Radon, maligne Grunderkrankung, Lungenfibrose)
≤4 mm	Kein Follow-up	Verlaufskontrolle nach 12 Monaten Wenn stationär, keine weitere Verlaufskontrolle
4–6 mm	Verlaufskontrolle nach 12 Monaten Wenn stationär, keine weitere Verlaufskontrolle	Verlaufskontrolle nach 6 und 12 Monaten Wenn stationär, Verlaufskontrolle nach 18 und 24 Monaten
>6–8 mm	Verlaufskontrolle nach 6 und 12 Monaten Wenn stationär, Verlaufskontrolle nach 18 und 24 Monaten	Verlaufskontrolle nach 3–6 Monaten Wenn stationär, nach weiteren 9–12 und 24 Monaten

Läsionen zwischen 20 und 400 Tagen liegt, während sich das Volumen benigner Veränderungen schneller als 20 oder langsamer als 400 Tage verdoppelt.

Die Messung erfolgt exakterweise mittels CT-basierter Volumetrie, da beispielsweise bei einer – manuell nicht akkurat messbaren – Diameterzunahme eines 4-mm-Nodulus um 1 mm bereits von einer Volumenzunahme um 26 % auszugehen ist. Ein signifikantes Wachstum wird ab 25 % Größenzunahme postuliert (Wormanns et al. 2004).

Angesichts des unterschiedlichen Malignitätspotenzials solider, subsolider und nichtsolider Herde wird das Management international abgestuft empfohlen (Tab. 1.1). Die Vorgehensweise bei soliden Herden basiert maßgeblich auf der Ausgangsgröße in Kombination mit der Größendynamik in Abhängigkeit vom Risikoprofil.

Bei subsoliden und nichtsoliden Herden ist zu beachten, dass insbesondere AIS und MIA deutlich langsamere Wachstumsraten als Ausnahme der Benignitätsregel einer Größenkonstanz über 2 Jahre haben und daher auch Milchglasherde bis zu 3 Jahre mittels CT verlaufskontrolliert werden sollten (Tab. 1.2). Die resultierende Diagnoseverzögerung hat dabei keine adversen Effekte auf das Outcome der Patienten. Die erste, sehr kurzfristige

Verlaufskontrolle nach bereits 3 Monaten wird mit dem Ausschluss entzündlicher Veränderungen gerechtfertigt. Ansonsten ist darauf hinzuweisen, dass eine aus falschem Sicherheitsbedürfnis zu häufige Kontrollfrequenz die Diagnosesicherheit auf keinen Fall steigert, zumal volumetrische Messungen bei partiell soliden und reinen Milchglasherden technisch eingeschränkt sind. Additive PET-CT-Untersuchungen sind bei partiell soliden Rundherden erst ab einer Größe von 10 mm sinnvoll.

Tab. 1.2 CT-basierte morphologische Dignitätskriterien pulmonaler Rundherde mit von oben nach unten abnehmender Zuverlässigkeit. (Aus Poschenrieder 2014)

Dignitätspotenzial	Morphologisches Kriterium
Benignitätskriterien	Fettanteil
	Verkalkungen: grob, komplett bis subtotal, „popkornartig"
	Herdgröße bis 4 mm und Größenkonstanz über 2 Jahre (Röntgen-Voraufnahmen sind vor CT-Verlaufskontrollen einzubeziehen!) (Abb. 1.10)
	Glatte Berandung
	Subpleurale und perfissurale Lage
Malignitätskriterien	Corona radiata u. a. Herdunschärfe
	Subsolide Dichte
	Aerobronchogramme und Kavitierung
	Wachstum und Herdgröße ab 1 cm
	Lokalisation in Oberlappen und Fibrosearealen

1.3 Tumoren

Nach ihrer Lokalisation werden zentrale Tumoren mit hilärer oder hilusnaher Position von peripheren Tumoren jenseits des Hilus und der segmentalen Bronchien unterschieden. Daneben gibt es seltene intrabronchiale Läsionen, bei denen Fremdkörper abzugrenzen sind.

1.3.1 Benigne Lungentumoren

Benigne Lungentumoren machen weniger als 5 % aller Lungentumoren aus. Die häufigsten benignen Tumoren sind **Hamartochondrome** (Abb. 1.10) (Diederich 2003).

Hamartochondrome sind hamartomatöse Fehlbildungen aus unterschiedlichen Anteilen mesenchymalen Gewebes, insbesondere Fett und Knorpel. Sie liegen meistens peripher, selten intrabronchial (Abb. 1.11) und können von wenigen Millimetern bis zu 4 cm bei äußerst langsamer Wachstumstendenz messen. In der Thoraxübersicht sind sie glatt begrenzt und in Abhängigkeit vom chondromatösen Verkalkungsgrad röntgendicht. Die CT-Morphologie ist bei Nachweis eines eindeutigen Fettanteils und

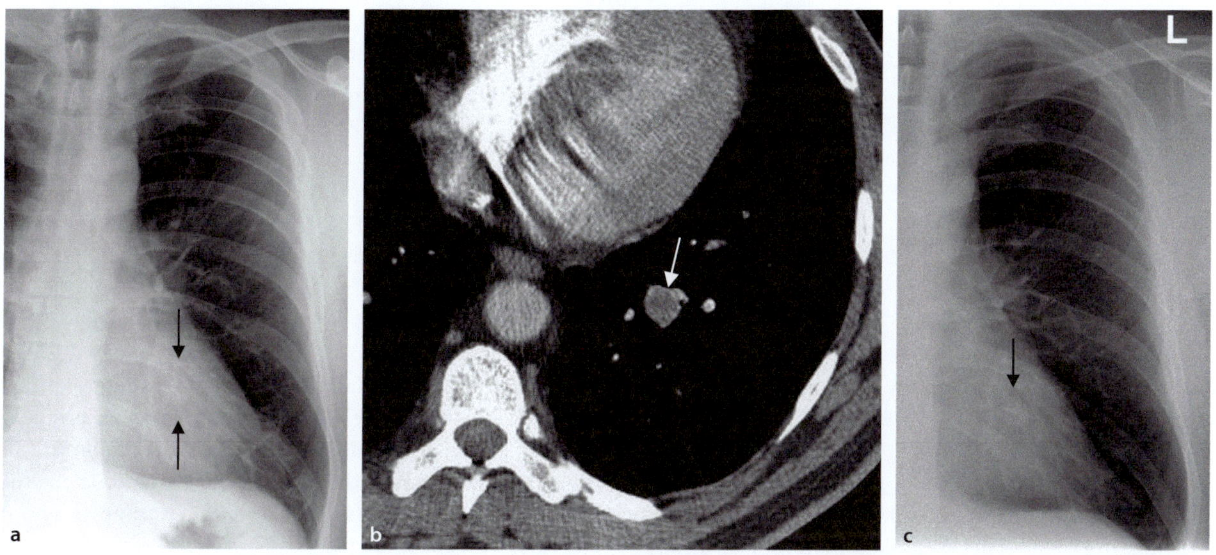

a b c

Abb. 1.10a–c Rundherdbeurteilung durch Vergleich mit Voraufnahmen! **a** Rundherddetektion in Thoraxübersicht in Projektion auf den Herzschatten *(Pfeile)*. **b** Verifizierung durch CT zentral in Segment 9 links, glatte Begrenzung mit Verdacht auf intraläsionale Fettanteile *(Pfeil)*; DD Hamartochondrom; **c** Voraufnahme 4 Jahre zuvor beweist bei Größenkonstanz *(Pfeil)* benigne Rundherdgenese ohne Wachstum

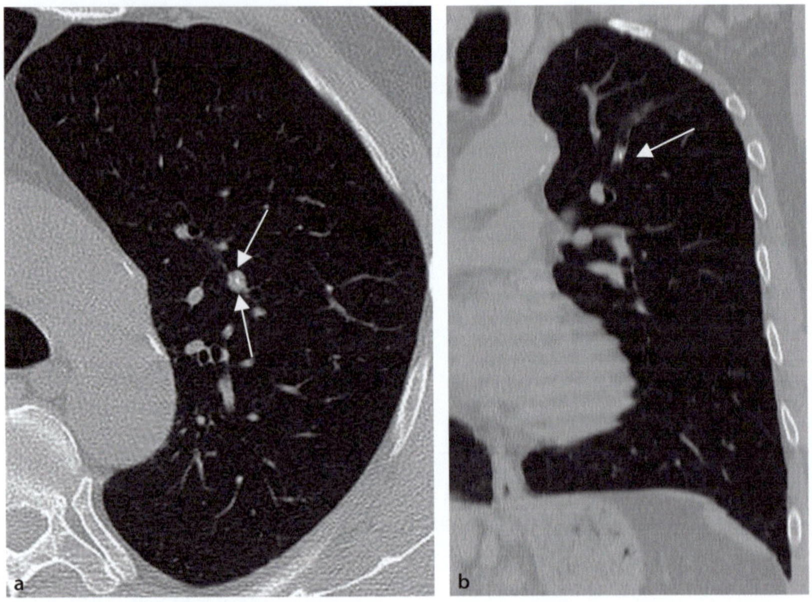

Abb. 1.11a,b Intrabronchiales Hamartochondrom (gesichert) im linken Oberlappen. **a** Axialer Scan zeigt zentrale Verkalkung *(Pfeile)*. **b** Koronale Rekonstruktion beweist intrabronchiale Lokalisation

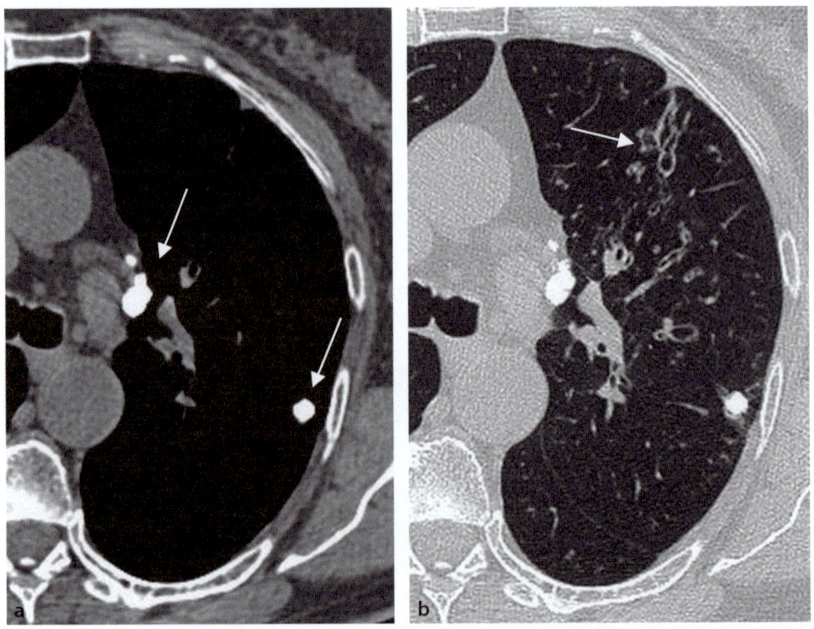

Abb. 1.12 **a** Tuberkulom mit subtotaler Verkalkung im linken Oberlappen subpleural. Verkalkte Lymphknoten im linken Mediastinum *(Pfeile)* im Sinne eines Primärkomplexes. **b** Lungenfenster mit zusätzlichen postentzündlichen/postspezifischen Bronchiektasen im linken Oberlappen

– insbesondere popkornartigen – Verkalkungen charakteristisch (Abb. 1.8a, Abb. 1.10b, Abb. 1.11).

Differenzialdiagnosen

Andere Rundherde mit Verkalkungen sind **Tuberkulome** (Abb. 1.12), wobei die Kalzifikationen zentral, amorph, laminär oder punktuell geformt sind. Die Lokalisationspreferenz besteht für die Oberlappen und Unterlappenspitzen. Posttuberkulöse narbige Veränderungen und oft nur computertomographisch nachweisbare spezifische Begleitbefunde mit „Kalkspritzern" und ipsilateral bronchopulmonal verkalkten Lymphknoten (Primärkomplex) stützen die Diagnose. Bei zentraler Kavitierung muss an eine **tuberkulöse Reaktivierung** gedacht werden. Bei Größenzunahme in Verlaufskontrollen ist ein **Narbenkarzinom** (Abb. 1.13) abzugrenzen.

Lipome sind sehr selten und haben in der CT eine messbare, homogen fettäquivalente Dichte (im negativen Bereich der Hounsfield-Einheiten, HE) bei glatter Berandung und fehlendem Kontrastmittel-Enhancement. Im

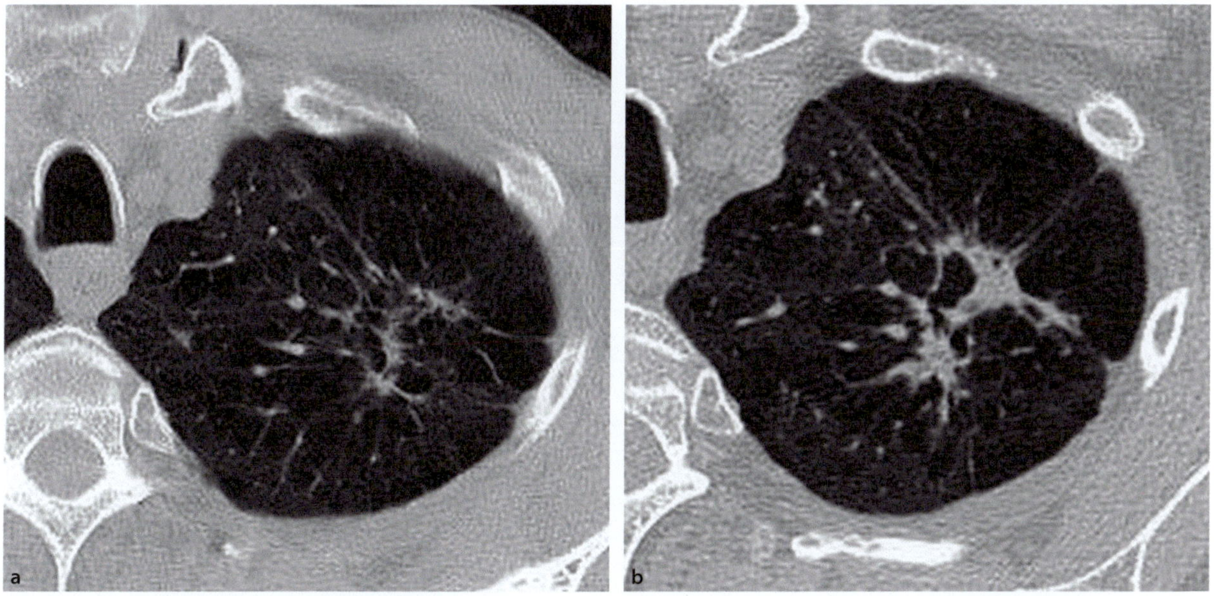

Abb. 1.13 a Postentzündliche Residuen links apikal. **b** Substratzunahme nach 2 Jahren – DD Narbenkarzinom. Emphysem

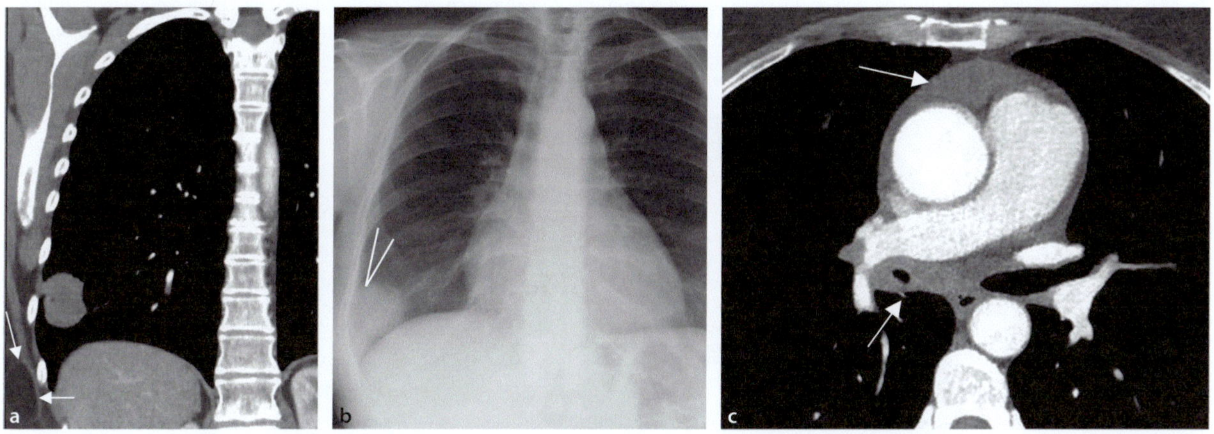

Abb. 1.14a–c Peripheres Lungenkarzinom im rechten Unterlappen. **a** Koronale Rekonstruktion eines soliden Herdes mit „Pleurafinger". Nebenbefundlich Lipom in der rechten kaudalen Thoraxwand *(Pfeile)*. **b** Korrespondierende Thoraxübersicht mit peripherem Herd: spitzer Winkel zwischen Thoraxwand und Herd spricht für pulmonale Herdgenese. Beachte: Mediastinalverbreiterung durch **c** zentrale Tumorummauerung des Zwischenbronchus und Perikarderguss

Gegensatz zu Hamartochondromen fehlen intraläsionale Verkalkungen. Solide Anteile müssen an Malignität denken lassen, wobei pulmonale Liposarkome eine Rarität sind und bildgebend von nekrotischen Lungenkarzinomen schwer abgegrenzt werden können (Diederich 2003).

1.3.2 Primäre Malignome

Lungenkarzinom

Das Lungenkarzinom ist die häufigste Neoplasie der Lunge.

Radiologische Symptomatik

Periphere, meist nichtkleinzellige Lungenkarzinome manifestieren sich als Rundherde. In der Thoraxübersicht sind sie meist erst ab 1 cm sichtbar, wobei konventionell-radiologisch eine geringe Dichte und die Größenzunahme im Vergleich zu Voraufnahmen die wichtigsten Malignomkriterien darstellen (Tab. 1.2). Bei thoraxwandnahen Tumoren geben Rippendestruktionen und Pleuraerguss bereits Hinweise auf das Tumorstadium. Von der Pleura ausgehende Tumoren grenzen sich in der Thoraxübersicht durch einen stumpfen Winkel zwischen Brustwand und Tumor ab, Tumoren pulmonalen Ursprungs hingegen bilden einen spitzen Winkel mit der Brustwand (Abb. 1.14, Abb. 1.15) (Hamer 2013).

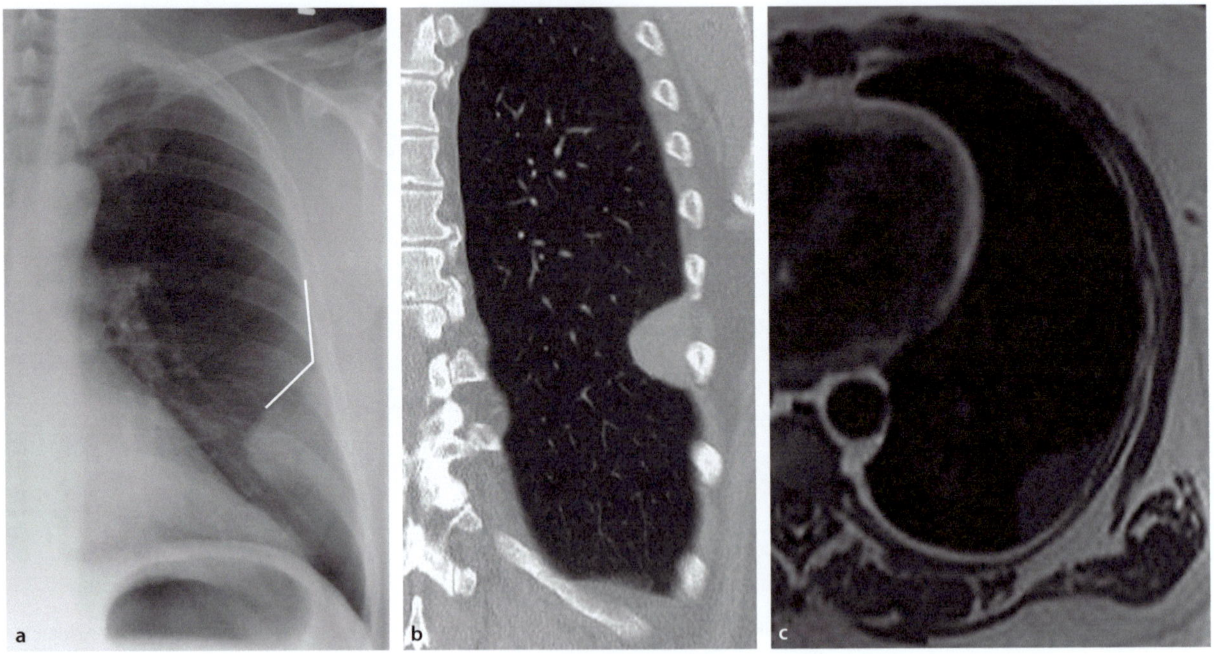

■ **Abb. 1.15a–c** Periphere Raumforderung im linken Unterfeld: **a** Stumpfer Winkel zwischen Thoraxwand und Herd zeigt pleuralen Ursprung an. **b** CT: Koronale Rekonstruktion. **c** MRT T1 TSE nativ transversal: intermediäre Signalintensität. Keine Infiltration in umgebende Strukturen – vereinbar mit Pleurafibrom

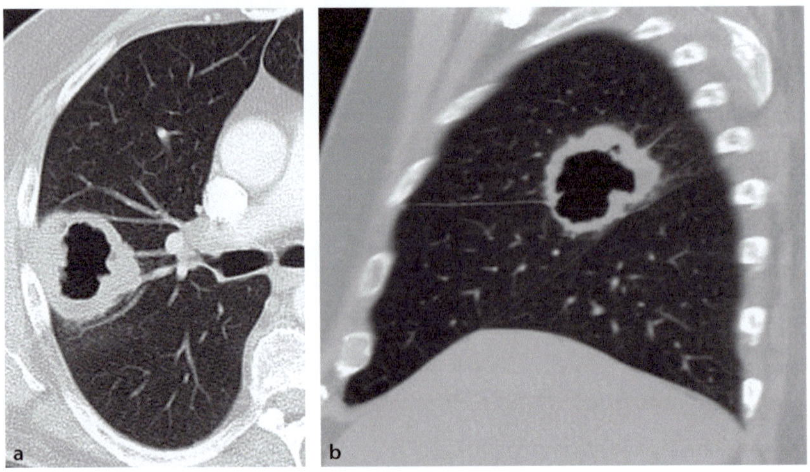

■ **Abb. 1.16a,b** Zentral nekrotisches Lungenkarzinom im rechten Oberlappen. **a** Im axialen Scan keine exakte Zuordnung zu den interlobären Grenzen. **b** In der sagittalen Rekonstruktion eindeutige Darstellung der Anatomie: Infiltration der kleinen Fissur (Mittellappen) und Kontakt zum Hauptlappenspalt

Computertomographisch sind sphärische und ovaläre Formen, lobulierte und spikuläre Begrenzungen sowie zentrale, unregelmäßig wandbegrenzte und exzentrische Kavitierungen und Aerobronchogramme klare Malignitätszeichen (■ Tab. 1.2). Außerdem hat die CT präoperativ die Aufgabe, die Lappenzugehörigkeit, die Lage zum Interlobium (■ Abb. 1.16) sowie zur Pleura costalis und zur Thoraxwand darzustellen. Die kontrastmittelgestützte CT detektiert Vergrößerungen der hilären und mediastinalen Lymphknoten und Fernmetastasen (siehe unten).

Zentrale Raumforderungen sind in der Thoraxübersicht aufgrund der Hilusüberlagerung oft schwer erkennbar (■ Abb. 1.17). Eine unilaterale Dichtezunahme des Hilus mit Reproduzierbarkeit in der seitlichen Ebene muss immer durch eine CT abgeklärt werden. Synchrone Mediastinalverbreiterungen weisen auf eine mediastinale Tumorinfiltration oder Befall der Lymphabflussbahnen hin (■ Abb. 1.14b u. c und ■ Abb. 1.17), Atelektasen und Retentionspneumonien geben Hinweise auf einen Bronchusverschluss des dominant betroffenen Lappens/Segmentes.

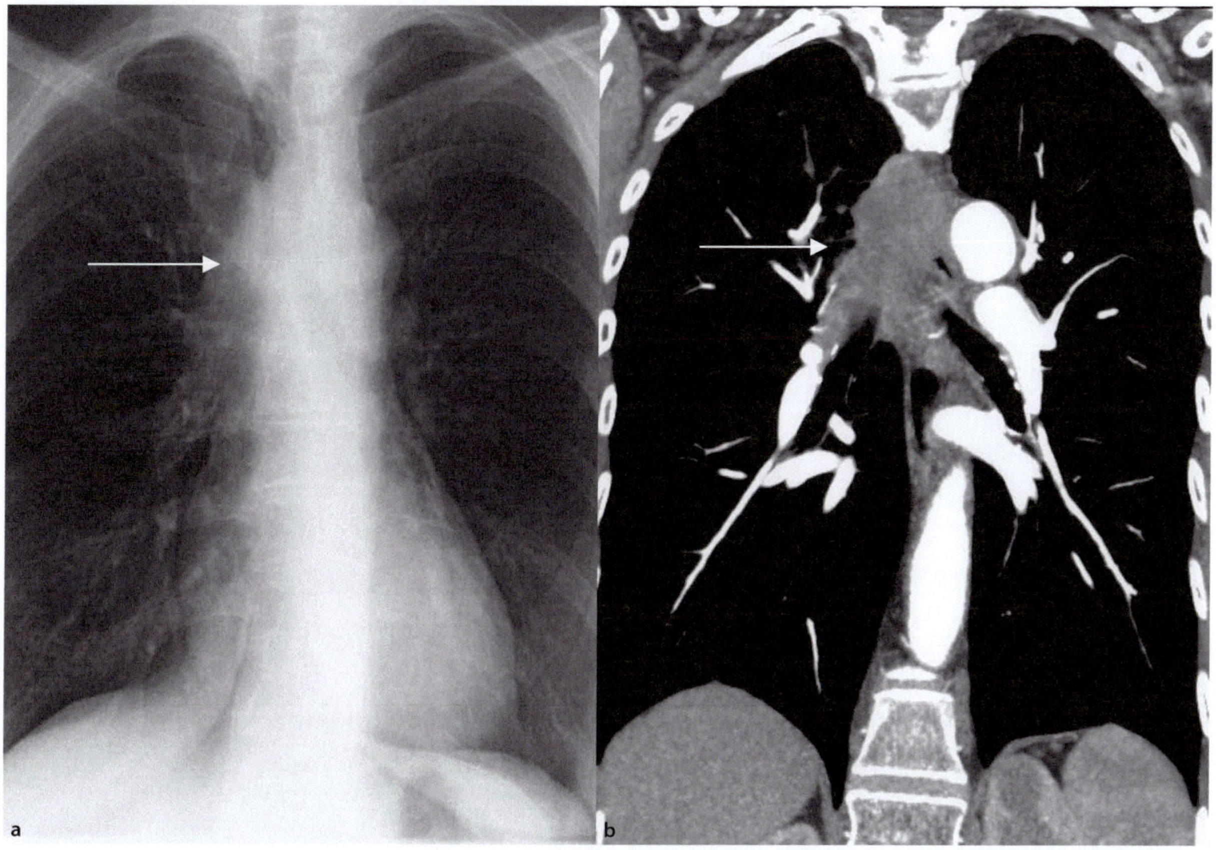

Abb. 1.17a,b Zentrales, mediastinal wachsendes Lungenkarzinom. **a** Thoraxübersicht mit nur geringer Mediastinalverbreiterung nach rechts *(Pfeil)*. **b** korrespondierende CT: koronale Rekonstruktion

Die Kontrastmittel-CT klärt eine potenziell mögliche Operabilität durch Bestimmung der Tumorgröße, der lokalen Beziehung zwischen Tumor – Mediastinalgrenzen – Herz und Gefäßen – Bronchialsystem (inkl. Karina), sie stellt hiläre, mediastinale und supraklavikuläre Lymphknotenvergrößerungen dar und deckt pulmonale Metastasen, Pleuraerguss, Metastasen in der miterfassten Thoraxwand (z. B. ossär) sowie im Oberbauch (insbesondere den Nebennieren; Abb. 1.18) auf; darüber hinaus lassen sich damit auch Nebenerkrankungen (z. B. Emphysem, Fibrose, kardiale Befunde) erkennen (Goeckenjan 2011).

Staging

Zur Entscheidung über eine Therapie und die eventuelle Operationstaktik besteht die Hauptaufgabe der MSCT (Kontrastmittel, koronale und sagittale Rekonstruktionen und MIP) in einem möglichst präzisen Staging.

T-Staging (Goeckenjan 2011)

- **Tumorgröße (1–7 cm):** korrekte Unterscheidung zwischen T1 bis T3 möglich. Bei zentralen Tumoren kann die CT bei der Differenzierung zwischen Tumor und Atelektase eingeschränkt sein (Abb. 1.19a, Abb. 1.20a). Hier sind die PET-CT oder die MRT weiterführend.
- **Tumor mit Befall des Hauptbronchus bis Karina:** Die Beurteilung kann in rein axialen Scans unexakt sein, daher sind koronale und sagittale Rekonstruktionen unabdingbar!
- **Mediastinalinvasion**: Entscheidungsgrenze der Operabilität (T3 – T4) (Abb. 1.20)! Die CT besitzt hier nur eingeschränkte Sensitivität und Spezifität! Resektabilitätskriterien sind:
  - <3 cm Kontakt zwischen Tumor und Mediastinalgrenze
  - Fettlamelle zwischen Tumor und Mediastinum
  - <90°zirkumferenter Kontakt (z. B. Aorta) (Abb. 1.19b)
- **Thoraxwandinfiltration** (T3-Evaluation): Schmerz ist ein sensitiverer Marker. Die MRT ist im Einzelfall hier der CT überlegen (Abb. 1.3).

N-Staging

CT (und MRT) haben eine niedrige Sensitivität (ca. 60 %) und Spezifität (ca. 80 %)! Die PET-CT ist derzeit bildgebende Methode der Wahl.

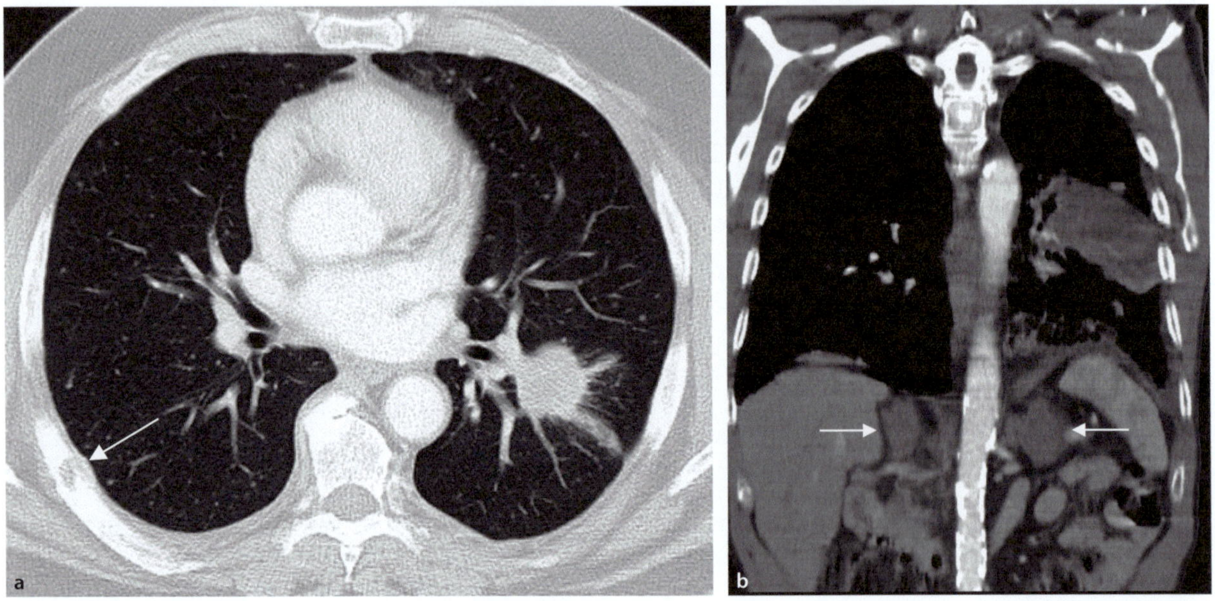

Abb. 1.18 **a** Lungenkarzinom links zentral. Metastatische Rippenosteolyse rechts *(Pfeil)*. **b** Lungenkarzinom links. Miterfasste Metastasen beider Nebennieren *(Pfeile)*

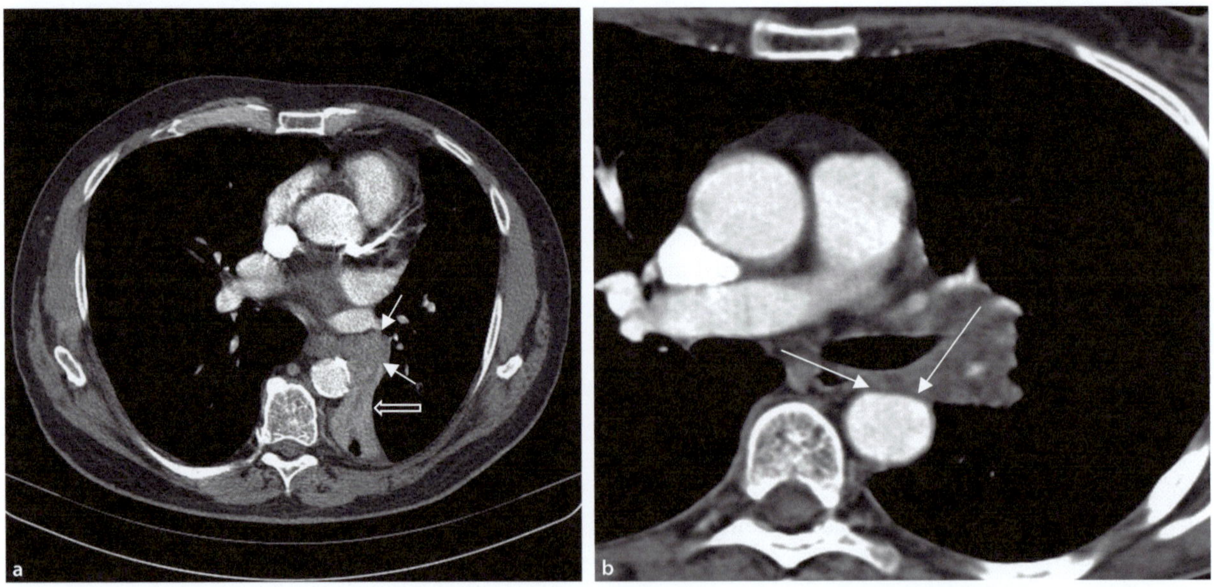

Abb. 1.19 **a** Zentrales Lungenkarzinom im linken Unterlappen *(dünne Pfeile)*: nur durch raumfordernden Aspekt und solide Dichte einer nachgeschalteten Atelektase des linken Unterlappens *(offener Pfeil)* abgrenzbar. **b** Zentrales Lungenkarzinom links. 90°-Kontakt zur entrundeten Aorta descendens *(Pfeile)* – bildgebend Verdacht auf T4. Intraoperativ keine Aortenwandinfiltration – T3-Tumor

- Maßstab ist die **kurze Lymphknotenachse** von 1 cm mediastinal. Lymphknoten über 1 cm werden als suspekt eingestuft (subbifurkal >1,2 cm). Bronchopulmonale Lymphknoten messen von 0,7–1,5 cm (Abb. 1.20).
- **Morphologische Malignitätskriterien:** sphärische Konfiguration, Infiltration des Fettsinus, zentrale Nekrose (Abb. 1.20).
- **Pitfall:** reaktiv entzündlich vergrößerte Lymphknoten, insbesondere bei Retentionspneumonie.
- **Normgroße Lymphknoten** schließen intranodale Mikrometastasen nicht aus.
- **Positronenemissionstomographie-CT** (PET-CT): hohe Spezifität. Cave: falsch-positive Befunde, z. B. nach Tuberkulose.

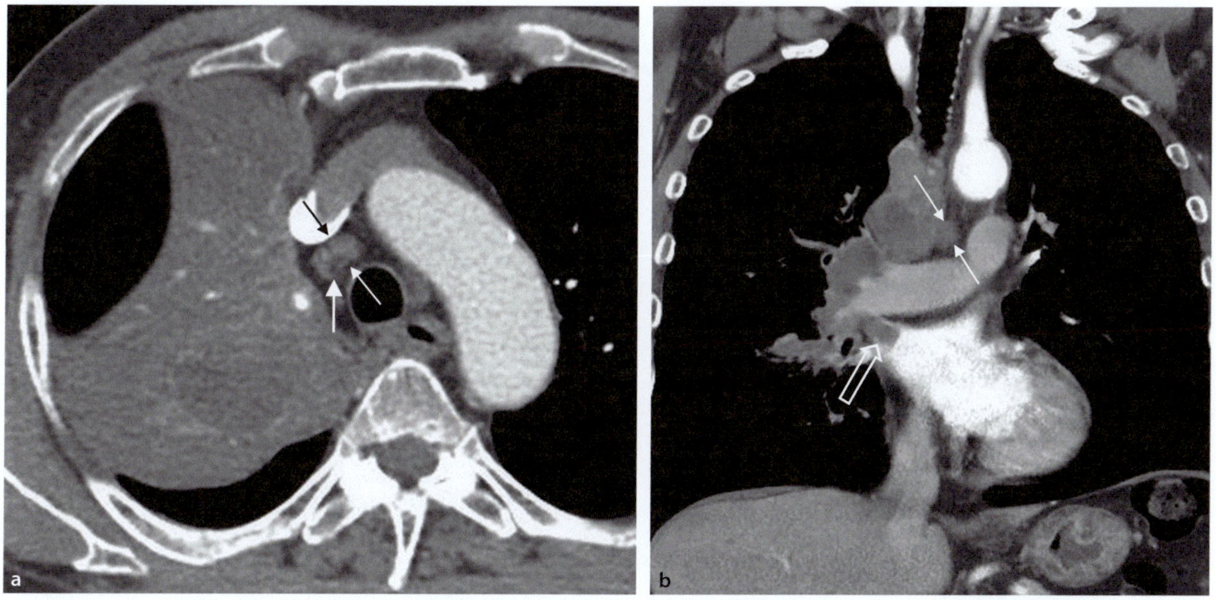

Abb. 1.20 **a** Tumor-Atelektase-Komplex im rechten Oberlappen ohne sichere Differenzierung zwischen Tumor und Atelektase. Lymphknoten in 4R-Station mit Kurzachse unter 1 cm *(Pfeile)* und erhaltenem Fettsinus *(dicker Pfeil)* – nach CT nicht suspekt. Nach OP T3 N1. **b** T4-Tumor rechts zentral mit Tumorinvasion über den Venenwinkel in den linken Vorhof (offener Pfeil). In 4L-Station rundlicher Lymphknoten mit Randunschärfe (dünne Pfeile) – nach CT metastasensuspekt: T4 N3

M-Staging

Häufige Metastasen in Nebennieren, Leber, Knochen und ZNS bestimmen ein inoperables Stadium IV des Lungenkarzinoms. Sofern nicht im Rahmen des thorakalen Staging-CT erfasst, komplettieren ergänzende CT-Oberbauch/Abdomen-Untersuchungen das Staging. Für Leber- und Hirn- sowie Stammskelettmetastasen ist die MRT überlegen. Differenzialdiagnostisch sind im Bereich der Nebennieren häufige Inzidentalome (in der Nativ-CT Fettanteil) sowie benigne Leberläsionen abzugrenzen. Eine MR-tomographische Differenzierung zwischen pathologischer und traumatischer Wirbelkörperfraktur kann schwierig sein. CT-okkulte Metastasen sind möglich – anamnestisch-klinische Korrelationen sind generell unabdingbar.

Insgesamt ist die PET-CT vorzugsweise einzusetzen, da sie sowohl den Primärtumor als auch Lymphknoten- und Fernmetastasen (bis auf Hirnmetastasen) mit hoher Sensitivität und Spezifität in einem Untersuchungsgang nachweisen kann (Goeckenjahn 2011).

Karzinoide

Mit ca. 1–4 % aller bronchopulmonalen Tumoren handelt es sich um seltene Primärtumoren neuroendokrinen Ursprungs. Sie liegen oft zentral, können Verkalkungen aufweisen und zeigen aufgrund ihrer Hypervaskularisation ein KM-Enhancement. Kleine periphere Karzinoide sind uncharakteristische Rundherde und von intrapulmonalen Lymphknoten oft unzureichend differenzierbar (Abb. 1.7b).

Lymphome

Primäre Lymphome sind generell selten und hauptsächlich als Non-Hodgkin-Lymphome vom MALT („mucosa-associated lymphoid tissue“)-Typ anzutreffen. Diese können als Rundherde, aber auch wie chronisch entzündliche Infiltrate als Konsolidierungen imponieren und sind nur bioptisch zu sichern (Abb. 1.21). Begleitbefunde sind Lymphommanifestationen an den hilären und mediastinalen Lymphknotenstationen und ggf. Pleuraerguss.

1.3.3 Sekundäre Malignome

Lungenmetastasen

Lungenmetastasen stellen sich als Rundherde (▸ Abschn. 1.2) und computertomographisch weichteildicht dar. Wenn kein Primum bekannt ist, können sich Herde benignen Ursprungs identisch darstellen (Abb. 1.22a) (Diederich 2003). Singuläre Metastasen betreffen hauptsächlich kolorektale Karzinome. Disseminierte Metastasen werden beim Schilddrüsenkarzinom gesehen. Die CT-Differenzialdiagnose gegenüber anderen diffus nodulären Prozessen stützt sich dann auf die interstitiell –zufällige – Verteilung von Metastasen (Abb. 1.22b) gegenüber der z. B. perilymphatischen Verteilung (Abb. 1.22c) bei Sarkoidose. Granulomatöse Erkrankungen sowie ein Z. n. Varizellenpneumonie können generell mit intraläsionalen Verkalkungen

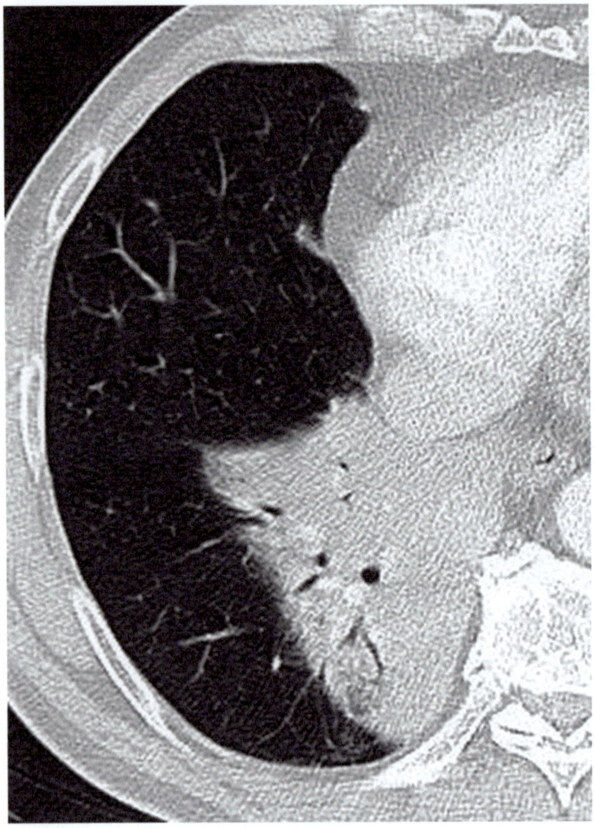

■ **Abb. 1.21** Primäres pulmonales Non-Hodgkin-Lymphom des rechten Unterlappens – Maltom. CT-morpholgisch Konsolidierung ohne typischen raumfordernden Aspekt

einhergehen, ebenso wie bei Metastasen von Osteosarkomen oder Chondrosarkomen.

1.4 Atelektasen, Dystelektasen

Eine Atelektase ist als dauernde und/oder kurzfristige Belüftungsstörung der Lunge definiert, die mit einem vollständig fehlenden oder reduzierten (Dystelektase) Luftgehalt einhergeht. Der Begriff Kollaps ist für eine komplette Atelektase reserviert.

Pathophysiologische Unterscheidung (Desai 2012)

1. Obstruktionsatelektasen infolge Bronchusobstruktion
   - Intrinsisch: intrabronchialer Tumor oder Tumoranteil, Fremdkörper, Sekret-/Blutkoagel
   - Extrinsisch: hiläre Lymphknoten, mediastinale Raumforderung, Herzvergrößerung
2. Nichtobstruktive Atelektasen
   - Passiv: Pneumothorax
   - Kompression: Raumforderung, Pleuraerguss
   - Adhäsiv: Plattenatelektasen
   - Cicatrial: Rundatelektasen (insbesondere i. R. asbestassoziierter Pleuraveränderungen; ■ Abb. 1.24)

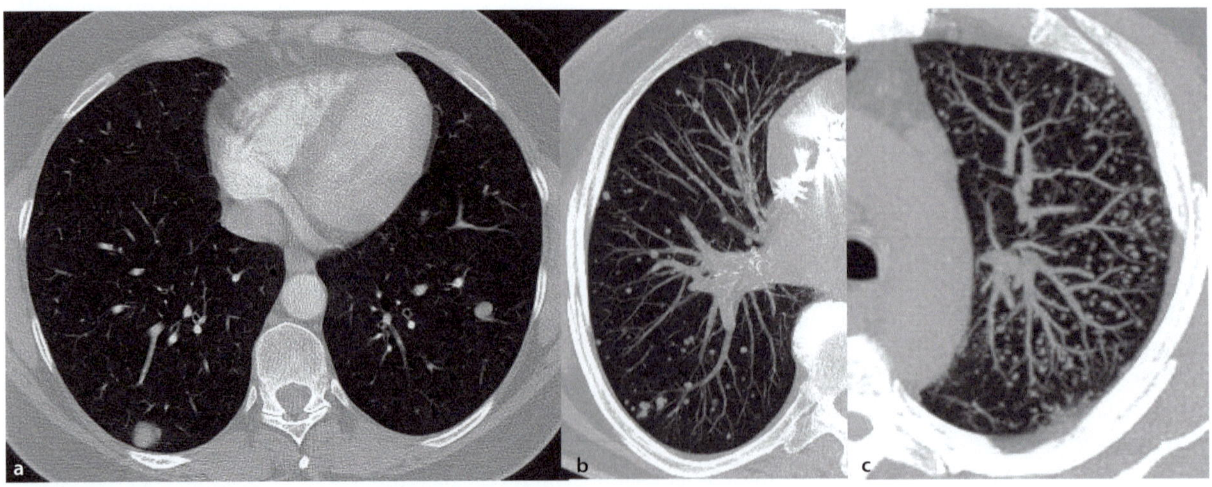

■ **Abb. 1.22a–c** Multiple Rundherde. **a** Benigne Rundherde bei seltenen pulmonalen Leiomyomen. **b** MIP: Metastasen eines extrapulmonalen Primums mit zufälliger Verteilung ohne anatomische Zuordnung. **c** MIP: Sarkoidose mit perilymphatischer Granulomverteilung entlang der bronchovaskulären Bündel

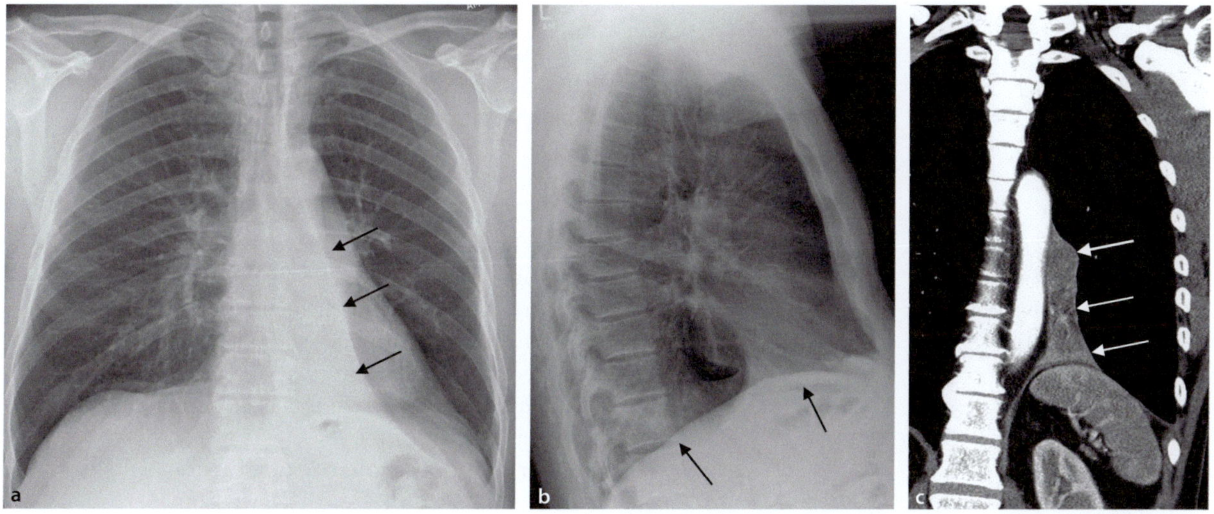

■ **Abb. 1.23a–c** Atelektase im linken Unterlappen. **a** Thorax p.-a.: Verschattung und Volumenminderung des linken Unterlappens *(Pfeile)*. Geringer Mediastinal-Shift nach links. Beachte: Weniger Parenchymgefäße in der entfalteten Lunge im linken Mittelfeld gegenüber rechts infolge Überblähung. **b** Im Seitbild ist nur die rechte Zwerchfellkontur *(Pfeile)* abgrenzbar. Pathologischerweise nimmt die Dichte in Projektion auf die kaudalen Wirbelkörper zu. **c** CT mit Kontrastmittel, koronale Rekonstruktion. Atelektase *(dünne Pfeile)* durch zentrale Raumforderung im linken Unterlappen *(dicker Pfeil)*

Direkte Zeichen einer Atelektase (■ Abb. 1.23) sind:
- Verschattung des betroffenen Lappens,
- Verlagerung der Fissuren,
- Verlagerung von Gefäßen und Bronchien.

Indirekte Zeichen einer Atelektase sind (■ Abb. 1.23):
- kompensatorischer Shift des Mediastinums u. a. Strukturen,
- weniger Lungenparenchymgefäße pro Volumeneinheit und „Überblähungsaspekt" (vermehrte Transparenz) der betroffenen Seite,
- Zwerchfellanhebung der betroffenen Seite.

Das Charakteristische einer meist pleurabasierten Rundatelektase (■ Abb. 1.24) sind – insbesondere in sekundären CT-Rekonstruktionen abzugrenzende – bogig einstrahlende Airbronchogramme

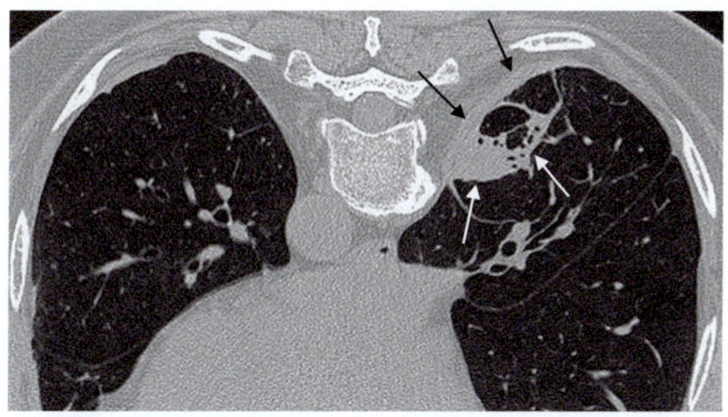

■ **Abb. 1.24** Rundatelektase *(weiße Pfeile)* im rechten Unterlappen. CT transversal in Bauchlage. Cave: DD Rundatelektase zum Tumor! Rundatelektase ist immer in Assoziation mit Pleurapathologie (Schwiele oder in diesem Fall Asbestplaques, *schwarze Pfeile*)!

1.5 Pneumothorax/Hämatopneumothorax

Bei einem Pneumothorax kommt es zu einer pathologischen Luftansammlung im Pleuraraum. Pathogenetisch gibt es:
1. Spontanpneumothoraces infolge Ruptur kleinster Emphysemblasen in der Lungenapex – meist bei jungen Adoleszenten und gehäuft bei Rauchern,
2. iatrogene (perkutane Punktionen, Thoraktomie, mechanische Ventilation) und nichtiatrogene (penetrierende Verletzung, Ösophagusruptur) traumatische Pleuraverletzungen.

▪ Röntgenzeichen

Ein **Pneumothoraxspalt** stellt sich als thoraxwandparallele Linie dar, die einen strukturlosen, hypertransparenten, thoraxwandnahen Raum begrenzt und hiluswärts abzeichnet (■ Abb. 1.25) Die Linie markiert die Pleura visceralis. Die thoraxwandadhärente Pleura parietalis ist nicht abgrenzbar. Die Thoraxübersicht ist als Diagnostik für einen unkomplizierten Pneumothorax ausreichend. Studien haben keinen Vorteil von Exspirationsaufnahmen, in denen sich der Pneu-Spalt minimal stärker darstellen kann, belegt (Thomsen 2014). Cave: In der Liegendaufnahme ist ein Pneumothorax nur indirekt durch das „deep sulcus sign" mit extrem scharfer Zwerchfellkontur und tief einsehbarem Rezessus erkennbar (■ Abb. 1.26) (Hamer 2013). Ein häufig begleitender Pleuraerguss wird als **Seropneumothorax** bezeichnet (■ Abb. 1.25).

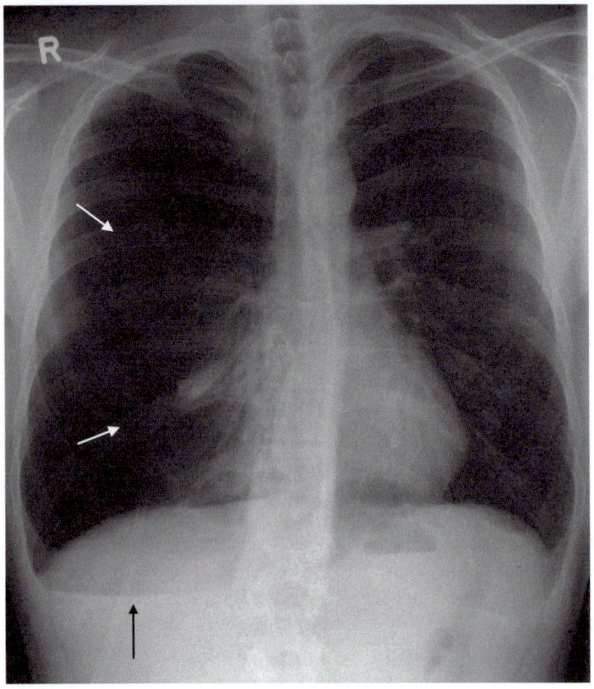

Abb. 1.25 Spannungspneumothorax rechts. Pleura visceralis *(weiße Pfeile)*. Basaler Pleuraerguss *(schwarzer Pfeil)* – Seropneumothorax. Verdrängung von Herz und Mediastinum (durch Spannung) zur Gegenseite

Ein **Spannungspneumothorax** ist infolge einer Druckerhöhung im Pleuraraum durch einen Mediastinal- und Herz-Shift nach kontralateral sowie Zwerchfellkaudalisierung gekennzeichnet (Abb. 1.25).

CT

Eine CT ist nur in Ausnahmefällen indiziert, z. B.
- im Rahmen eines Thorax- oder Polytraumas zur Darstellung komplexer Kollateralverletzungen (Frakturen, Gefäßverletzungen, Herztamponade). Ein **Hämatothorax** kann durch höhere Dichtewerte (blutäquivalent ca. 40–60 HE) der pleuralen Flüssigkeit von einem einfachen Serothorax differenziert werden;
- vor chirugischer Intervention zur exakten Ausdehnung eines lokalen Pneumothorax;
- bei Verdacht auf Drainagefehllage;
- zur Differenzierung zwischen lokalem Pneu und Emphysembulla.

1.6 Pneumonie

Die primäre Radiodiagnostik erfolgt mit der Thoraxübersicht in 2 Ebenen. Neben der Verifizierung des klinischen

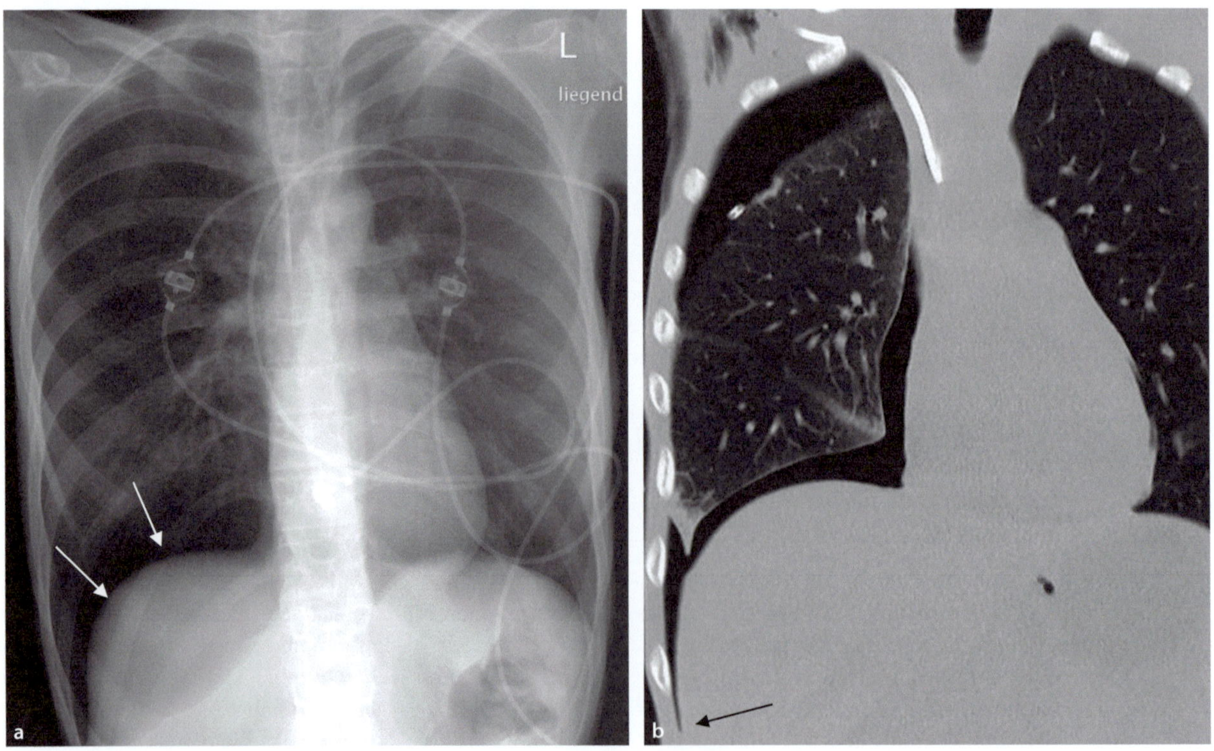

Abb. 1.26a,b „Deep Sulcus"-Zeichen. **a** Eine gegenüber der Gegenseite scharf abgrenzbare Zwerchfellkontur *(weiße Pfeile)* und ein tiefer Rezessus *(schwarzer Pfeil)* sprechen in einer Liegendaufnahme für einen Pneumothorax. **b** Korrespondierende CT unter Drainage

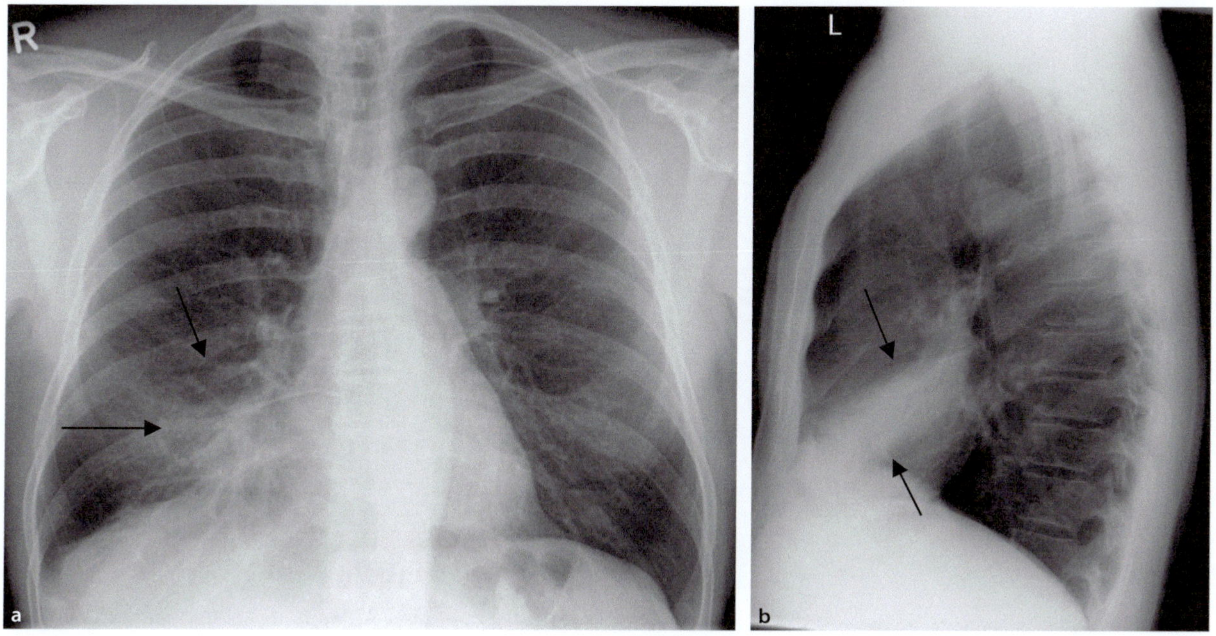

■ **Abb. 1.27a,b** Mittellappenpneumonie. **a** Thorax p.-a.: Verschattung des Mittellappens mit Unschärfe der angrenzenden Mediastinalkontur – positives Silhouettenphänomen. **b** Seitbild: typische Verschattung des Mittellappens

Verdachts dient sie der Verlaufskontrolle unter Therapie und dem Nachweis bzw. Ausschluss von Komplikationen.

Ein pneumonisches Infiltrat kann sich darstellen als (Desai 2012)

- fokale, multifokale oder lobäre Konsolidierung mit oder ohne Kavität (Streptokokken, nosokomiale Staphylokokken),
- noduläres Muster mit oder ohne Kavität (Pilzpneumonien, Mykobakterien),
- retikuläres oder retikulonoduläres Muster (Viren oder Mykoplasmen).

Tuberkulöse Infiltrate zeigen eine Dominanz in den Oberlappen. Basal, insbesondere im Mittellappen, ist an Aspirationspneumonien zu denken. Auf der p.-a.-Thoraxübersicht ist eine Unschärfe der rechten basalen Mediastinalkontur als positives Silhouttenphänomen ein Hinweis auf die Infiltratlokalisation im Mittellappen (■ Abb. 1.27).

Pleurale Verschattungen mit Maskierung von Sinus („Meniskusform") und Zwerchfell weisen auf einen parapneumonischen Pleuraerguss hin. Bei subpulmonalem Erguss kommt es zu einem vermeintlichen Zwerchfellhochstand. Links verlängert sich die Distanz zwischen Zwerchfell und Magenblase über 2 cm (■ Abb. 1.28).

Bei ausgedehnten Pleuraergüssen ist ein Pleuraempyem zu erwägen, das sich röntgenologisch von einem Erguss nicht sicher differenzieren lässt. Hilusvergrößerungen und Mediastinalverbreiterungen sind zunächst mit reaktiven hilären und/oder mediastinalen Lymphknotenvergrößerungen vereinbar. Eine Persistenz von Lymphknotenvergrößerungen nach Pneumonieregredienz muss eine CT zum Ausschluss eines zentralen Tumors mit Retentionspneumonie nach sich ziehen.

Weitere Indikationen zur CT sind die Detektion von Begleitbefunden und der Verdacht auf Komplikationen:

- Pleuraempyem: oftmals keine sichere Differenzierung zum Erguss. Ein Empyem kann erhöhte Dichtewerte in der CT im Vergleich zum flüssigkeitsäquivalenten Pleuraerguss aufweisen. Bakterielle pleurale Lufteinschlüsse sind selten. Unter Kontrastmittel weisen die Pleurablätter beim Empyem sowohl in der CT als auch in der MRT ein (uncharakteristisches) entzündliches Enhancement auf. Eine kleinknotige Ergussbegrenzung zeigt einen malignen Pleuraerguss an.
- DD: Pneumonie und Lungeninfarkt durch Nachweis der arteriellen Kontrastmittelaussparung bei Lungenembolie.
- Kavitäten (Hinweis auf Abszess) und Kavernen (Hinweis auf Tuberkulose) werden sensitiver erfasst (■ Abb. 1.29).
- Bronchiektasen – entzündliche Exazerbation mit bronchialen Sekretverlegungen – „tree in bud"-Phänomene.
- Milchglastrübung bei Viruspneumonie und opportunistischer Pneumonie (z. B. *Pneumocystis-jirovecii*-Pneumonie (■ Abb. 1.29c).
- Bronchopleurale Fisteln sind selten.

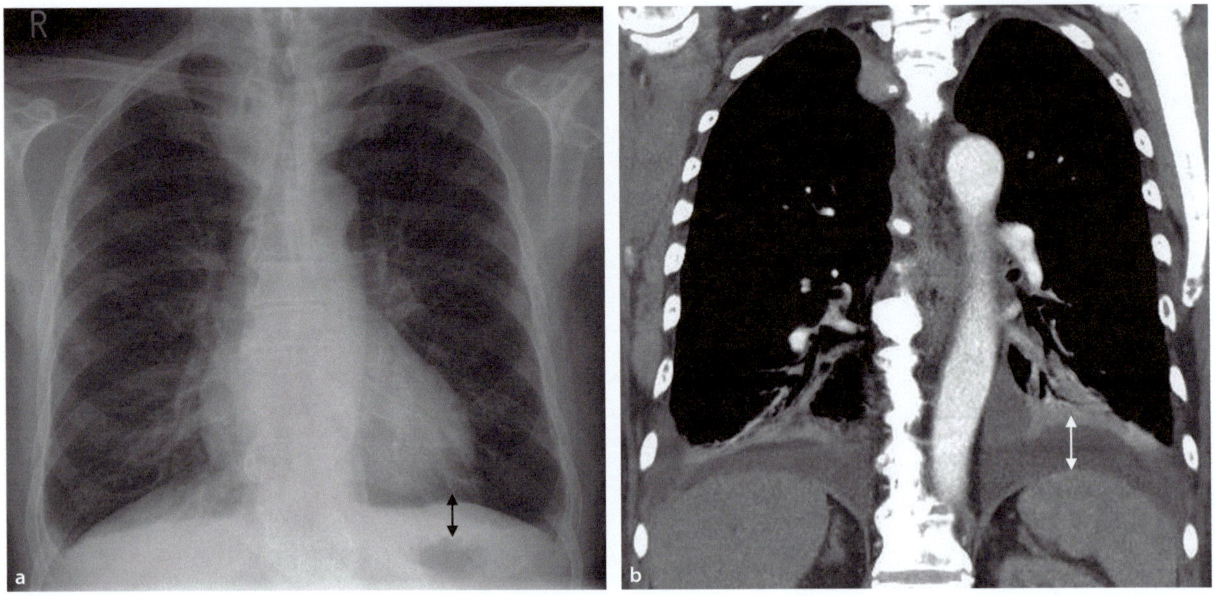

Abb. 1.28a,b Subpulmonaler Pleuraerguss **a** Thoraxübersicht p.-a.: Eine Distanz über 2 cm zwischen Zwerchfellkontur und Magenblase *(Pfeil)* spricht für eine Ergussansammlung subpulmonal. **b** Visualisierung in koronaler CT-Rekonstruktion mit parapneumonischen Begleitergüssen – zeitlich etwas später als die Thoraxübersicht desselben Patienten

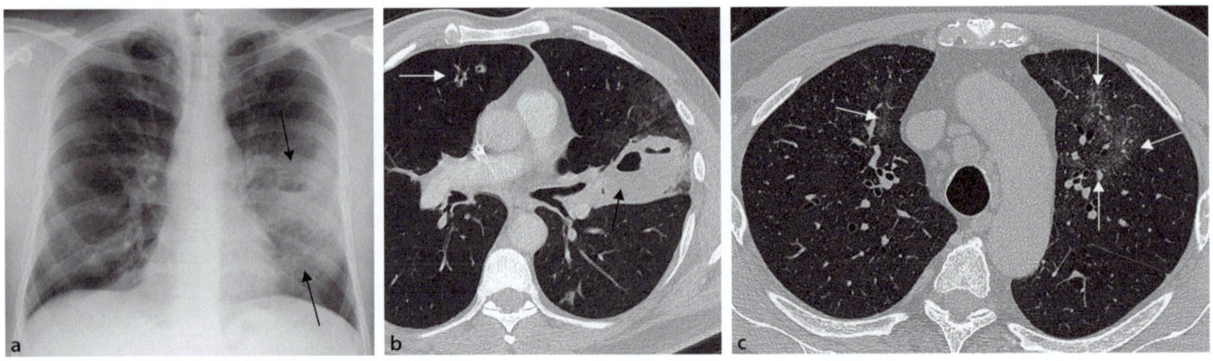

Abb. 1.29a,b Abszedierende Pneumonie im linken Oberlappen. **a** Thoraxübersicht mit Aufhellung innerhalb der Pneumonie *(Pfeile)*. **b** Korrespondierender axialer CT-Scan. **c** Atypische Pneumonie in beiden Oberlappen bei *Pneumocystis-jirovecii*-Pneumonie: lediglich Milchglastrübung.

Literatur

Arbeitsgemeinschaft Diagnostische Radiologie für arbeits- und umweltbedingte Erkrankungen der DRG (Hrsg) Protokollempfehlung der Arbeitsgemeinschaft Diagnostische Radiologie für arbeits- und umweltbedingte Erkrankungen der DRG. http://www.ag-draue.drg.de/de-DE/171/stellungnahmen-und-empfehlungen

Biederer J, Mirsadraee S, Beer M et al. (2012) MRI of the lung (3/3) – current applications and future perspectives. Insights Imaging 3: 373–386

Bundesamt für Strahlenschutz (2016) www.bfs.de/DE/themen/ion/anwendung-medizin/diagnostik/referenzwerte/referenzwerte.html

Bundesärztekammer, Vorstand (Hrsg) Leitlinie der Bundesärztekammer zur Qualitätssicherung in der Röntgendiagnostik. www.bundesaerztekammer.de/downloads/LeitRoentgen2008Korr2.pdf

Desai S, Copley SJ, Aziz ZA, Hansell DM (2012) Thoracic imaging, 1st ed. Oxford specialist handbooks in radiology, Oxford

Diederich S (2003) Neoplasien, Bd 4: Thorax. In: Freyschmidt J, Galanski M (Hrsg) Handbuch diagnostische Radiologie. Springer, Berlin, Heidelberg, S 321–354

Goeckenjan G, Sitter H, Thomas M, et al. (2011) Prävention, Diagnostik, Therapie und Nachsorge des Lungenkarzinoms. Pneumologie 65: e51

Gould MK, Donington J, Lynch WR, et al. (2013) Evaluation of individuals with pulmonary nodules: when is it lung cancer? Diagnosis and management of lung cancer, 3rd ed: American College of Chest Physicians evidence-based clinical practice guidelines. Chest 143 (5 Suppl) e93S–120S

Hamer O, Zorger N, Feuerbach S, Müller-Wille R (2013) Grundkurs Thoraxröntgen. Springer, Berlin, Heidelberg

Hansell DM, Bankier AA, MacMahon H, McLoud TC, Müller NL, Remy J (2008) Fleischner Society: Glossary of Terms for Thoracic Imaging 1. Radiology 246: 697–722

Lee HJ, Lee CH, Jeong SY, et al. (2012) IASLC/ATS/ERS International Multidisciplinary Classification of Lung Adenocarcinoma: novel concepts and radiologic implications. J Thorac Imaging 27: 340–353
Lu GM, Zhao Y, Zhang LJ, Schoepf UJ (2012) Dual-energy CT of the lung. Am J Roentgenol 199 (5 Suppl): S40–53
MacMahon H, Austin JHM, Gamsu G, et al. (2005) Guidelines for management of small pulmonary nodules detected on CT scans: a statement from the Fleischner Society. Radiology 237: 395–400
Naidich DP, Bankier AA, MacMahon H, et al. (2013) Recommendations for the management of subsolid pulmonary nodules detected at CT: a statement from the Fleischner Society. Radiology 266: 304–317
Poschenrieder F, Beyer L, Rehbock B, et al. (2014) Management solider pulmonaler Rundherde. Radiologe 54: 436–448
Remy-Jardin M, Faivre J-B, Pontana F, et al. (2014) Thoracic applications of dual energy. Semin Respir Crit Care Med 35: 64–73
Schaefer-Prokop C, Prosch H, Prokop M (2014) Bronchialkarzinomscreening. Radiologe 54: 462–469
Sommer G, Koenigkam-Santos M, Biederer J, Puderbach M (2014) Rolle der MRT zur Detektion und Abklärung pulmonaler Rundherde. Radiologe 54: 470–477
Swensen SJ, Viggiano RW, Midthun DE, et al. (2000) Lung nodule enhancement on CT: multicenter study. Radiology 214: 73–80
Thomsen L, Natho O, Feigen U, Schulz U, Kivelitz D (2014) Value of digital radiography in expiration in detection of pneumothorax. RöFo 186: 267–273
Wielpütz MO, Heußel CP, Herth FJF, Kauczor H-U (2014) Radiological diagnosis in lung disease: factoring treatment options into the choice of diagnostic modality. Dtsch Arztebl Int 111: 181–187
Wormanns D, Kohl G, Klotz E, et al. (2004) Volumetric measurements of pulmonary nodules at multi-row detector CT: in vivo reproducibility. Eur Radiol 14: 86–92

Interventionelle thorakale Radiologie

E. Foert

P. Schneider, M. Kruschewski, H.J. Buhr (Hrsg.), *Thoraxchirurgie für den Allgemein- und Viszeralchirurgen*,
https://doi.org/10.1007/978-3-662-48710-5_2

2

Beide arterielle Gefäßsysteme der Lunge können mithilfe von Kathetertechnik und Kontrastmittel selektiv sondiert, dargestellt und bei pathologischen Veränderungen transluminal bildgestützt behandelt werden.

2.1 Technische Grundlagen vaskulärer Interventionen

Zur Steuerung des Eingriffes dient dabei die gepulste Durchleuchtung, zur prä- und posttherapeutischen Befunddokumentation werden Serienangiogramme angefertigt. Für komplexe Interventionen kann außerdem eine 3D-Angiographie oder eine C-Arm-Computertomographie von Vorteil sein, wie sie mit modernen Angiographieanlagen erzeugt und zur Navigation genutzt wird.

Der femorale Zugang (arteriell/venös) wird in Seldinger-Technik hergestellt und mit einer Schleuse mit Ventil gesichert. In Ausnahmefällen, z. B. bei Okklusion der Beckenstrombahn beidseits, ist ein brachialer oder jugulärer Zugang erforderlich. Punktionsassoziierte Komplikationen sind insgesamt selten und schließen in absteigender Häufigkeit Hämatome, Dissektionen, falsche Aneurysmen und AV-Fisteln ein, bei Punktion der V. jugularis ist das Pneumothoraxrisiko zu beachten.

Der Katheter wird über einen Führungsdraht vorgeschoben. Für die selektive Sondierung kleinerer Arterien wird ein Ensemble aus Schleuse, Führungskatheter, Mikrokatheter und Mikrodraht verwendet (◘ Abb. 2.1). Bei Sondierung der Pulmonalarterien (PA) müssen rechter Vorhof, Ventrikel und Herzklappen passiert werden. Dabei werden gelegentlich Rhythmusstörungen ausgelöst, die meist selbstlimitierend sind, selten aber lebensbedrohlich sein können, so dass ein EKG-Monitoring periprozedural erforderlich ist.

Grundsätzlich wird zwischen zwei Arten transluminaler katheterbasierter Eingriffe unterschieden, nämlich

- gefäßverschließenden Interventionen (Embolisationen) und
- Interventionen, die Gefäßverschlüsse wiedereröffnen oder stenosierte Gefäße erweitern (Angioplastien).

Für die Planung einer pulmonalen Gefäßintervention sollte unbedingt eine Kontrastmittel-verstärkte Mehrzeilendetektor- oder Multislice-Computertomographie (MSCT) des Thorax zur Verfügung stehen.

Sie sollte so durchgeführt werden, dass sowohl die Pulmonalarterien (PA) als auch die deszendierende Aorta mit den Bronchialarterien (BA) kräftig kontrastiert sind und der Volumendatensatz in allen Ebenen aus isotropen Voxeln rekonstruiert werden kann. Das Zielgefäß kann sicher identifiziert und langwieriges Sondieren nichtbetroffener Äste vermieden werden. Durchleuchtungszeit, Kontrastmittelmenge und das Risiko von Komplikationen bleiben so auf das Unvermeidbare beschränkt.

2.2 Gefäßverschließende Verfahren – Embolisation

2.2.1 Hämoptysen

90 % der akut therapiebedürftigen Hämoptysen sind durch Blutungen aus den Bronchialarterien verursacht, in denen der Blutdruck sechsmal höher ist als in den Pulmonalarterien.

Die Genese ist populationsabhängig: Tuberkulose, Aspergillome, Pneumonien und Bronchiektasen, aber auch maligne Tumoren der Lunge sowie chronisch obstruktive Lungenerkrankung und Lungenabszesse. Seltener sind Systemerkrankungen wie zystische Fibrose (CF),

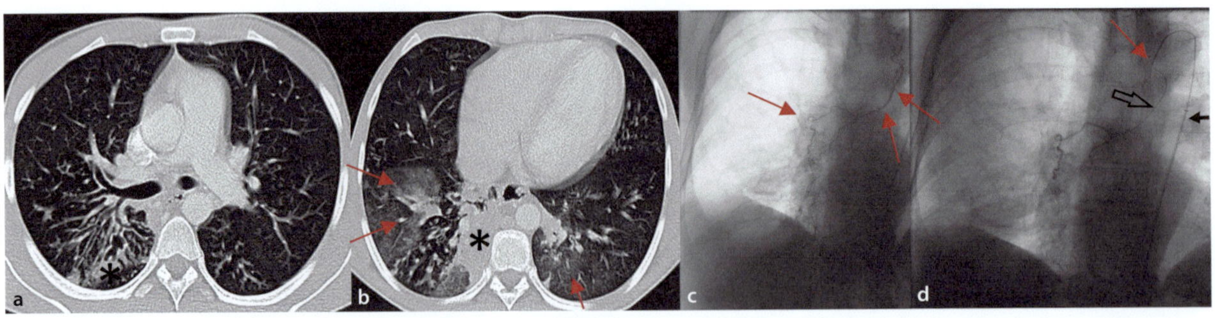

◘ **Abb. 2.1a–d** Chronische Bronchitis, Hämoptysen. MSCT: Durch bronchialarterielle Blutung aus dem rechten Unterlappen verursachte Segmentatelektase (**a**, **b**,*) und milchglasartige Verdichtung in beiden Unternlappen (**b**) infolge von Blutaspiration *(Pfeilspitzen)*. **c** Das selektive Bronchialarteriogramm zeigt hypertrophierte Bronchialarterien *(leere Pfeilspitzen)*. **d** Partikelembolisation: Schleuse in Aorta descendens *(Pfeil)*, Führungskatheter im Bronchialarterienabgang *(Pfeilspitze)* und Mikrokatheter distal *(leerer Pfeil)*

Sarkoidose, Morbus Behcet und Wegenersche Granulomatose ursächlich.

Auch pulmonalarterielle AV-Malformationen, Lungenarterienembolie und pulmonalarterielle Hypertonie können mit Hämoptysen einhergehen. Gerinnungsstörungen sind differenzialdiagnostisch zu bedenken und nach Möglichkeit zu korrigieren. Thoraxtraumata und iatrogene Verletzung der PA durch Einschwemmkatheter sind seltene Ursachen für Hämoptysen.

Während leichtgradige Hämoptysen oft spontan sistieren, zeigen sogenannte massive Hämoptysen (300–600 ml/24 h) unter konservativer Therapie eine sehr hohe Letalität. Lebensbedrohlich ist dabei eher die Aspiration von Blut in die Alveolen mit Störung des Gasaustausches als der Blutverlust.

Die MSCT als Bildgebung der Wahl deckt alle wichtigen Differenzialdiagnosen ab. Besonders nützlich bei der detaillierten Darstellung der Gefäße ist die Rekonstruktion des Volumendatensatzes als Maximum Intensity Projection (MIP), die Gefäße im gesamten Verlauf darstellen kann (◘ Abb. 2.2b, ◘ Abb. 2.5). Auch ektope Bronchialarterien, z. B. mit Ursprung aus A. subclavia, Interkostal- und Zwerchfellarterien, können in der MSCT zuverlässig identifiziert werden, so dass eine genaue Planung der Katheterintervention möglich ist.

Lokalisation der Blutung

Wenn die Blutungsquelle computertomographisch nicht auf einen Lungenlappen eingegrenzt werden kann, erhöht die Zusammenschau mit der Bronchoskopie die Zuverlässigkeit der Lappen- oder wenigstens der Seitenzuordnung. Die Bronchoskopie erreicht alleine in der Blutungslokalisation eine Genauigkeit von nur 30–50 % bei leichten und moderaten und von 70–90 % bei massiven Hämoptysen.

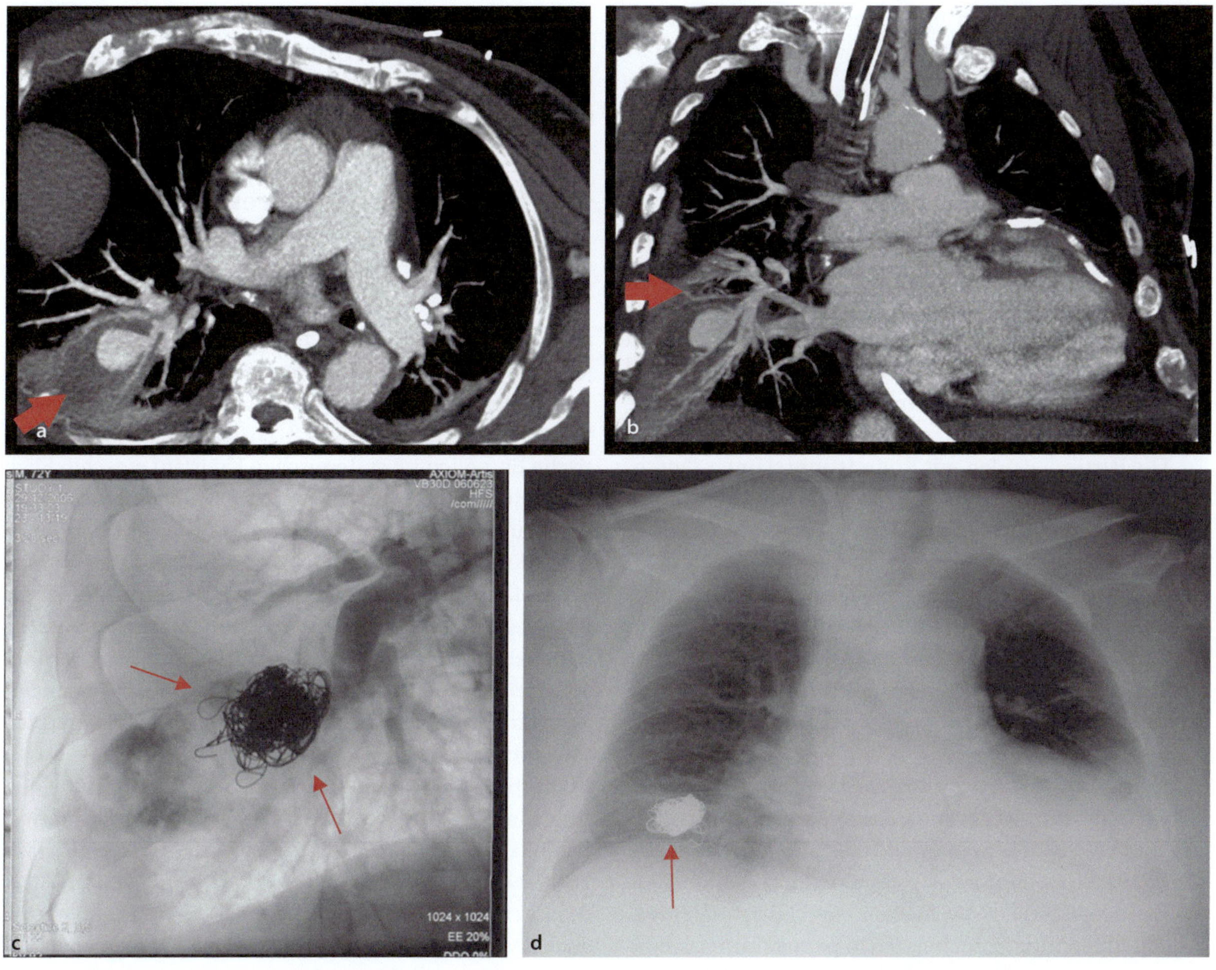

◘ **Abb. 2.2a–d** Massive Hämoptysen. Im MSCT Darstellung eines PA-Pseudoaneurysmas im rechten Unterlappen *(Pfeil)*, in transversaler (**a**) und koronarer (**b**) Maximum Intensitiy Projection (MIP). **c** Die selektive Embolisation des Aneurysmas mit Platinspiralen *(Pfeilspitze)* musste zweimal für bronchoskopisch assistiertes Absaugen von Koageln unterbrochen werden. **d** Postinterventionell dauerhaftes Sistieren der Blutung, Bettaufnahme nach Extubation

Diagnostik und Therapie

Je nach Schwere der Hämoptysen wird die Embolisation in Lokalanästhesie oder Vollnarkose durchgeführt. Bronchialarterien von mehr als 2 mm Durchmesser gelten als pathologisch erweitert, in diesem Fall zeigen sie meist auch einen vermehrt geschlängelten Verlauf. Weitere mögliche pathologische Befunde sind ein wolkiges peribronchiales Enhancement („Blush") sowie Kontrastierung arteriovenöser Shunts und Aneurysmen.

> **Ein Kontrastmittel-Extravasat als Ausdruck einer aktiven Blutung findet sich zum Untersuchungszeitpunkt sehr selten und ist keine Voraussetzung für die Durchführung einer Embolisation.**

Das selektive Angiogramm der Bronchialarterien muss genau nach Ästen abgesucht werden, die das Rückenmark versorgen, insbesondere Anastomosen mit der A. spinalis anterior. Die A. radicularis magna „Adamkievic" darf unter keinen Umständen embolisiert werden, da bei ihrer Okklusion eine Querschnittslähmung droht. Die Katheterspitze muss distal aller spinalen Abgänge platziert werden (◘ Abb. 2.1).

Für die Embolisation werden nichtresorbierbare Partikel verwendet, z. B. Polyvinylalkohol („PVA")- Partikel und Kunststoffmikrospheren. Der Partikeldurchmesser darf 325 μm nicht unterschreiten, da sonst über physiologische bronchopulmonale arterioarterielle Anastomosen Lungeninfarkte verursacht werden können oder feine Äste zum Ösophagus und Vasa vasorum der Aorta okkludiert werden. Auch Anastomosen zu den Koronararterien sind beschrieben. Aus diesem Grund gelten Flüssigembolisate als weniger sicher.

Die Partikel werden mit Kontrastmittel unter Durchleuchtungskontrolle solange injiziert, bis der Abfluss fast oder vollständig sistiert.

> **Bis zu 10 % der Hämoptysen speisen sich nicht aus den Bronchialarterien, sondern aus Aneurysmen der Pulmonalarterien. Diese sind fast immer infektiöser Genese, oft durch Tuberkulose verursacht, und führen häufiger zu massiven, akut lebensbedrohlichen Hämoptysen.**

Sie werden auch als „Rasmussen-Aneurysmen" bezeichnet und entstehen durch eine entzündliche Gefäßarrosion, weshalb es sich streng genommen um Pseudoaneurysmen handelt. Die MSCT kann zuverlässig diejenigen Patienten identifizieren, bei denen primär eine Embolisation der Pulmonalarterien und nicht der Bronchialarterien durchgeführt werden muss, um die Hämoptysen zu stillen (◘ Abb. 2.2a,b). Dafür verwenden interventionelle Radiologen Metallspiralen, sog. Coils aus Stahl- oder Platindraht. Auch mit Kleber bzw. Flüssigpolymer werden Pseudoaneurysmen der Pulmonalarterien erfolgreich ausgeschaltet, oder der zuführende Pulmonalarterienast wird mittels Nitinol-Verschlusskörpern (sog. „Amplatzer-Plugs") okkludiert. Seltenere Ursachen für Pulmonalarterienpseudoaneurysmen sind z. B. der Morbus Behcet, Aspergillome oder zentral nekrotisierende Tumoren.

Ergebnisse

Das Stillen lebensbedrohlicher Hämoptysen gelingt mittels Embolisation der Bronchialarterien in 73–99 % der Fälle bei einem Nachbeobachtungszeitraum von einem Monat. Mittelfristig kommt es aber bei 10–55 % der Patienten zu Rezidivblutungen. Dies betrifft insbesondere Patienten mit Aspergillomen, bei denen über Blutungsrezidivraten bis 100 % und eine bis 50%ige Mortalitätsrate innerhalb eines Monats berichtet wird und daher frühzeitig eine chirurgische Sanierung angestrebt werden sollte. Die Okklusion von Pulmonalarterienaneurysmen zeigt bessere Ergebnisse, sofern die zugrundeliegende Erkrankung erfolgreich behandelt werden kann.

2.2.2 Pulmonale arteriovenöse Malformationen

Pulmonale arteriovenöse Malformationen (PAVM) können zu massiven Hämoptysen führen. Häufiger machen sie jedoch durch andere Komplikationen auf sich aufmerksam: Neben den hämodynamischen Folgen des Rechts-Links-Shunts mit Hypoxämie und Belastungsdyspnoe sind septische Embolien im systemischen Kreislauf einschließlich des Gehirns, TIA und ischämische Schlaganfälle mögliche Manifestationen als Folge der Umgehung des pulmonalen Kapillarbettes. Selten kommt es durch eine Ruptur der Gefäßmalformation zum Hämatothorax. In mehr als 80 % der Fälle treten PAVM im Rahmen der hereditären hämorrhagischen Teleangiektasie (HHT) auf, auch bekannt als Morbus Rendu-Osler-Weber (◘ Abb. 2.3). In Abhängigkeit von der Penetranz der autosomal dominant vererbten Störung sind sie mehr oder weniger mit arteriovenösen Malformationen in anderen Organen vergesellschaftet und treten in der Lunge in mehr als der Hälfte der Fälle mutipel und bilateral auf. Patienten mit gesicherter HHT entwickeln zu 40–60 % PAVMs.

Internationale Guidelines empfehlen die Embolisation auch asymptomatischer PAVMs bei Erwachsenen und symptomatischer PAVMs bei Kindern zur Prävention insbesondere zerebraler Komplikationen. Etwa 20 % der PAVMs werden aus mehr als einer *Pulmonalarterie* vaskularisiert

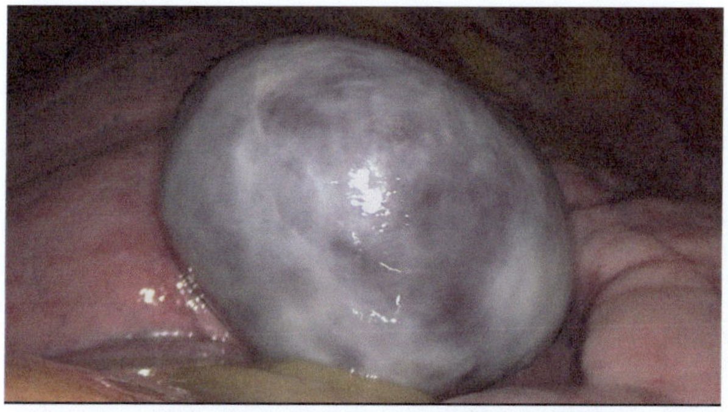

Abb. 2.3 Große pulmonale arteriovenöse Malformation (PAVM) im linken Lungenoberlappen (Lingula) bei hereditärer hämorrhagischer Teleangiektasie (M. Osler)

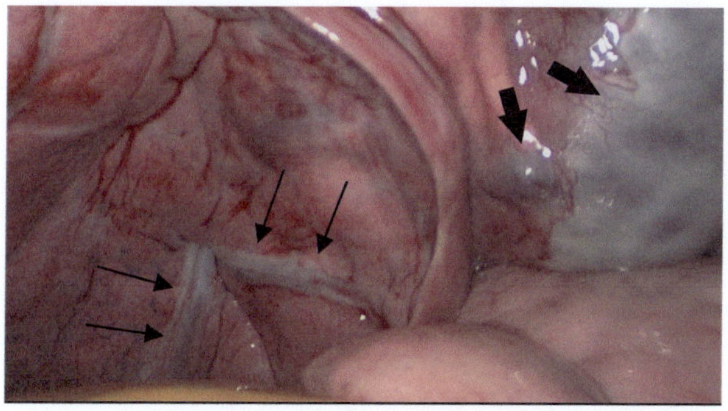

Abb. 2.4 Komplexer venöser Abstrom über mehrere erweiterte Venen *(Pfeilspitzen)* bei großer pulmonaler arteriovenöser Malformation *(Pfeile)* im linken Lungenoberlappen

und drainieren in mehr als eine pulmonale Segmentvene (Abb. 2.4). Auch systemische Arterien können an komplexeren PAVMs beteiligt sein.

Diagnostik und Therapie

Die Kontrastmittel-verstärkte MSCT ist Goldstandard in der Darstellung von PAVMs (Abb. 2.5a,b) und selbst der Angiographie im Nachweis überlegen. Mit in den letzten Jahren noch verbesserter Mikrokathetertechnik können auch PAVMs mit Federn von unter 3 mm Durchmesser embolisiert werden, wenn sie angiographisch darstellbar sind. Nicht immer ist es möglich, alle sichtbaren PAVMs in einer Sitzung zu verschließen.

Für die Embolisation eignen sich verschiedene Materialien: Kleinere PAVMs werden mit ablösbaren Coils versorgt, größere Kaliber können schneller und einfacher mit Nitinol-Verschlusskörpern okkludiert werden (Abb. 2.5d–f).

Zu den möglichen Komplikatonen zählen neben pleuritischen Schmerzen, Lungeninfarkt, transienten Angina-pectoris-Beschwerden und Arrhythmie die Migration des Embolisationsmaterials durch die PAVM mit systemischen Embolien und Luftembolien in etwas über 2 % der Fälle. Die Prozedur muss unter antibiotischer Prophylaxe erfolgen.

Ergebnisse

Eine Verbesserung von peripherer Oxygenierung und Belastbarkeit wird in den meisten Fällen beobachtet, das Risiko embolischer Komplikationen wie insbesondere das Auftreten von Hirnabszessen kann durch die geplante, mehrfache Embolisation auch asymptomatischer PAVMs nachweislich signifikant gesenkt werden. Insgesamt wird ein primär erfolgreicher, langfristiger Verschluß in 75 % der Fälle erreicht, nicht selten kommt es zu einer Reperfusion der PAVMs. Aus diesem Grund empfehlen sich Erfolgskontrollen mittels MSCT oder MR-Angiographie. Eine chirurgische Therapie ist bei der HHT nur bei wenigen, aufgrund ihrer Komplexizität nicht endovaskulär therapierbaren PAVMs notwendig, außerdem bei Ruptur und Hämatothorax.

2.3 Gefäßerweiternde/-eröffnende Verfahren

2.3.1 Lungenarterienembolie

Als Reperfusionsverfahren der Pulmonalarterien bei massiver, akut lebensbedrohlicher Lungenarterienembolie soll nach der gültigen nationalen S2-Leitlinie zunächst die systemische Thrombolyse durchgeführt werden. Nur bei schwerwiegender Kontraindikation und unter Reanimationsbedingungen auch additiv sollen bei rascher Verfügbarkeit mechanische Rekanalisationsverfahren wie die kathetergestützte Thrombusfragmentierung oder die Aspirationsthrombektomie zum Einsatz kommen. Eine lokale Katheterlyse, bei der die Transmission von Ultraschallwellen über einen dedizierten Katheter die Effizienz der lokalen Thrombolyse steigert, kommt mit einer geringeren Dosis des Fibrinolytikums aus. Sie kann Fallberichten zufolge bei Patienten mit intermediärem und hohem Risiko sinnvoll sein, fand aber in der aktuellen Leitlinie keine Berücksichtigung. In Zukunft werden sich möglicherweise zunehmend spezialisierte interdisziplinäre Response-Teams etablieren, die sich häufiger für eine invasive Therapie der Lungenarterienembolie aussprechen könnten.

Die Ballonangioplastie der Pulmonalarterie bei chronischer thrombembolischer pulmonaler Hypertonie (CTEPH), einer derzeit noch selten diagnostizierten Spätfolge der Lungenarterienembolie, kann den Widerstand in der Lungenstrombahn relevant senken. Sie wird zurzeit, ebenso wie die chirurgische pulmonale Endarteriektomie, nur in spezialisierten Zentren durchgeführt und stellt kein Standardtherapieverfahren dar.

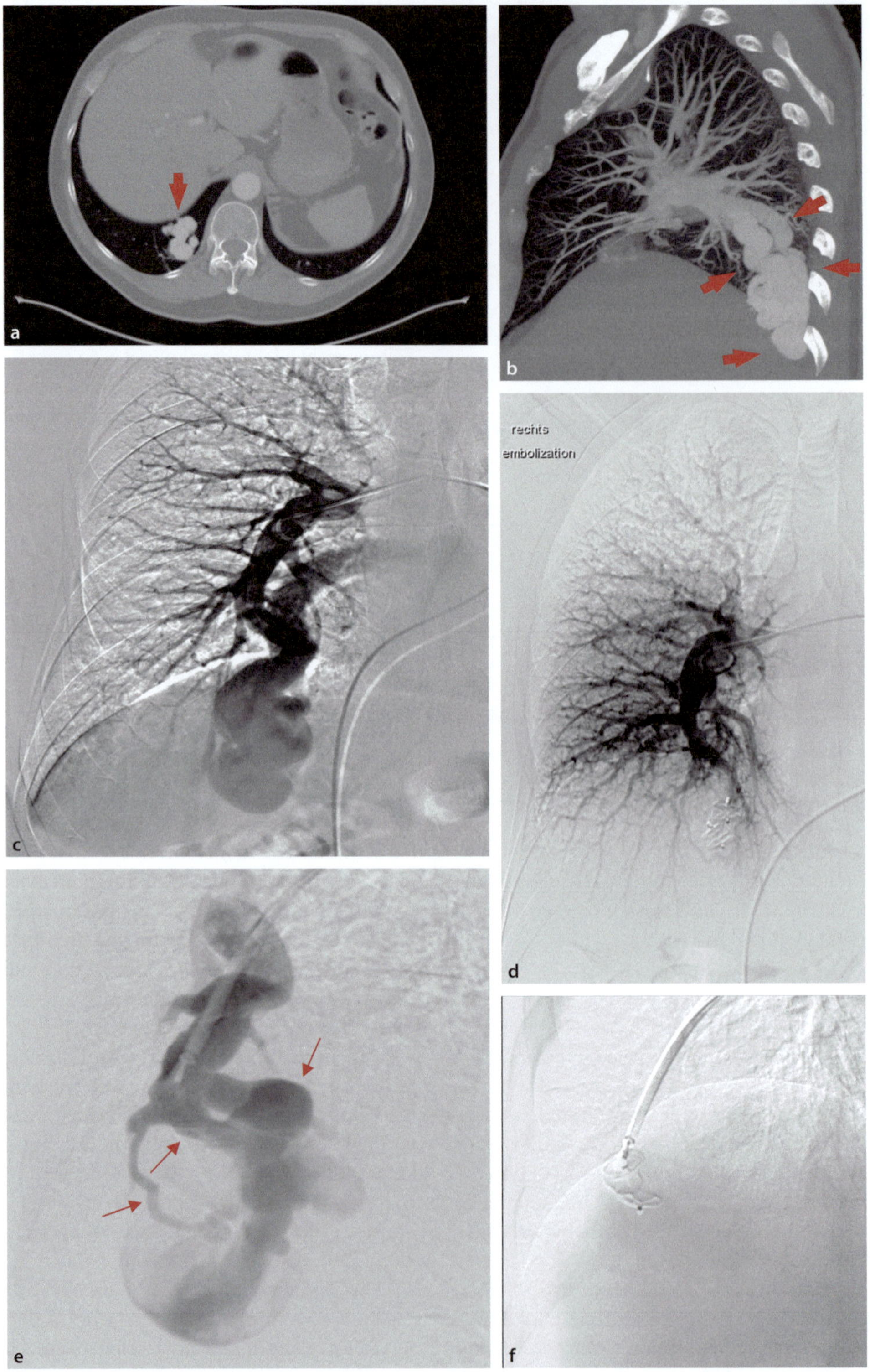

Abb. 2.5a–f Große pulmonale arteriovenöse Malformation *(Pfeile)* bei hereditärer hämorrhagischer Teleangiaktasie (M. Osler), symptomatisch mit zerebralem Infarkt, progredienter Dyspnoe und Zyanose. **a** MSCT des Thorax mit KM, transversale Reformationen und **b** sagittale Maximum Intensitiy Projection (MIP). Selektive Angiographie der Pulmonalarterien vor (**c**) und nach (**d**) Embolisation der PAVM mit Amplatzer vascular Plugs. **e** Die superselektive Angiographie zeigt, dass distal mehrere Pulmonalarterienäste an der Malformation beteiligt sind *(Pfeilspitzen)*. Expandierter Amplatzer Plug in der zuführenden Pulmonalarterie (**f**). (Mit freundlicher Genehmigung von Dr. C. Althoff, Institut für Radiologie, Charité Berlin)

2.3.2 Obere Einflussstauung

Die Stentimplantation in die V. cava superior (VCS) und die Vv. brachiocephalicae ist ein bewährtes Verfahren bei symptomatischer oberer Einflussstauung. Ursache einer Obstruktion der großen Venen der oberen Thoraxapertur ist in den entwickelten Ländern – abgesehen von Verweilkathetern und Sonden – meist die Kompression durch eine Neoplasie, teils mit Invasion der Vene. Auch als Bestrahlungsfolge oder infolge einer Mediastinalfibrose treten venöse Okklusionen auf. Klinisch imponieren Luftnot, Orthopnoe, Gesichtsschwellung und erweiterte oberflächliche Venen an Hals und Thoraxwand, weniger häufig Zyanose, Plethora und Armschwellung. Bei mangelnder Kollateralenbildung drohen aber auch Hirnödem und intrakranielle Blutungen.

Obwohl sich die Ursache einer manifesten oberen Einflussstauung oft bereits in der Thoraxübersicht zeigt, ist die MSCT die wegweisende Untersuchung. Die farbkodierte Duplexsonographie (FKDS) kann ein zentralvenöses Abflusshindernis indirekt durch fehlende Flussmodulation nachweisen.

Insgesamt gilt, dass bei Erkrankungen mit guter Therapiemöglichkeit und Prognose die obere Einflussstauung meist konservativ behandelt und mit der Ausbildung suffizienter Kollateralen gerechnet werden kann.

> **Bei schlechter Prognose der Grunderkrankung – insbesondere beim nichtkleinzelligen Lungenkarzinom – und bei stark ausgeprägter Symptomatik sollte der Einstrom nach zentral frühzeitig mit einem Stent wiederhergestellt werden. Kein anderes Verfahren kann dieses mitunter dramatische Beschwerdebild vergleichbar schnell bessern.**

Über einen femoralen, jugulären oder axillären Zugang muss der Verschluss/die Stenose mit einem Draht passiert, dilatiert und mit einem selbstexpandierenden Nitinolstent stabilisiert werden (Abb. 2.6). Dieser kann sich dem Gefäßdurchmesser anpassen, falls es später unter Bestrahlung und/oder Chemotherapie zu einer Verkleinerung des Tumors kommt. Die Ballondilatation alleine ist nicht effektiv. Bei Vorliegen einer frischen Thrombose kann vor der Stentimplantation eine kathetergestützte lokale Lysetherapie notwendig sein.

2.4 Nichtvaskuläre Interventionen

2.4.1 Diagnostische Biopsie von Lungenprozessen

Solide Lungenherde können mittels transbronchialer oder transthorakaler Biopsie oder thorakoskopischer Resektion abgeklärt werden. Welches der drei Verfahren sich am besten eignet, muss im Idealfall interdisziplinär individuell entschieden werden. Zentral gelegene Befunde sind transbronchial – gegebenenfalls gesteuert durch endobronchialen Ultraschall (EBUS) – leichter und sicherer zu erreichen, peripher gelegene eher transthorakal. Basal gelegene Herde sind stärker atemverschieblich als apikal gelegene, naturgemäß ist auch die Wahrscheinlichkeit, eine repräsentative Probe zu gewinnen, bei größeren Herden höher als bei sehr kleinen. Bei Rundherden mit hoher Wahrscheinlichkeit für Malignität und ohne Hinweis auf extrapulmonale Metastasen sollte eher die primäre thorakoskopische Resektion angestrebt werden.

Technik

Transthorakale Biopsien werden CT-gestützt durchgeführt. Prinzipiell kann die Punktion für die Bildkontrollen jeweils unterbrochen werden, oder sie kann unter Echtzeitkontrolle mit CT-Fluoroskopie gesteuert werden (deutlich höhere Strahlenexposition des Durchführenden). Angiographieanlagen neuerer Bauart, die mit einer integrierten C-Arm-CT ausgestattet sind, werden sich hier in Zukunft möglicherweise bewähren, da das Fehlen der Gantry den Zugang zum Patienten vereinfacht. Intelligente Software kann die Echtzeitnavigation der Punktionsnadel zum Zielherd unterstützen.

Prinzipiell müssen zwei Nadelbiopsietechniken unterschieden werden: die Feinnadelaspiration (FNA) und die Stanzbiopsie. Obwohl mit der Stanzbiopsie, die eine zylindrische Gewebeprobe ausschneidet, naturgemäß mehr Material gewonnen wird als mit der FNA, schneidet letztere hinsichtlich diagnostischer Genauigkeit in einigen Untersuchungen vergleichbar gut ab, insbesondere wenn eng mit einem Zytopathologen zusammengearbeitet wird.

Ergebnisse

Bei Herden von über 1 cm Größe wird die diagnostische Genauigkeit mit 70–97 % angegeben, die Erfolgsrate bei der Gewinnung repräsentativer Biopsate sollte 75 % innerhalb eines Zentrums nicht unterschreiten.

Komplikationen

Mit sehr unterschiedlichen Angaben zwischen 10 und 50 % ist der Pneumothorax die bei weitem häufigste Komplikation der transthorakalen Nadelbiopsie; er ist bei der FNA weniger häufig als bei der Stanzbiopsie. Sehr tangentiale Punktionswege sollten vermieden und Interlobien und Bullae nicht durchquert werden. Das Pneumothoraxrisiko ist außerdem bei oberflächlichen Herden mit Pleurakontakt höher.

Dass das Pneu-Risiko direkt mit dem Kaliber der verwendeten Nadel korreliert, ist nicht belegt, es vergrößert

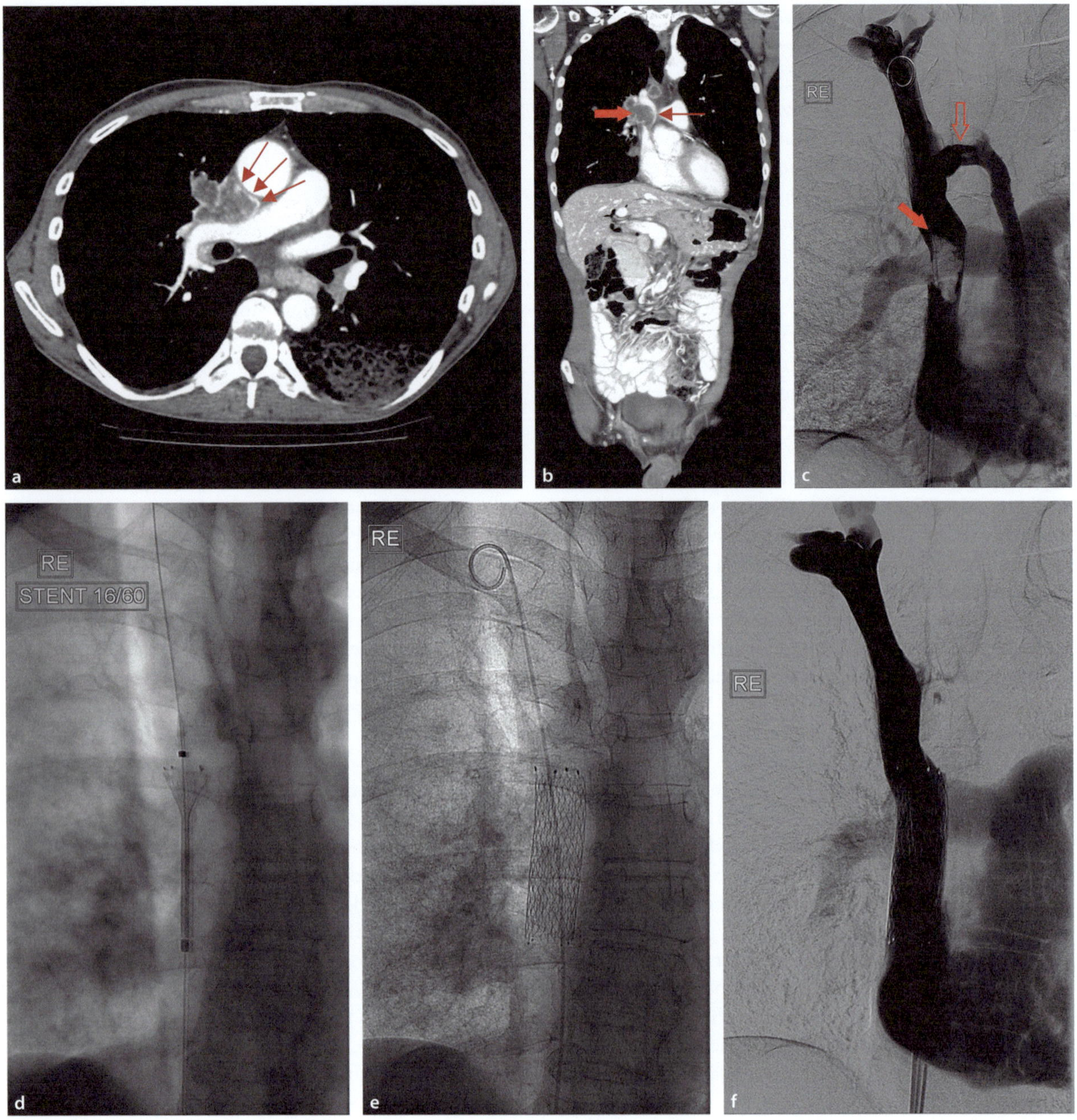

Abb. 2.6a, b Nichtkleinzelliges Lungenkarzinom mit Infiltration der V. cava superior *(VCS, Pfeil)*, schlitzförmiges Restlumen *(Pfeilspitzen)*. Symptomatische obere Einflussstauung. Über einen transfemoralen Zugang Kavographie (**c**): umflossene Kontrastaussparung in der VCS *(Pfeil)* unterhalb der retrograd kontrastierten V.-azygos-Mündung *(leerer Pfeil)*. Freisetzen eines Nitinolstents (**d, e**) und Kontrollkavographie: Bei unbehindertem Abstrom in den Vorhof ist die V. azygos nicht mehr kontrastiert (**f**)

sich jedoch mit jeder Pleurapassage, so dass die Koaxialtechnik mit einer als Trokar benutzen Hohlnadel, durch die mehrere Proben entnommen werden können, möglicherweise sicherer ist als die Mehrfachpunktion, obwohl der Gesamtdurchmesser des Systems dann größer ist. Auch kann so möglicherweise die insgesamt sehr seltene Tumoraussaat (0,06 %) im Punktionskanal vermieden werden.

Weitere mögliche Komplikationen sind Hämoptysen – sie sind nicht selten, aber nur bei 0,5 % der Punktionen stationär therapiebedürftig. Selten und insbesondere bei zentraler gelegenen Herden kann es auch zu Luftembolien kommen (0,06 %).

Wegen der geringeren Atemexkursionen kann die Punktion in Bauchlage von Vorteil sein.

> Bei dyspnoischen Patienten, die primär nicht flach oder nicht auf dem Bauch liegen können oder auf Sauerstoffzugabe angewiesen sind, sollte die Indikation zur Biopsie generell streng gestellt und die therapeutische Konsequenz im Einzelfall geprüft worden sein.

Material und Fertigkeit zur akuten Absaugung eines bei der Punktion auftretenden größeren Pneumothorax müssen am CT-Arbeitsplatz vorhanden sein.

2.4.2 Thermische Ablation von Lungenherden

Lungenmetastasen und nicht lymphogen metastasierte Lungenkarzinome können bei Patienten, die funktionell nicht operabel sind, erfolgreich und parenchymsparend durch lokales Erhitzen behandelt werden. Dies ist mit vertretbar niedriger Komplikationsrate und ohne relevanten Lungenfunktionsverlust insbesondere bei peripher gelegenen Herden möglich. Die Behandlung hilusnaher Herde geht mit einer höheren Komplikationsrate einher und ist durch die Hitzeableitung in großen Gefäßen und Bronchien häufiger unvollständig und daher onkologisch nicht sinnvoll. Bildgestützte thermische Ablationsverfahren werden innerhalb onkologischer Therapiekonzepte seit langem eingesetzt. Primäre Lungentumoren und Lungenmetastasen können mit einem ausreichenden Sicherheitsabstand mittels Radiofrequenzablation (RFA), Kryoablation oder Mikrowellenablation (MWA) lokal therapiert werden. Die bei weitem meisten Ergebnisse sind zur RFA publiziert.

Die Energie wird über Sonden appliziert, die transthorakal CT-gestützt in der Zielläsion platziert werden. Sofern mehr als ein Applikator verwendet wird, ist es technisch möglich, auch Tumoren mit Durchmessern über 3 cm irreversibel zu zerstören. Allerdings ist die Aussicht auf lokale Tumorkontrolle von der Tumorgröße direkt abhängig und sinkt bei Tumoren über 3 cm Durchmesser unter 80 %, bei solchen über 4 cm unter 60 %.

Die Komplikationen sind bei ausreichender Entfernung von Herz, größeren Gefäßen und Bronchien im Wesentlichen mit der transthorakalen Lungenpunktion assoziiert, bei Applikatorstärken bis 14 G ist mit einer Pneumothoraxrate von mindestens 40 % zu rechnen, davon erfordert weniger als ein Drittel eine Thoraxdrainage. Gelegentlich wird ein Pneumothorax bewusst erzeugt, um die Ablation sicher durchführen zu können, d. h. um Verbrennungen der Thoraxwand zu vermeiden oder die Energie möglichst herzfern zu applizieren.

Vierteljährliche CT-Kontrollen nach erfolgreicher, vollständiger Ablation zeigen Thermoläsionen im Lungengewebe, die zunächst größer sind als der behandelte Herd (Sicherheitsabstand) und dann narbig schrumpfen. Zum Teil bilden sie im weiteren Verlauf Kavernen, was im Hinblick auf die lokale Tumorkontrolle als günstiges Zeichen gilt.

Literatur

Avgerinos ED, Chaer RA (2015) Catheter-directed interventions for acute pulmonary embolism. J Vasc Surg 61: 559–565

Chun J-Y, Morgan R, Belli A-M (2010) Radiological Management of Hemoptysis: A Comprehensive Review of Diagnostic Imaging and Bronchial Arterial Embolization. Cardiovasc Intervent Radiol 33: 240–250

Cottin V, Dupuis-Girod S, Lesca G, Cordier J-F (2007) Pulmonary Vascular Manifestations of Hereditary Hemorrhagic Telangiectasia (Rendu-Osler Disease). Respiration 74: 361–378

Drews RE, Rabkin DJ (2015) Malignancy-related superior vena cava syndrome. www.uptodate.com/contents/malignancy-related-superior-vena-cava-syndrome?source=search_result&search=Malignancy-related+superior+vena+cava+syndrome&selectedTitle=1%7E150 (Zugriff 23.09.2016)

Lencioni R, Crocetti L, Cioni R, Suh R, Glenn D, Regge D, Helmberger T, Gillams AR, Frilling A, Ambrogi M, Bartolozzi C, Mussi A (2008) Response to radiofrequency ablation of pulmonary tumours: a prospective, intention-to-treat, multicentreclinical trial (the RAPTURE Study). Lancet Oncol 9: 621.628

Lorenz JM (2012) Updates in Percutaneous Lung Biopsy: New Indications, Techniques and Controversies. Seminars in Interventional Radiology 29: 319–324

Mahnken AJ (2014) Invasive Verfahren zur Abklärung pulmonaler Rundherde. Radiologe 54: 478–484

Olsson KM, Meyer B, Hinrichs J, Vogel-Claussen J, Hoeper MM, Cebotari S (2014) Chronisch thromboembolische pulmonale Hypertonie. Dtsch Arztebl Int 111: 856–862

Remy-Jardin M, Bouaziz N, Dumont P, Brillet P-Y, Bruzzi J, Remy J (2004) Bronchial and Nonbronchial Systemic Arteries at Multi-Detector Row CT Angiography: Comparison with Conventional Angiography. Radiology 233: 741–749

Sbano H, Mitchell AW, Ind PW, Jackson JE (2005) Peripheral Pulmonary Artery Pseudoaneurysms and Massive Hemoptysis. AJR 184: 1253–1259

Sofocleous CT, Sideras P, Petre EN, Solomon SB (2011) Ablation for the Management of Pulmonary Malignancies. AJR 197: W581–W589

Stampfl U (2013) Vena-cava-superior-Stents bei zentralvenösen Obstruktionen. In: Radeleff BA (Hrsg) Angiofibel, 1.Aufl. Springer, Berlin Heidelberg New York, S 232–235

Trerotola SO, Pyeritz RE (2010) PAVM Embolization: An Update. AJR 195: 837–845

Walker CM, Rosado-de-Christenson ML, Martinez-Jimenez S, Kunin JR, Wible BC (2015) Bronchial Arteries: Anatomy, Function, Hypertrophy, and Anomalies. RadioGraphics 35: 32–49

Wolff FJ, Grand DJ, Machan JT, DiPetrillo TA, Mayo-Smith WW, Dupuy DE (2008) Microwave Ablation of Lung Malignancies: Effectiveness, CT-Findings, and Safety in 50 Patients. Radiology 247: 871–879

Präoperative Risikoabschätzung in der Thoraxchirurgie

B. Schmidt

P. Schneider, M. Kruschewski, H.J. Buhr (Hrsg.), *Thoraxchirurgie für den Allgemein- und Viszeralchirurgen*,
https://doi.org/10.1007/978-3-662-48710-5_3

3

Das Ergebnis thoraxchirurgischer Interventionen hängt wesentlich von patientenseitigen Faktoren bzw. Risiken ab. Die präoperative Evaluation dient der individuellen Risikoabschätzung und damit der Kontrolle dieser patientenbezogenen Risiken. In der Thoraxchirurgie kommt der kardiopulmonalen Risikoabschätzung eine besondere Bedeutung zu: Thoraxchirurgische Operationen greifen regelhaft in die vitalen Organfunktionen von Lunge, Herz und zentralen Gefäßen ein. Gleichzeitig bestehen bei thoraxchirurgischen Patienten, z. B. im thoraxonkologischen Kontext, Risikokonstellationen, die sowohl das Organ Lunge als auch das kardiovaskuläre System bedrohen. Als typischer Risikofaktor gilt hier das Rauchen. Die typische Konstellation beim Lungenkrebspatienten ist durch einen malignen Tumor (Lungenkarzinom) in einem kranken Organ (COPD, Emphysem) gekennzeichnet bei gleichzeitigem Vorliegen einer kardiovaskulären Komorbidität. Daraus ergibt sich eine besondere Herausforderung in der präoperativen Risikoabschätzung.

Grundsätzlich besteht ein direkter Zusammenhang zwischen dem Ausmaß der Lungenresektion und dem Risiko einer perioperativen Morbidität und Mortalität. So ist die Mortalität nach Pneumektomie zweifach höher als nach Lobektomie (Damhuis u. Schutte 1996).

Die folgenden Erwägungen und Empfehlungen zur präoperativen kardiopulmonalen Risikoabschätzung sind grundsätzlich unabhängig vom Alter des Patienten. In den Empfehlungen des American College of Chest Physicians (ACCP-Guidelines) heißt es ausdrücklich, dass ältere Patienten in gleicher Weise zu evaluieren sind „regardless of age" (Brunelli et al. 2013). Unabhängig davon bestehen jedoch altersabhängige Faktoren, die das Gesamtrisiko eines operativen Eingriffs relevant beeinflussen. Komorbiditäten nehmen mit dem Alter zu, gleichzeitig verändern sich Organfunktionen und die Anpassungsmöglichkeiten an besondere Belastungssituationen für den Organismus.

3.1 Zeitpunkt der Risikoabschätzung

Die Risikoabschätzung sollte idealerweise im unmittelbaren Kontext mit der Indikationsstellung erfolgen. Indikation und Planung eines thoraxchirurgischen Eingriffs könnten durch vorhandene individuelle Risiken maßgeblich beeinflusst werden. Eine Risikoevaluation im Rahmen des Prämedikationsgespräches am Vortag eines Eingriffs ist daher problematisch; dennoch erfolgen diese wichtigen Gespräche in nur ca. 12 % der Fälle zum Zeitpunkt der Indikationsstellung (Böhmer et al. 2012).

3.2 Anamnese und klinische Untersuchung

Die ausführliche Anamnese und die körperliche Untersuchung tragen zum Erkennen relevanter Risikofaktoren wesentlich bei. Ein standardisiertes Vorgehen, z. B. mit Checklisten, sichert die vollständige Erfassung der wichtigsten Informationen (◘ Tab. 3.1).

Erkrankungen der Atemwege und des Lungenparenchyms sind naturgemäß von besonderer Relevanz für die Abschätzung des Risikos bei thoraxchirurgischen Eingriffen. In aller Regel werden sich die Lungenfunktion und die pulmonale Leistungsfähigkeit im Rahmen der Operation verschlechtern. Es ist deshalb entscheidend, bestehende Erkrankungen der Atemwege und Lunge zum Zeitpunkt der Risikoabschätzung zu erfassen. Hierzu gehören neben den obstruktiven Lungenerkrankungen COPD und Asthma auch die unterschiedlichen interstitiellen Lungenerkrankungen sowie Störungen der pulmonalen Perfusion (z. B. pulmonale Hypertonie). Auch extrathorakale Erkrankungen der Atemwege wie z. B. das obstruktive Schlafapnoesyndrom sind mit erhöhten perioperativen Risiken vergesellschaftet. In unklaren Situationen ist eine gemeinsame interdisziplinäre thoraxchirurgisch-pneumologische Evaluation erforderlich, um das Risiko adäquat abschätzen zu können.

3.3 Laborwerte

Die routinemäßige Bestimmung von Laborwerten ist hinsichtlich der Relevanz für das individuelle Risiko zu hinterfragen. Gerinnungsdiagnostik ist in diesem Kontext nur dann zwingend erforderlich, wenn gerinnungswirksame Medikamente eingenommen werden oder wenn eine Blutungsanamnese oder eine Lebererkrankung vorliegen. Bestimmungen des Blutbildes, von Natrium, Kalium, Kreatinin und Leberwerten sind ebenfalls nur bei Vorerkrankungen bestimmter Organsysteme sinnvoll (DGAI 2010). Die Bestimmung des Blutzuckers wird vor Hochrisikoeingriffen (Aortenchirurgie/große periphere arterielle Gefäßeingriffe) empfohlen.

3.4 EKG

Die Aufzeichnung eines präoperativen Elektrokardiogramms wird bei kardial asymptomatischen Patienten mit unauffälliger Anamnese ausschließlich für Hochrisikoeingriffe empfohlen. Diese Empfehlung gilt auch, wenn zwei oder mehr kardiale Risikofaktoren bei mittlerem kardialen Risiko des operativen Eingriffs oder kardiale Symptome bestehen. Bei V. a. belastungsinduzierte Myokardischämie

Tab. 3.1 Checkliste für die Anamnese und körperliche Untersuchung.[a] (Mod. nach Böhmer et al. 2014)

Anamnese	
Allgemeine Informationen	*Alter, Größe, Gewicht* *Übergewicht/Adipositas* (Poirier 2009)
Aktuelle Medikation	*z. B. gerinnungshemmende Medikamente, antianginöse Therapie, Schmerzmedikation*
Bereits durchgeführte Operationen/Anästhesien und hiermit verbundene Komplikationen oder Probleme	*z. B. vermehrte Blutungsneigung, verzögertes Aufwachen, Übelkeit und Erbrechen, allergische Reaktionen, Reaktion auf Bluttransfusionen*
Kardiopulmonale Belastbarkeit	*z. B. körperliche Belastbarkeit, sportliche Aktivität*
Allergien/Unverträglichkeiten	*z. B. Lokalanästhetika, nichtsteroidale Antirheumatika, Antibiotika*
Erkrankungen oder Anzeichen für Erkrankungen von Organsystemen	
Herz/Kreislauf	*z. B. arterielle Hypertonie, Herzrhythmusstörungen, Vitien, Angina pectoris, koronare Herzerkrankung, Dyspnoe*
Lunge/Atmungssystem	*z. B. chronisch obstruktive Lungenerkrankung (COPD), Asthma, Pneumonie* *Obstruktive Schlafapnoe* (Faßbender et al. 2016), *pulmonale Fibrose und Emphysem* (Hata et al. 2016)
Gefäßsystem	z. B. Varikosis, arterielle Verschlusskrankheit, Thrombose, Embolie
Leber/Galle	z. B. Hepatitis, Ikterus, Zirrhose, Gallensteine
Niere	z. B. Niereninsuffizienz, Dialysepflicht, Nierensteine
Speiseröhre/Magen/Darm	z. B. Reflux, Gastritis, Ulkus, Strikturen, Verdauungsstörungen
Stoffwechsel	z. B. Diabetes mellitus, Hyperurikämie
Schilddrüse	z. B. Hyperthyreose
Skelettsystem	z. B. Skoliose, Arthritis, Einschränkungen der Beweglichkeit
Muskulatur	z. B. Myasthenie, familiäre Muskelerkrankungen, maligne Hyperthermie
Nerven/Psyche	z. B. Epilepsie, Depression
Augen	z. B. Katarakt, Glaukom
Ohren	z. B. Hypakusis, Hörgerät
Mund/Kiefer/Gesicht	z. B. lockere Zähne, Prothesen, Brücken, Kronen
Körperliche Untersuchung	
Beurteilung der Atemwege	*z. B. Größe der Mundöffnung und Einsehbarkeit von Uvula und Gaumen, Beweglichkeit der Halswirbelsäule, Zahnstatus, thyreomentaler Abstand, Oberlippen-Beiß-Test, Halsumfang*
Untersuchung des Herzens	*z. B. Herztöne, Herzgeräusche, Pulsdefizit, Herzfrequenz, Rhythmus, Blutdruckmessung*
Untersuchung der Lungen	*z. B. Atemgeräusche, Dämpfung, Zyanose*
Beurteilung der kardiopulmonalen Belastbarkeit	*z. B. bei unklarer Anamnese: Belastungstest durch gemeinsames Treppenlaufen*
Untersuchung auf Herzinsuffizienz	*z. B. Belastbarkeit (anamnestisch und/oder durch Belastungstest), Dyspnoe, Ödeme, Stauungszeichen*

[a] Aspekte mit besonderer Bedeutung für die präoperative Risikoevaluation vor thoraxchirurgischem Eingriff sind kursiv gedruckt.

ist die Indikation für eine Ergometrie großzügig zu stellen; ggf. ist es sinnvoll, diese Belastungsuntersuchung direkt im Rahmen einer Spiroergometrie durchzuführen.

Kardiale Risikofaktoren

- Herzinsuffizienz
- Koronare Herzerkrankung
- Diabetes mellitus
- Niereninsuffizienz
- Zerebrovaskuläre Insuffizienz
- Periphere arterielle Verschlusskrankheit

3.5 Herzultraschall

Eine Herzultraschalluntersuchung ist hinsichtlich ihres Vorhersagewerte für das Auftreten kardialer Komplikationen umstritten. Einzelne Befunde haben möglicherweise einen prädiktiven Wert (Rohde et al. 2001), die Zuverlässigkeit der Risikoabschätzung mittels Echokardiographie ist begrenzt (Halm et al. 1996).

3.6 6-Minuten-Gehtest

Beim 6-Minuten-Gehtest (6MWT) wird der Testteilnehmer aufgefordert, auf ebener Erde, z. B. in einem Flurbereich, eine definierte Strecke von 30 m Länge so schnell hin- und herzugehen, wie es ihm möglich ist. Dabei wird einerseits die Gesamtstrecke in 6 min ermittelt. Zusätzlich wird pulsoxymetrisch die Sauerstoffsättigung gemessen, und es erfolgen Blutgasanalysen sowie eine Erhebung der Dyspnoe vor, unter und nach dem Test (ATS 2002).

Studiendaten zeigen, dass die Gehstrecke im 6MWT mit dem postoperativen Risiko kardiopulmonaler Komplikationen korreliert (Irie et al. 2016). Patienten mit postoperativen pulmonalen Komplikationen hatten präoperativ eine deutlich kürzere Gehstrecke als Patienten ohne solche Komplikationen (im Mittel 256 m vs. 440 m) (Keeratichananont et al. 2016).

Bei einer Gehstrecke unter 400 m empfehlen die ACCP-Guidelines die Durchführung einer Spiroergometrie.

3.7 Lungenfunktionsuntersuchung

Während außerhalb der Thoraxchirurgie Untersuchungen der Lungenfunktion nur bei konkretem Verdacht auf das Vorliegen einer Lungenerkrankung empfohlen werden, sind diese vor Eingriffen an Thorax und Lunge grundsätzlich erforderlich.

> **Vor thoraxchirurgischen Eingriffen ist eine lungenfunktionelle Untersuchung erforderlich.**

Bei Durchführung von neoadjuvanten Chemo- oder Radiochemotherapien sollte eine lungenfunktionelle Evaluation, insbesondere eine Diffusionsanalyse, unmittelbar vor einer thoraxchirurgischen Intervention erfolgen (Brunelli et al. 2009).

Einen ersten Eindruck von der aktuellen Lungenfunktion liefert die Fluss-Volumen-Kurve, in der unter anderem der Tiffeneau-Test dargestellt werden kann. Dabei wird nach maximaler Inspiration der maximale exspiratorische Fluss sowie die 1-Sekunden-Kapazität (FEV_1) gemessen. Neben den Parametern der Obstruktion ist auch eine restriktive Ventilationsstörung, z. B. bei interstitieller Lungenerkrankung oder nach Lungenteilresektion, in dieser graphischen Darstellung gut erkennbar (◘ Abb. 3.1).

Eine einfache und grobe Einschätzung der lungenfunktionellen Operabilität ist anhand der präoperativen FEV_1 und der Berücksichtigung des Resektionsausmaßes möglich (◘ Abb. 3.2a). Werden die hierfür angegebenen Werte unterschritten, kann eine Abschätzung mit Hilfe der zu erwartenden postoperativen („predicted post-operative", ppo) FEV_1 vorgenommen werden (◘ Abb. 3.2b). Bei einer ppo-FEV_1 unter 1,0 l wird eine Pneumektomie generell nicht empfohlen, entsprechendes gilt bei einer ppo-FEV_1 unter 0,8 l für die Lobektomie.

> **Mit Hilfe der FEV_1 lässt sich das perioperative pulmonale Risiko in den meisten Fällen abschätzen.**

Neben der FEV_1 gilt die Diffusionskapazität (DLCO) als wesentlicher Parameter zur Abschätzung des perioperativen kardiopulmonalen Risikos. Bei der Messung der DLCO wird der pulmonale Transferfaktor für Kohlenmonoxid ermittelt und anhand dieses Messwertes der entsprechende Wert für Sauerstoff abgeschätzt. Bei einer pathologisch verminderten DLCO (<80 %/Soll) ist von einer Erhöhung des perioperativen pulmonalen Risikos um den Faktor 2–3 auszugehen (Ferguson et al. 1988).

Die ACCP-Guidelines empfehlen die Bestimmung von FEV_1 und DLCO. Falls einer der beiden Parameter unter 80 %/Soll liegt, wird in den europäischen Leitlinien ein ergänzender Belastungstest empfohlen (Brunelli 2009). Die amerikanischen Empfehlungen schlagen neben der Messung aktueller Werte auch die Berechnung der zu erwartenden postoperativen Werte (ppo; siehe unten) vor (Brunelli et al. 2013).

Liegen beide ppo-Werte über 60 % des Sollwertes, ist eine weitergehende Untersuchung nicht erforderlich. In diesem Fall ist für thoraxchirurgische Eingriffe bis hin zur Pneumektomie von einem geringen Risiko für postoperative kardiopulmonale Komplikationen auszugehen.

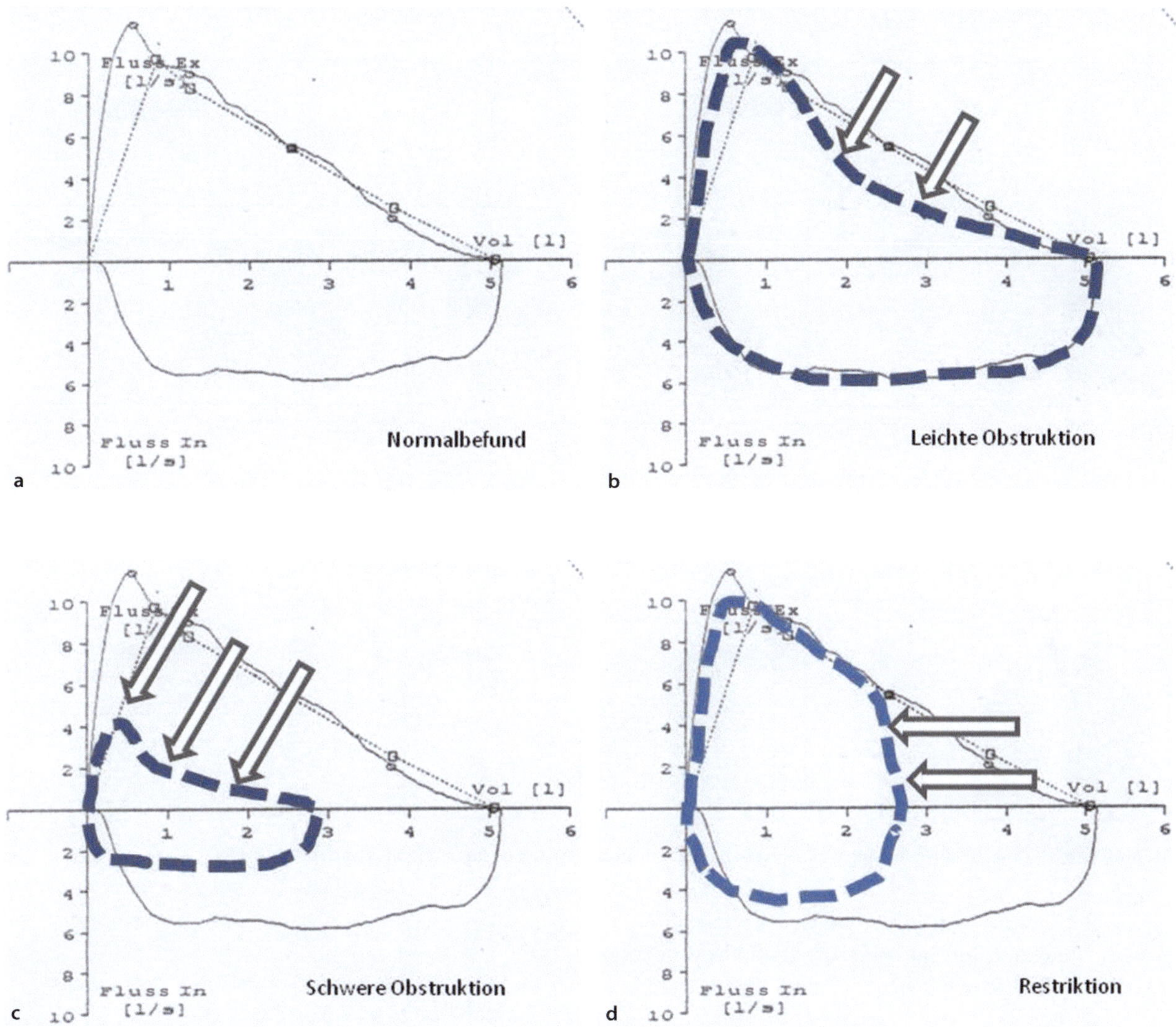

Abb. 3.1a–d Die Fluss-Volumen-Kurve gibt einen guten ersten Eindruck von der aktuellen Lungenfunktion. **a** Normalbefund, **b** leichte Obstruktion, **c** schwere Obstruktion, **d** Restriktion

Liegt einer der Parameter zwischen 30 und 60 % des Sollwertes, wird ein einfacher Belastungstest (Treppensteigen, 6MWT etc.) empfohlen. Bei einem Messergebnis von <30 % vom Sollwert für einen der beiden Parameter ist eine Spiroergometrie mit Messung der maximalen Sauerstoffaufnahme ($\dot{V}O_2max$) durchzuführen (Abb. 3.3).

3.8 Spiroergometrie

Die Spiroergometrie erlaubt eine simultane Messung kardialer und pulmonaler Parameter unter definierter Belastung. Einer der wesentlichen Parameter zur Abschätzung der kardiopulmonalen Leistungsfähigkeit und des perioperativen kardiopulmonalen Risikos ist die maximale Sauerstoffaufnahme $\dot{V}O_2max$.

In den Leitlinien der European Respiratory Society (ERS) und der European Society of Thoracic Surgery (ESTS) werden folgende Grenzwerte für Spiroergometrie-Ergebnisse empfohlen (Brunelli et al. 2009): Bei einer $\dot{V}O_2max$ von >75 %/Soll bzw. >20 ml/kg/min ist eine Operation bis zur Pneumektomie mögich. Unter 35 %/Soll bzw. 10 ml/kg/min $\dot{V}O_2max$ besteht ein hohes Risiko für jeglichen operativen Eingriff; eine Lobektomie oder Pneumektomie ist nicht zu empfehlen.

Für eine maximale Sauerstoffaufnahme zwischen 10 und 15 ml/kg/min empfehlen die ACCP-Guidelines eine Berücksichtigung der berechneten postoperativ erwarteten FEV_1 und DLCO.

Bei einer $\dot{V}O_2max$ unter 10 ml/kg/min wird empfohlen, den Umfang der thoraxchirurgischen Intervention zu reduzieren und – wenn möglich – minimalinvasiv zu operieren

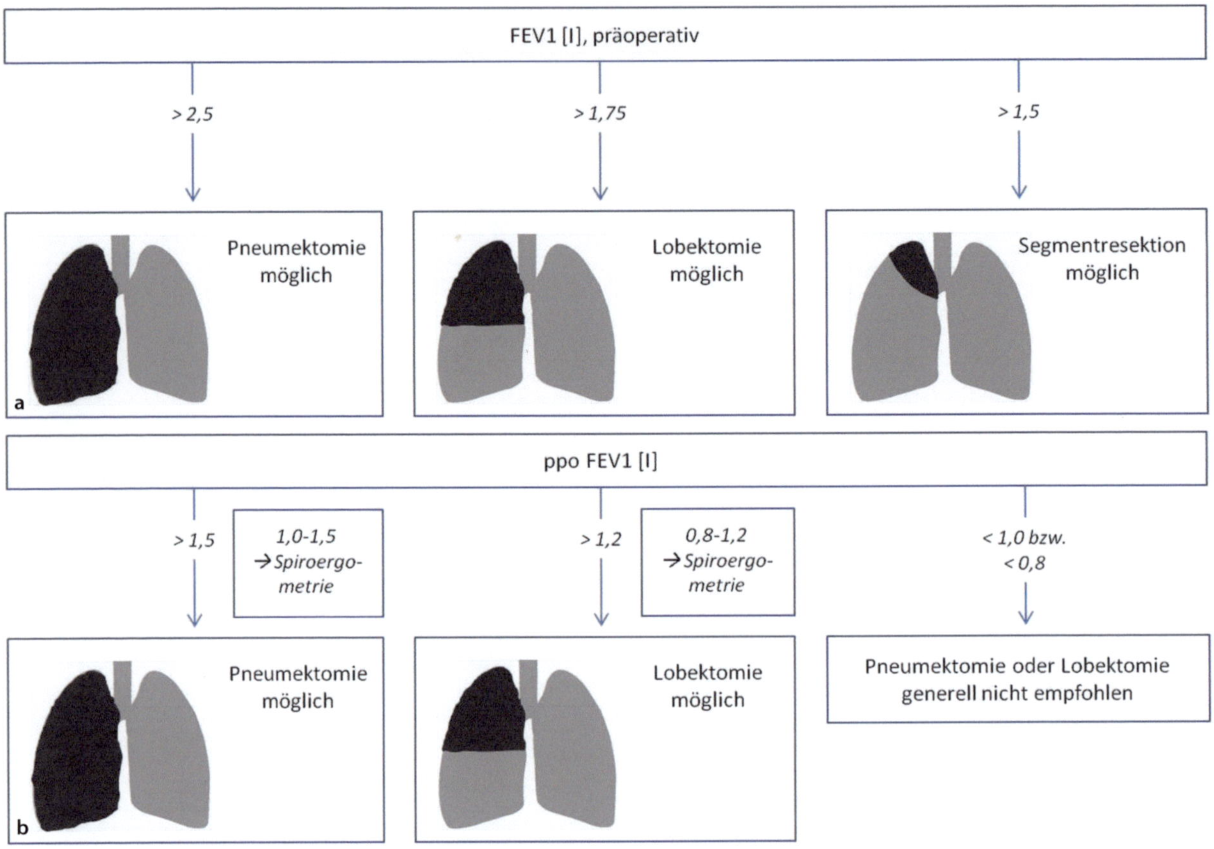

Abb. 3.2a,b Operabilität in Abhängigkeit von der präoperativen (**a**) bzw. der postoperativ zu erwartenden (**b**) FEV_1

bzw. die Resektion auf eine sublobare atypische Resektion zu beschränken (Abb. 3.3).

Die Kombination aus Bodyplethysmographie mit Diffusionsanalyse und Spiroergometrie erlaubt eine differenzierte Einschätzung des kardiopulmonalen Risikos vor thoraxchirurgischer Intervention.

3.9 Postoperativ zu erwartende Lungenfunktionswerte

Die Berechnung der zu erwartenden postoperativen lungenfunktionellen bzw. spiroergometrischen Werte erfolgt in der vereinfachenden Annahme, dass alle Segmente im selben Umfang zum Gasaustausch beitragen. In der Berechnungsformel sind die Anzahl zu resezierender Segmente und die Gesamtzahl offener Segmente einzufügen; in Verbindung mit dem gemessenen präoperativen Wert kann dann eine Abschätzung des postoperativ zu erwartenden Wertes erfolgen. Alternativ ist eine Berechnung mit Hilfe einer präoperativen Perfusionsszintigraphie möglich. Hierbei wird der Perfusionsanteil des zu resezierenden Lungenabschnitts berücksichtigt (Degani-Costa et al. 2014).

Formeln zur Berechnung postoperativ zu erwartender Werte (ppo-Werte)

$$\text{ppo-Wert} = \text{präoperativer Wert} \times \left(1 - \frac{a}{b}\right)$$

a = Anzahl zu resezierender nichtobturierter Segmente

b = Gesamtzahl nichtobturierter Segmente

$$\text{ppo-Wert} = \text{präoperativer Wert} \times (1 - \text{Perfusionsanteil der zu resezierenden Segmente})$$

3.10 Zusammenfassung

Als Ergebnis der Risikoabschätzung werden sowohl beeinflussbare als auch nichtbeeinflussbare Faktoren identifiziert werden. Zu ersteren gehören z. B. unzureichend behandelte Atemwegserkrankungen oder auch temporäre Krankheitszustände (z. B. Infektionen); zu letzteren sind z. B. Alter

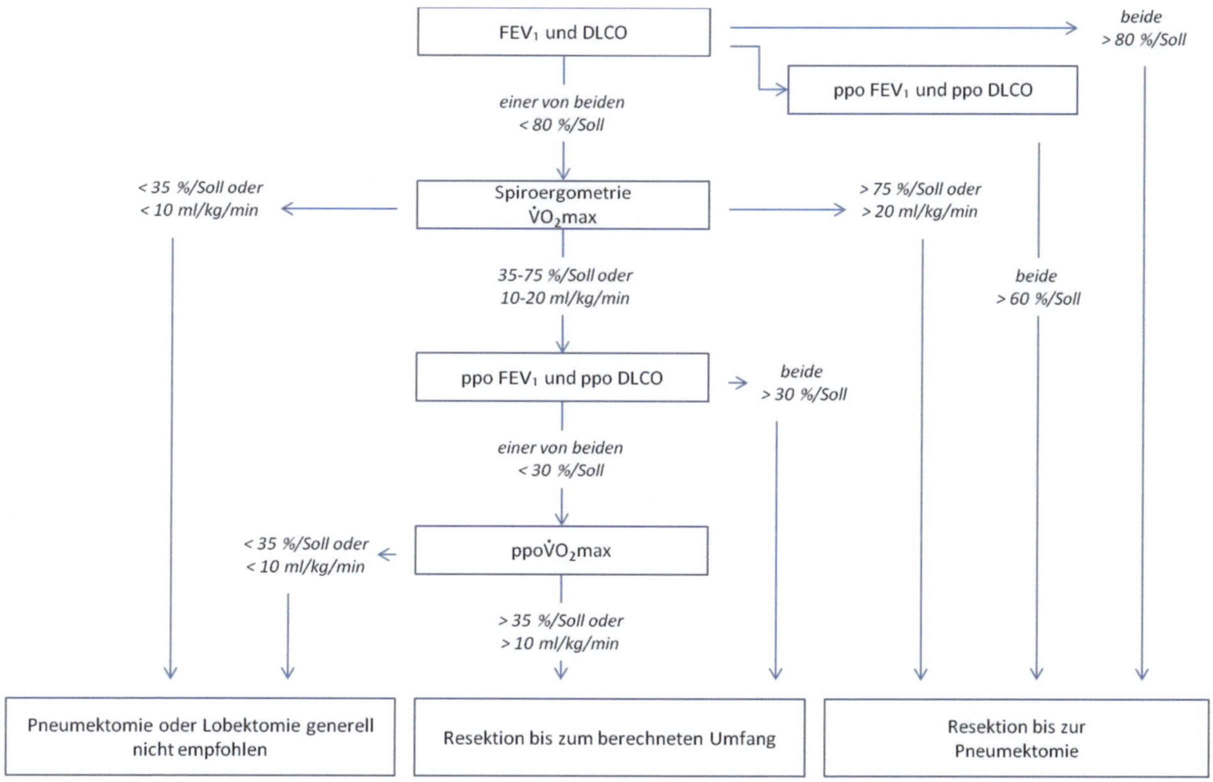

Abb. 3.3 Algorithmus zur Bestimmung der kardiopulmonalen Reserve und des kardiopulmonalen Risikos vor Lungenteilresektion. (Mod. nach Brunelli et al. 2009)

oder nichtbehandelbare Komorbiditäten zu zählen. Grundsätzlich sollten relevante behandelbare Erkrankungen vor einem thoraxchirurgischen Eingriff optimal behandelt sein/werden. Eine endgültige Risikoabschätzung sollte nach oder unter optimaler Behandlung der Komorbiditäten in der Regel durch ein interdisziplinäres Team erfolgen, für thoraxchirurgische Operationen am ehesten durch Thoraxchirurg und Pneumologen oder auch – im Falle komplizierter kardiovaskulärer Risiken – unter Hinzuziehung eines Kardiologen.

Die Risikoabschätzung sollte ggf. nach/unter optimaler Behandlung relevanter Begleiterkrankungen durch ein thoraxchirurgisch-pneumologisches/internistisches Team erfolgen.

Literatur

ATS Statement (2002) Guidelines for the Six-Minute Walk Test. Am J Resp Crit Care Med 166:111–117

Böhmer AB, Defosse J, Geldner G, Mertens E, Zwissler B, Wappler F (2012) Präoperative Risikoevaluation erwachsener Patienten vor elektiven, nicht-kardiochirurgischen Eingriffen – wie ist der Status in Deutschland? Ergebnisse einer bundesweiten Onlinebefragung. Anaesthesist 61: 407–419

Böhmer AB, Wappler F, Zwißler B (2014) Präoperative Risikoevaluation – von der Routinediagnostik zur patientenorientierten Strategie. Dtsch Arztebl Int 111: 437–446

Brunelli A, Charloux A, Bolliger CT, Rocco G, Sculier JP, Varela G, Licker M, Ferguson MK, Faivre-Finn C, Huber RM, Clini EM, Win T, De Ruysscher D, Goldman L (2009) The European Respiratory Society and European Society of Thoracic Surgeons clinical guidelines for evaluating fitness for radical treatment (surgery and chemoradiotherapy) in patients with lung cancer. Eur J Cardiothorac Surg 36: 181–184

Brunelli A, Kim AW, Berger KI, Addrizzo-Harris DJ (2013) Physiologic evaluation of the patient with lung cancer being considered for resectional surgery: diagnosis and management of lung cancer, 3rd ed: American C ollege of C hest Physicians evidence-based clinical practice guidelines. Chest 143 (5 Suppl): e166S–190S

Damhuis RA, Schutte PR (1996) Resection rates and postoperative mortality in 7,899 patients with lung cancer. Eur Respir J 9: 7–10

Degani-Costa LH, Faresin SM, dos Reis Falcão LF (2014) Preoperative evaluation of the patient with pulmonary disease. Braz J Anesthesiol 64: 22–34

Deutsche Gesellschaft für Anästhesiologie und Intensivmedizin, Deutsche Gesellschaft für Innere Medizin, Deutsche Gesellschaft für Chirurgie (Hrsg) (2010) Präoperative Evaluation erwachsener Patienten vor elektiven, nicht-kardiochirurgischen Eingriffen. Gemeinsame Empfehlung der Deutschen Gesellschaft für Anästhesiologie und Intensivmedizin, Deutschen Gesellschaft für Innere Medizin, Deutschen Gesellschaft für Chirurgie. Anaesthesist 59: 1041–1050

Faßbender P, Herbstreit F, Eikermann M, Teschler H, Peters J (2016) Obstruktive Schlafapnoe – ein perioperativer Risikofaktor. Dtsch Arztebl Int 113: 463–469

Ferguson MK, Little L, Rizzo L (1988) Diffusing capacity predicts morbidity and mortality after pulmonary resection. J Thorac Cardiovasc Surg 96: 894–900

Halm EA, Browner WS, Tubau JF, Tateo IM, Mangano DT (1996) Echocardiography for assessing cardiac risk in patients having noncardiac surgery. Study of Perioperative Ischemia Research Group. Ann Intern Med 125: 433–441

Hata A, Sekine Y, Kota O, Koh E, Yoshino I (2016) Impact of combined pulmonary fibrosis and emphysema on surgical complications and long-term survival in patients undergoing surgery for non-small-cell lung cancer. Int J Chron Obstruct Pulmon Dis 11: 1261–1268

Irie M, Nakanishi R, Yasuda M, Fujino Y, Hamada K, Hyodo M (2016) Risk factors for short-term outcomes after thoracoscopic lobectomy for lung cancer. Eur Respir J 48: 495–503

Keeratichananont W, Thanadetsuntorn C, Keeratichananont S (2016) Value of preoperative 6-minute walk test for predicting postoperative pulmonary complications. Ther Adv Respir Dis 10: 18–25

Kristensen SD, Knuuti J, Saraste A, Funck-Brentano C (2014) ESC/ESA Guidelines on non-cardiac surgery: cardiovascular assessment and management. The Joint Task Force on non-cardiac surgery: Cardiovascular assessment and management of the European Society of Cardiology (ESC) and the European Society of Anaesthesiology (ESA). Eur Heart J 35: 2383–2431

Poirier P, Alpert MA, Fleisher LA, Thompson PD, Sugerman HJ, Burke LE, Marceau P, Franklin BA (2009) Cardiovascular evaluation and management of severely obese patients undergoing surgery: a science advisory from the American Heart Association. Circulation. 120: 86–95

Rohde LE, Polanczyk CA, Goldman L, Cook EF, Lee RT, Lee TH (2001) Usefulness of transthoracic echocardiography as a tool for risk stratification of patients undergoing major noncardiac surgery. Am J Cardiol 87: 505–509

Schmerztherapie in der Thoraxchirurgie

S. Tafelski, M. Schäfer

P. Schneider, M. Kruschewski, H.J. Buhr (Hrsg.), *Thoraxchirurgie für den Allgemein- und Viszeralchirurgen*,
https://doi.org/10.1007/978-3-662-48710-5_4

Die perioperative Schmerztherapie führt zu einer Reihe von gut belegten Vorteilen für Patienten, insbesondere nach großen operativen Eingriffen wie in der Thoraxchirurgie. So kann effektiver mobilisiert werden, die respiratorische Funktion ist verbessert und kardiovaskuläre und respiratorische Komplikationen können reduziert werden. Das Kapitel führt in die Praxis der Analgesie bei Thoraxeingriffen ein und diskutiert Wirkung und Nebenwirkung einschließlich wichtiger Komplikationen und ihrem Management.

4

4.1 Einleitung

Eine suffiziente perioperative Schmerztherapie führt zu einer Reihe von gut belegten Vorteilen. Insbesondere Patienten nach großen operativen Eingriffen wie in der Abdominal- oder Thoraxchirurgie können effektiver mobilisiert werden, es besteht eine bessere respiratorische Funktion, und kardiovaskuläre und respiratorische Komplikationen werden vermieden (Pöpping et al. 2012).

Die Therapie von Schmerzen ist dabei eine der zentralen Fragen und Befürchtungen, mit denen sich Patienten bereits im Vorfeld von Operationen beschäftigen. Wenigstens 25 % der Patienten zeigen präoperativ signifikante Angst (McGaw u. Hanna 1998), diese ist insbesondere bei jüngeren Patienten, bei Frauen und vor Thorakotomien ausgeprägt (Grabow u. Buse 1990). Nahezu jeder Patient beschäftigt sich mit postoperativen Schmerzen und thematisiert dies schon präoperativ (Tocher 2014). Zusätzlich haben bis zu 40 % der Patienten bereits präoperativ relevante Schmerzen, bei diesen Patienten besteht ein erhöhtes Risiko, dass sie postoperativ eine hohe Schmerzintensität, einen komplizierten Verlauf und eine Schmerzchronifizierung aufweisen.

Tatsächlich entwickeln zwischen 25 und 60 % der Patienten nach Thorakotomie chronische Schmerzen, die auch über 6 Monate nach dem Eingriff noch persistieren (Wildgaard et al. 2010). Eine etwas geringere Inzidenz wird mit 18 % für chronische Schmerzen nach Lungentransplantationen angegeben (Wilgaard et al. 2012). In einer Befragung von thoraxchirurgischen Patienten gaben 320 von 1284 Patienten (25 %) persistierende Schmerzen an (Peng et al. 2014), von denen 33 % eine neuropathische Komponente aufwiesen. Patienten mit neuropathischen Schmerzen hatten eher moderate bis starke Schmerzen.

Typische Charakteristika neuropathischer Schmerzen sind in der folgenden Übersicht zusammengefasst.

Charakteristika der neuropathischen Schmerzkomponente nach thorakalen Eingriffen

- Sensorische Missempfindungen der Haut (Dysästhesien)
- Brennen
- Einschießende Schmerzattacken
- Verminderte oder vermehrte sensorische Empfindlichkeit (Hypästhesie)
- Vermehrte Berührungs- (Allodynie) und Schmerzempfindlichkeit (Hyperalgesie)
- Veränderte oder abnorme Empfindungen (Parästhesien)

Diese Ergebnisse stimmen mit den Resultaten einer prospektiven Untersuchung an 54 Patienten mit einer lateralen/posterolateralen Thorakotomie überein (Guastella et al. 2010): Insgesamt 29 % dieser Patienten entwickelten neuropathische Schmerzen, die eine größere Schmerzintensität, einen höheren Analgetikaverbrauch, eine spontan einschießende Komponente sowie einen sensorischen Verlust (Hypästhesie) im Bereich des 5. bzw. 6. interkostalen Nerven aufwiesen (Guastella et al. 2010). Eine systematische Literatursuche relevanter Veröffentlichungen der Jahre 2000 bis 2008 kommt zu dem Schluss, dass die interkostale Nervenverletzung einer der relevanten Faktoren zur Ausbildung chronisch neuropathischer Schmerzen nach Thorakotomie ist (Wildgaard u. Kehlet 2009).

Neben dem nicht unerheblichen Faktor der Patientenzufriedenheit, die eng mit einer suffizienten Analgesie verknüpft ist, sind es solche chronischen Schmerzen, die für Patienten nach Thorakotomie als zentrales Gesundheitsproblem im Verlauf nach der Operation in den Vordergrund treten können. Insgesamt hat die analgetische Therapie von thoraxchirurgischen Patienten eine hohe Relevanz für die perioperative Versorgung und den Langzeitverlauf nach Thorakotomie; sie ist eine interdisziplinäre Herausforderung.

4.2 Epiduralanästhesie/Periduralanästhesie

Als Standard der analgetischen Versorgung von Patienten mit entsprechenden thoraxchirurgischen Eingriffen gelten zum gegenwärtigen Zeitpunkt die regionalanästhesiologischen Verfahren. Neben der kontinuierlichen Epiduralanästhesie als am meisten verbreitete Methode stehen grundsätzlich auch alternative Verfahren wie die paravertebrale kontinuierliche Katheteranalgesie zur Verfügung (Dango et al. 2013).

Dabei ist es insbesondere die Art der Operation, die als Indikation für eine regionalanästhesiologische Technik herangezogen wird. So sind kleinere Eingriffe wie Mediastinoskopien anders zu bewerten als klassische laterale Thorakotomien, Sternotomien oder Ösophaguseingriffe. Auch der postoperative Verlauf und die Notwendigkeit einer Gerinnungshemmung in der perioperativen Phase wie beispielsweise in der Kardiochirurgie sind zu berücksichtigen. Außerdem sind es patientenindividuelle Faktoren wie vorbestehende chronische Schmerzen, ein bestehender Drogenabusus oder Medikamentenunverträglichkeiten, die auch bei kleineren Eingriffen für die Anwendung einer zusätzlichen Regionalanästhesie sprechen.

Die Voraussetzungen für die Durchführung einer Epiduralanästhesie werden in der Prämedikationsvisite durch den Anästhesisten geprüft und mit dem Patienten besprochen. Eine der zentralen Fragestellungen hierbei ist, ob es Hinweise auf eine blutungsverlängernde Komorbidität oder eine medikamentöse Gerinnungshemmung gibt. Dabei gelten für spezifische Medikamente unterschiedliche Karenzzeiten, bevor eine epidurale Punktion durchgeführt werden kann. In ◘ Tab. 4.1 sind die Zeitintervalle aus der Versorgungsleitlinie „Rückenmarknahe Regionalanästhesie" von 2014 wiedergegeben. Vor dem Hintergrund der Weiterentwicklungen insbesondere von neuen direkten oralen Antikoagulanzien – deren Antagonisten derzeit in Entwicklung sind – ist eine individuelle Risikoabwägung geboten. In diesem Kontext ist es empfehlenswert, die Patienten bereits frühzeitig bei Indikationsstellung einer Operation in die anästhesiologische Prämedikationsambulanz zu überweisen. Hier ist eine gute Zusammenarbeit zwischen den chirurgischen und anästhesiologischen Ambulanzen wichtig und kann in Behandlungspfaden hinterlegt sein.

Für die epidurale Analgesie wird unmittelbar präoperativ am wachen Patienten in Lokalanästhesie ein Katheter in den epiduralen Raum eingebracht. Dabei kommt meist die sogenannte „loss-of-resistance"-Technik zum Einsatz, bei der ein Verlust des Injektionswiderstands beim Vorschieben der Tuohy-Nadel nach Passieren der interspinalen Bänder und Erreichen des epiduralen Fettkörpers auftritt (◘ Abb. 4.1). Die Anlage von epiduralen Kathetern (Synonym für peridurale Katheter, PDK) kann grundsätzlich mittels klassischer medianer Punktion oder in paramedianer Richtung geschehen. Oft wird der PDK zur Infektionsprävention getunnelt und dann fixiert.

Intraoperativ kann der eingebrachte PDK dazu dienen, den Opiatverbrauch zu senken und insbesondere Sympathikus-vermittelte Stressreaktionen des kardiovaskulären Systems zu verringern. Dabei ist es von der Dosierung der Lokalanästhetika abhängig, wie weit sich der analgetische Bereich ausdehnt. Weiter proximal oder distal der PDK-Anlage durchgeführte operative Stimulation können so noch eine deutliche Schmerzreaktion der Patienten nach sich ziehen. Beispielsweise kommt für laterale Thorakotomien bei Lungeneingriffen eine Punktionshöhe im Bereich von BWK 4–7 in Betracht. Für den Patienten ist dabei insbesondere von Bedeutung, inwiefern Drainagen postoperativ von der Analgesie miterfasst werden.

◘ **Tab. 4.1** Beispiele für Antikoagulanzien und Zeitintervalle vor der Anlage von rückenmarknahen Verfahren für Patienten mit normaler Nieren- und Leberfunktion. (Basierend auf Leitlinie Rückenmarknahe Regionalverfahren [AWMF 2014] sowie S1-Leitlinie der DGAI [Waurick et al. 2014])

Antikoagulans	Beispiele für Zeitintervalle vor Anlage eines rückenmarknahen Regionalverfahrens
Unfraktionierte Heparine intravenös: Prophylaxe	4 h
Unfraktionierte Heparine intravenös: Therapie	4–6 h
Niedermolekulare Heparine: Prophylaxe	12 h
Niedermolekulare Heparine: Therapie	24 h
Rivaroxoban: Prophylaxe 10 mg/Tag	22–26 h
Apixaban: Prophylaxe 2×2,5 mg/Tag	26–30 h
Dabigatran: Prophylaxe 150–220 mg	28–34 h
Vitamin-K-Antagonisten	Ziel-INR <1,4
Azetylsalizylsäure: 100 mg + Prophylaxe mit niedermolekularen Heparinen (NMH)	Keine NMH 36–42 h, ASS-Fortführung möglich
Azetylsalizylsäure: 100 mg Prophylaxe	Keine
Clopidogrel	7 Tage

Beispiele für Medikation einer epiduralen Analgesie am ersten postoperativen Tag für einen erwachsenen Patienten nach Thorakotomie

- Epidural Ropivacain 0,2 % + Sufetanil 1 µg/ml, Laufrate 6–8 ml/h Basis-PCEA, zusätzlich alle 20 min Bolus mit 4 ml der Lösung möglich
- Systemisch Metamizol 3×1 g als Kurzinfusion

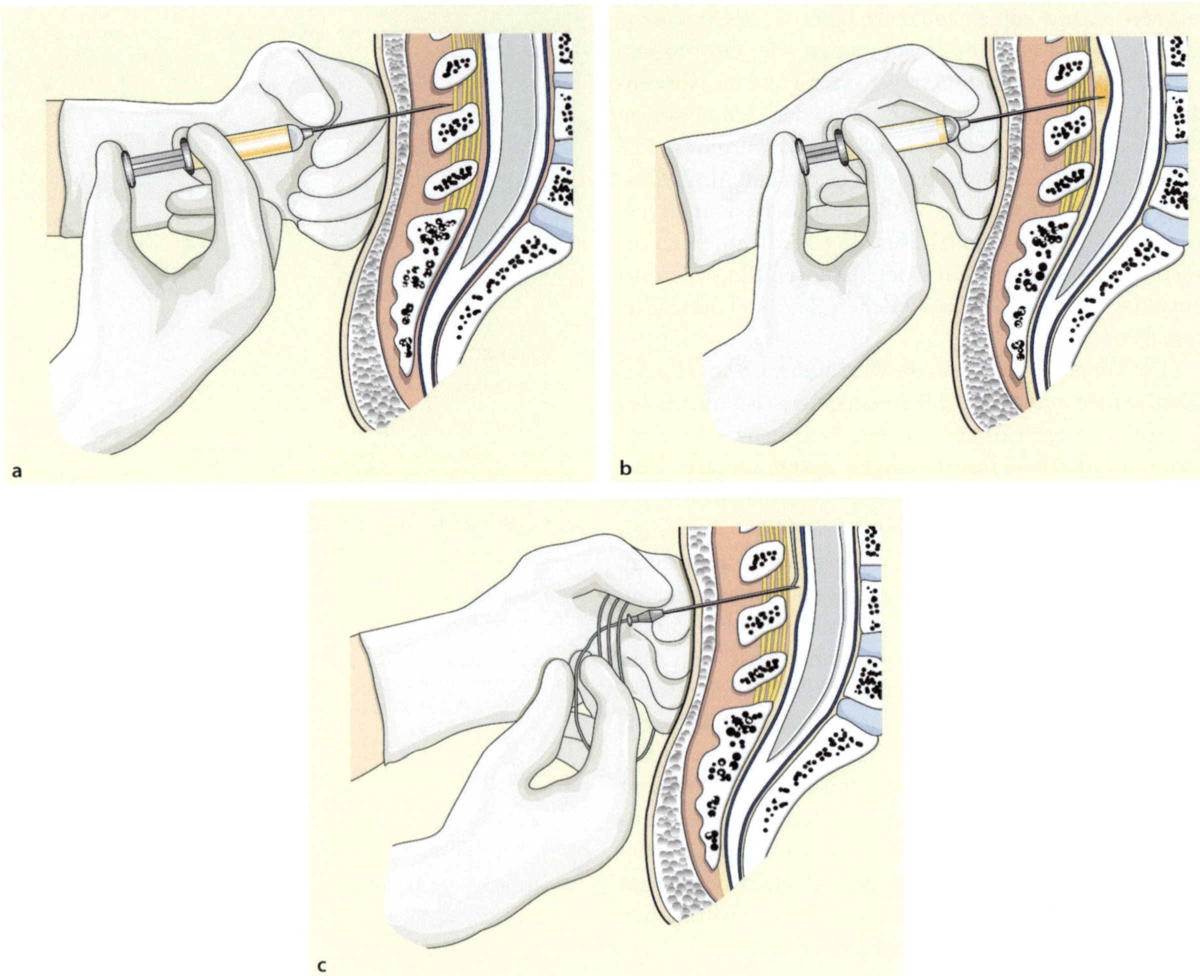

Abb. 4.1a–c Punktion des Periduralraumes mit der Widerstandverlustmethode und Einführen eines Periduralkatheters. **a** Die mit einer aufgesetzten Kochsalzspritze versehene Periduralnadel wird durch die Bänder in Richtung Periduralraum vorgeschoben. Hierbei drückt die rechte Hand auf den Stempel der Spritze: Ein erheblicher Widerstand gegen das Einspritzen der Kochsalzlösung ist zu verspüren. **b** Die Kanüle hat das Ligamentum flavum durchstochen, und es tritt ein abrupter Widerstandsverlust auf, die Kochsalzlösung lässt sich jetzt „butterweich" injizieren. Beim Abkoppeln der Spritze darf jedoch kein Liquor abtropfen, denn sonst würde die Kanüle zu weit vorgeschoben und der Subarachnoidalraum punktiert! **c** Über die Periduralnadel wird ein Katheter ca. 2–3 cm in den Periduralraum geschoben, danach die Kanüle entfernt und der Katheter außen auf der Haut fixiert. (Aus Larsen 2012)

4.3 Patientenkontrollierte epidurale Analgesie und Vorteile für den Patienten

Die kontinuierliche epidurale Analgesie ist idealerweise mit einer Infusionspumpe verbunden, die neben einer kontinuierlichen Laufrate auch eine bedarfsgerechte, vom Patienten abzurufende Bolusgabe ermöglicht. Eine solche patientenkontrollierte Analgesie ermöglicht es den Patienten in der postoperativen Phase, beispielsweise vor Physiotherapie, Mobilisation oder auch vor dem Ziehen von Drainagen eine zusätzliche Analgesie abzurufen. Wichtig ist dabei allerdings, dass eine Dauer bis zum Eintritt der Wirkung von etwa 15 min eingeplant werden muss. Appliziert wird dabei ein Bolus des Lokalanästhetikums aus dem Systemreservoir. Hierbei ist zu betonen, dass es eine individuell angepasste Sperrzeit gibt, die eine Überdosierung durch den Patienten verhindert.

Exzellent belegt sind dabei ebenso nichtanalgetische Vorteile der patientenkontrollierten Epiduralanästhesie: So konnte an großen Patientenkollektiven eine Reduktion von Arrhythmien wie AV-Blockaden oder Vorhofflimmern, von Thrombosen und respiratorischen Störungen wie Atelektasen oder Pneumonien gezeigt werden, auch Myokardinfarkte oder Lungenarterienembolien könnten seltener sein (Pöpping et al. 2014).

Ein ähnliches Ergebnis zeigte sich bei der Auswertung von Patienten nach Thoraxtrauma. Hier bestand bei

Patienten mit Rippenserienfraktur eine Reduktion des Sterblichkeitsrisikos, wenn die Analgesie mit einem epiduralen Katheterverfahren durchgeführt wurde (Gage et al. 2014).

4.4 Andere Verfahren zur Analgesie bei thoraxchirurgischen Patienten

Neben der epiduralen, rückenmarknahen Regionalanästhesie stehen weitere Verfahren zur Verfügung. Ein Beispiel hierfür ist die Paravertebralblockade, die auch als Katheterverfahren zur Verfügung steht. Hierbei soll Lokalanästhetikum in den Raum zwischen parietaler Pleura als ventraler Begrenzung und dem Ligamentum costotransversarium superius als dorsaler Begrenzung eingebracht werden. Dieser Paravertebralraum steht anatomisch mit dem epiduralen Raum über die Neuroforamina in Verbindung (Fortier et al. 2012, Hilde u. Norum 2012, Thavaneswaran et al. 2010). Welche Stellung ein solches Verfahren in der modernen Versorgung von thoraxchirurgischen Patienten hat, ist nicht abschließend geklärt. Die Technik wird an einigen Zentren angeboten und hat ein ähnliches Risikoprofil wie die thorakale Epiduralanästhesie, jedoch ist beispielsweise zusätzlich ein Pneumothoraxrisiko zu berücksichtigen.

Ein alternatives Verfahren zu den beschriebenen Regionalanästhesien ist bei entsprechenden Kontraindikationen die patientenkontrollierte, kontinuierliche intravenöse Analgesie (i.v.-PCA). Hierbei wird dem Patienten eine opiathaltige Spritzenpumpe mit einem intravenösen Zugang wie dem zentralen Venenkatheter angeschlossen. Über dieses System wird typischerweise Morphin oder Piritramid als Bolus appliziert, wenn der Patient den Taster betätigt. Eine Sperrzeit verhindert eine Opioidüberdosierung. Die Patienten benötigen dann zusätzlich eine zum Beispiel orale Medikation mit einem retardierten Opioid als Basistherapie. Grundsätzlich ist das Pumpensystem auch dazu geeignet, eine Dauerinfusion mit einem Opioid zu ermöglichen und zusätzlich eine Bolusfunktion bereitzuhalten. Dieser Option fehlt jedoch unter Umständen der Schutz vor einer Überdosierung im Verlauf. Das Verfahren ist nur bei solchen Patienten indiziert, bei denen schwer einstellbare Schmerzen bestehen. Es hat zwar grundsätzlich gute analgetische Eigenschaften, jedoch sind eine Vielzahl von Komplikationen insbesondere in der postoperativen Phase zu berücksichtigen. So kommt es deutlich häufiger zu Übelkeit und Erbrechen, die respiratorische Funktion kann eingeschränkt sein, und außerdem fehlt die kardioprotektive Wirkung, da bei diesem Verfahren nur eine geringe Sympathikolyse möglich ist. Inwiefern die intravenöse, patientenkontrollierte Analgesie durch neue Verfahren wie die orale Applikation von Sufentanil-Sublingualtabletten mit einem patientengesteuerten, elektronischen Applikationsgerät ergänzt oder ersetzt werden können, müssen weitere perioperative Studien zeigen (Frampton 2016).

4.5 Organisation der postoperativen Schmerztherapie und Akutschmerzdienst

Eine Möglichkeit der Organisation der postoperativen Schmerztherapie ist die Etablierung eines Akutschmerzdienstes im Hause, der dann durch die anästhesiologische Abteilung organisiert wird. Dieser Dienst ist meist sowohl pflegerisch als auch ärztlich besetzt und sollte über den gesamten Tag erreichbar sein (S3-Leitlinie Behandlung akuter perioperativer und posttraumatischer Schmerzen, Vereinbarung des Berufsverbandes Deutscher Anästhesisten und Deutscher Chirurgen). Die Aufgabe eines solchen Akutschmerzdienstes ist es, die Patienten im postoperativen Verlauf mitzubehandeln. Täglich werden die analgetische Effektivität und die Punktionsstelle des Katheters geprüft. Der Akutschmerzdienst hat dabei die Aufgabe, bei der Umstellung der epiduralen Analgesie auf eine postoperative Schmerztherapie mit intravenösen und oralen Analgetika zu unterstützen. Dafür wird die aktuelle Begleitmedikation der Patienten unter besonderer Berücksichtigung antithrombotischer Medikamente evaluiert.

Der Anästhesist bleibt für die Regionalanästhesieverfahren verantwortlich und hat zum Ziel, eine optimale analgetische Therapie für den jeweiligen Patienten zu erreichen. Die Vermeidung und das Management von Komplikationen stehen dabei im Vordergrund. Beispielsweise bestehen beim Entfernen eines PDK ähnliche Risiken – insbesondere von Blutungen – wie bei der initialen Katheterplatzierung, so dass auch bei der postoperativen antithrombotischen Medikation, etwa mit niedermolekularen Heparinen, eine interdisziplinäre Zusammenarbeit erforderlich ist. So kann es notwendig sein, vor dem Entfernen des epiduralen Katheters die Gabe von niedermolekularem Heparin kurz zu pausieren. Bei Patienten mit therapeutischer Antikoagulation und niedermolekularem Heparin ist dagegen eine Überbrückung mittels unfraktionierter Heparininfusion sinnvoll, um das Risiko thromboembolischer Ereignisse zu minimieren. Das empfohlene Vorgehen entsprechend den aktuellen Leitlinien (Tab. 4.1) sollte zwischen Chirurg und Anästhesist abgestimmt und schriftlich in der Patientenakte dokumentiert werden.

4.6 Intraoperative und postoperative Schmerztherapie

Ein thorakaler epiduraler Katheter führt etwa 15–20 min nach Injektion einer suffizienten Dosis eines Lokalanästhetikums zu einer guten Analgesie im Operationsgebiet.

Intraoperativ erfolgt bei Patienten zur Thorakotomie typischerweise eine zusätzliche Schmerztherapie mit Opiaten und nichtsteroidalen Antiphlogistika, wobei in Deutschland häufig Metamizol verabreicht wird. Zusätzlich können insbesondere in der Phase des wesentlichen nozizeptiven Stimulus weitere Koanalgetika eingesetzt werden. Beispiele hierfür sind Ketamin oder Clonidin, die neben der kontinuierlich applizierten epiduralen Analgesie zum Einsatz kommen können. Hierbei ist jedoch zu beachten, dass sich das intraoperative Management insbesondere an den spezifischen patientenimmanenten Risikofaktoren orientiert. Patienten mit kardialen Risikofaktoren beispielsweise, ältere Patienten und Patienten mit hohem Risiko eines postoperativen Delirs bedürfen einer individuellen intraoperativen medikamentösen Narkoseführung.

Postoperativ ist der laufende epidurale Katheter die Basis der Analgesie. Die Patienten müssen in der postoperativen Überwachung zu ihrer Schmerzintensität befragt werden. Hierfür ist das Anwenden einer numerischen Analogskala (NRS) mit Werten zwischen 1 und 10 notwendig: Bei Patienten mit einem NRS-Wert >3 werden weitere notwendige analgetische Maßnahmen vorgenommen. Hervorzuheben ist hier, dass dem Patienten die Nutzung der Bolusfunktion mehrfach erläutert wird. Bei persistierenden Schmerzen oder einer hohen Schmerzintensität mit NRS-Wert >5 sollten die exakte Schmerzlokalisation sowie die Schmerzcharakteristika erfragt werden. So können epidurale Katheter beispielsweise zu einer einseitigen Analgesie führen, sodass eine Korrektur der Katheterlage notwendig wird. Bei einigen Patienten ist eine Modifikation der Laufrate notwendig, es ist eine Änderung der Lokalanästhetikakonzentration oder die Gabe von zusätzlichen epiduralen Medikamenten sinnvoll (Hermanides et al. 2012). Dies ist primäre Aufgabe des Akutschmerzdienstes im Haus. Weiterhin sollte immer auch an typische postoperative Komplikationen gedacht werden, wenn unerwartet intensive Schmerzen in der postoperativen Phase auftreten.

Das Belassen des epiduralen Katheters bis zum Entfernen einer Thoraxdrainage ist für die Patienten sinnvoll, da diese Drainagen mit den intensivsten postoperativen Schmerzen einhergehen. Auch die notwendige zusätzliche Analgesie und die Anzahl der Bolusabfragen über die Schmerzpumpe ist beim Ausschleichen des Katheters eine wichtige Information. Unter suffizienter Analgesie kann der Patient optimal Atemtraining durchführen, er kann mobilisiert werden, und es können die Nebenwirkungen einer systemischen Opioidgabe – insbesondere Sedierung, Obstipation sowie Übelkeit und Erbrechen – vermieden werden.

Es ist möglich und gelebte Praxis, eine systemische Analgesie mit nichtsteroidalen Antiphlogistika parallel zu einer Epiduralanalgesie durchzuführen. Dagegen ist die Kombination einer systemischen und einer epiduralen Opioidgabe unübersichtlich, insbesondere was die Nebenwirkungen angeht. Die Patienten benötigen nach Entfernung der epiduralen Schmerztherapie z. B. am fünften postoperativen Tag nach Entfernen der Drainagen neben einer effektiven Basistherapie mit Analgetika selbstverständlich auch eine dokumentierte Schmerzmedikation für Schmerzspitzen oder Durchbruchschmerzen. Um die Analgesie der Patienten einzuschätzen, sollten auch die Maxima der Schmerzintensität mehrfach täglich erfragt und dokumentiert werden, also etwa beim Husten oder bei der Mobilisation. WHO-Klasse-II-Opioide wie Tramadol oder Tilidin sind oft noch einige Tage notwendig, sollten jedoch nicht unkritisch langfristig verschrieben werden.

Ein häufig beobachtetes Phänomen nach thoraxchirurgischen Eingriffen ist der Schulterschmerz, der durch regionalanästhesiologische Maßnahmen nur begrenzt behandelt wird. Insgesamt 31–97 % der Patienten, die sich wegen eines Lungenkarzinoms einem thoraxchirurgischen Eingriff unterziehen, berichten über ipsilateral zur Operationsseite lokalisierte Schulterschmerzen (Burgess et al. 1993, Imai et al. 2015): kontinuierliche, mittlere bis starke Schmerzen in der posterior-deltoiden und supraskapularen Region, die auch bei optimaler intraoperativer Schulterlagerung auftreten können. Auch hier kann die zusätzliche Gabe eines nichtsteroidalen Antiphlogistikums sinnvoll sein, mit dem dieser Schmerz häufig gut zu therapieren ist (Burgess et al. 1993). Bei Therapieversagen ist auch an die Möglichkeit der Gabe des Koanalgetikums Pregabalin zu denken, da es sich durch eine Irritation des Perikards oder der Pleura um einen projizierten, neurogenen Schmerz („referred pain") handeln kann (Imai et al. 2015).

4.7 Schmerztherapie bei videoassistierten thoraxchirurgischen Verfahren

Bei videoassistierten thoraxchirurgischen Verfahren (VATS) müssen kleine Eingriffe (diagnostische Eingriffe, Pleura- oder Tumorbiopsien) von ausgedehnteren Operationen (Bullaresektion, Lobektomie, Segmentresektion) unterschieden werden (Veit 2014). Bei größeren VATS-Operationen ist das zu erwartende Trauma erheblich ausgeprägter, die Operationszeit länger und daher die zu erwartende Schmerzintensität und die operationsassoziierte Sympathikusaktivierung größer (Veit 2014). Es gibt bisher keine allgemein konsentierte Vorgehensweise zur postoperativen Schmerztherapie von Patienten nach VATS-Eingriffen. Neben unterschiedlich gebräuchlichen regionalanästhesiologischen Verfahren wird auch die systemische Schmerztherapie allein eingesetzt (Steinthorsdottir et al. 2014). Kleinere und insbesondere diagnostische Operationen können für den Patienten mit guter Analgesie suffizient mit einer systemischen intravenösen, opiatbasierten Analgesie versorgt werden. Demgegenüber profitieren die Patienten bei größeren VATS-Eingriffen oder einliegenden Thoraxdrainagen von einer postoperativen Regionalanästhesie. Bis weitere klinische Studien mit einer größeren Anzahl an Patienten mehr Gewissheit verschaffen, sollte das Vorgehen an die individuelle Situation des Patienten und seine Bedürfnissen angepasst werden.

4.8 Post-Thorakotomie-Syndrom

Patienten nach Thorakotomie haben ein relevantes Risiko, auch über einen Verlauf von Monaten und Jahren an schweren Schmerzen im Bereich der Thorakotomie zu leiden. So zeigten Studien, dass 2 Monate nach der Operation noch 25–60 % der Patienten Schmerzen aufweisen (Wildgaard et al. 2010). Die Patienten beschrieben einen brennenden oder stechenden Schmerz, der mit einer Dysästhesie (veränderte oder abnorme Empfindungen auf einen Reiz wie Parästhesie, Hypästhesie oder Hyperästhesie) einhergehen kann (Gerner 2008). Ein solcher neuropathischer Schmerz kann 12 Monate nach Thorakotomie noch bei etwa 10 % der Patienten nachgewiesen werden (Macrae 2008). Schließlich entwickeln etwa 5 % der Patienten nach Thorakotomie langfristig ein chronisches Krankheitsbild mit hoher Morbidität (Rogers u. Duffy 2000). Als zentrale Risikofaktoren für die Entwicklung dieses Syndroms werden vor allem akute postoperative Schmerzen diskutiert, die zu einer Sensibilisierung von Schmerzen im zentralen Nervensystem führen (Woolf u. Salter 2000). Auch die chirurgische Technik wurde untersucht: Die Verletzung interkostaler Nerven könnte ein chirurgisch-technischer Faktor sein (Rogers u. Duffy 2000), ebenso auch Rippenfrakturen (Ziyaeifard et al. 2014). Weiterhin könnten ösophageale Eingriffe im Vergleich zu pulmonalen Eingriffen eine höhere Inzidenz chronischer Schmerzen nach sich ziehen, wie auch meist die Dauer dieser Operationen länger ist (Macrae 2008).

Auch aus operationstechnischer Sicht sind eine Reihe von Faktoren beschrieben, die zu einer geringeren Schmerzintensität führen können. So kann durch behutsames Vorgehen bei der Lagerung des Patienten, bei der Thoraxeröffnung sowie beim Legen von Thoraxdrainagen das Ausmaß der Schmerzentstehung bereits intraoperativ beeinflussen werden (Veit 2014, Wildgaard et al. 2010). Beispielsweise wurden die nachfolgenden Empfehlungen gegeben:

- Das Knicken des OP-Tisches zwischen Höhe der Brustwarze und dem Nabel des Patienten, um den interkostalen Raum zu vergrößern, sollte 30° möglichst nicht übersteigen.
- Der interkostale Raum sollte möglichst nicht gespreizt werden, um Nervenschädigungen zu vermeiden.
- Muskeldurchtrennungen und damit Weichteiltrauma sollten reduziert werden.
- Bei Verwenden des Elektrokauters sollte möglichst der Schneidemodus dem Koagulationsmodus vorgezogen werden.
- Eine unnötige Kauterisierung von Gewebe sollte vermieden werden.
- Die Anzahl der Thoraxdrainagen sollte auf ein notwendiges Mindestmaß reduziert werden.

Weitere Risikofaktoren für die Schmerzchronifizierung, wie beispielsweise psychosoziale Komponenten von Angst, Depression oder eine Anamnese mit vorbestehenden Schmerzen sind wichtig (Tänzer 1986), jedoch schwieriger präoperativ zu modifizieren. Bekannt sind auch genetische Polymorphismen, die zu erhöhter Schmerzchronifizierung disponieren (Diatchenko et al. 2005).

Es erscheint deshalb aus dieser Sicht sinnvoll, perioperativ eine optimale analgetische Versorgung zu gewährleisten. Neben den regionalanästhesiologischen Verfahren intra- und auch postoperativ kommt auch einer möglichst schonenden Operationstechnik, einer möglichst kurzen Verweildauer von Thoraxdrainagen mit einem vertretbar kleinen Lumen eine zentrale Bedeutung zu (Light 2011).

Treten neuropathische Symptome wie Brennen oder Stechen im Wundgebiet im postoperativen Verlauf auf, ist die frühzeitige interdisziplinäre Schmerztherapie wichtig, um langwierige Verläufe zu vermeiden.

4.9 Komplikationen und ihr Management

Alle Verfahren in der Medizin haben Risiken und Komplikationen, deren Management ein zentraler Gegenstand der perioperativen Versorgung ist. Auch für die regionalanästhesiologischen Verfahren gilt unvoreingenommen, dass nach Indikationsstellung und individueller Risikoabwägung ein weit höherer Nutzen gegenüber den beschriebenen Risiken besteht und die Patienten profitieren. Bei Auftreten von Komplikationen entscheidet deren Erkennen und Management über das Behandlungsergebnis, hier müssen Pfade und Zuständigkeiten in den Abteilungen vorab besprochen sein. In ◘ Tab. 4.2 sind die wichtigsten schweren Komplikationen von epiduralen regionalanästhesiologischen Verfahren und Maßnahmen und ihre Beherrschung zusammengefasst.

Häufige Komplikationen sind Pruritus und eine Harnretention, welche durch Lokalanästhetika und Opioide ausgelöst werden können, sowie Hypotensionen durch Sympathikusblockade. Auch können sensorische oder auch motorische Blockaden auftreten, die für die Patienten störend sein können. Ein postpunktioneller Kopfschmerz ist dagegen seltener bei epiduralen thorakalen Punktionen als beispielsweise in der Orthopädie.

Tab. 4.2 Seltene, jedoch schwerwiegende Komplikationen nach neuroaxialen Verfahren und Beispiele für therapeutisches Management

Infektion an der Einstichstelle, Verdacht auf Meningitis oder epiduralen Abszess	Information an Akutschmerzdienst oder verantwortlichen Anästhesisten zur Evaluation Neurologische Vorstellung Bildgebung, ggf. thorakale CT- oder MRT-Diagnostik je nach vermuteter Diagnose Katheterentfernung und Einleitung einer antiinfektiven Therapie bei dringendem Verdacht auf akute Meningitis nach Leitlinien
Epidurales Hämatom	Information an Akutschmerzdienst oder verantwortlichen Anästhesisten zur Evaluation Umgehende neurologische Vorstellung mit schriftlicher Dokumentation des Befundes Bildgebung: thorakale CT- oder MRT-Diagnostik Katheterentfernung bedenken

Im Vordergrund stehen für die Patienten ernste, jedoch eher sehr seltene Komplikationen: Vor allem Infektionen an der Einstichstelle können zu aszendierenden Infektionen mit schwerem Verlauf führen. Dabei wird die Inzidenz auf <0,1 % geschätzt (Cameron et al. 2007). Weiterhin sind Blutungskomplikationen im epiduralen Bereich beschrieben, deren Häufigkeit auf wenigstens 1:200.000 geschätzt wird und mit dem spontanen Auftreten von epiduralen Hämatomen vergleichbar sein soll (Pöpping 2014). Die Patienten haben in diesen Fällen oft eine neurologische Symptomatik wie ein akutes sensomotorisches Defizit, welches auch nach Pausieren des Katheters persistiert, oder Zeichen einer Infektion des zentralen Nervensystems. In diesen Fällen besteht ein enges Zeitfenster für Interventionen, so dass umgehendes Handeln erforderlich ist. Eine wichtige Erstmaßnahme bei Verdacht auf solche Komplikationen ist eine umgehende, kurze Pausierung des Katheterverfahrens. Hiermit können oft schon wichtige Differenzialdiagnosen ausgeschlossen werden.

4.10 Zusammenfassung und Ausblick

Eine effektive Schmerztherapie bei Patienten mit thorakalen Eingriffen ist nicht nur für die Patientenzufriedenheit von hoher Bedeutung, sondern zudem für die postoperative Mortalität und Morbidität äußerst relevant. Die suffiziente perioperative Schmerztherapie ermöglicht eine schnellere Mobilisation, reduziert Komplikationen und vermeidet chronische postoperative Schmerzen. Standard der Patientenversorgung ist die thorakale Epiduralanästhesie. Zudem sind alternative Verfahren wie die kontinuierliche paravertebrale Katheteranalgesie ebenfalls etabliert. Neben der interdisziplinären perioperativen Schmerztherapie ist die Abstimmung zwischen Chirurgie und Anästhesie wichtig, um effiziente Prozesse zu gestalten. Dies ist insbesondere beim Management von Komplikationen von Bedeutung.

Literatur

AWMF online (Hrsg) (2014) Rückenmarknahe Regionalanästhesien und Thromboembolieprophylaxe/antithrombotische Medikation. http://www.awmf.org/leitlinien/detail/ll/001-005.html (Zugriff 23.09.2016)

Berufsverband Deutscher Anästhesisten und Deutscher Chirurgen (Hrsg) Vereinbarung des Berufsverbandes Deutscher Anästhesisten und Deutscher Chirurgen zur Schmerztherapie. www.bda.de/docman/alle-dokumente-fuer-suchindex/oeffentlich/empfehlungen/528-vereinbarung-zur-organisation-der-postoperativen-schmerztherapie/file.html (Zugriff 23.09.2016)

Burgess FW, Anderson DM, Colonna D, Sborov MJ, Cavanaugh DG (1993) Ipsilateral shoulder pain following thoracic surgery. Anesthesiology 78: 365–368. PubMed PMID: 8439033

Cameron CM, Scott DA, McDonald WM, Davies MJ (2007) A review of neuraxial epidural morbidity: experience of more than 8,000 cases at a single teaching hospital. Anesthesiology 106: 997–1002. PubMed PMID: 17457132

Dango S, Harris S, Offner K, Hennings E, Priebe HJ, Buerkle H, Passlick B, Loop T (2013) Combined paravertebral and intrathecal vs thoracic epidural analgesia for post-thoracotomy pain relief. Br J Anaesth 110: 443–449. PubMed PMID: 23151421

Diatchenko L, Slade GD, Nackley AG, Bhalang K, Sigurdsson A, Belfer I, Goldman D, Xu K, Shabalina SA, Shagin D, Max MB, Makarov SS, Maixner W (2005) Genetic basis for individual variations in pain perception and the development of a chronic pain condition. Hum Mol Genet 14: 135–3. PubMed PMID: 15537663

Fortier S, Hanna HA, Bernard A, Girard C (2012) Comparison between systemic analgesia, continuous wound catheter analgesia and continuous thoracic paravertebral block: a randomised, controlled trial of postthoracotomy pain management. Eur J Anaesthesiol 29: 524–530. PubMed PMID: 22914044

Gage A, Rivara F, Wang J, Jurkovich GJ, Arbabi S (2014) The effect of epidural placement in patients after blunt thoracic trauma. J Trauma Acute Care Surg 76: 39–45; discussion 45–46. PubMed PMID: 24368355

Gerner P (2008) Postthoracotomy pain management problems. Anesthesiol Clin 26: 355–367, vii. PubMed PMID: 18456219; PubMed Central PMCID: PMC2453516

Grabow L, Buse R (1990) Preoperative anxiety–anxiety about the operation, anxiety about anesthesia, anxiety about pain? Psychother Psychosom Med Psychol 40: 255–263. PubMed PMID: 2392514

Guastella V, Mick G, Soriano C, Vallet L, Escande G, Dubray C, Eschalier A (2010) A prospective study of neuropathic pain induced by thoracotomy: incidence, clinical description, and diagnosis. Pain 152: 74–81. PubMed PMID: 21075523

Hermanides J, Hollmann MW, Stevens MF, Lirk P (2012) Failed epidural: causes and management. Br J Anaesth 109: 144–154. PubMed PMID: 22735301

Hilde M, Norum HB (2009) A systematic review of comparative studies indicates that paravertebral block is neither superior nor safer than epidural analgesia for pain after thoracotomy. Scand J Pain 1: 12–23

Imai Y, Imai K, Kimura T, Horiguchi T, Goyagi T, Saito H, Sato Y, Motoyama S, Nishikawa T, Minamiya Y (2015) Evaluation of postoperative pregabalin for attenuation of postoperative shoulder pain after thoracotomy in patients with lung cancer, a preliminary result. Gen Thorac Cardiovasc Surg 63: 99–104. PubMed PMID: 25167976

Larsen R (2012) Anästhesie und Intensivmedizin für die Fachpflege. Springer, Berlin Heidelberg

Light RW (2011) Pleural controversy: optimal chest tube size for drainage. Respirology 16: 244–248. PubMed PMID: 21166742

Macrae WA (2008) Chronic post-surgical pain: 10 years on. Br J Anaesth 101: 77–86. PubMed PMID: 18434337

McGaw CD, Hanna WJ (1998) Knowledge and fears of anaesthesia and surgery. The Jamaican perspective. West Indian Med J 47: 64–67. PubMed PMID: 9769754

Peng Z, Li H, Zhang C, Qian X, Feng Z, Zhu S (2014) A retrospective study of chronic post-surgical pain following thoracic surgery: prevalence, risk factors, incidence of neuropathic component, and impact on qualify of life. PLoS One 9: e90014. PubMed Central PMCID: PMC3938555

Pöpping DM, Wenk M, Van Aken HK (2012) Neurologic complications after epidural analgesia. Anasthesiol Intensivmed Notfallmed Schmerzther 47: 336–343; quiz 344. PubMed PMID: 22628030

Pöpping DM, Elia N, Van Aken HK, Marret E, Schug SA, Kranke P, Wenk M, Tramèr MR (2014) Impact of epidural analgesia on mortality and morbidity after surgery: systematic review and meta-analysis of randomized controlled trials. Ann Surg 259: 1056–1067. PubMed PMID: 24096762

Rogers ML, Duffy JP (2000) Surgical aspects of chronic post-thoracotomy pain. Eur J Cardiothorac Surg 18: 711–716. Review. PubMed PMID: 11113680

Steinthorsdottir KJ, Wildgaard L, Hansen HJ, Petersen RH, Wildgaard K (2014) Regional analgesia for video-assisted thoracic surgery: a systematic review. Eur J Cardiothorac Surg 45: 959–966. PubMed PMID: 24288340

Tänzer P, Melzack R, Jeans ME (1986) Influence of psychological factors on postoperative pain, mood and analgesic requirements. Pain 24: 331–342. PubMed PMID: 3960574

Thavaneswaran P, Rudkin GE, Cooter RD, Moyes DG, Perera CL, Maddern GJ (2010) Brief reports: paravertebral block for anesthesia: a systematic review. Anesth Analg 110: 1740–1744. PubMed PMID: 20448076

Tocher JM (2014) Expectations and experiences of open abdominal aortic aneurysm repair patients: a mixed methods study. J Clin Nurs 23: 421–428. PubMed PMID: 23845072

Veit S (2014) Pain Management in video-assisted thoracic surgery (VATS)]. Zentralbl Chir 139 (Suppl 1): S34–38. PubMed PMID: 25264721

Waurick K, Riess H, Van Aken H, et al. (2014) S1-Leitlinie Rückenmarknahe Regionalanästhesien und Thrombembolieprophylaxe/antithrombotische Medikation. 3. überarbeitete Empfehlung der Deutschen Gesellschaft für Anästhesiologie und Intensivmedizin. Anästh Intensivmed 55: 464–492

Wildgaard K, Iversen M, Kehlet H (2010) Chronic pain after lung transplantation: a nationwide study. Clin J Pain 26: 217–222. PubMed PMID: 20173435

Wildgaard K, Ravn J, Kehlet H (2009) Chronic post-thoracotomy pain: a critical review of pathogenic mechanisms and strategies for prevention. Eur J Cardiothorac Surg 36: 170–180. PubMed PMID: 19307137

Woolf CJ, Salter MW (2000) Neuronal plasticity: increasing the gain in pain. Science 288: 1765–1769. Review. PubMed PMID: 10846153

Ziyaeifard M, Azarfarin R, Golzari SE (2014) A Review of Current Analgesic Techniques in Cardiac Surgery. Is Epidural Worth it? J Cardiovasc Thorac Res 6: 133–140. PubMed PMID: 25320659; PubMed Central PMCID: PMC4195962

Instrumentarium und spezielle Techniken

Lagerung, thoraxchirurgisches Instrumentarium (inkl. VATS) und Nahtmaterial

B. Mann

P. Schneider, M. Kruschewski, H.J. Buhr (Hrsg.), *Thoraxchirurgie für den Allgemein- und Viszeralchirurgen*,
https://doi.org/10.1007/978-3-662-48710-5_5

Die in diesem Kapitel vorgestellten Instrumente und Nahtmaterialien für die Thoraxchirurgie entsprechen dem aktuellen Standard in unserer Klinik. Sie sind über viele Jahre durch die alltäglichen klinischen Erfahrungen entstanden und müssen auch bei kritischer regelmäßiger Überprüfung nur selten verändert werden. Die eingangs vorgestellte Lagerung bei thoraxchirurgischen Eingriffen ist eine wichtige Voraussetzung für einen optimalen Operationsablauf. Sie hat sich über viele Jahre bewährt und ist u. E. den vielen anderen praktizierten Lagerungsverfahren überlegen (Nervenläsion bzw. Plexusschaden). Die dargestellten Instrumente sind notwendige Voraussetzung, um thoraxchirurgische Operationen durchzuführen – mehr wird nicht benötigt; mit weniger sollte man sich nicht zufrieden geben. Die aufgeführten Faden-Nadel-Kombinationen und Klammernahtgeräte können selbstverständlich durch vergleichbare Produkte anderer Anbieter ersetzt werden und sind somit als Empfehlung und keinesfalls als geforderter Standard zu verstehen.

5.1 Lagerung

Die Anforderungen an die Lagerung zur lateralen Thorakotomie bzw. Thorakoskopie sind:

- freie Zugänglichkeit zur gesamten Thoraxhälfte inklusive Sternum und Wirbelsäule,
- keine Stauchung der Interkostalräume,
- maximale Stabilität des Patienten, auch bei Rotation des Operationstisches,
- Vermeidung von Lagerungsschäden, besonders von Plexusläsionen.

Diesen Anforderungen wird die im Folgenden beschriebene Seitenlagerung gerecht. Vielerorts werden die Patienten auf einem geraden Tisch seitlich gelagert, und durch Aufknicken der Patienten in der Hüfte wird versucht, die Interkostalräume weit zu stellen. Dies gelingt nicht, solange die tischseitige Schulter nicht frei gelagert ist, da sie die Interkostalräume staucht. Das erreicht man durch Lagerung des Patienten auf einem Gelkissen mit einer Aussparung für die Schulter. Alternativ erlauben moderne Op-Tische mannigfaltige Lagerungen. Insbesondere durch Knickungen der unterschiedlichen Platten gelingt eine kompressionsfreie Lagerung der tischseitigen Schulter. Durch diese Freilagerung der Schulter wird eine Kompression des Plexus brachialis auch bei längeren Operationen vermieden. Durch Abknicken des Oberteils mit gleichzeitigem Anheben der Beinplatten ergibt sich eine gerade, horizontale Lagerung der Wirbelsäule.

Zur Lagerung der Beine wird ein „Tunnel" verwendet, um Druckschäden zu vermeiden. Wir fixieren die Symphyse und das Kreuzbein mit zwei seitlichen, gepolsterten Stützen. Die Abstützung des Beckens an der Symphyse und am Kreuzbein ergibt eine absolute Stabilität, so dass der Tisch gefahrlos nach ventral oder dorsal gekippt werden kann. Der tischseitige Arm liegt auf einer normalen Armstütze; der deckenseitige Arm kann zur konventionellen Thorakotomie in einer tiefen Beinschale gelagert werden. Diese stört den Radius der Instrumente indes bei videoassistierten Eingriffen. Bei VATS-Lobektomien lagern wir den oben liegenden Arm neben den Kopf des Patienten (◘ Abb. 5.1).

Die Lagerung ist dann gelungen, wenn die Wirbelsäule des Patienten abschließend in einer nahezu geraden, horizontalen Linie verläuft.

Diese Lagerung bei thoraxchirurgischen Eingriffen erlaubt nach Abwaschen vom Sternum bis zur Wirbelsäule und von der Schulter bis zum Beckenkamm jeden gewünschten Zugang zum Thorax inklusive der Doppelthorakotomie.

Moderne Op-Tische haben eine Verschmälerung der Oberkörperplatte. Dies verbessert die Ergonomie des Operateurs und des Assistenten bei lateralen Thorakotomien durch eine deutliche Entlastung der Wirbelsäule bei der Arbeit am Tisch (◘ Abb. 5.2).

5.2 Instrumentarium für konventionelle thoraxchirurgische Eingriffe

Für konventionelle Thorakotomien verwenden wir ein thoraxchirurgisches Sieb, das in ◘ Abb. 5.3 dargestellt ist.

Im Folgenden werden hier nur spezifisch thoraxchirurgische Instrumente genannt, die in der Viszeralchirurgie keine Anwendung finden. Zum Aufhalten des Situs bei der Thorakotomie wird ein Thoraxsperrer mit unterschiedlich langen Valven benutzt. Die lange Valve wird skapulaseitig eingesetzt, um ein Abrutschen des Schulterblattes über den Sperrer zu vermeiden. Die Valven können entsprechend der zu operierenden Seite separat in den Sperrer eingesetzt werden (◘ Abb. 5.4).

Zum zirkulären Abschieben des Periosts bei Rippenresektionen verwenden wir das Raspatorium nach Doyen. Bei der Thorakotomie wird das Periost vom Oberrand der Rippe mit einem konventionellen Raspatorium abgeschoben. Der Rippenretraktor nach Bailey erleichtert den Verschluss der Thorakotomie (▶ Kap. 6).

Lungenspatel werden in unserer Klinik kaum benutzt, da sie traumatischer sind als ein gezieltes Anklemmen und Weghalten des Lungenparenchyms mit einer Duval-Klemme. Bei der Lymphadenektomie werden die Lymphknoten mit Ellis-Klemmen gefasst. Diese werden darüber hinaus zum Anklemmen des Herzbeutels bei der Eröffnung des Perikards verwendet. Wir benutzen atraumatische

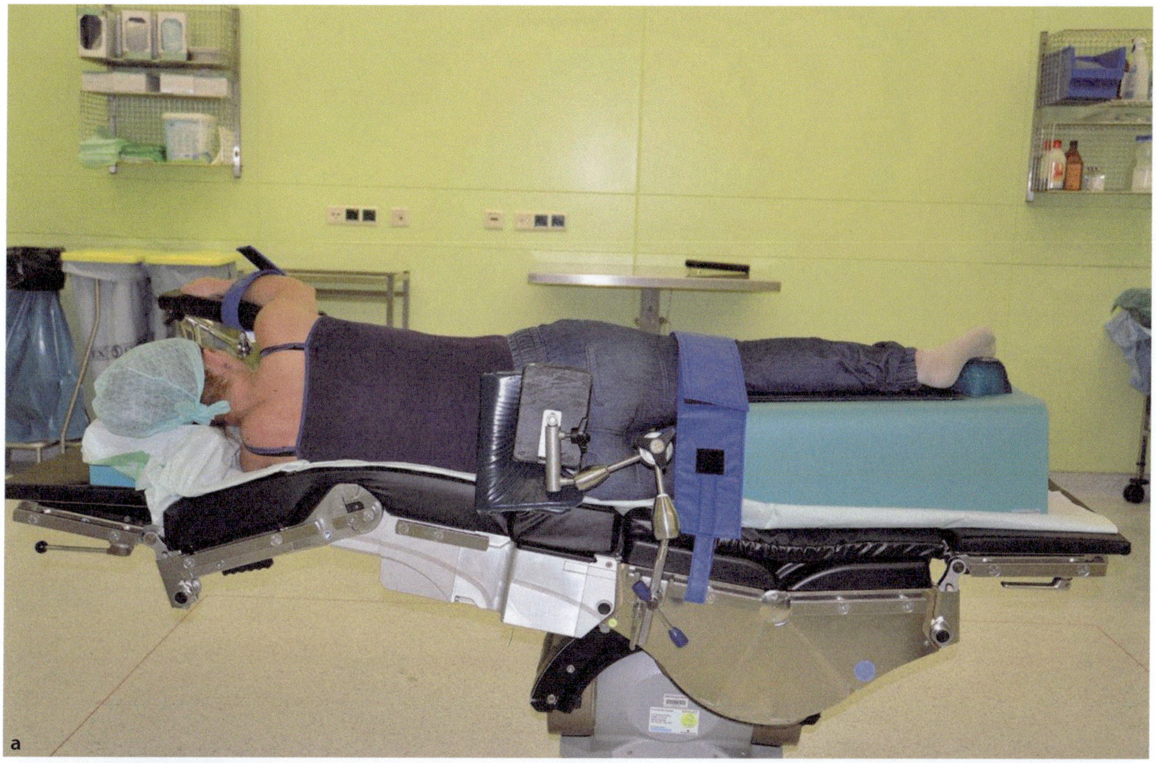

a

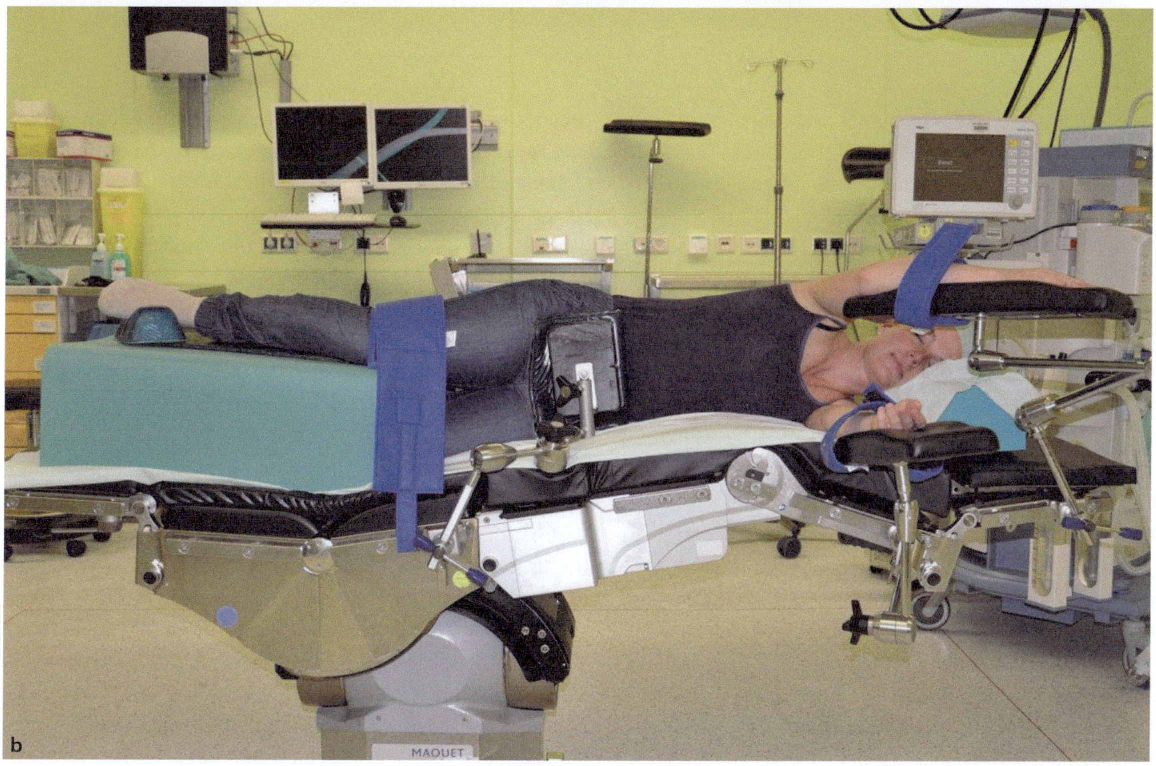

b

Abb. 5.1a–c Patientenlagerung. **a** Dorsale Ansicht: Anatomiegerechte Linksseitenlagerung zur konventionellen rechtsseitigen Thorakotomie. Durch Abknicken der Lagerungsplatte entsteht eine Aussparung zur Freilagerung der linken Schulter. Das Becken wird am Kreuzbein abgestützt. Bei regelrechter Lagerung bildet die Wirbelsäule eine gerade Horizontale. **b** Ventrale Ansicht: Verwendung eines „Tunnels" für die Beinlagerung und seitliche Stützen an der Symphyse. Der oben liegende Arm kann auf einer flachen Schiene gelagert werden. **c** Alternativ kann der oben liegende Arm abgewinkelt locker neben dem Kopf des Patienten auf einer Gelschiene gelagert werden. Dies erleichtert den Zugang mit Instrumenten durch die axilläre Inzision, z. B. bei VATS-Lobektomie

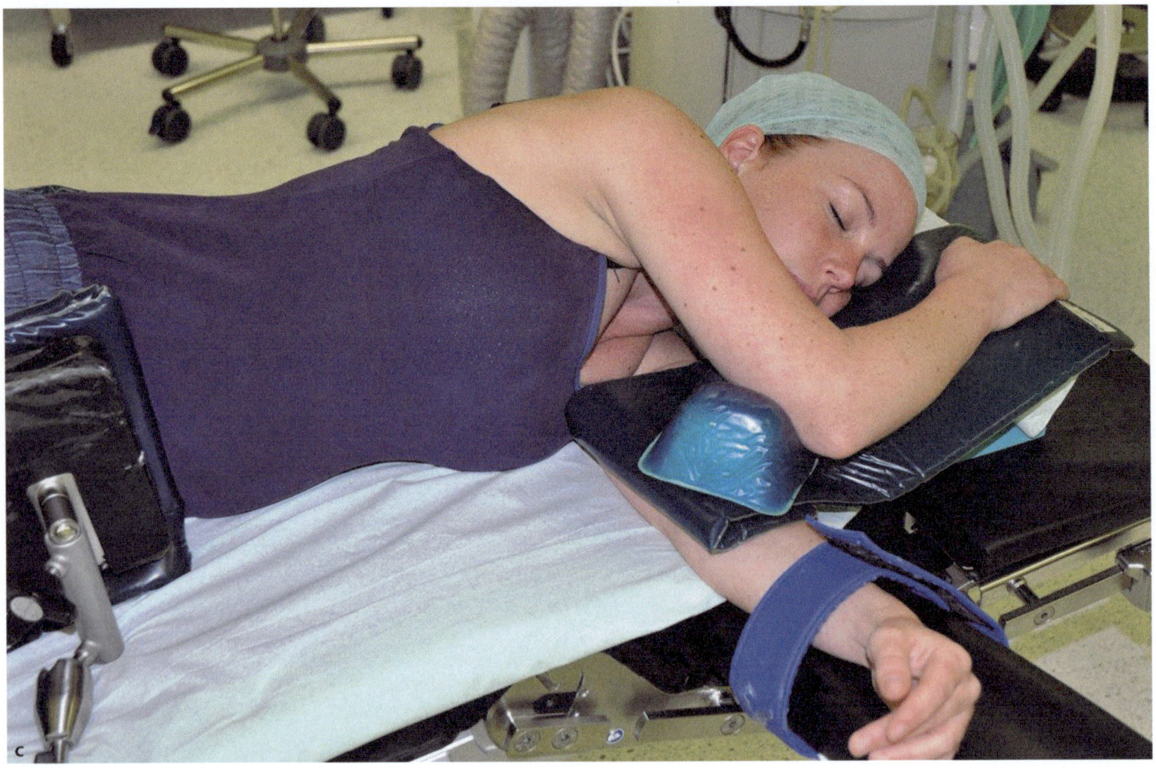

Abb. 5.1a–c Fortsetzung

DeBakey-Pinzetten und Präparierscheren in entsprechender Länge. Zum Durchtrennen der Lungengefäße gibt es eine spitze Schere, die nur zu diesem Zweck eingesetzt wird.

5.3 Instrumentarium für minimalinvasive thoraxchirurgische Eingriffe

Das Sieb für die videoassistierten Thoraxeingriffe ist in Abb. 5.5 dargestellt. Es werden eine Koagulationskugel bzw. ein -spatel benötigt.

Nur mit langen, S-förmigen Instrumenten (Scheren und Fasszangen) ist das minimalinvasive Arbeiten im Thorax möglich (Abb. 5.6). Wir verwenden ausschließlich stumpfe Trokare und Hülsen. Die Arbeitstrokare haben einen Durchmesser von 12 mm. Für den kranialen Arbeitszugang benutzen wir grundsätzlich keine Trokare. Manchmal muss dieser Zugang im Sinne einer Minithorakotomie über mehrere Zentimeter erweitert werden, z. B. um eine manuelle Übernähung unter direkter Sicht durchzuführen oder Koagel auszuräumen. Für diese Situationen ist der Sperrer nach Giudicelli sehr hilfreich und garantiert eine überraschend gute Übersicht auch bei kleinsten Inzisionen. Für die Pleurektomie wird neben der S-förmigen Fasszange zusätzlich eine gebogene Fasszange benötigt, um die dem Operateur zugewandten Pleuraanteile fassen zu können. Ein spezieller Metallsauger mit Ventil gehört ebenfalls zur notwendigen Ausrüstung für die videoassistierte Thoraxchirurgie.

5.4 Nahtmaterialien für konventionelle thoraxchirurgische Eingriffe

Lungenparenchym Lungenparenchymbrücken werden bei Lappenresektionen mit einem entsprechend großen Klammernaht-Schneidegerät abgesetzt und müssen nicht zusätzlich übernäht werden. Offene Keilresektionen, bei denen häufig ein breiter Saum Lungenparenchym mit den darin befindlichen Bronchien und Gefäßen abgesetzt werden muss, führen wir im Gegensatz dazu mit Linearstaplern durch. Sie sind durch die zweireihige Klammernahtreihe in der Regel ebenfalls primär dicht. Dabei verwenden wir je nach Stärke des zu durchtrennenden Parenchyms blaue oder grüne Magazine. Kommt es bei der Präparation zu einem Einriss des Lungenparenchyms, z. B. im Rahmen einer Dekortikation, so wird

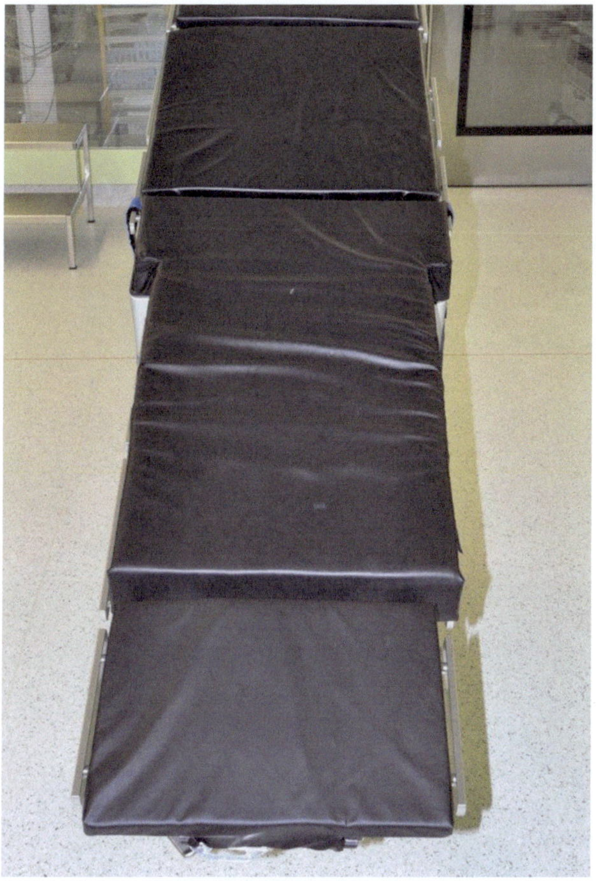

Abb. 5.2 Op-Tisch mit verschmälerter Oberkörperplatte bringt Entlastung für Operateur und Assistenten

dieser manuell übernäht. Wir favorisieren 3/0-Vicrylfäden mit der MH-Nadel.

Bronchusverschluss Standard in unserer Klinik ist der Bronchusverschluss mittels Klammernahtreihe. Für Lappenbronchien wird das TA-30-Klammernahtgerät mit dem blauen Magazin verwendet; für Hauptbronchien bei der Pneumonektomie das grüne Magazin. Alternativ kann jeder Bronchus mit der Hand verschlossen werden. Dazu sollten 4/0-PDS-Fäden mit der scharfen V7-Nadel benutzt werden, die als einfache Einzelknopfnaht angelegt werden.

Pulmonalarterien Den Hauptstamm der Pulmonalarterie bei der Pneumonektomie setzen wir ebenfalls mit einem TA-Klammernahtgerät TA 30 unter Verwendung des weißen Magazins ab. Die Segmentarterien werden mit Durchstichligaturen versorgt. Je nach Größe der Gefäße kommt dabei Prolene der Stärke 3/0 oder 4/0 zum Einsatz. Die Nadel ist in allen in der Regel eine SH-Nadel, bei kleinen Gefäßen eine RB-Nadel.

Lungenvenen Die Ober- und Unterlappenvenen werden in der Regel manuell mit einer Prolene-2/0-SH-Faden-Nadel-Kombination im Sinne einer Durchstichligatur versorgt. Wird aus Radikalitätsgründen ein Anteil des linken Vorhofs mit reseziert, so wird dieser wiederum mit einem Klammernahtgerät TA 55 abgesetzt. Dabei wird das blaue Magazin verwendet.

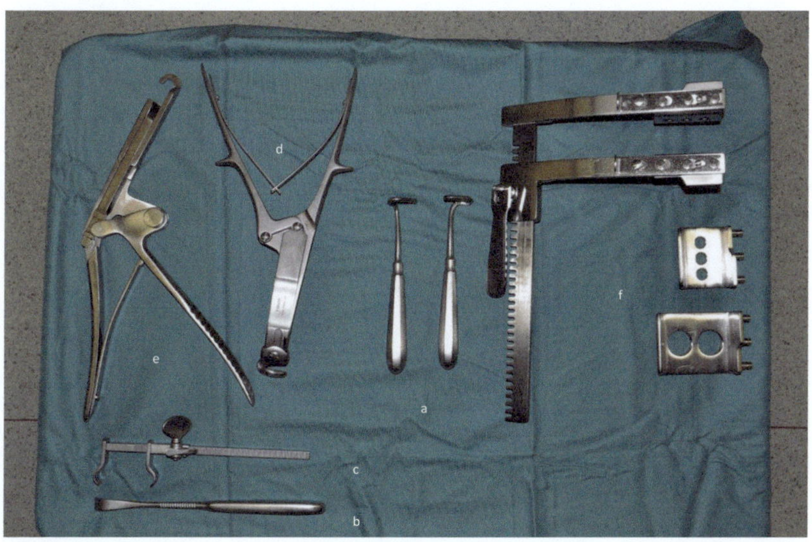

Abb. 5.3 Instrumentiertisch mit sinnvollen thoraxchirurgischen Instrumenten für die offene Thoraxchirurgie. **a** Raspatorium nach Doyen, **b** konventionelles Raspatorium, **c** Rippenretraktor nach Bailey, **d** Rippenschere nach Brunner, **e** erste Rippenschere nach Sauerbruch, **f** Thoraxsperrer mit unterschiedlichen Valven

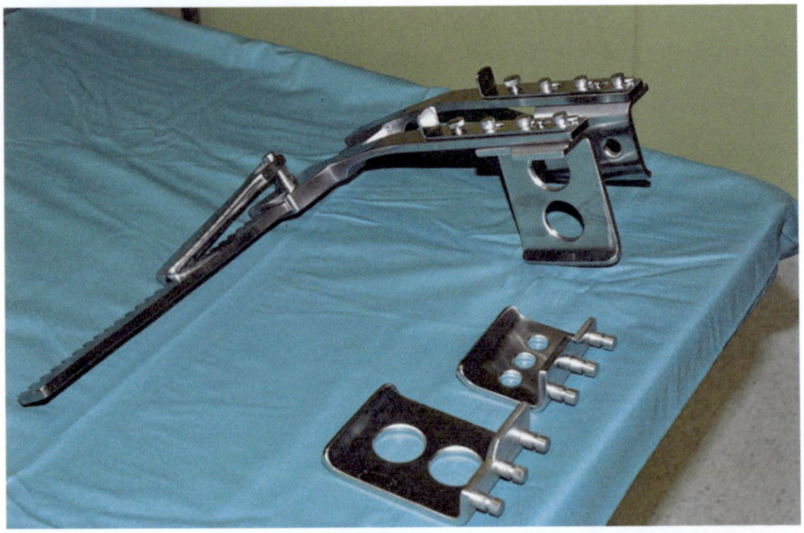

Abb. 5.4 Thoraxsperrer für alle Formen der lateralen Thorakotomie mit unterschiedlich langen, separat einsetzbaren Valven

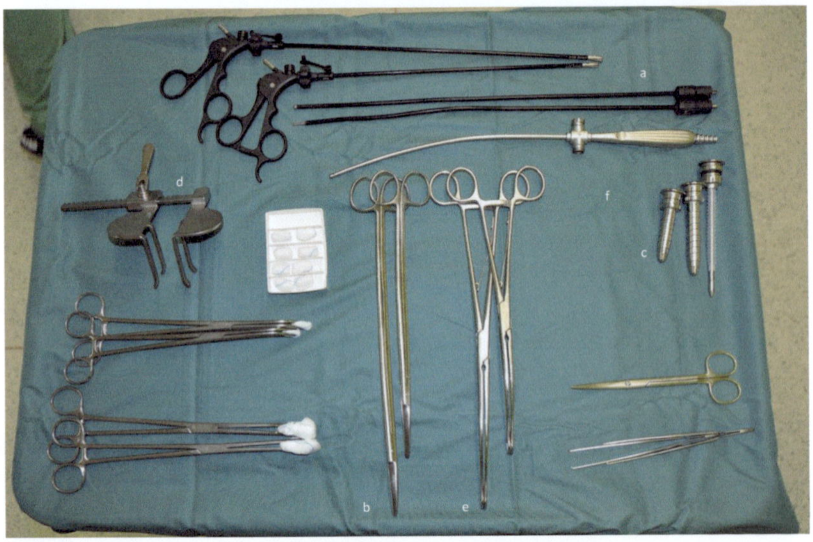

Abb. 5.5 Instrumentiertisch mit Instrumentarium für die einfache videoassistierte Thoraxchirurgie: **a** Koagulationsspatel bzw. -kugel, **b** S-förmige Scheren, **c** stumpfe Trokare und Hülsen, 12 mm, **d** Sperrer nach Giudicelli, **e** gebogene Fasszange, **f** Ventilsauger

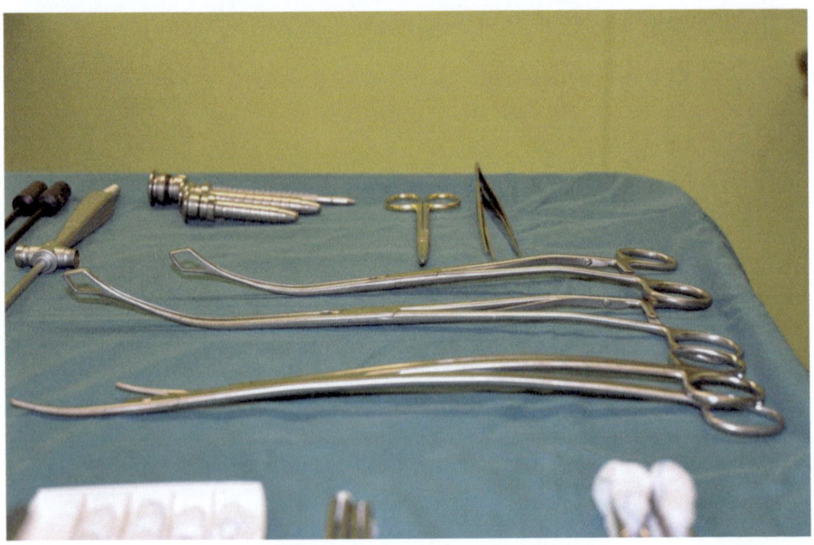

Abb. 5.6 Mit gebogenen Fasszangen kann man jede Stelle intrathorakal vom axillären Zugang her erreichen

5.5 Nahtmaterialien für minimalinvasive thoraxchirurgische Eingriffe

Bei der videoassistierten Keilresektion von Rundherden unklarer Dignität verwenden wir zur Durchtrennung des Lungenparenchyms ein abwinkelbares 30-mm-Endo-GIA-Klammerschneidegerät.

Dieses Gerät wird auch für die Resektion von bullatragenden Segmenten im Apex bei der operativen Versorgung des Spontanpneumothorax eingesetzt. Die dreireihige Klammernahtreihe ist in der Regel ebenfalls primär dicht und muss nicht übernäht werden. Muss das Lungenparenchym wegen Einrissen übernäht werden, so werden dieselben Nähte wie in der offenen Thoraxchirurgie (siehe oben) verwendet. Alle Keilresektate, die im Rahmen der Abklärung von Rundherden unklarer Dignität abgesetzt werden, entfernen wir unter dem Schutz eines „endobags" aus der Thoraxhöhle, um potenzielle Tumorzelldisseminationen im Bereich der Thoraxwand zu vermeiden.

Zugangswege zum Thorax und spezielle Nahttechniken (Bronchus, Pulmonalarterie)

P. Schneider

P. Schneider, M. Kruschewski, H.J. Buhr (Hrsg.), *Thoraxchirurgie für den Allgemein- und Viszeralchirurgen*,
https://doi.org/10.1007/978-3-662-48710-5_6

Das Ziel eines operativen Zugangs ist die optimale Exposition der darunterliegenden Organe. Das ist in der Thoraxchirurgie von besonderer Bedeutung, da durch den überwiegend knöchernen Thorax beliebige Erweiterungen nicht ohne Weiteres möglich sind. Die inadäquate Exposition der zu operierenden Organe führt unweigerlich zu verlängerten Operationszeiten und schlechter Versorgung der Hilusstrukturen mit der Gefahr einer Massenblutung oder einer inkompletten onkologischen Resektion. Beim Lungenkarzinom steht die radikale Resektion des Tumors im Vordergrund. Voraussetzung dazu ist die kompromisslose Freilegung des Lungenhilus, des Mediastinums und der Brustwand. Der klassische Zugang ist die posterolaterale Thorakotomie, die allen Anforderungen entspricht und alle intraoperativen Optionen offen lässt. Muskelschonende Zugänge dürfen in keiner Weise die onkologische Radikalität einschränken, zumal kein funktioneller Vorteil gegenüber der posterolateralen Inzision erwiesen ist. Mediane Zugänge sind in der Chirurgie des Mediastinums und manchmal in der beidseitigen Metastasenchirurgie indiziert. Die Versorgung der Hilusstrukturen bedarf der größten Sorgfalt, da intraoperative Komplikationen wie Blutung oder postoperative Bronchusinsuffizienzen oft fatal verlaufen.

6.1 Laterale Zugänge

6.1.1 Posterolaterale Thorakotomie

Indikation

Die posterolaterale Thorakotomie ist der klassische einseitige thorakale Zugang. Dieser Zugang ist zur kompletten Exploration eines Hemithorax geeignet. Daher können nahezu alle Operationen an der Lunge, am Ösophagus, am Mediastinum, an der deszendierenden Aorta und am Zwerchfell durchgeführt werden. Auch Eingriffe an der Trachealbifurkation, am Perikard und an den zentralen Pulmonalgefäßen werden von diesem Zugang aus am leichtesten durchführbar sein. Das dorsale Mediastinum mit den wichtigen Strukturen wie Ösophagus und den gesamten Lymphbahnen ist für die onkologische Chirurgie von zentraler Bedeutung. Diese Region wird durch den posterolateralen Zugang in optimaler Weise dargestellt.

Lagerung

Die Lagerung erfolgt in klassischer Seitenlagerung (► Abb. 5.1, Kap. 5). Bei der Seitenlagerung ist darauf zu achten, dass eine stabile Abstützung des Patienten am Becken erfolgt, dorsal am Os sacrum und ventral am Os pubis. Der Oberkörper wird nur so fixiert, dass der oben liegende Arm auf einer breiten Armstütze zu liegen kommt. Dadurch verlagert sich die Scapula etwas nach ventral und kranial, so dass die laterale Thoraxwand optimal exponiert ist. Durch die stabile Fixierung am Becken kann der Tisch je nach Bedarf nach ventral oder nach dorsal gekippt werden. Der Patient bleibt dabei stabil fixiert.

> **Die unten liegende Schulter muss abgesenkt wird. Durch dieses Manöver ist sie frei, so dass keine Plexusläsionen zu erwarten sind. Die Wirbelsäule bleibt dabei gerade. Besonders am zervikodorsalen Übergang ist darauf zu achten, dass es nicht zu einer Abknickung kommt. Dies kann durch Knickung des OP-Tisches unter der Scapula oder durch ein spezielles Kissen gewährleistet werden.**

Zugang allgemein

Der Operateur steht bei diesem Zugang am Rücken des Patienten. Bei der klassischen posterolateralen Thorakotomie beginnt die Hautinzision ventral am vorderen Rand des M. latissimus dorsi, die Schnittführung erfolgt dann S-förmig unterhalb der Spitze der Scapula und verlängert sich nach dorsal/kranial parallel zum vertebralen Rand der Scapula, der immer getastet werden kann (◘ Abb. 6.1). Nach Durchtrennung des subkutanen Fettgewebes mit Kauter kommt der M. latissimus dorsi zur Darstellung. Er wird in seiner kompletten Breite elektrisch durchtrennt, wobei die kräftigen Muskelgefäße einzeln koaguliert werden müssen. Nach dorsal muss meistens der M. trapezius über einige Zentimeter inzidiert werden. So wird die darunterliegende Schicht des M. serratus anterior dargestellt. Dieser

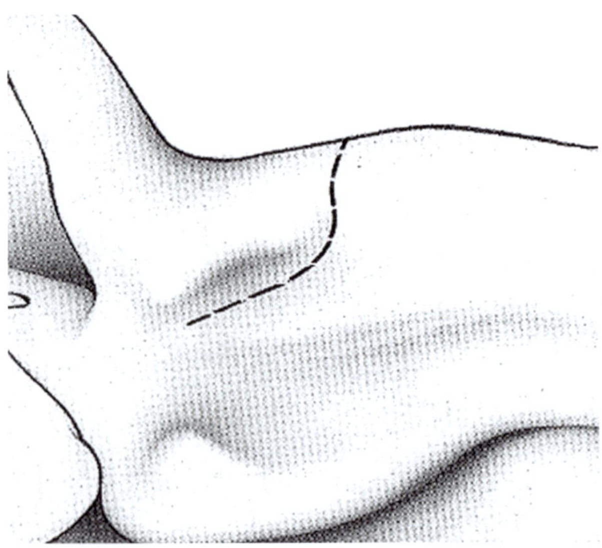

◘ **Abb. 6.1** Posterolaterale Thorakotomie rechts. (Aus Drings et al. 2003)

kann normalerweise geschont werden. Am hinteren dorsalen Rand des M. serratus im muskelfreien Dreieck wird die Faszie des M. serratus inzidiert und der Muskel nach ventral mit einem Roux-Haken gehalten. Nach dorsal wird die Faszie weiter gespalten und der M. rhomboideus major im kaudalen Bereich durchtrennt. Jetzt kann der Operateur unter die Scapula fassen und die Rippen abzählen.

Zugang bei Lungenresektion

Bei anatomischen Lungenresektionen empfiehlt sich immer der Zugang im 5. Interkostalraum. Zur Orientierung werden die Rippen abgezählt, indem man mit der flachen Hand unter die Scapula eingeht. Die 1. Rippe ist meistens nicht tastbar. Die oberste tastbare Rippe entspricht somit der 2. Rippe, die man zusätzlich durch die Insertion der Skalenusmuskulatur identifizieren kann.

Zugang zur Pleurahöhle

Den Zugang zur Pleurahöhle kann man auf verschiedene Weisen erreichen. Meistens gelangt man interkostal unter Durchtrennung der Interkostalmuskulatur am Oberrand der 6. Rippe in die Pleurahöhle. Die routinemäßige Resektion der 6. Rippe ist bei Standardresektionen u. E. nicht notwendig.

Wir empfehlen den Zugang oberhalb der 6. Rippe. Hierzu wird die Insertion der Interkostalmuskulatur mit dem Periost an der Oberkante der 6. Rippe auf voller Länge mit dem Kauter inzidiert. Dadurch entsteht eine ausreichend große Lefze – bestehend aus Interkostalmuskulatur und Periost –, mit der sich der Thorax später dicht verschließen lässt.

Zur Vermeidung einer Kompression des 5. Interkostalnerven durch den Rippenretraktor wird empfohlen, das interkostale Gefäßnervenbündel von der Unterkante der 5. Rippe abzulösen (Sapkota et al. 2013). Dadurch mobilisiert sich der Nerv etwas nach intrathorakal und wird nicht zwischen Retraktor und Rippe eingeklemmt (◘ Abb. 6.2).

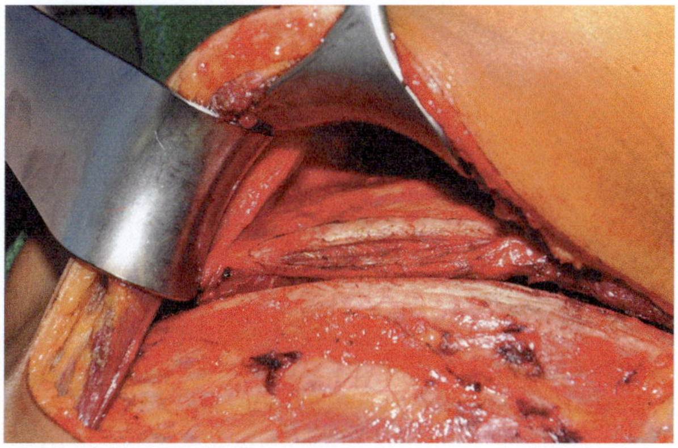

◘ **Abb. 6.2** Ablösen des interkostalen Muskelgefäßnervenbündels von der 5. Rippe (intraoperativer Situs)

Zugang bei peripherer Tumorlage oder entzündlicher Erkrankung

Bei peripherer Tumorlage oder entzündlicher Erkrankung wird extrapleural vorgegangen. Das bedeutet, dass die Pleura parietalis in der Schicht zur Fascia endothoracica abgelöst wird, ohne sie dabei zu eröffnen. Dies geschieht oft stumpf mit dem Finger. Bei festerer Pleura, z. B. bei Empyem, muss in einigen Fällen auch die stumpfe geschlossene Schere oder der Stieltupfer verwendet werden.

Wenn der Tumor sich nicht extrapleural lösen lässt, bedeutet dies, dass der Tumor das Periost oder sogar den Knochen infiltriert hat. In diesem Fall muss die Resektion en bloc mit der Brustwand erfolgen, d. h. die infiltrierte Brustwand wird mit großem seitlichen Sicherheitsabstand mit dem anhängenden Lungenresektat entfernt. Man vermeidet dadurch eine Tumoreröffnung und Tumorzellverschleppung mit Erhöhung der Lokalrezidivrate und Verschlechterung der Langzeitprognose (Downey et al. 1999).

Zugang bei starrem Thorax

Bei starrem Thorax kann die paravertebrale Durchtrennung der 5. oder 6. Rippe erfolgen, um die Inzidenz von Rippenfrakturen zu vermeiden. In besonderen Situationen kann auch die 6. Rippe reseziert werden.

Die routinemäßige Ligatur des interkostalen Gefäßnervenbündels ist nicht indiziert.

Der Zugang zu den thorakalen Organen wird erst gewonnen, indem ein Rippensperrer eingesetzt wird. Beim posterolateralen Zugang empfiehlt es sich, 2 unterschiedliche Valven zu benutzen. Nach kranial benutzen wir die lange Valve, weil hier die Scapula ebenfalls retrahiert wird, kaudal wird die kurze Valve eingesetzt.

Abschließende Schritte

Vor dem Verschluss der Thorakotomie werden 1 oder 2 Thoraxdrainagen eingelegt. Dabei sollen immer großkalibrige Drainagen – z. B. 28 Ch – verwendet werden. Es erfolgt immer eine Drainageneinlage nach dorsal zur Ableitung von Wundsekret. Eine zusätzliche ventrale Drainage empfiehlt sich bei Vorliegen von kleinen Parenchymdefekten, z. B. nach Dekortikation, sowie bei größeren anatomischen apikalen Resektionen, um einen ventralen Pneumothorax zu vermeiden. Ein kontinuierlicher Sog von 15 cm Wassersäule führt zu einer raschen Ausdehnung der Lunge. Die Drainagen können in der Regel nach 2–6 Tagen gezogen werden. Nach

Pneumonektomie ist eine basale Drainage ausreichend. Sie dient als Blutungskontrolle, daher wird kein Sog installiert. Nach 24–48 h kann die Drainage gezogen werden.

Thorakotomieverschluss

Zum Thorakotomieverschluss werden die Rippen mit kräftigen Nähten aus resorbierbarem Nahtmaterial der Stärke 2 adaptiert. Bei der Fadenführung soll darauf geachtet werden, dass die bei der Thorakotomie entstandene Lefze, die aus Interkostalmuskulatur und Periost besteht, zur kulissenartigen Deckung der 6. Rippe verwendet wird. Der klassische Verschluss wurde bislang mit sog. Perikostalnähten vorgenommen. Zunehmend setzt sich jedoch die transkostale Nahttechnik durch. Hierbei werden die Fäden nicht um die 6. Rippe herumgeführt, sondern durch 4 Bohrlöcher durch die 6. Rippe. Dadurch wird eine Kompression der Nerven und damit eine Interkostalneuralgie vermieden. In randomisierten Studien hat sich diese Technik als vorteilhaft gegenüber der klassischen perikostalen Technik erwiesen (◘ Abb. 6.3, ◘ Abb. 6.4, ◘ Abb. 6.5) (Allama 2010). Die Adaptation der Rippen wird dadurch erreicht, dass vorübergehend ein Rippenretraktor nach Bailey eingesetzt wird (◘ Abb. 5.3c). Die Rippen sollen sich nicht berühren.

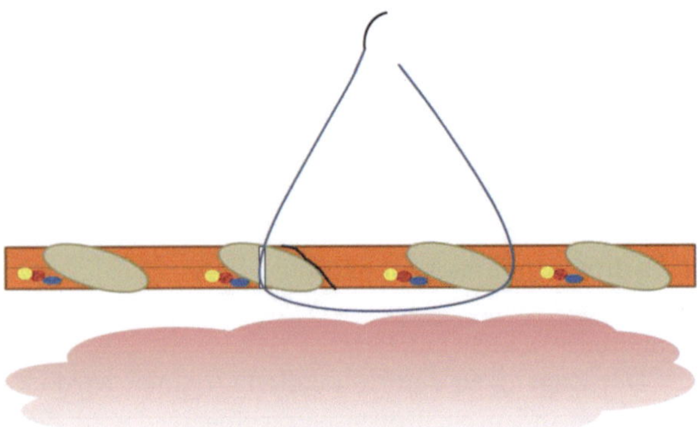

◘ **Abb. 6.3** Schematische Darstellung der transkostalen Nähte. Der Faden wird durch das Bohrloch in der 6. Rippe und um den Oberrand der 5. Rippe geführt

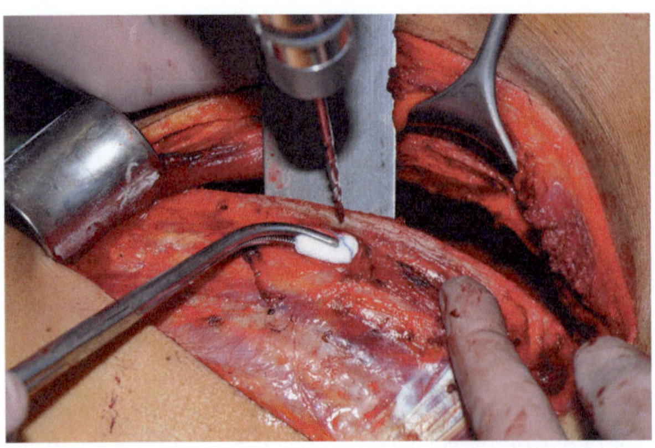

◘ **Abb. 6.4** Der intraoperative Situs zeigt das Bohren der 6. Rippe

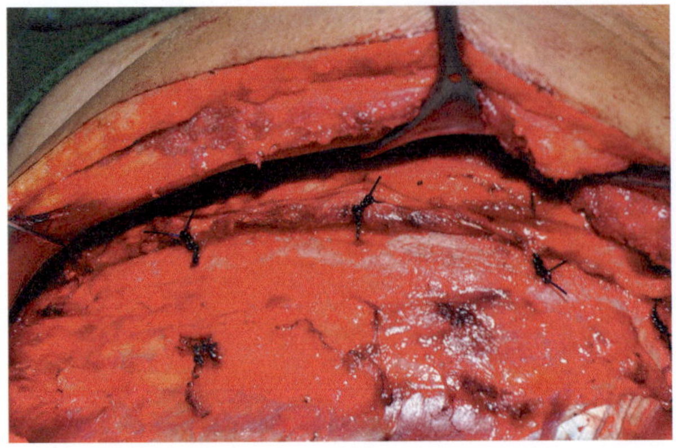

◘ **Abb. 6.5** Der intraoperative Situs zeigt die transkostalen Nähte

Mehrere randomisierte Studien zeigen signifikante Vorteile der transkostalen Nahttechnik hinsichtlich Schmerzscore und Verbrauch von Schmerzmittel sowohl in der frühpostoperativen Phase als auch bis zu 12 Monaten postoperativ ohne zusätzliche Morbidität.

Als nächste Schicht wird dann wieder mit einer fortlaufenden Naht die interkostale Muskellefze an das Periost der 6. Rippe genäht. Anschließend wird schichtgerecht die Thoraxwand weiter verschlossen, indem zunächst die Faszie des M. serratus anterior mit einer fortlaufenden Naht readaptiert wird. Nach dorsal wird diese Naht fortgesetzt durch eine fortlaufende Naht des M. rhomboideus. Die nächste Muskelschicht, bestehend aus dem M. latissimus dorsi, wird ebenfalls mit einem fortlaufenden 2er-Faden verschlossen. Gerne benutzen wir hier eine Schlingennaht. Nach dorsal wird der M. trapezius, sofern er eingeschnitten wurde, ebenfalls adaptiert. Es folgt eine Subkutannaht und eine Klammerung der Haut.

Erweiterungsmöglichkeiten

Der posterolaterale Zugang mit Fixierung des Patienten am Becken erlaubt es, je nach Bedarf die beliebige Erweiterung des Zugangs ohne Umlagerung und ohne erneute Abdeckung vornehmen zu können.

Nach ventral kann der Schnitt bis zum Rippenbogen oder Sternum bei Durchtrennung des M. serratus anterior erweitert werden. Nach dorsal und kranial kann der Zugang durch Verlängerung der Inzision parallel zur Wirbelsäule bis zum Nacken erweitert werden. Dies ist besonders wichtig für apikale Tumoren mit Brustwandinfiltration (z. B. Zugang nach Paulson bei Pancoast-Tumor). Bei breiten entzündlichen oder tumorösen Adhärenzen zum Zwerchfell oder bei Pleuropneumonektomien im Rahmen von Mesotheliomoperationen kann die Resektion durch eine zweite basale Thorakotomie (sog. Doppelthorakotomie) erleichtert werden.

6.1.2 Anterolaterale Thorakotomie

Im Bemühen, die Invasivität des Zugangs zu reduzieren – insbesondere die Durchtrennung von großen Muskelmassen –, werden die sog. muskelschonenden Zugangswege propagiert.

Hierzu wird die anterolaterale Thorakotomie gezählt, bei der der M. latissimus dorsi geschont wird. Dafür muss allerdings der M. serratus anterior in Faserrichtung gespalten werden. Dieser Eingriff bietet einen ausreichenden Zugang für kleine und mittlere Eingriffe am Thorax (z. B. Emphysemchirurgie, Standardlungenresektionen, Riesenbullaresektionen oder Erkrankungen in den ventralen Lungenanteilen oder des vorderen Mediastinums). Den muskelschonenden Zugängen wird in den ersten postoperativen Tagen zwar ein geringerer Schmerzmittelverbrauch zugeschrieben, letztendlich sind die Vorteile jedoch nicht bewiesen (Athanassiadi et al. 2007). Ein entscheidender Nachteil der anterolateralen Thorakotomie ist der erschwerte Zugang zu den posterioren mediastinalen Strukturen. So kann bei präoperativ nicht erwarteter Tumorausdehnung die Erweiterung des Eingriffs z. B. an der Trachealbifurkation problematisch sein. Daher sollte dieser Zugang eher einfacheren Resektionen oder benignen Erkrankungen vorbehalten bleiben. Komplexe onkologische Resektionen und erweiterte Eingriffe sollten über eine posterolaterale Thorakotomie vorgenommen werden. Eigene Erfahrungen zeigen ebenfalls, dass die Einschränkungen der Bewegung des Schultergürtels für den Patienten nicht relevant sind. Störend ist die postoperative Interkostalneuralgie mit chronischen Schmerzen im Ausstrahlungsgebiet der lädierten Interkostalnerven. Diese treten jedoch unabhängig von Zugang und Anästhesieverfahren bei 15–40 % der Thorakotomien auf (Hu et al. 2000). Der nervenschonende Zugang bei der Thorakotomie und ein Verschluss mit der transkostalen Nahttechnik haben die Rate der Interkostalneuralgien deutlich gesenkt.

Die Inzision der anterolateralen Thorakotomie beginnt parasternal, verläuft S-förmig nach dorsal und endet am anterioren Rand des M. latissimus dorsi bzw. vor dem Angulus inferior scapulae. Bei Frauen kann die Inzision aus kosmetischen Gründen in die submammäre Falte gelegt werden. Die Muskulatur des M. pectoralis major und des M. serratus anterior wird in Faserrichtung auseinander gedrängt. Auf eine vollständige Durchtrennung, insbesondere des M. latissimus dorsi, wird in den meisten Fällen verzichtet. Durch den schrägen Verlauf der Rippen wird hier im 4. Interkostalraum eingegangen. Der Thoraxwandverschluss geschieht in gleicher Weise wie bei der posterolateralen Thorakotomie.

Chirurgische Maßnahmen zur Vermeidung der postoperativen Schmerzen

- Hautinzision mit Elektrokauter
- Ablösen des interkostalen Muskellappens von der 5. Rippe, bevor die Rippen gespreizt werden
- Thorakotomieverschluss in transkostaler Nahttechnik

Videoassistierter Zugang

Der Patient liegt in strikter Seitenlagerung und wird prinzipiell so vorbereitet, dass jederzeit eine Thorakotomie durchgeführt werden kann.

Zur Lagerung und zum Vorgehen wird auf das ▶ Kap. 5 verwiesen.

6.2 Mediane Zugänge

Die medianen Zugangswege zum Thorax werden in der Chirurgie des vorderen Mediastinums und der Trachea sowie in der simultanen bilateralen Lungenchirurgie eingesetzt. Im Wesentlichen handelt es sich um die mediane Sternotomie und die transversale Thorakotomie zur Resektion sowie die parasternale Mediastinotomie im Rahmen der Diagnostik.

6.2.1 Mediane Sternotomie

Indikation

Die Indikation zur medianen Sternotomie wird in erster Linie zur Resektion von Mediastinaltumoren im vorderen Mediastinum (z. B. Thymome), in der Metastasenchirurgie – insbesondere bei beidseitigen Metastasen und oberflächlich in den ventralen Parenchymanteilen gelegenen Metastasen – und in der Emphysemchirurgie (beidseitige Lungenvolumenreduktion) gestellt.

Ausgedehnte retrosternale Strumen können nach zervikaler Freilegung durch eine partielle Sternotomie in Extremfällen besser freigelegt werden.

Lagerung

Der Patient wird in Rückenlage mit beiden Armen angelagert auf dem Operationstisch gelagert. Der Kopf wird etwas überstreckt und eine Rolle unter den Knien platziert. Der Operateur und der 2. Assistent stehen rechts vom Patienten, der 1. Assistent steht links vom Patienten. Beim Abwaschen muss darauf geachtet werden, dass seitlich tief abgewaschen und abgedeckt wird, sodass eine Thoraxdrainage am Ende der Operation nicht im unsterilen Bereich gelegt wird.

Zugang

Die Hautinzision erfolgt vom Jugulum bis zum Xiphoid. Nach Durchtrennung des Periosts mit dem Kauter wird dann kranial am Oberrand des Manubrium sterni der retrosternale Raum präpariert. Hierbei muss das Lig. interclaviculare mit den Kauter durchtrennt werden. Es ist besonders darauf zu achten, dass man bei der Durchtrennung dieses Ligamentes die dorsal verlaufende V. brachiocephalica sinistra nicht verletzt. Nach der Durchtrennung des Lig. interclaviculare kann man mit dem Finger die retrosternale Fläche tasten. Soweit der Finger reicht, wird diese Fläche von dem adhärenten mediastinalen Fett befreit. Eine weitere Befreiung der dorsalen Sternumfläche ist nicht notwendig. Das Sternum wird dann am bequemsten mit der oszillierenden Säge in der Mittellinie durchtrennt. Wir führen die Sternotomie von kranial nach kaudal durch. Nach Durchtrennung von verbleibenden querverlaufenden Bandverbindungen mit der Schere in Höhe des Jugulums ist dann der Zugang zum Mediastinum möglich. Eine subtile elektrische Blutstillung von kleinen periostalen Blutungen ist notwendig. Dann wird der Sternumsperrer eingesetzt und schrittweise der Brustkorb gespreizt.

Verschluss

Eine retrosternale Drainage im Sinne einer Thoraxdrainage mit kontinuierlichem Sog von 15 cm Wassersäule empfiehlt sich immer. Sie wird über eine gesonderte Inzision im Oberbauch ausgeleitet. Zum Verschluss des Sternums benutzen wir durchgreifende Stahldrähte. Die Verwendung von Knochenwachs ist in der Thoraxchirurgie nicht notwendig. Diffuse Blutungen aus dem Knochenmark werden durch die adaptierenden Drahtcerclagen gestillt. Die drei ersten Nähte werden in das Manubrium sterni gelegt. Alternativ zu den Drahtcerclagen wird auch resorbierbares Nahtmaterial diskutiert. Die experimentelle und klinische Erfahrung zeigt jedoch, dass resorbierbares Nahtmaterial eher zum Einreißen und zum Durchschneiden neigt, so dass wir die Drahtcerclagen empfehlen (Casha et al. 2001). Nach der Torsion des Drahtes müssen die Drahtenden gekürzt und in den Weichteilen mit Hammer und Stößel versenkt werden, um spätere Arrosionen der Haut zu vermeiden. Prinzipiell werden Drahtcerclagen bei Beschwerdefreiheit nicht entfernt. Nach den Cerclagen erfolgt die fortlaufende Naht des Periosts mit der Muskelfaszie und eine Subkutannaht.

6.2.2 Transversale Thorakotomie

Indikation

Die Indikation ergibt sich bei beidseitigen thorakalen Operationen, insbesondere beidseitigen metastasenchirurgischen Eingriffen sowie ausgedehnten Mediastinaltumoren.

Der Vorteil dieses Zugangs im Vergleich zur medianen Sternotomie liegt darin, dass durch die quere Inzision der Zugang zu beiden Lungenhili leichter ist. Dafür gestaltet sich der Zugang zu den supraaortalen Ästen und zu den großen Venen, insbesondere der V. cava superior, schwieriger.

Lagerung

Der Patient wird mit beiden Armen ausgelagert in Rückenlage auf dem Operationstisch gelagert. Die Auslagerung der Arme ist notwendig, um die Inzision möglichst weit nach dorsal führen zu können. Der Operateur und der 2. Assistent stehen rechts vom Patienten, der 1. Assistent steht links vom Patienten.

Zugang

Es handelt sich um die Kombination von zwei anterolateralen Thorakotomien, die in der Medianlinie mittels querer Sternotomie vereinigt werden. Die Hautinzision erfolgt querverlaufend in beiden submammären Falten. Nachdem die beiden anterolateralen Thorakotomien angelegt wurden, erfolgt die Inzision des Periosts des Sternums. Das Sternum wird mit dem Meißel durchtrennt. Dieser Zugang fordert immer die Durchtrennung der beiden Vv. und Aa. thoracicae internae. Vor der Durchtrennung des Sternums soll daher das Gefäßbündel aufgesucht und mit kräftigen Durchstichligaturen ligiert werden (◘ Abb. 6.6). Dann wird auf beiden Seiten ein Thoraxsperrer eingesetzt und vorsichtig

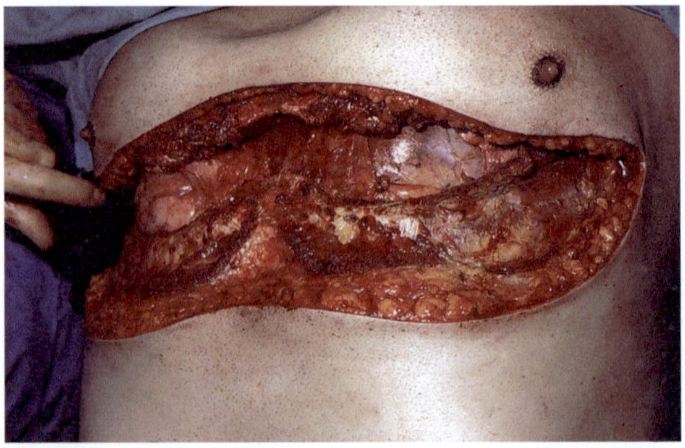

◘ **Abb. 6.6** Transversale Thorakotomie bei großem Mediastinaltumor

schrittweise aufgedreht. Zum Verschluss werden wie bei der anterolateralen Thorakotomie Transkostalnähte gelegt. Das Sternum wird mit 2 Drahtcerclagen adaptiert.

6.3 Nahttechniken

6.3.1 Versorgung von Parenchymbrücken

Bei anatomischen Lungenresektionen ist es meistens notwendig, interlobäre Parenchymbrücken im Bereich des Interlobiums zu durchtrennen.

Zur sicheren Durchtrennung von Parenchymbrücken ist es geboten, die Pulmonalarterie im interlobären Verlauf mit den Abgängen der entsprechenden Segmentarterien komplett darzustellen. Erst nachdem die Pulmonalarterie vollständig dargestellt ist, kann man eventuell an abweichender Stelle liegende oder zusätzliche Segmentarterien identifizieren. So vermeidet man, bei der Durchtrennung der Parenchymbrücken Blutungen hervorzurufen.

Zunächst wird die Parenchymbrücke zwischen Segment VI und dorsalem Oberlappensegment (Segment II) durchtrennt. Dies geschieht am schnellsten mit Linear Cutter, z. B. GIA 50 bzw. GIA 90, je nach Länge der Parenchymbrücke. Weil das Lungenparenchym im Bereich des Interlobärspalts meist sehr dünn ist, lässt sich der Cutter meistens problemlos setzen. Eine systematische Übernähung der Resektionslinie ist nicht erforderlich. Nur bei Blutungen oder Luftfistelungen im Nahtbereich sind gezielte Umstechungen notwendig (z. B. mit Vicryl 3/0).

Alternativ dazu kann natürlich die Durchtrennung und die anschließende Parenchymnaht von Hand erfolgen. Dazu empfehlen wir, Parenchym auf einer Klemme zu durchtrennen, um den Austritt von Luft und Blut zu vermeiden. Danach wird unterhalb der Klemme eine fortlaufende Matratzennaht angelegt, die Klemme entfernt und die Naht rückläufig überwendlich zum Ausgangspunkt zurückgeführt (▫ Abb. 6.7).

6.3.2 Versorgung von Parenchymeinrissen

Stumpfe Thoraxtraumen können zu Kontusionen des Lungenparenchyms mit Einblutungen, aber auch zu Lungenparenchymeinrissen führen.

Besonders durch die Thoraxkontusion hervorgerufene Rippenfrakturen können das Lungenparenchym aufschlitzen. Dabei kommt es immer zu einem Hämatopneumothorax.

Bei tiefen Einrissen treten gleichzeitig ausgeprägte Hämoptysen auf, so dass eine notfallmäßige Bronchoskopie indiziert ist. Hier lässt sich die Blutungsquelle lokalisieren und endobronchiales Blut absaugen. Bei massiver Blutung kann mit Hilfe eines Fogarty-Katheters eine temporäre Blutstillung durch Blockung des entsprechendes Segmentes oder Lappenbronchus erreicht werden. Dann sollte die Thorakotomie möglichst bald angestrebt werden, insofern die Begleitverletzungen dies zulassen. Mit dem Anästhesisten sollte die Doppellumenintubation abgesprochen werden. Sollte der Patient jedoch kreislauf- oder respiratorisch instabil sein, so kann der Eingriff auch unter normaler Intubation durchgeführt werden.

Der Zugang erfolgt am besten über eine standardmäßige posterolaterale Thorakotomie, die auch hier die beste Übersicht über den gesamten Hemithorax bringt. Die Tiefe des Parenchymeinrisses muss genauestens abgeschätzt werden.

Oberflächliche Parenchymeinrisse (2–3 cm tief) lassen sich mit einer fortlaufenden Parenchymnaht mit resorbierbarem Nahtmaterial (Vicryl 3/0 oder 4/0) mit der großen halbkreisförmigen Rundkörpernadel versorgen. Bei dieser Versorgung des Lungenparenchymdefektes ist besonders darauf zu achten, dass die Nadel die gesamte Dicke des Parenchyms erfasst, insbesondere den Grund des Lungeneinrisses, damit es hier nicht zu Pneumatozelen oder Hämatomen kommt. Mit fortlaufender durchgreifender Nahttechnik wird das Lungenparenchym zart adaptiert (► Kap. 10).

Liegt eine tiefere Parenchymverletzung mit Einriss von Subsegmentbronchen vor, so werden diese mit

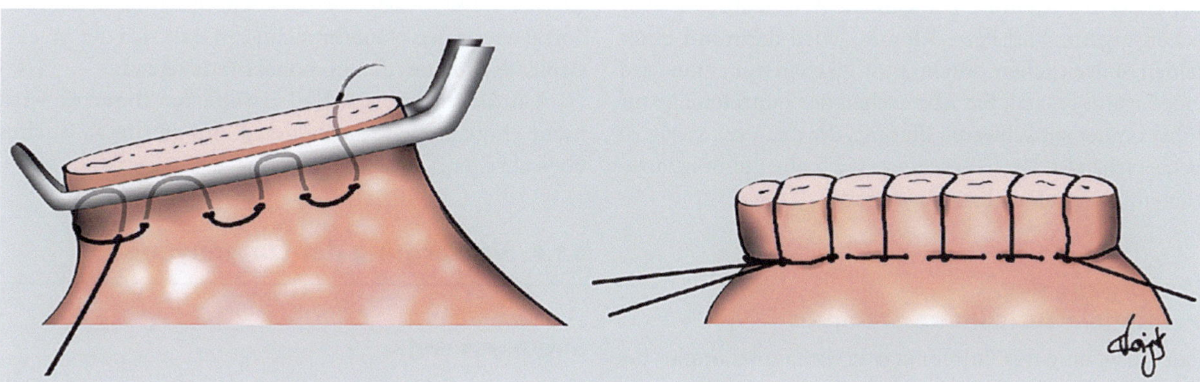

▫ **Abb. 6.7** Versorgung der Parenchymbrücke von Hand mit einer fortlaufenden Naht (z. B. 3/0 resorbierbar)

Durchstichligaturen z. B. mit PDS 4/0, V7, umstochen. Auch Lungengefäßblutungen sollen umstochen werden (z. B. Prolene 4/0, SH). Anschließend erfolgt die adaptierende Parenchymnaht wie oben beschrieben.

Liegen jedoch tiefere Parenchymeinrisse mit Eröffnung von Lappenbronchien vor, so muss im Einzelfall abgewogen werden, ob die anatomische Resektion in diesem Falle doch von Vorteil ist. Langwierige Rekonstruktionen im Sinne von Bronchoplastiken sind im Notfall beim traumatisierten Patienten zu vermeiden und nur von thoraxchirurgisch erfahrenen Operateuren vorzunehmen.

6.3.3 Versorgung der Pulmonalarterie

Lappen- und Segmentarterien

Zur Lobektomie muss die Pulmonalarterie im Interlobium in ihrer vollen Länge präpariert werden. Dazu wird die Gefäßscheide mit der Pinzette angehoben und mit der Präparierschere eröffnet. Dann ist es möglich, das Gefäß mit der Präparierschere weiter freizulegen. Die in der Gefäßscheide vorhandenen Lymphknoten müssen zur sauberen Darstellung der Arterie immer mitentfernt werden. Vor übermäßigem Spreizen dieser Region wird gewarnt, da durch das Spreizmanöver Segmentarterienabgänge abgeschert werden können. Ist der Segmentarterienabgang präpariert und auf eine Länge von etwa 0,4–0,8 cm dargestellt, so kann die Durchstichligatur erfolgen. Dazu empfehlen wir eine monofile Gefäßnaht, je nach Kaliber 3/0 bzw. 4/0.

Zuerst wird mit der Overholt-Klemme der Arterienast umfahren und dann das nadelfreie Ende des Fadens durchgezogen. Tangential am Arterienstamm wird der erste Knoten gesetzt und mit 2 gegenläufigen Knoten gesichert. Dann erfolgt der doppelte Durchstich der Segmentarterie. Die Segmentarterie wird noch einmal mit dem gleichen Faden umfahren, so dass eine sichere Versorgung der Arterie gewährleistet ist (◘ Abb. 6.8). Nach peripher setzen wir eine Péan-Klemme. Die schmale Arterienbrücke zwischen Ligatur und Péan-Klemme wird dann mit einer feinen, spitzen Schere durchtrennt. Nach peripher hin wird eine Ligatur gesetzt. Ein Abrutschen der zentralen Ligatur führt immer zur schweren Blutung, die dann schwierig zu beherrschen ist. Deshalb versorgen wir alle Pulmonalarterien immer mit Durchstichligaturen.

Versorgung des Pulmonalarterienhauptstammes

Zur Absetzung des Pulmonalarterienhauptstammes bei der Pneumonektomie ist eine besondere Nahttechnik erforderlich. Die speziellen Eigenschaften dieses Gefäßes (Niederdrucksystem, extrem zarte und leicht zerreißbare Gefäßwand) erfordert eine besondere Präparationstechnik, die schrittweise erlernt werden muss. Unvorsichtiges Präparieren, Ziehen oder Verletzung der Pulmonalarterie führt zur schweren Massenblutung, die oft fatal verläuft. Aus diesem Grunde ist eine sorgfältige, schrittweise Präparation des Pulmonalarterienhauptstammes – sei es intra- oder extraperikardial – notwendig. Die linke Pulmonalarterie ist am besten zu präparieren, wenn man zunächst von dorsal den Hilus angeht und die Pleura mediastinalis von kaudal nach kranial spaltet. Der N. vagus lässt sich am Aortenbogen darstellen, kleine pulmonale Vagusäste können durchtrennt werden. Dann wird der Hilus weiter zirkulär am Oberrand und dann später nach ventral umschnitten. Die Pulmonalarterie sitzt breit dem Hauptbronchus auf. Die Schicht zwischen Hauptbronchus und Pulmonalarterie wird am besten von dorsal präpariert. Ventral liegt die Pulmonalarterie der Oberlappenvene an. Hier muss die Schicht zwischen Pulmonalarterie und Oberlappenvene sorgfältig präpariert werden. Liegt ein Steg von etwa 1,5–2 cm vor, kann die Pulmonalarterie abgesetzt werden. Hierzu empfehlen wir den Linearstapler (Gefäßstapler TA 30 weiß), dessen Magazin eine 3-fache Klammernahtreihe besitzt.

Der Gefäßstapler wird soweit wie möglich zentral bis zum Lig. Botalli gesetzt. Der distale Anteil der Pulmonalarterie wird dann mit einer Durchstichligatur gesichert.

Die Präparation auf der rechten Seite ist schwieriger, da die Pulmonalarterie von der Oberlappenvene teilweise bedeckt ist. Diese muss nach Inzision der Pleura von der Arterie abpräpariert werden. Die Pulmonalarterie ist von einem Pannus lymphatischen Fettgewebes überzogen. Zur Darstellung der Arterienvorderwand wird dieses Fett abpräpariert. Ist die Vorderfläche präpariert, so wird die Rückseite vorsichtig mit dem Zeigefinger und einer stumpfen Klemme unterfahren. Dieser Präparationsschritt ist besonders gefährlich. Einrisse der Pulmonalarterie führen an dieser Stelle zu kaum beherrschbaren Massenblutungen. Ist ein Steg von 1,5–2 cm präpariert, erfolgt die Absetzung in gleicher Weise wie oben beschrieben. Durchtrennt man von dorsal zuerst den Hauptbronchus, so lässt sich der Linearstapler leichter um die Pulmonalarterie setzen.

Auf die intraperikardial erweiterten Eingriffe wird nicht eingegangen, da sie den Rahmen dieses Buches überschreiten.

6.3.4 Versorgung der Lungenvene

Segmentvene

Entsprechend dem Vorgehen bei der Versorgung der Pulmonalarterien empfehlen wir bei der Durchtrennung von

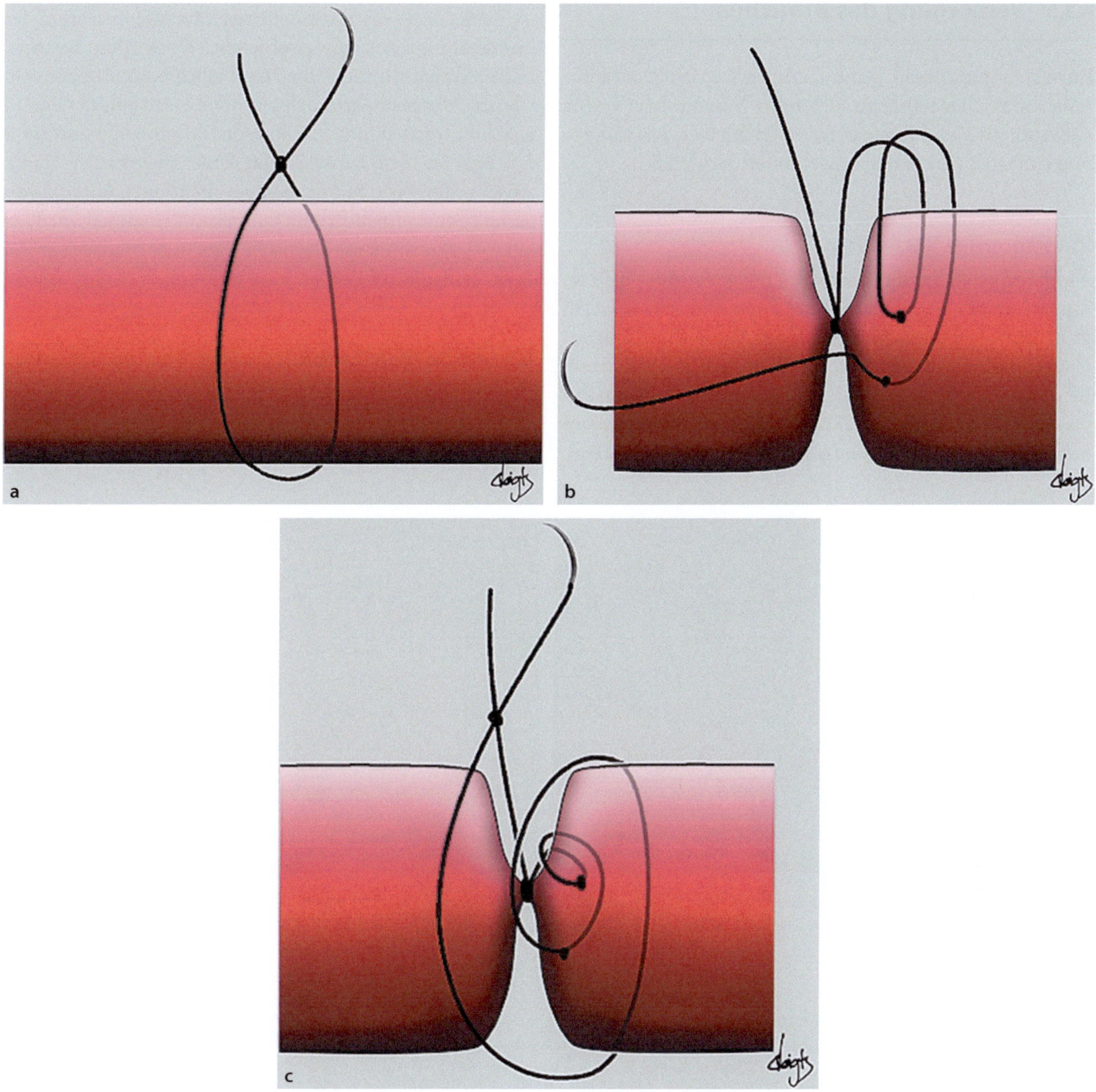

Abb. 6.8a–c Duchstichligatur eines Pulmonalarterienastes: **a** Mit der Overholt-Klemme wird der Arterienast umfahren und dann das nadelfreie Ende des Fadens durchgezogen. Der erste Knoten wird gesetzt und mit 2 gegenläufigen Knoten gesichert. **b** Dann erfolgt der doppelte Durchstich der Segmentarterie. **c** Die Segmentarterie wird noch einmal mit dem gleichen Faden voll umfahren, so dass eine sichere Versorgung der Arterie gewährleistet ist

Segmentvenen (z. B. anatomische Segment-VI-Resektion, anatomische Lingularesektion) die Versorgung wie bei der Lungenarterie. Wir verwenden Prolene 4/0 mit der SH-Nadel.

Lappenvene

Die Lobärvenen werden extraperikardial auf Höhe des Perikards mit Overholt-Klemmen umfahren und dann versorgt. Dazu kann eine Durchstichligatur mit einem kräftigen Faden (2/0 oder 0) und Halbkreisnadel verwendet werden. Hierbei wird die gleiche Technik wie bei der Segmentarterienligatur benutzt. Alternativ kann auch der Linearstapler TA 30 weiß zur Anwendung kommen.

Intraperikardiale Resektionen mit Vorhofanteilen im Rahmen einer Pneumonektomie werden mit der Nahtmaschine TA 55 blau durchgeführt und anschießend mit einem monofilen Faden übernäht.

6.3.5 Versorgung des Bronchus

Zur Versorgung des Bronchusstumpfes werden in der Literatur zahlreiche Methoden aufgeführt. Von diesen z. T. sehr aufwändigen Verschlussmanövern werden hier zwei gängige und einfach anzuwendende Methoden dargestellt.

Maschineller Verschluss

Am häufigsten erfolgt der Bronchusverschluss mittels Linearstapler (TA 30 blau beim Lappenbronchus, TA 30 grün beim Hauptbronchus; ▫ Abb. 6.9). Diese Technik ist am Hauptbronchus in aller Regel problemlos durchzuführen. Beim Stapler wird darauf geachtet, dass sich die Gegendruckplatte der Pars membranacea anlegt, so dass sich diese beim Schließen der Nahtmaschine gegen die Knorpelspange legt.

Links unter dem Aortenbogen kann die Resektion des linken Hauptbronchus problematisch werden. Deshalb sollte alternativ immer eine Handnahtmethode beherrscht werden. Unabhängig von der Methode muss immer darauf geachtet werden, dass ein kurzer Hauptbronchusstumpf (weniger als 1 cm) zurückbleibt. Andernfalls kann es durch Ansammlung von Sekret zu Superinfektionen mit nachfolgender Stumpfinsuffizienz kommen. Prinzipiell wird bei jeder Nahttechnik die elastische Pars membranacea an die Pars cartilaginea fixiert.

Manuelle Nahttechnik

Die manuelle Naht erfolgt mit PDS 3/0 und halbkreisförmiger Rundkörpernadel am Hauptbronchus und 4/0 am Lappenbronchus. Wir führen prinzipiell den Verschluss

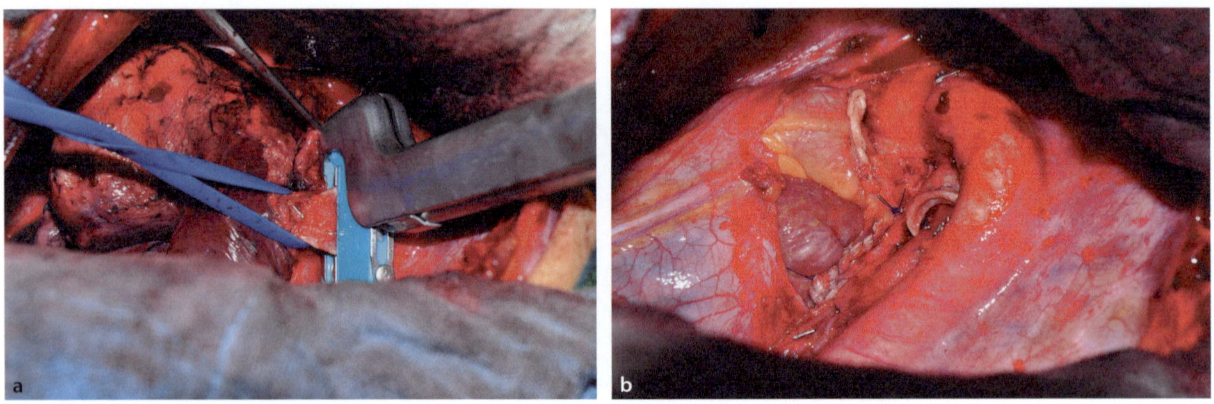

▫ **Abb. 6.9** **a** Absetzen des linken Hauptbronchus mit dem Linearstapler TA 30, blaues Magazin, bei Pneumonektomie auf der linken Seite mit Perikardresektion. **b** Staplernahtreihe. Die Pars membranacea ist gegen die Knorpelspange gedrückt

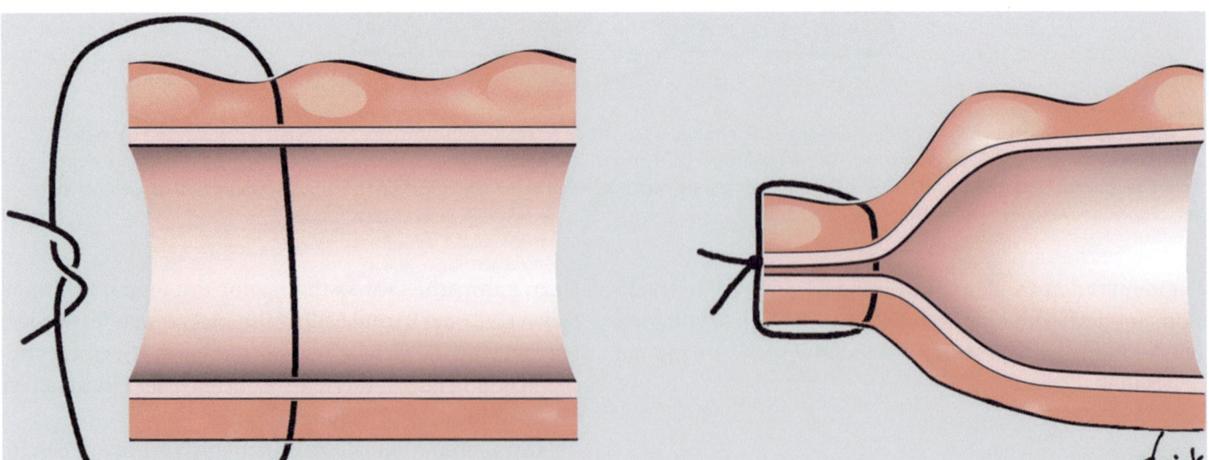

▫ **Abb. 6.10** Bronchusverschluss von Hand: Durchgreifende Einzelknopfnähte perikartilaginär und Pars membranacea durchstechend (z. B. PDS 4/0)

■ **Tab. 6.1** Faktoren der Bronchusheilung und technische Maßnahmen

Tumorfreiheit	Intraoperativer Schnellschnitt
Durchblutung	Cave: nicht denudieren, keine Koagulation!
Kurzer Bronchusstumpf	0,5–1 cm: evtl. intraoperative Bronchoskopie
Nahtmaterial	Staplernaht (TA) oder monofil resorbierbarer Faden (PDS)
Abdeckung	Besonders rechter Hauptbronchus mit gut durchblutetem Gewebe
Postoperativer Sekretverhalt	Auf Bronchialtoilette achten
	Perioperative Schmerzfreiheit, bronchoskopische Absaugung

des Bronchusstumpfes mit Einzelknopfnähten durch. Dabei wird mindestens eine Knorpelspange umstochen und zur Pars membranacea 0,7–0,9 cm Gewebe gefasst. Der Fadenabstand beträgt 2–3 mm. Durch Vorlegen der Fäden lässt sich die Distanz zwischen den Einzelknopfnähten gut abschätzen, so dass keine Spannung entsteht (■ Abb. 6.10). Die Dichtigkeit des Bronchusstumpfes muss durch leichte Überdruckbeatmung (bis 30 cm H_2O) und Gabe von warmer physiologischer Kochsalzlösung in den Hemithorax überprüft werden. Einzelne Undichtigkeiten müssen dann mit feinen Umstechungen (z. B. 4/0 PDS) versorgt werden.

Der Bronchusverschluss bedarf der größten chirurgischen Sorgfalt. Ob der Staplerverschluss oder die Handnaht besser ist, kann in der Literatur nicht belegt werden. Ausschlaggebend ist die minutiöse, gewebeschonende Technik und die Erfahrung des Chirurgen (Zakkar et al. 2014).

6.3.6 Faktoren der Bronchusheilung

Die Wundheilung am Bronchus ist problematisch, da es sich um bradytrophes Gewebe handelt.

Die gefürchtete Bronchusstumpfinsuffizienz führt zu einer erheblichen Morbidität und auch Letalität (bis zu 50 % nach Pneumonektomie), so dass hier besondere Sorgfalt vonnöten ist. Verschiedene Faktoren, die vom Chirurgen zu beeinflussen sind, sollten bei der Versorgung des Bronchusstumpfes beachtet werden:

- Bei onkologischen Resektionen muss der Bronchusstumpf tumorfrei sein, ggf. muss bei makroskopischem Verdacht eine Schnellschnittuntersuchung der bronchialen Absetzungsebene erfolgen.
- Die Durchblutung muss möglichst erhalten bleiben, daher darf der Bronchusstumpf nicht zu stark denudiert werden, und es darf keine Koagulation peribronchial erfolgen.
- Der Bronchusstumpf muss kurz sein (max. 1 cm), daher empfiehlt sich bei komplizierter Versorgung eine intraoperative Bronchoskopie.
- Das verwendete Nahtmaterial ist resorbierbar, monofil.
- Die Abdeckung des Bronchusstumpfes soll die Bronchusstumpfinsuffizienzrate senken. Besonders auf der rechten Seite empfiehlt es sich daher, den Hauptbronchus mit einem gut durchbluteten Muskellappen (Interkostalmuskellappen, perikardialer Fettlappen, Serratus-anterior-Lappen etc.) zu decken. Lappenbronchien und Segmentbronchien bedürfen nur in besonderen Fällen einer Abdeckung. Einheitliche Empfehlungen liegen jedoch nicht vor.
- Der postoperative Sekretverhalt führt zu Infektionen im Bereich des Bronchusstumpfes mit nachfolgender Insuffizienz. Es empfiehlt sich daher, besonders auf die postoperative Bronchialtoilette zu achten, dazu ist eine relative Schmerzfreiheit notwendig. Bronchoskopisch gezieltes Absaugen kann im Einzelfall indiziert sein (■ Tab. 6.1).

Literatur

Allama AM (2010) Intercostal muscle flap for decreasing pain after thoracotomy: a prospective randomized trial. Ann Thorac Surg 89: 195–199

Athanassiadi K, Kakaris S, Theakos N, Skottis I (2007) Muscle-sparing versus posterolateral thoracotomy: a prospective study. Eur J Cardiothorac Surg 31: 496–499; discussion 499–500

Casha AR, Gauci M, Yang L, Saleh M, Kay PH, Cooper GJ (2001) Fatigue testing median sternotomy closures. Eur J Cardiothorac Surg 19: 249–253

Downey RJ, Martini N, Rusch VW, Bains MS, Korst RJ, Ginsberg RJ (1999) Extent of chest wall invasion and survival in patients with lung cancer. Ann Thorac Surg 68: 188–193

Drings P, Dienemann H, Wannenmacher M (Hrsg) (2003) Management des Lungenkarzinoms. Springer, Berlin Heidelberg New York

Hu JS, Lui PW, Wang H et al. (2000) Thoracic epidural analgesia with morphine does not prevent postthoracotomy pain syndrome: a survey of 159 patients. Acta Anaesthesiol Sin 38: 195–200

Sapkota R, Shrestha UK, Sayami P (2013) Intercostal muscle flap and intracostal suture to reduce post-thoracotomy pain. Asian Cardiovasc Thorac Ann 22: 706–711

Zakkar M, Kanagasabay R, Hunt I (2014) No evidence that manual closure of the bronchial stump has a lower failure rate than mechanical stapler closure following anatomical lung resection. Interact Cardiovasc Thorac Surg 18: 488–49

Thoraxdrainage: Technik, Tipps und Tricks

K. Lehmann

P. Schneider, M. Kruschewski, H.J. Buhr (Hrsg.), *Thoraxchirurgie für den Allgemein- und Viszeralchirurgen*,
https://doi.org/10.1007/978-3-662-48710-5_7

Das Anlegen einer Thoraxdrainage ist eine alltägliche chirurgische Arbeitstechnik. Thoraxdrainagen werden nicht nur in der Thoraxchirurgie, sondern auch in der prä- und postoperativen allgemeinchirurgischen Versorgung verwendet und stellen eine häufige konsiliarische Anforderung an den diensthabenden Chirurgen dar. Neben elektiven Indikationen werden Thoraxdrainagen oft auch in dringlichen Situationen oder Notfallsituationen verwendet. Es existieren verschiedene empfohlene Techniken zur Anlage dieser Drainagen sowie eine Anzahl verwendeter Drainagesysteme und -materialien. Die Anlage einer Thoraxdrainage birgt auch spezifische Komplikationsrisiken, wie zum Beispiel unbemerkte Fehllagen oder intraabdominelle Verletzungen. Deshalb ist eine einfache und sichere chirurgische Standardtechnik zur Anlage erforderlich.

Die Anlage einer Thoraxdrainage gilt nach wie vor als Anfängereingriff und wird häufig jüngeren Kollegen ohne entsprechende Supervision überlassen. Jedoch können mangelhafte Technik und nicht optimal gewähltes Instrumentarium zu schweren Komplikationen führen. In der Literatur ist eine große Anzahl von möglichen Komplikationen beschrieben, die unter anderem Verletzungen von Lunge, Interkostalarterien/-nerven, Ösophagus, Magen, Leber, Milz, Zwerchfell, großen Blutgefäßen und Herz umfassen (Kwiatt et al. 2014).

◘ Abb. 7.1 stellt den Röntgenthoraxbefund eines Patienten nach ventraler Anlage einer Thoraxdrainage dar. Gut erkennbar ist der steile Verlauf des intrathorakal gelegenen Drainageanteils in Richtung Mediastinum. In ◘ Abb. 7.2 ist eine Fehllage der Thoraxdrainage erkennbar: Die Drainage liegt extrathorakal. ◘ Abb. 7.3 zeigt eine intraparenchymatöse Lage der Thoraxdrainage. Dies führt üblicherweise zu einem ausgeprägtem Thoraxwand- und Mediastinalemphysem.

Dieser Patient musste operativ revidiert werden. Videothorakoskopisch zeigte sich, dass die Drainage von ventral durch den Interkostalraum in den Thorax eintrat und einen Verlauf durch die linke Lunge bis in das hintere Mediastinum nahm (◘ Abb. 7.4).

◘ Abb. 7.5 zeigt den Befund eines weiteren Patienten nach Thoraxdrainagenanlage. Hier stellt sich ebenfalls eine schwerwiegende Komplikation dar, nämlich die Positionierung der Drainage im rechten Leberlappen. Auch dieser Patient musste operativ revidiert werden.

Peters et al. (1996) untersuchten bei 33 Patienten die Ergebnisse nach Thoraxdrainagenanlage im Notfalldienst (◘ Tab. 7.1). Es zeigte sich in nur 40 % der Fälle eine korrekte Lage. 20 % der Drainagen waren zumindest korrekturbedürftig, bei über einem Drittel der Patienten lag eine Fehllage und somit eine nichtfunktionierende Drainage bzw. die Möglichkeit einer schweren Komplikation vor. 6 % der Patienten mussten operativ revidiert werden. Neben möglichen Begleitverletzungen besteht eine wesentliche Problematik von fehlerhaft platzierten Thoraxdrainagen darin, dass die Fehllage selbst nicht bemerkt wird. Es wird also von der erfolgreichen Versorgung zum Beispiel eines Spannungspneumothorax oder einer intrathorakalen Blutung ausgegangen, während die Problematik tatsächlich noch besteht.

Die häufige Verwendung von Thoraxdrainagen und die erheblichen Komplikationsmöglichkeiten bei der Anlage unterstreichen die Notwendigkeit, eine einfache, schnelle

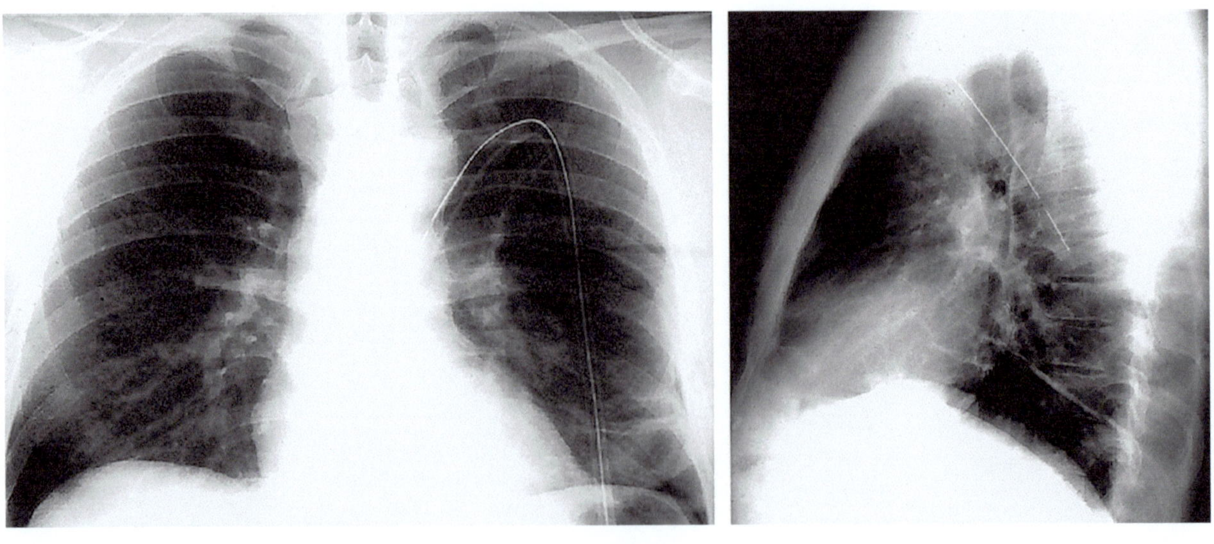

◘ **Abb. 7.1** Röntgenthoraxaufnahmen nach Fehlanlage einer Thoraxdrainage: Die Röntgenübersicht zeigt die intraparenchymatöse Lage der Drainage in den beiden Ebenen. Intraoperativ hat sich der radiologische Befund bestätigt (◘ Abb. 7.4)

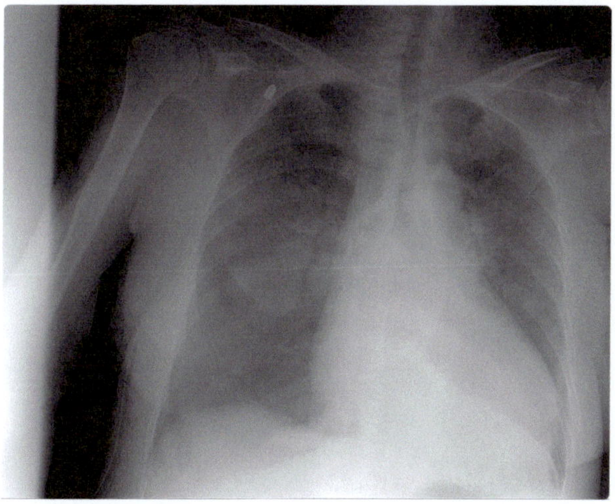

Abb. 7.2 Röntgenthoraxaufnahme nach Fehlanlage der Thoraxdrainage: Die Drainage liegt extrathorakal rechts, der Pneumothorax persistiert

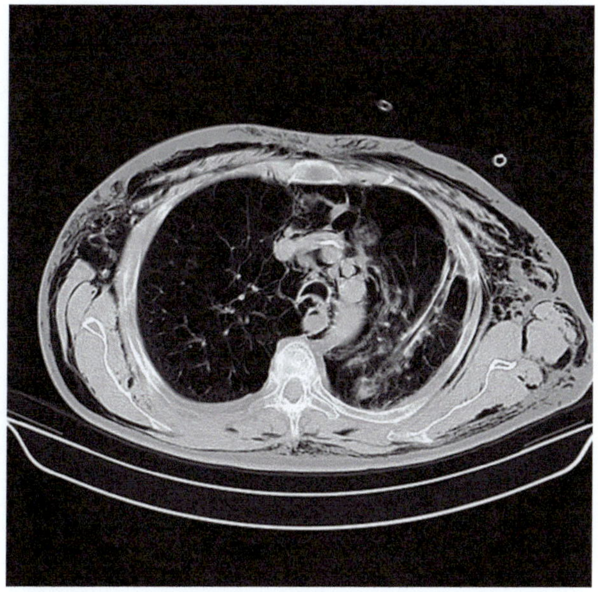

Abb. 7.3 CT-Aufnahme bei intraparenchymatöser Lage der Thoraxdrainage im linken Lungenoberlappen mit ausgeprägtem Thoraxwand- und Mediastinalemphysem

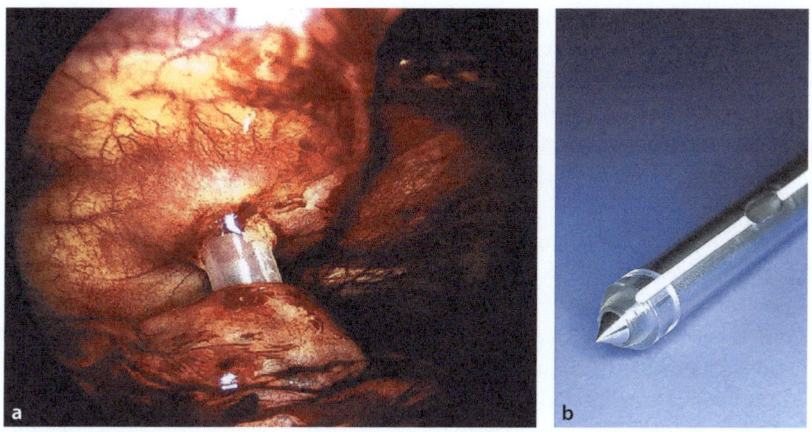

Abb. 7.4a,b Fehllage einer Thoraxdrainage – intraoperativer Befund. **a** Fehllage der Drainage mit Verlauf durch das Lungenparenchym. **b** Bei diesem Patienten wurde eine Trokardrainage verwendet

und vor allem sichere Standardtechnik zu beherrschen. Wir beschreiben im Folgenden eine Technik, die mit Standardinstrumentarium durchgeführt werden kann. Sie bietet eine hohe Sicherheit für den Patienten, insbesondere im Hinblick auf Organperforationen und extrathorakale Anlagen. Die Beschreibung der Technik bezieht sich auf den elektiven Eingriff im Krankenhaus, kann jedoch modifiziert auch auf Notfallsituationen innerhalb oder außerhalb des Krankenhauses übertragen werden.

7.1 Technik der Thoraxdrainage

7.1.1 Schaffen einer geeigneten Arbeitsumgebung

Sofern die Dringlichkeit der Drainagenanlage es zulässt, sollte eine standardisierte Arbeitsumgebung geschaffen werden.

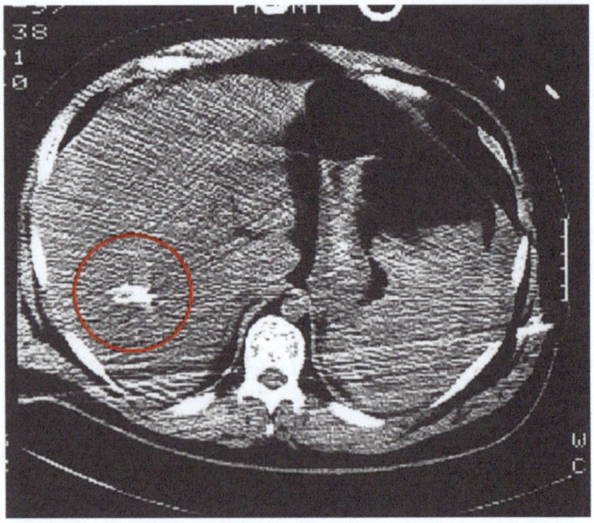

Abb. 7.5 Fehllage der Thoraxdrainage im Leberparenchym

Tab. 7.1 Ergebnisse nach Thoraxdrainagenanlage im Notfalldienst: Lage der Drainage bei 33 Unfallpatienten. (Nach Peters et al. 1996)

	n	%
Korrekt	13	39,4
Korrekturbedürftig	7	21,2
Fehllage	11	33,3
Operative Revision erforderlich	2	6,1
Von den Patienten mit Fehllagen bzw. erforderlicher Revison waren die Drainagen		
– subkutan bei	3	23,0
– intrapulmonal bei	9	69,2
– mediastinal bei	1	7,7

Patientenaufklärung und Team-Time-Out

Wie vor jedem chirurgischen Eingriff, muss der Patient auch für die Anlage einer Thoraxdrainage sein Einverständnis nach entsprechender ärztlicher Aufklärung geben. Das Aufklärungsgespräch sollte folgende wichtige Punkte beinhalten: Drainagenfehllage, Organverletzungen, Pleuraempyem, Reexpansionsödem, Interkostalneuralgie, Blutung, Folgeoperationen (Klopp et al. 2015). In Notfallsituationen oder bei nicht aufklärungsfähigem Patienten ist analog der Situation bei anderen chirurgischen Eingriffen zu verfahren.

Auch vor der Anlage einer Thoraxdrainage sollte ein Team-Time-Out durchgeführt werden, was sich insbesondere auch in Notfallsituationen bewährt hat (Kwiatt et al. 2014). Wesentliche Punkte hierbei sind die Sicherung der korrekten Seite der Drainagenanlage sowie eine Rekapitulation des Eingriffs (Instrumente, Drainage und Drainagensystem vorhanden und einsatzbereit? Monitoring vorhanden? Spezifische Probleme?)

Lagerung

Zur Drainagenanlage sollte ein Operationssaal oder ein Operationsvorraum gewählt werden, da hier die geeigneten Möglichkeiten zur Lagerung und zum Monitoring vorhanden sind. Der Patient wird in Rückenlage auf einem Operationstisch gelagert, der Arm auf der Operationsseite wird eleviert, um einen guten Zugang zum lateralen Thorax zu erhalten. Der Arm sollte in der elevierten Position fixiert werden, um ein Greifen in den sterilen Bereich (z. B. bei Schmerzreiz) zu verhindern. Dieses Vorgehen muss bei wachem Patienten mit diesem besprochen werden.

Assistenz

Nach Möglichkeit sollte ein Anästhesist hinzugezogen werden, der die Analgosedierung und das Monitoring leiten kann. Wenn dies nicht möglich ist, muss zumindest ein Assistent zugegen sein, der auf Anweisung des Operateurs Medikamente verabreichen und Instrumente anreichen kann.

Medikation

Der Patient ist häufig aufgrund der zugrund liegenden Situation (zum Beispiel Dyspnoe bei Pneumothorax) in einer ausgeprägten Stresssituation. Zudem ist die Lokalanästhesie im Bereich der Pleura zum Teil nicht effektiv genug. Es ist daher empfehlenswert, für eine ausreichende Analgosedierung zu sorgen. Darüber hinaus wird damit der Hustenreiz bei Anlage der Drainage abgeschwächt, was bei kräftigen Patienten auch für den Operateur vorteilhaft ist (Finger im Interkostalraum!). Wir empfehlen diesbezüglich die Kombination eines Benzodiazepins (z. B. Midazolam) mit einem Opiat (z. B. Pethidin). Bei entsprechender Erfahrung hat sich auch Propofol bewährt. Für die örtliche Betäubung wird ein übliches Lokalanästhetikum benutzt.

Instrumentarium

Für die Anlage einer Thoraxdrainage wird ein übliches chirurgisches Sieb verwendet, wie es z. B. auch für die Wundversorgung benutzt wird. Wichtig ist, dass eine lange gebogene Kornzange vorhanden ist, welche zum Einführen der Thoraxdrainage dient. Die wichtigsten Instrumente und Materialien sind:

- Skalpell,
- kräftige Schere zur Präparation im Interkostalraum,

- lange, gebogene Kornzange,
- Nadelhalter,
- chirurgische Pinzette,
- Nahtmaterial (z. B. Ethibond 2 mit MH-Nadel),
- Thoraxdrainage (► Abschn. 7.2),
- Drainagesystem (► Abschn. 7.3).

Monitoring

Überwacht werden Blutdruck, Sauerstoffsättigung und ggf. EKG.

Asepsis

Es ist für eine strenge Asepsis unter üblichen Operationsbedingungen inklusive steriler Kleidung und Mundschutz des Operateurs zu sorgen.

7.1.2 Zugangswege

Der Standardzugang ist der thorakolaterale Zugang mit dem Ziel, die Drainage über den Recessus costodiaphragmalis einzuführen.

Viele Techniken orientieren sich dabei an der Abzählung der Interkostalräume. Dies ist jedoch häufig, insbesondere bei adipösen Patienten, unzuverlässig, weshalb wir hier eine bewährte Methode vorziehen, mit der der Recessus sicher gefunden wird.

Der spätere Zugangsweg sollte noch vor Abdecken des Patienten markiert werden, da die Orientierung später erschwert ist. Die Markierung erfolgt an der Kreuzungsstelle zwischen der mittleren Axillarlinie und der Linie, die vom Processus xiphoideus nach dorsal verlängert die mittlere Axillarlinie im 90°-Winkel trifft (◘ Abb. 7.6). An dieser Stelle erstreckt sich der Recessus costodiaphragmalis weit nach kaudal und kann sicher aufgesucht werden. Der Vorteil dieser Technik ist, dass der Processus xiphoideus auch bei adipösen Patienten und in schwierigen Situationen sicher palpabel und rasch aufzufinden ist. Es ist darauf zu achten, dass die mittlere Axillarlinie eingehalten wird, da ein Verschieben nach ventral oder dorsal außerhalb des Recessus costodiaphragmalis liegen kann. Als Inzisionsstelle wird der unter der Markierung gelegene Interkostalraum gewählt. Das früher übliche „Tunneln" ist bei Verwendung einer U-Naht zur Fixierung nicht notwendig.

Dieser Zugangsweg kann für alle Indikationen einer Thoraxdrainage gewählt werden. Ausnahmen ergeben sich lediglich für zwei weitere Indikationen: ein apikaler Pneumothorax bei bereits liegender lateraler Thoraxdrainage sowie ein ausgedehntes Gewebeemphysem. Beide können über einen ventralen Zugang (sog. Monaldi-Zugang) gut entlastet werden. Wenn ein ventraler Zugang gewählt wird, empfiehlt sich der 2. Interkostalraum in der Medioklavikularlinie. Das weitere Vorgehen erfolgt analog der Technik beim lateralen Zugang.

7.1.3 Standardtechnik

Präoperatives Vorgehen

Vor jeder Thoraxdrainagenanlage ist eine Röntgenaufnahme des Thorax in 2 Ebenen obligat. Hiermit können die Ausdehnung eines Ergusses oder eines Pneumothorax sowie besondere anatomische Gegebenheiten wie z. B. ein ausgeprägter Zwerchfellhochstand beurteilt werden. Nach korrekter Lagerung und Anschluss der Monitoring-Systeme wird der Patient analgosediert. Der gewählte Zugangsweg wird markiert, das Operationsgebiet wird steril abgewaschen und abgedeckt. Der Operateur führt eine chirurgische Händedesinfektion durch und kleidet sich steril an.

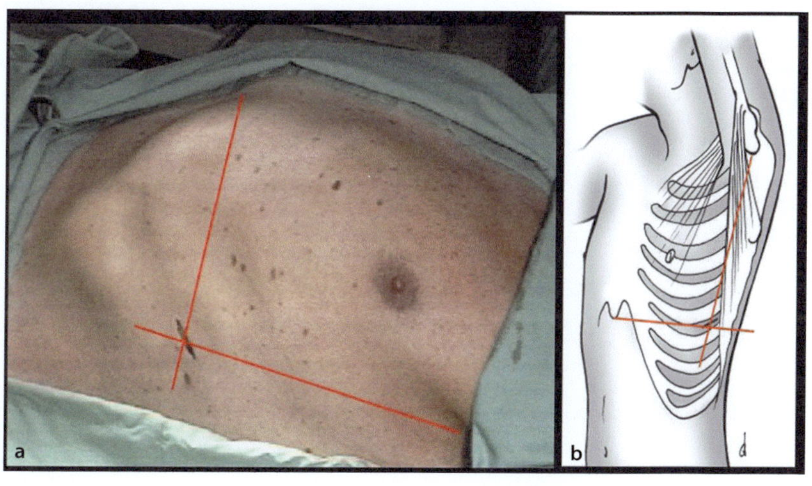

◘ **Abb. 7.6a,b** Zugangsweg: Kreuzungsstelle zwischen mittlerer Axillarlinie und Xiphoidlinie. **a** Darstellung am Patienten, **b** Schemazeichnung

Zunächst werden die Haut und Subkutis des Zugangsgebiet mit einem Lokalanästhetikum infiltriert. Anschließend wird ähnlich der Technik einer Pleurapunktion der Interkostalraum infiltriert und insbesondere die schmerzempfindliche Pleura parietalis ausreichend anästhesiert. Hierzu hat sich folgendes Vorgehen bewährt: Im Wechsel von Aspiration und Injektion wird der Interkostalraum infiltriert. Sobald mit der Nadelspitze in den Pleuraraum eingegangen wird, kann in den meisten Fällen Luft (Pneumothorax) oder Flüssigkeit (Sero-/Hämatothorax) aspiriert werden. Die Nadel wird dann einige Millimeter zurückgezogen, bis nichts mehr aspiriert werden kann. Die Nadelspitze liegt nun vor der Pleura parietalis und es wird ein Depot des Lokalanästhetikums injiziert.

Operativer Eingriff

Nach der Lokalanästhesie wird eine Inzision über etwa 2–3 cm Länge angelegt. Diese wird über dem Oberrand der unteren Rippe des entsprechenden Interkostalraumes angebracht. Anschließend wird die Muskulatur im Interkostalraum stumpf mit der Schere auseinandergespreizt. Dabei wird streng darauf geachtet, dass dies am Oberrand der Rippe geschieht, um das am Unterrand verlaufende Gefäßnervenbündel nicht zu verletzen. Das weitere Vorgehen erfolgt jeweils im Wechsel von digitaler Palpation und Spreizen mit der Schere (◘ Abb. 7.7). Mit dem Finger wird kontrolliert, wie tief bereits in den Interkostalraum eingegangen wurde und ob sich bereits die darunterliegende Pleura tasten lässt. Ist dies nicht der Fall, so wird weiter mit der Schere gespreizt. Nach Erreichen einer entsprechenden Tiefe wird die Pleura stumpf mit dem Finger durchstoßen (◘ Abb. 7.8). Das stumpfe Vorgehen ist besonders wichtig, da mit dieser Technik eine Verletzung der Lunge sicher vermieden werden kann. Falls der Inzisionspunkt zu tief ausgewählt sein sollte (z. B. bei nicht entdecktem Zwerchfellhochstand), werden auch bei einem intraabdominellen Eingehen keine Organe verletzt.

Nach Durchstoßen der Pleura wird die Pleurahöhle mit dem Finger zirkulär ausgetastet (◘ Abb. 7.9). Hierbei sollte Kontakt zur Lunge hergestellt werden, die sich anhand ihrer Konsistenz und der Atembewegung eindeutig identifizieren lässt. Somit ist eine sichere Lage in der Pleurahöhle gegeben. Sollte sich dieser Kontakt nicht herstellen lassen, ist von einer eventuellen intraabdominellen Lage auszugehen. Der Zugang sollte dann zwei Interkostalräume höher wiederholt werden.

Einführen der Drainage

Die Bülau-Drainage wird mit der Kornzange gefasst. Es sollte darauf geachtet werden, dass etwa 3–4 mm der Drainagenspitze über die Kornzange hinausragen, so dass die weiche Kunststoffspitze einer Lungenverletzung vorbeugt (◘ Abb. 7.10). Anschließend wird die Drainage mit der Kornzange in die Pleurahöhle eingeführt. Die Zielrichtung liegt hierbei dorsokranial entlang der Thoraxwand, so dass die Drainage entlang der dorsalen Thoraxwand nach apikal verläuft (◘ Abb. 7.11). Die Drainage wird auf eine Länge von etwa 14–18 cm vorgeschoben. Sollte sich hierbei ein federnder Widerstand ergeben, muss je nach bereits eingeführter Länge der Drainage eine Lagekorrektur erfolgen. Ist die Drainage erst über wenige Zentimeter eingeführt, liegt die Spitze wahrscheinlich im Interlobärspalt. Die Drainage sollte zurückgezogen und mit geringer Lageänderung neu eingeführt werden. Liegt die Drainage bereits mehr als 20 cm intrathorakal, ist davon auszugehen, dass die Spitze den Apex der Pleurahöhle berührt. Die Drainage sollte dann um etwa 2 cm zurückgezogen werden, da ein Kontakt zur Pleurakuppel postinterventionelle Schmerzen verursachen kann.

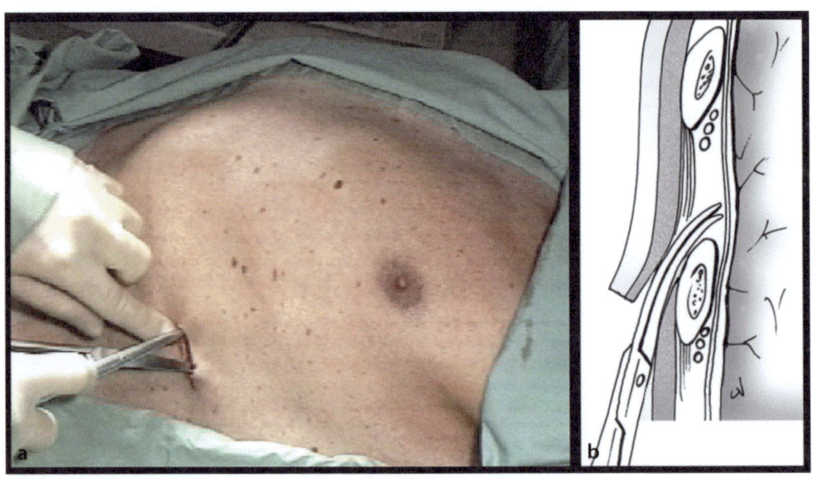

◘ **Abb. 7.7a,b** Stumpfes Vorgehen durch Spreizen mit der Schere im Interkostalraum. **a** Vorgehen am Patienten, **b** Schemazeichnung

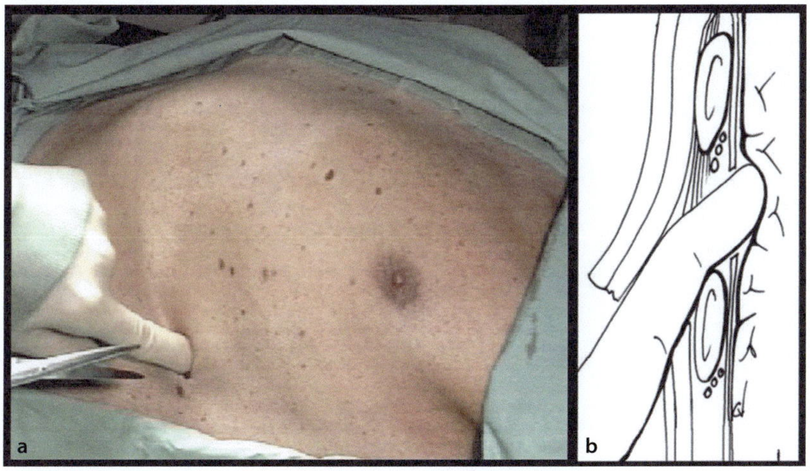

Abb. 7.8a,b Stumpfes Durchstoßen der Pleura mit dem Finger. **a** Vorgehen am Patienten, **b** Schemazeichnung

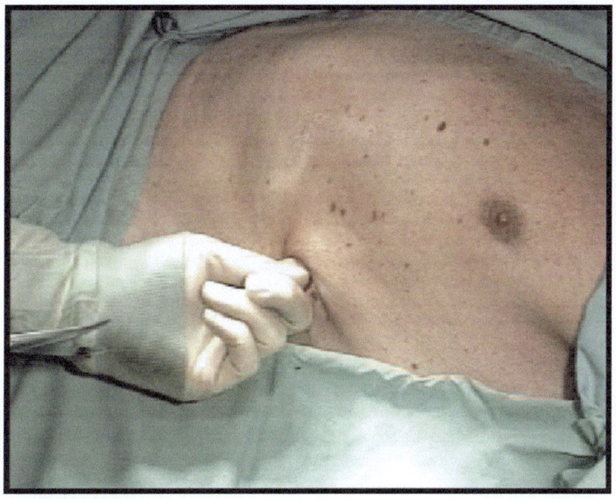

Abb. 7.9 Palpation des Pleuraraumes

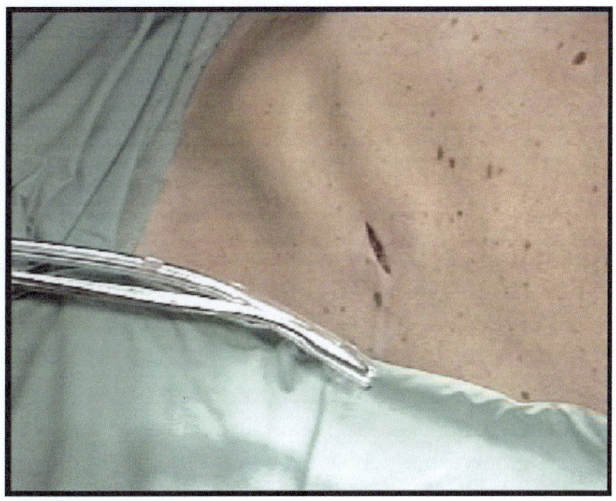

Abb. 7.10 Korrekte Positionierung der Thoraxdrainage in der Kornzange

Bei der Positionierung sind zwei Punkte zu beachten (Linder 2014):

1. Die Spitze der Thoraxdrainage mit der letzten Drainageöffnung sollte in der Pleurakuppel liegen, da diese Öffnung zuletzt durch die sich ausdehnende Lunge erreicht wird.
2. Die erste Drainageöffnung sollte sicher im Pleuraraum liegen – dies sollte auch radiographisch anhand der Röntgenmarkierung nach Intervention kontrolliert werden.

Die korrekte Lage der Thoraxdrainage kann auch digital kontrolliert werden. Mit dem Finger lässt sich feststellen, ob die Drainage korrekt nach dorsokranial verläuft oder ob sie an der Ventralseite des Thorax oder aber entlang des Zwerchfells gegen das Mediastinum gerichtet ist.

Fixierung der Drainage

Nach Lagekontrolle wird die Drainage fixiert. Zunächst wird eine U-Naht um die Drainage angelegt. Es wird ein Knoten vorgelegt, der restliche Faden wird kreuzend um die Drainage geschlungen und anschließend verknotet (Abb. 7.12). Dabei ist darauf zu achten, dass die U-Naht angezogen wird, damit die Drainageneinstichstelle abgedichtet ist. Die Wickelungen um die Drainage müssen fest sitzen, damit die Drainage durch die Naht fixiert wird und nicht aus der Pleurahöhle hinausrutschen kann. Das restliche Wundgebiet wird mit einfachen überlaufenden Nähten verschlossen. Durch die Fixierung der Drainage mittels U-Naht ist ein sicherer luftdichter Verschluss gegeben, so dass es nicht erforderlich ist, eine Tunnelierung vorzunehmen. Ebenso kann die U-Naht nach Entfernen der Drainage über den vorgelegten Knoten verschlossen werden, so dass abschließend kein Dachziegelverband erforderlich ist.

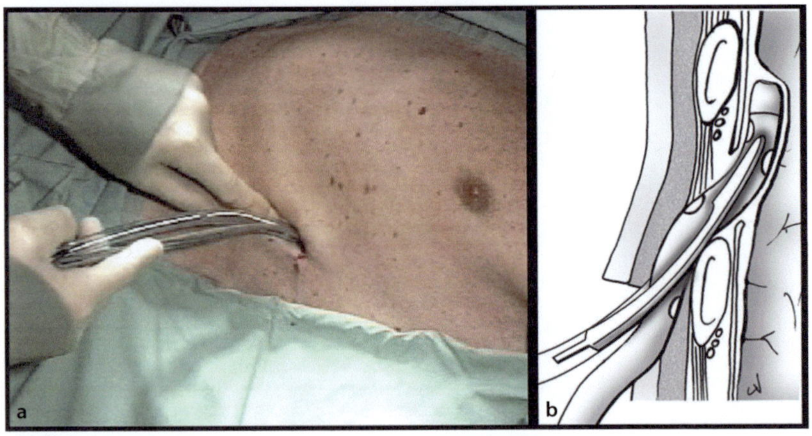

Abb. 7.11a,b Einführen der Drainage nach dorsokranial. **a** Vorgehen am Patienten, **b** Schemazeichnung

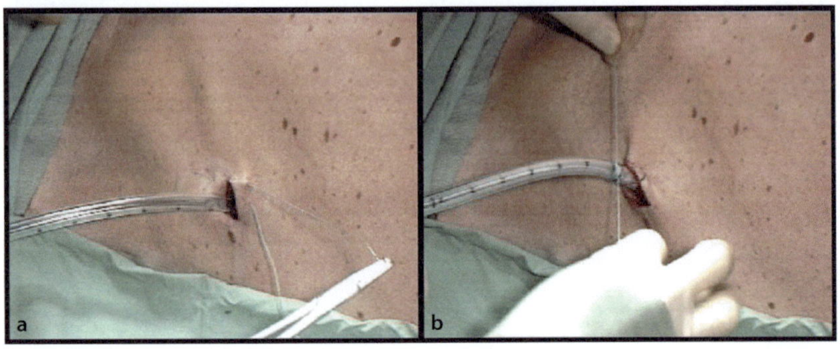

Abb. 7.12a,b Fixieren der Drainage und Abdichten des Zugangsweges mittels U-Naht. **a** Fadenführung, **b** Verknotung

Verbindung mit dem Drainagesystem

Die Drainage wird nun mit dem vorbereiteten Drainagesystem verbunden. Sollte in Notfallsituationen kein Drainagesystem vorhanden sein, so kann die Drainage mit einem üblichen Sekretauffangbeutel verbunden werden. Dieser sorgt dafür, dass zum einen Flüssigkeit oder Luft aus dem Thorax entweichen und zum anderen keine Luft in den Thorax eingesaugt werden kann. Der Auffangbeutel muss mit einem Loch versehen sein, um ein Entweichen von Luft zu ermöglichen. Vorteilhat sind dann Sekretbeutel, bei denen bereits eine Öffnung mit Ventil eingebaut ist. Keinesfalls sollte die Drainage abgeklemmt werden, da ansonsten die Gefahr der Entwicklung eines Spannungspneumothorax besteht. Dieser kann nicht nur bei einem bereits bekannten Pneumothorax, sondern auch durch akzidenzielle Verletzung des Lungenparenchyms bei Drainagenanlage entstehen. Nach Anlage eines sterilen Verbandes wird eine Röntgenkontrolle des Thorax angefertigt, um die korrekte Lage der Drainage zu überprüfen.

7.1.4 Tipps zur Drainagenanlage

Beatmeter Patient Beim beatmeten Patienten kollabiert die Lunge nicht nach Eröffnung des Pleuraraumes. Der Versuch, die Drainage während laufender Beatmung vorzuschieben, kann zu einer Verletzung des Lungenparenchyms führen. Die Beatmung sollte sowohl beim Eingehen in den Pleuraraum als auch beim Vorschieben der Drainage kurz ausgesetzt werden.

Eingang in den Pleuraraum kann nicht gefunden werden Kann mit dem palpierenden Finger kein Kontakt zur Lunge hergestellt werden, besteht die Möglichkeit einer extrapleuralen Lage. Es sollte überprüft werden, ob der Zugang ggf. zu tief gewählt wurde. Wir empfehlen in diesem Fall, die Drainagenanlage zwei Interkostalräume höher erneut zu versuchen.

Pleurale Verwachsungen Nach bereits stattgefundenen thorakalen Operationen oder entzündlichen Vorgängen liegen häufig Verwachsungen der Lunge mit der Pleura parietalis vor. In diesem Falle sollte versucht werden, diese Verwachsungen vorsichtig mit dem Finger zu lösen. Gelingt dies nicht in ausreichender Weise, ist die Anlage einer Thoraxdrainage nicht möglich.

7.1.5 Erkennen von Fisteln

Bevor die Indikation zur Entfernung der Drainage gestellt wird, sollte sicher ausgeschlossen sein, dass eine bronchopleurale Fistel vorliegt.

Dies lässt sich mittels zweier einfacher Tests feststellen.

1. Der von der Drainage zum Drainagesystem führende Schlauch hängt U-förmig nach unten. Am Boden der Schlaufe sammelt sich meist etwas Pleuraflüssigkeit. Es liegt keine Fistel vor, wenn sich diese Flüssigkeit atemsynchron lediglich etwas nach proximal oder distal bewegt. Eine Fistel lässt sich daran erkennen, dass permanent Luft aus der Pleurahöhle in das Drainagesystem gelangt, dass also dauerhaft Luftblasen durch die stehende Flüssigkeit hindurchgesaugt werden.
2. Sollte sich keine Flüssigkeit in der Drainage befinden, kann das Vorliegen einer Fistel auch direkt am Drainagesystem erkannt werden. Die verwendeten Systeme unterscheiden sich in ihrer Bauart, in der Regel mündet jedoch der vom Patienten kommende Schlauch in einem Wasserschloss. Kurz nach Anlage der Drainage wird Luft aus der Thoraxhöhle gesaugt, so dass aus dem im Wasserschloss befindlichen Ende des Schlauches Luftblasen aufsteigen. Diese Luftblasen sollten versiegen, wenn die Luft vollständig aus der Thoraxhöhle gesaugt wurde. Steigen dauerhaft oder im weiteren Verlauf erneut Luftblasen auf, so liegt eine bronchopleurale Fistel vor. Moderne elektromechanische Pumpsysteme können eine bronchopleurale Fistel sowohl qualitativ als auch quantitativ anzeigen.

7.1.6 Temporäres Diskonnektieren von der Drainage

Häufig ist es notwendig, dass der Patient zeitweise vom Wandanschluss bzw. von der Stromquelle diskonnektiert wird, z. B. zur Mobilisation außerhalb des Zimmers oder zum Anfertigen einer Röntgenaufnahme.

Mit den modernen Systemen kann die Drainage für 30–45 min diskonnektiert werden, sofern keine bronchopleurale Fistel vorliegt. Die modernen elektrischen Pumpen können über mehrere Stunden autark sein.

Zur Diskonnektion sollte das Drainagesystem am Wandanschluss bzw. Steckdose herausgezogen werden. Das System selbst bleibt an der Thoraxdrainage angeschlossen, und der Patient bewegt sich mit dem System. Durch das im System vorhandene Wasserschloss wird verhindert, dass Außenluft in den Thoraxraum gelangen kann. Sollte eine bronchopleurale Fistel vorliegen, kann Luft aus der Thoraxhöhle durch das Wasserschloss nach außen entweichen, die Gefahr eines Spannungspneumothorax besteht nicht. Aus den genannten Gründen sollte eine Drainage niemals direkt ohne Zwischenschaltung eines Drainagesystems abgeklemmt werden. Vorteilhaft sind elektromechanische Drainagesysteme, mit welchen der Patient auch ohne Diskonnektion mobilisiert werden kann.

7.1.7 Entfernung der Drainage

Zunächst wird die Fixierung der Drainage am zuletzt angelegten Knoten gelöst, die übrig bleibenden Fadenenden werden zum Verschluss der U-Naht benutzt.

Während des Entfernens der Drainage sollte ein intrapleuraler Überdruck erzeugt werden. Hierzu kann der Patient z. B. aufgefordert werden, einen Sekretableitebeutel aufzublasen. Während dieses Manövers wird die Drainage von einem Assistenten gezogen, und die bei der Anlage vorgelegte U-Naht wird festgezogen und verknotet. So wird ein sicherer luftdichter Verschluss des Pleuraraumes erreicht, der früher übliche Dachziegelverband entfällt.

7.2 Drainagearten

7.2.1 Material

Wir empfehlen die Verwendung von PVC-Drainagen (◘ Abb. 7.13). Aus Silikon gefertigte Drainagen sind u. E. zu weich: Sie lassen sich schlecht in den Thorax einführen und werden bei Körpertemperatur weich und können torquieren.

7.2.2 Größe

Standardmäßig werden Thoraxdrainagen von 24–28 Ch genutzt, der gesamte Größenbereich reicht von 20–32 Ch. Es sollten nicht zu dünne Drainagen verwendet werden, da diese leicht verschließen oder abknicken.

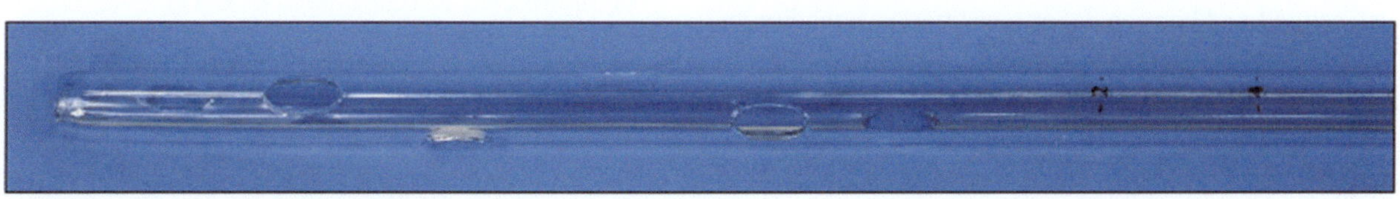

◘ **Abb. 7.13** Empfohlene Thoraxdrainage: PVC, 24–28 Charriere

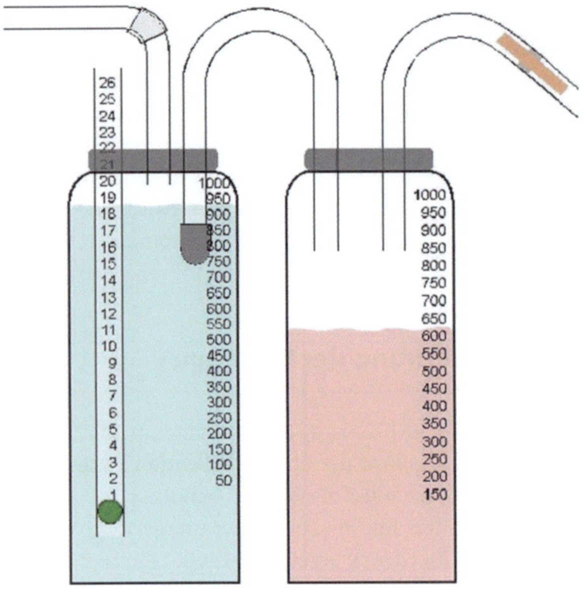

■ **Abb. 7.14** 2-Flaschen-Drainagesystem

7.2.3 Perforationen

Die verwendeten Drainagen sollten Perforationen sowohl apikal als auch seitlich aufweisen, da hiermit eine Okklusion vermieden wird.

7.2.4 Ausführungen von Thoraxdrainagen

Wir empfehlen die hier beschriebene Technik der Verwendung von PVC-Drainagen, die mittels einer Kornzange eingeführt werden.

Wir empfehlen ausdrücklich, Trokardrainagen nicht zu verwenden. Diese Drainagen sind mit einer hohen Verletzungsgefahr beim Eingehen in den Pleuraraum verbunden (■ Abb. 7.4a,b). Bei einer akzidentellen intraabdominellen Lage besteht die Gefahr der Verletzung von Leber oder Milz. Auch gleiten diese Drainagen leicht am Oberrand der Rippe ab und nehmen dann einen subkutanen Verlauf. Dünnlumige Drainagen (z. B. Pleuracath®) sollten nur bei entsprechender Erfahrung und bei bestimmten Indikationen (z. B. Pneumothorax ohne Spannungskomponente) verwendet werden. Diese Drainagen verschließen sich schnell und können daher meist bereits nach kurzer Zeit nicht mehr verwendet werden. Zudem sind diese Systeme ummantelt, so dass keine Durchgängigkeitskontrolle möglich ist.

7.3 Drainagesysteme

Es wird eine Vielzahl von Drainagesystemen kommerziell angeboten.

Die konventionellen Systeme reichen von einfachen 2-Flaschen-Systemen über 3-Flaschen-Systeme bis hin zu Systemen, die in eine Kunststoffbox integriert sind. In den letzten Jahren wurden zudem elektromechanische Pumpsysteme entwickelt, die von verschiedenen Firmen angeboten werden (z. B. Medela, Dietersheim; Atmos, Lenzkirch).

Die konventionellen Systeme unterscheiden sich vor allem in ihrem Beschaffungspreis, sie erfüllen jedoch alle zwei wesentliche Funktionen: Zum einen erzeugen sie einen Unterdruck, um Luft bzw. Flüssigkeit aus der Pleurahöhle abzusaugen. Zum anderen verhindern sie über einen Wasserschlossmechanismus ein Zurückgelangen von Luft in die Thoraxhöhle. Die Verwendung eines einfachen 2-Flaschen-Systems bietet verschiedene Vorteile und ist kostengünstig zu erwerben (■ Abb. 7.14). Das System besteht aus einer Sekretauffangflasche und einer zweiten Flasche, die den Wasserschlossmechanismus herstellt. Über eine in dieser Flasche angebrachte Drucksäule kann der erzeugte Unterdruck variabel eingestellt werden. Das System wird an eine krankenhausübliche Vakuumleitung angeschlossen. Durch die einfache Ausführung ist das System leicht verständlich und kann auch vom Pflegepersonal auf nichtthoraxchirurgischen Stationen gut bedient werden. Durch die transparente Ausführung können Fehlerquellen (z. B. nicht korrekter Wasserstand) leicht erkannt und beseitigt werden.

Die elektromechanischen Pumpsysteme bieten einige Vorteile, unter anderem die Quantifizierung von Sekretfördermengen und bronchopleuralen Fisteln sowie die leichte Mobilisierbarkeit des Patienten mit dem batteriebetriebenen Drainagesystem. Die Sicherheit dieser Systeme wurde unter Studienbedingungen nachgewiesen (Linder 2014). Gegenüber den konventionellen Systemen ist der höhere Anschaffungspreis zu beachten.

Literatur

Klopp M, Hoffmann H, Dienemann H (2015) Die Thoraxdrainage. Dtsch Med Wochenschr 140: 339–342

Kwiatt M, Tarbox A, Seamon MJ, Swaroop M, Cipolla J, Allen C, Hallenbeck S, Davido HT, Lindsey DE, Doraiswamy VA, Galwankar S, Tulman D, Latchana N, Papadimos TJ, Cook CH, Stawicki SP (2014) Thoracostomy tubes: A comprehensive review of complications and related topics. Int J Crit Illn Inj Sci 4: 143–155

Linder A (2014) Thoraxdrainagen und Drainagesysteme – Moderne Konzepte. UNI-MED, Bremen

Peters S, Wolter D, Schultz JH (1996) Gefahren und Risiken der am Unfallort gelegten Thoraxdrainagen. Unfallchirurg 99: 953–957

Tracheotomie: Indikation und Bedeutung konkurrierender Verfahren

A. Sikora

P. Schneider, M. Kruschewski, H.J. Buhr (Hrsg.), *Thoraxchirurgie für den Allgemein- und Viszeralchirurgen*,
https://doi.org/10.1007/978-3-662-48710-5_8

Die Anlage eines Tracheostomas ist ein seit der Antike anerkanntes und etabliertes Verfahren zur Verhinderung des Erstickungstodes. In den folgenden Jahrhunderten wurde die Technik der Tracheostomaanlage immer weiter verfeinert und ist auch noch heute fester Bestandteil der chirurgischen Tätigkeit. Mit der Entwicklung der Intensivmedizin hat sich das Indikationsspektrum zur Tracheotomie erweitert, allerdings wurden auch neue, nichtoperative Verfahren eingeführt, welche mit der Technik der klassischen Tracheostomaanlage konkurrieren und diese teilweise ersetzen. Neben der noch immer durchgeführten Notfallanlage bei akuter respiratorischer Insuffizienz hat sich die plastische Tracheotomie als elektive Operation bei Langzeitbeatmung sowie – durch eine Reduktion des Totraumes und eine Minderung des Atemwegswiderstandes – im Rahmen des Weanings etabliert.

8.1 Einleitung

8.1.1 Geschichte

Die Tracheotomie gehört heutzutage zu den häufigsten operativen Eingriffen in der Intensivmedizin, aber sie ist auch einer der ältesten chirurgischen Eingriffe überhaupt. Bereits auf ägyptischen Tafeln, welche auf die Zeit um ca. 3600 v. Chr. geschätzt werden, ist eine Prozedur abgebildet, die möglicherweise eine Tracheotomie darstellen könnte (Pahor 1992).

Eine erste schriftliche Erwähnung des Eingriffs findet sich in dem ca. 2000 v. Chr. verfassten Hindu-Buch Rigveda (Stock 1987). Die erste ausführliche Beschreibungen einer Tracheotomie stammt wohl von Asklepiades von Bithynia (um 128–60 v. Chr), einem in Rom praktizierenden Arzt. Die Originale dieser Beschreibungen existieren leider nicht mehr, so dass sich das Wissen auf Ausführungen von Claudius Galenus (um 129–199 n.Chr.) stützt, welcher das Vorgehen von Asklepiades beschreibt, die Luftröhre zu eröffnen, um ein Ersticken zu verhindern (Homes 1987). Die älteste bekannte Darstellung der Tracheotomie stammt von dem italienischen Chirurgen und Anatom Julius Casserius (um 1552–1616) (Casserius 1600), dabei erfolgte der Zugang über einen längs gerichteten Hautschnitt. Mit Auftreten der Diphterie-Epidemien im 19. Jahrhundert etablierte sich die Tracheotomie in der Folgezeit als anerkannter Routineeingriff. Das technische Vorgehen wurde im Laufe der Zeit stets verfeinert, gleich blieb allen Vorgehensweisen, dass nach Freilegung der Trachea diese inzidiert und dann – durch unterschiedliche Hilfsmittel (wie z. B. Dilatator nach Trousseau) – dilatiert wurde. Die heute gebräuchliche Methode der Fensterung der Luftröhre etablierte sich erst Anfang des 20. Jahrhunderts. Obwohl bereits durch Sanctorius Sanctorius (1561–1636) eine Art der perkutanen Tracheotomie durch Punktion der Luftröhre mittels einer Paré'schen Röhre beschrieben wurde, blieb die operative Tracheotomie für lange Zeit die favorisierte Methode zur Anlage eines Tracheostomas. Erst seit Mitte der 80er Jahre des letzten Jahrhunderts etablierte sich das von Ciaglia vorgestellte Verfahren der perkutanen dilatativen Tracheotomie (PDT) als Alternative zum herkömmlichen operativen Vorgehen.

8.1.2 Indikation

War die Anlage eines Tracheostomas zunächst lediglich ein Notfalleingriff bei drohendem Ersticken, so hat sich mit Entwicklung der Intensivmedizin das Indikationsspektrum um elektive Indikationen erweitert. Speziell bei langzeitbeatmeten Patienten sowie bei einem prolongierten Weaning (>10 Tage) bzw. nach mehreren erfolglosen Weaning-Versuchen besteht die Indikation zur Tracheotomie. Mithilfe der Tracheotomie kann in diesen Fällen durch die Reduktion des ventilierten Totraumes die alveoläre Ventilation verbessert, durch den größeren Innendurchmesser der Trachealkanülen der Atemwegswiderstand reduziert und so die Atemarbeit für den Patienten verringert werden. Weitere positive Aspekte der Anlage eines Tracheostomas sind eine Reduktion der Rate der Pneumonien, ein geringerer Bedarf an Sedativa und Analgetika sowie eine bessere Pflege des Mund-Rachen-Raumes.

Indikationen zur Tracheotomie sind:

- Atemwegsverlegungen (z. B. bei Verletzungen im Gesichts-/Halsbereich, Tumoren)
- Technische Schwierigkeiten für die translaryngeale Intubation (Z. n. Operationen im Gesichts-/Halsbereich)
- Akute Entzündungen im Larynx/Pharynx
- Zu erwartende Beatmungsdauer >21 Tage
- Prolongiertes Weaning bzw. mehrere erfolglose Weaning-Versuche
- Fehlende Schutzreflexe (z. B. bei neurologischen Erkrankungen)
- Beidseitige Stimmlippenparese

Absolute Kontraindikationen zur operativen Tracheostomaanlage als Notfalleingriff existieren eigentlich nicht. Da es sich jedoch häufig um einen planbaren operativen Eingriff handelt, sind als relative Kontraindikationen die hämodynamische Instabilität des Patienten, ein bestehendes ARDS oder eine relevante Gerinnungsstörung anzusehen.

Der richtige Zeitpunkt für die Anlage eines Tracheostomas ist nicht definiert, auch in der 2014 publizierten S2k-Leitlinie „Prolongiertes Weaning" wurde diesbezüglich kein allgemein verbindlicher Konsens festgeschrieben (Schönhofer et al. 2014). Allerdings scheint eine frühelektive Anlage um den 3.–5. Beatmungstag die Komplikationsraten einer translaryngealen Intubation reduzieren zu können (Heffner 1998, Marsh 1989, Maziak 1998). Falls die Beatmungsdauer nicht abgeschätzt werden kann, so sollte täglich am Patientenbett über das Für und Wider zur Durchführung der Tracheotomie entschieden werden (Plummer u. Gracey 1989).

8.1.3 Anatomie

Voraussetzung für die Anlage eines jeden Tracheostomas (egal ob plastisches Tracheostoma oder PDT) ist die Kenntnis der topographischen Anatomie.

Die für die Tracheotomie wichtige ventrale Halsregion wird durch mehrere Landmarken begrenzt. Kranial findet sich – gut tastbar in der Medianlinie – die Prominentia laryngica. Die laterale Begrenzung bilden links und rechts die medianen Muskelbäuche der Musculi sternocleidomastoidei. Die kaudale Begrenzung bildet der Oberrand des Manubrium sterni. Während im kranialen Anteil die Trachea dicht unter der Haut liegt, findet man sie in Höhe der Drosselgrube – abhängig von der Konstitution des Patienten – in einer Tiefe von 1,5 bis 10 cm.

Die Trachea beginnt in Höhe des 6. Halswirbelkörpers als unmittelbarer Anschluss an Schild- und Ringknorpel und endet mit der Aufzweigung in rechten und linken Hauptbronchus auf Höhe des 4. Brustwirbelkörpers. Ihre Länge beim Erwachsenen beträgt ungefähr 10–15 cm, ihr Durchmesser variiert zwischen 1,5 und 2,5 cm. Die im Querschnitt hufeisenförmige Luftröhre wird durch ca. 16–20 Knorpelspangen, den Cartilagines tracheales, gebildet, welche durch die Ligamenta anularia miteinander verbunden sind. Die Knorpelspangen verhindern ein Kollabieren der Trachea bei Inspiration. Die Hinterwand der Trachea wird durch die bindegewebig-muskulöse Paries membranaceus gebildet, welche unmittelbar an den dorsal gelegenen Ösophagus angrenzt. In der Rinne zwischen Trachea und Ösophagus verläuft auf beiden Seiten der N. laryngeus recurrens.

Unter der Haut finden sich zunächst das Platysma sowie die oberflächliche Halsfaszie. Im Spatium praetracheale – unter dem mittleren Blatt der Halsfaszie – finden sich variierend verlaufende Gefäße. Auf Höhe der 2.–4. Knorpelspange wird die Vorderwand der Trachea vom Schilddrüsenisthmus bedeckt. Lateral der Luftöhre verlaufen sowohl rechts als auch links die A. carotis communis sowie die V. jugularis interna. Im Bereich des Jugulums kreuzt sowohl die V. anonyma sinistra die Trachea, um in die obere Hohlvene zu münden, als auch der Truncus brachiocephalicus, der größte Abgang des Aortenbogens. Eine in ca. 10 % der Fälle vorhandene A. thyreoidea ima entspringt dem Truncus brachiocephalicus oder dem Arcus aortae und zieht ventral der Luftröhre nach kranial zur Schilddrüse.

Wichtig ist, dass in die Planung zum operativen Vorgehen immer auch anamnestische Gesichtspunkte miteinfließen, da die anatomischen Verhältnisse nach operativen Eingriffen am Hals (Schilddrüsen-OP, „neck dissection", vorausgegangene Koniotomie/Tracheotomie etc.) dramatisch verändert sein können.

8.2 Technik der plastischen Tracheotomie und Rückverlagerung

Es existieren unterschiedliche Methoden zur Anlage eines Tracheostomas, die sich besonders im Zugangsweg und durch die Form des Tracheostomas unterscheiden. Sie orientieren sich in ihren Grundzügen jedoch alle an der von Chevalier Jackson 1909 veröffentlichten Technik (Jackson 1909).

Es gibt 3 verschiedene Zugangswege:

1. die Tracheotomia superior – oberhalb des Schilddrüsenisthmus auf Höhe der 1. und 2. Trachealspange,
2. die Tracheotomia media – zwischen 3. und 4. Trachealring auf Höhe des Schilddrüsenisthmus,
3. die Tracheotomia inferior unterhalb des Schilddrüsenisthmus, zwischen 5. und 6. Trachealspange.

Zudem unterscheidet man zwischen epithelialisierter und nichtepithelialisierter Form des Tracheostomas. Beim nichtepithelialisierten Tracheostoma wird die Haut nicht mit der Schleimhaut des Tracheostomas vernäht. Dies birgt einige spezielle Risiken wie z. B. ein höheres Blutungs- und Infektionsrisiko sowie Schwierigkeiten beim Wechsel der Trachealkanüle mit der Gefahr der Via falsa. In unserer Klinik führen wir daher die plastische Tracheotomie mit Anlage einer mukokutanen Anastomose zwischen Trachealschleimhaut und Haut durch. Als Zugangsweg bevorzugen wir die Anlage zwischen 1. und 2. Knorpelspange.

8.2.1 Vorbereitung

Da es sich häufig um Patienten auf Intensivstationen mit einer längeren Krankengeschichte handelt, liegen relevante Befunde, die auf krankhafte Veränderungen oder anatomische Besonderheiten hinweisen (z. B. radiologische Untersuchungen, Bronchoskopien etc.), meist schon vor. Spezielle präoperative Untersuchungen sind – abgesehen von einem aktuellen Gerinnungsstatus – somit vor einer Tracheotomie nicht notwendig.

Bei manchen Patienten (große Strumen, ausgeprägte Adipositas etc.) führen einige Kliniken präoperativ eine Sonographie der Halsweichteile durch, dies kann hilfreich sein, wird bei uns allerdings nicht praktiziert.

Die Anlage des plastischen Tracheostomas erfolgt in unserem Hause im Operationssaal. Auf eine grundsätzlich mögliche bettseitige Anlage auf der Intensivstation wird aufgrund schlechterer Operationsbedingungen (wie z. B. eingeschränkter Ausleuchtung des OP-Feldes; breiteres Patientenbett, eingeschränkte Platzverhältnisse etc.) verzichtet.

8.2.2 Anästhesie

Obwohl die Tracheotomie grundsätzlich auch am sedierten Patienten in Lokalanästhesie durchgeführt werden kann, erfolgt der Eingriff bei uns – um Stress auf beiden Seiten zu reduzieren – am intubierten und narkotisierten Patienten.

8.2.3 Lagerung

Die Operation des Patienten erfolgt – wie für eine Schilddrüsenoperation – in Rückenlage mit Reklination des Kopfes, wobei der Kopf auf einem Gelring gelagert wird. Durch Unterpolsterung der Schulterregion und Beugung um ca. 30° im Hüftgelenk wird der Hals gestreckt und die Trachea so nach kranial verlagert. Anschließend erfolgt die Desinfektion des OP-Gebietes von der Kinnspitze, entlang der Unterkiefer sowie der Mm. sternocleidomastoidei über die Schultern bis auf den Brustkorb in Mammillenhöhe. Zur Abdeckung des OP-Feldes nutzen wir eine Einmalabdeckung. Eine perioperative Antibiotikaprophylaxe führen wir standardmäßig nicht durch.

8.2.4 OP-Technik

Nach orientierender Palpation des Ringknorpels sowie des Jugulums erfolgt ca. 1 Querfinger oberhalb des Jugulums ein nach kaudal, leicht bogenförmig verlaufender und ca. 3 cm langer Hautschnitt mit dem Skalpell. Es folgt die Präparation der Subcutis bis auf das Platysma, dieses wird durchtrennt und zur weiteren Präparation ein Wundspreizer eingesetzt. Nach Darstellung der Linea alba colli wird diese in Längsrichtung durchtrennt und anschließend die gerade Halsmuskulatur stumpf auseinandergedrängt und mit Langenbeck-Haken gehalten. So lange man streng in der Mittellinie präpariert, ist die Blutungsgefahr gering. Falls dennoch größere, atypisch verlaufende Gefäße durchtrennt werden, sollten diese – zur Vermeidung späterer Arrosionsblutungen – nicht koaguliert, sondern zwischen Ligaturen durchtrennt werden. Zur Darstellung der Tracheavorderfläche kann es ausreichend sein, den Schilddrüsenisthmus mit einem Haken nach Kaudal zu drängen, häufig muss er jedoch nach Durchstichligaturen durchtrennt werden (▣ Abb. 8.1).

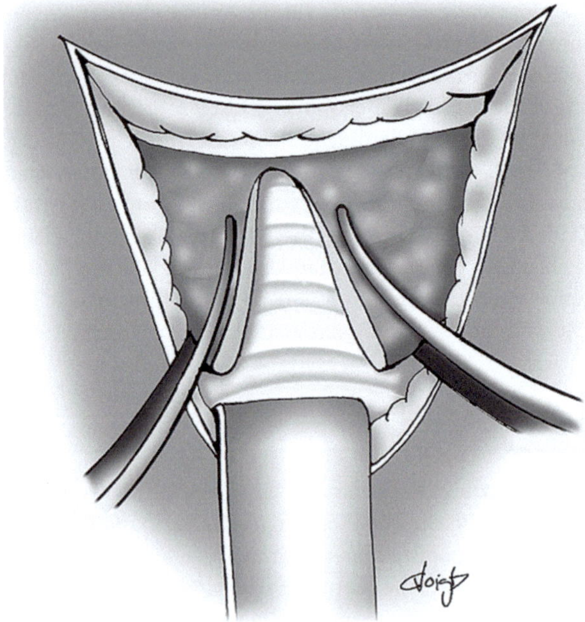

▣ **Abb. 8.1** Durchtrennung des Schilddrüsenisthmus mit Durchstichligaturen zur Darstellung der Tracheavorderfläche. (Aus Metzner 2004)

Die Trachea kommt nun mit ihrer weißen Farbe und den typischen, gut sicht- und tastbaren Knorpelspangen zur Darstellung. Nach Identifikation des Ringknorpels als wichtige Landmarke für den Eingriff wird die vordere Zirkumferenz der Trachea von der 1. bis auf Höhe der 4. Knorpelspange präpariert und durch Einsetzen von Langenbeck-Haken eingestellt.

Vor Eröffnung der Luftröhre im Sinne eines umgedrehten U-Schnittes (▣ Abb. 8.2) ist es wichtig, dass der Anästhesist den Tubus so weit wie möglich vorschiebt, um so das Risiko von Beatmungsproblemen durch eine Cuff-Verletzung zu minimieren. Ist dies erfolgt, kann die Trachea über die gesamte Breite quer zwischen 1. und 2. Knorpelspange mit einem 11er-Skalpell inzidiert und anschließend die 2. und 3. Knorpelspange beidseits lateral mit der Schere durchtrennt werden. Zur Anlage der mukokutanen Plastik wird der so entstandene Trachealllappen nun durch 3 vorgelegte, von innen nach außen gestochene Einzelknopfnähte fixiert, wobei darauf zu achten ist, dass die Fäden extrakartilaginär gestochen werden und die Trachealefze nach ventral geschlagen wird (▣ Abb. 8.3). Auch kranial werden zunächst 3 mukokutane Einzelknopfnähte vorgelegt und anschließend spannungsfrei geknotet. Wichtig ist hier, darauf zu achten, dass der bogenförmige Hautlappen in das Tracheostoma eingeschlagen wird. Zur Komplettierung des Tracheostomas werden die lateralen Wundränder noch durch transkartilaginär-kutan gestochene Einzelknopfnähte fixiert. Für alle Nähte benutzen wir resorbierbares, monofiles Nahtmaterial der Stärke 4/0 (▣ Abb. 8.4).

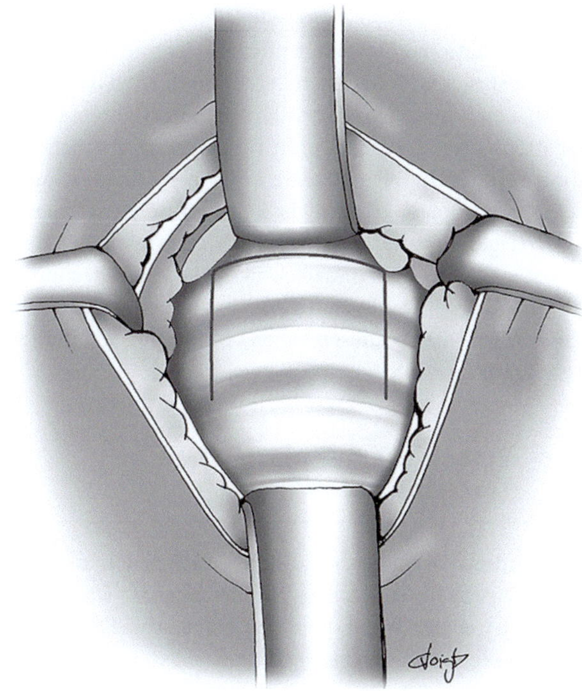

Abb. 8.2 Schnittführung zur Herstellung des kaudal gestielten Tracheallappens. (Aus Metzner 2004)

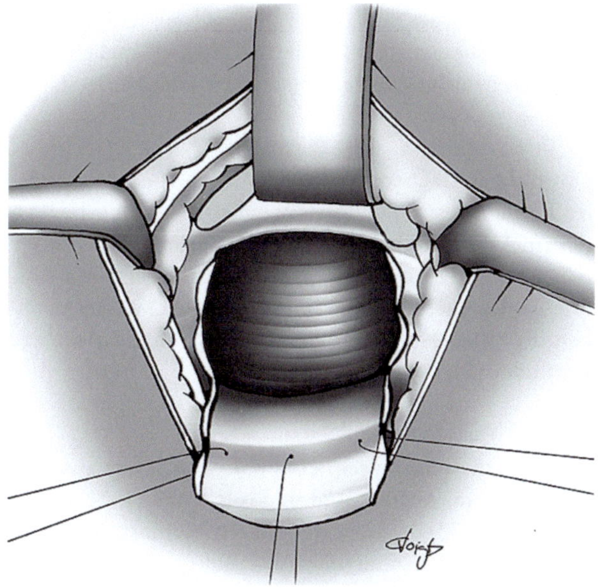

Abb. 8.3 Umklappen und Fixieren des Tracheallappens durch extrakartilaginar-kutan gestochene Einzelknopfnähte. (Aus Metzner 2004)

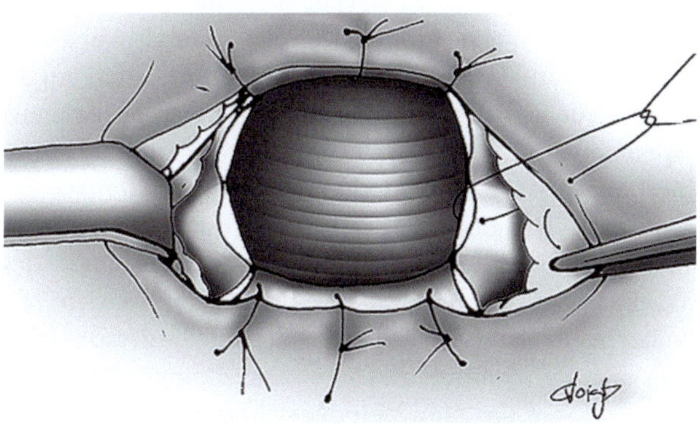

Abb. 8.4 Abschließend transkartilaginar-kutan gestochene Einzelknopfnähte lateral nach Vollendung der kranialen und kaudalen mukokutanen Anastomose. (Aus Metzner 2004)

Vor Umintubation wird zunächst die Trachealkanüle auf ihre Funktionstüchtigkeit überprüft. Dann wird die Trachea sowohl über den noch einliegenden Tubus als auch über das neu angelegte Tracheostoma abgesaugt, um Schleim und Blutkoagel vollständig zu entfernen. Nach optimaler Präoxygenierung erfolgt die Umintubation des Patienten. Durch den Anästhesisten wird der Tubus entblockt und entfernt, anschließend wird die Trachealkanüle in einer bogenförmigen Bewegung eingeführt. Dabei ist darauf zu achten, dass sowohl die lateralen Knorpelspangen als auch die weiche Tracheahinterwand nicht verletzt werden. Die Trachealkanüle wird dann geblockt, fixiert und mit dem Narkosegerät verbunden. Abschließend wird die Wunde nochmals desinfiziert und mit zwei eingeschnittenen Kompressen steril abgedeckt.

8.2.5 Komplikationen

Bei Beachtung der wenigen Kontraindikationen sowie bei korrekter Durchführung der Operation sind Komplikationen selten. Die Rate schwerer Komplikationen wird in der Literatur um 5 %, die der Letalität mit 2 % angegeben (Heffner 1986, Marsh 1989, Massick 2001).

Blutung

Die Blutung ist die am häufigsten beobachtete Komplikation der Tracheotomie, wobei wir eine Blutung im Rahmen des operativen Eingriffs von der deutlich schwerwiegenderen Arrosionsblutung unterscheiden. Die intra- und perioperativen Blutungen sind – bei strenger Präparation im Bereich der Linea alba colli – selten (5 %). Häufig sind es Blutungen aus Isthmusgefäßen der Schilddrüse oder aus kleineren Gefäßen der Subcutis oder der Muskulatur. Ein weiteres Blutungsrisiko stellt eine in ca. 10 % der Fälle vorhandene A. thyreoidea ima dar, welche direkt dem Truncus brachiocephalicus oder dem Aortenbogen entspringt und ventral der Trachea nach kranial zur Schilddrüse zieht.

Arrosionsblutungen treten im späteren Verlauf auf und sind meist Folge einer mechanischen Reizung der Trachealwand durch die Trachealkanüle selbst oder durch einen falschen Cuffdruck. Sie können aber auch aus narbigen Verziehungen supraaortaler Gefäße in Richtung Tracheostoma resultieren und verlaufen in bis zu 50 % der Fälle letal.

- **Infektion**

Obwohl das Tracheostoma relativ rasch von nosokomialen Keimen besiedelt wird, tritt eine behandlungsbedürftige Infektion des Tracheostomas eher selten auf. In diesen Fällen ist durch ein chirurgisches Debridement ein Ausbreiten des Infektes in die Halsweichteile bzw. ein Absinken des Infektes mit der Gefahr einer Mediastinitis zu verhindern.

- **Weichteilemphysem**

Ein Weichteilemphysem entsteht, wenn Luft aus dem Tracheostoma austritt und in das lockere Bindegewebe der Halsweichteile sowie des oberen Mediastinums eindringt. Ursachen hierfür sind – neben einer Fehllage der Trachealkanüle – eine zu kleinkalibrige Trachealkanüle, ein zu groß angelegtes Tracheostoma oder ein zu dichter Hautverschluss um das Tracheostoma. Bei korrekter Lage der Trachealkanüle bildet sich ein Weichteilemphysem meistens spontan zurück, nur selten besteht Behandlungsbedarf.

- **Ösophagotracheale Fistel**

Ösophagotracheale Fisteln können perioperativ auftreten und sind in der Regel Folge einer mangelnden OP-Technik. Spätpostoperativ auftretende Fisteln sind meist Folge einer direkten mechanischen Irritation der Trachealhinterwand durch die Trachealkanüle selbst oder – heute aber seltener – durch einen zu hoch gewählten Cuff-Druck. Große Fisteln müssen operativ revidiert werden.

- **Trachealstenose**

Die Trachealstenose ist die häufigste und am meisten gefürchtete Spätkomplikation; sie tritt – in Abhängigkeit vom Anlageverfahren bzw. der Verschlusstechnik – mit einer Inzidenz von bis zu 20 % auf (Lopez-Pastorini et al. 2015).

Es werden Stenosen im Bereich des ehemaligen Tracheostomas von Stenosen auf Höhe des Cuffs der Trachealkanüle unterschieden. Stenosen im Bereich des Cuffs sind meist Folge eines zu hohen Cuff-Drucks oder einer zu klein gewählten Trachealkanüle. Über eine Verletzung der Trachealschleimhaut und Arrosion der Knorpelspangen kommt es nach Entfernung der Trachealkanüle zur Ausheilung der Ulzeration mit Ausbildung einer narbigen Stenose. Durch die heute verwendeten Trachealkanülen mit Niederdruckmanschetten kann dieses Risiko deutlich reduziert werden, es empfiehlt sich jedoch eine regelmäßige Kontrolle des Cuff-Drucks.

- **Dislokation und akzidentelle Dekanülierung**

Eine Dislokation oder versehentliche Dekanülierung führt beim beatmeten Patienten zu einem potenziell lebensbedrohlichen Zustand und erfordert die sofortige Sicherung der Atemwege. Bei einem plastisch angelegten Tracheostoma bereitet die Neuanlage einer Trachealkanüle auch unmittelbar postoperativ meist keine größeren Probleme. Schwieriger gestaltet sich dies bei frisch angelegten Tracheostomata in Dilatationstechnik. Die Rekanülierung ist auf Grund der Instabilität des Zugangs in den ersten Tagen schwierig, so dass in diesen Fällen oropharyngeal intubiert werden sollte.

8.2.6 Verschluss des plastischen Tracheostomas

Während sich nicht epithelialisierte Tracheostomata sowie Dilatationstracheostomata nach Entfernung der Trachealkanüle nach wenigen Tagen spontan selbst verschließen, ist zum Verschluss eines plastischen Tracheostomas ein zweiter operativer Eingriff notwendig. Allerdings zeigen Studien, dass relevante Trachealstenosen bei einem operativ verschlossenen Tracheostoma signifikant seltener (3 %) auftreten als bei einem durch sekundäre Wundheilung spontan verschlossenem Tracheostoma (22 %) (Lopez-Pastorini et al. 2015).

Nach Desinfektion und steriler OP-Feldabdeckung wird der Stomarand umschnitten, und Haut und Unterhautgewebe werden vorsichtig mobilisiert. Dann werden die Hautlappen invertiert, mit Einzelknopfnähten (monofil, resorbierbar, Stärke 4/0) geknüpft und der Tracheostomadefekt so gedeckt. Um eine Lumeneinengung der Trachea zu vermeiden, ist unbedingt darauf zu achten, dass die Ränder des Tracheostomas nicht mit den Nähten gefasst werden. Zur weiteren Deckung des Defektes sollte nun die gerade Hautmuskulatur mobilisiert und durch Einzelknopfnähte locker adaptiert werden. Zum Wundverschluss wird die mobilisierte Haut dann spannungsfrei mit Einzelknopfnähten adaptiert. Die Wunde wird desinfiziert und steril verbunden. Die Entfernung des kutanen Nahtmaterials kann ab dem 6. postoperativem Tag erfolgen.

8.3 Perkutane Tracheotomie

Wie bereits eingangs erwähnt, hat sich seit Mitte der 1980er Jahre die perkutane Punktionsanlage als Alternative zum plastisch angelegten Tracheostoma etabliert. Als Vorteile der perkutanen Dilatationstracheotomie werden neben ihrer Durchführbarkeit auf der Intensivstation besonders ein geringerer Zeitaufwand, eine geringeres Gewebstrauma, eine niedrigere Komplikationsrate sowie geringere Kosten aufgeführt.

Erstmalig wurde das Verfahren der perkutanen Dilatationstracheotomie 1985 durch den amerikanischen Chirurgen P. Ciaglia beschrieben. Bei dieser Vorgehensweise wurde nach Punktion der Trachea über die Punktionskanüle ein Führungsdraht in Seldinger-Technik eingebracht und die Hohlnadel anschließend entfernt. Nach einer ca. 1,5 cm langen und quer verlaufenden Hautinzision wurde das Tracheostoma dann unter Verwendung unterschiedlich großer Dilatatoren allmählich bis zur gewünschte Größe bougiert und die Trachealkanüle im Anschluss ebenfalls in Seldinger-Technik eingeführt (Ciaglia 1985).

Es folgten mehrere Verfahren, welche die ursprüngliche Technik leicht veränderten und sich vor allem bezüglich der Dilatation der Halsweichteile unterscheiden. So entwickelte Griggs eine Methode, bei der auf die Dilatatoren verzichtet wird und statt derer eine spezielle Dilatationszange zur Anwendung kommt (Griggs 1990). Unter der Bezeichnung Guide Wire Dilatating Foreceps Tracheostomy (GWDF) ist diese Methode heute weit verbreitet. Bei der mit „PercuTwist" benannten Methode nach Frova und Quintel erfolgt nach Punktion der Trachea die Dilatation mittels eines selbstscheidenenden Schraubendilatators (Frova u. Quintel 2002). Das 1997 von A. Fantoni vorgestellte Verfahren der retrogaden translaryngealen Dilatationstracheotomie beschreitet einen etwas anderen Weg. Hier wird nach üblicher Punktion der Trachea der Führungsdraht nach kranial am Tubus vorbeigeschoben. Das weitere Vorgehen erfolgt dann in Apnoe, da der Patient vor Einbringen der am Draht fixierten, konisch zulaufenden Spezialkanüle extubiert werden muss. Anschließend wird die Trachealkanüle dann translaryngeal von innen durch die Punktionsstelle nach außen gezogen, um 180° rotiert und nach kaudal vorgeschoben (Fantoni 1997).

Die heute gebräuchlichste Technik ist die sich eng am Original orientierende perkutane Dilatationstracheotomie nach Ciaglia Blue Rhino (CBR). Der entscheidende Fortschritt dieser Methode im Vergleich zum Original ist die Verwendung eines einzigen, konisch zulaufenden, speziell beschichteten und leicht gebogen Dilatators.

Die Komplikationsraten der perkutanen Dilatationstracheotomien sind unter Beachtung der u. a. Kontraindikationen sowie der Durchführung unter endoskopischer Kontrolle und in der Hand erfahrener Operateure in der Tat gering, allerdings gibt es auch bei diesen Verfahren einige schwerwiegende Komplikationen wie z. B. eine Verletzung der Knorpelspangen, der Tracheahinterwand mit und ohne Ausbildung einer ösophagotrachealen Fistel (Dienemann u. Hoffmann 2001), Knick oder Dislokation des Seldinger-Drahts mit Ausbildung einer Via falsa und Kanülenfehllage sowie eine schwere Blutung (Gwylin u. Cooney 2004, Polderman 2003).

Kontraindikationen zur perkutanen Dilatationstracheotomie sind (Bause et al. 1999, Klemm u. Nowak 2011):
- Atemwegsnotfall
- Bekannte oder zu erwartende schwierige Intubation
- Keine Möglichkeit zur Bronchoskopie
- Keine OP-Kapazität für ggf. notwendige chirurgische Tracheostomaanlage
- Trachealstenose
- Tracheomalazie
- Alter <18 Jahre
- Nicht beherrschbare Gerinnungsstörungen
- Schwerste Gasaustauschstörungen
- Maligne Tumoren sowie phlegmonöse Entzündungen im Bereich des Zugangs
- Veränderte anatomische Verhältnisse (Z. n. OP oder Strahlentherapie)
- Patienten mit instabiler bzw. fixierter HWS
- Patienten mit extremer Adipositas

8.4 Wann welches Verfahren?

Diese Frage zu beantworten gestaltet sich schwierig, da die vorhandenen Studien häufig nicht miteinander vergleichbar sind und daher zum Teil auch zu unterschiedlichen Ergebnissen führen.

Die bei Einführung der PDT formulierten Vorteile einer geringeren Komplikationsrate, niedrigerer Kosten und einfacherer und schnellerer Durchführbarkeit lassen sich heutzutage nur teilweise bestätigen.

Ein großer Vorteil ist die Möglichkeit, eine PDT mit relativ geringem Aufwand bettseitig auf der Intensivstation durchführen zu können. Allerdings sollten auch dabei bestimmte Bedingungen erfüllt werden. So ist für ein möglichst komplikationsarmes Vorgehen eine Kontrolle der einzelnen Arbeitsschritte durch eine Bronchoskopie als Goldstandard anzusehen. Auch kann in einzelnen Fällen eine präoperative Ultraschalluntersuchung zur Identifikation der anatomischen Strukturen hilfreich sein. Weiterhin unbestreitbar ist die höhere Kosteneffektivität der PDT, ein Aspekt, dem in der heutigen Zeit große Bedeutung zukommt. Massick et al. (2001) konnten jedoch zeigen, dass eine bettseitig durchgeführte chirurgische Tracheotomie ebenfalls finanziell günstig durchführbar ist.

Bowen (2001) wies nach, dass Kosten und Dauer der perkutanen Dilatationsverfahren zwar geringer sind, allerdings traten in dieser Studie bei der PDT perioperativ mehr Komplikationen auf (6,2 %) als im chirurgischen Arm (2,2 %).

Dulgerov (1999) zeigte, dass die perioperativen Komplikationsraten bei den perkutanen Techniken höher waren (10 % PDT vs. 3 % chirurg. Anlage), hingegen waren postoperative Komplikationen häufiger bei der chirurgischen Tracheostomaanlage zu finden (10 % chirurg. Anlage vs. 7 % PDT). Hecker et al. (Oggiano et al. 2014) kamen zu dem Ergebnis, dass beide Prozeduren bei geringen Komplikationsraten (8,6 % PDT vs. 8,3 % chirurg. Anlage) zu gleichen Ergebnissen führen, die PDT lediglich leichter erlernbar und schneller durchführbar ist.

Wir empfehlen daher – in Anlehnung an die S2k-Leitlinie „Prolongiertes Weaning" (Schönhofer et al. 2014) – bei Patienten, bei denen eine „ … definitive Respiratorentwöhnung in Aussicht steht" (Empfehlung E16) die Durchführung einer PDT. Die Indikation zur operativen Tracheotomie ergibt sich aus den Kontraindikationen zur PDT. Auch sollte ein chirurgisches Vorgehen dann erfolgen, wenn durch vorausgegangene Operationen oder Erkrankungen die anatomischen Verhältnisse schwierig sind oder die Erkrankung des Patienten ein dauerhaftes Tracheostoma erfordert.

8.5 Zusammenfassung

Die operative Anlage eines Tracheostomas bietet aufgrund der ständig gewährleisteten Atemwegskontrolle aus unserer Sicht ein hohes Maß an Patientensicherheit. Sie ist bei korrekt durchgeführter Technik komplikationsarm und diesbezüglich den perkutanen Dilatationsverfahren nicht unterlegen und bleibt somit auch weiterhin ein fester Bestandteil der Versorgung langzeitbeatmeter Patienten auf Intensivstationen.

Literatur

Bause H, Dost P, Kehrl W, Walz MK (1999) Punktionstracheostomie versus konventionelle Tracheotomie. Ein interdisziplinäres Gespräch. HNO 47: 58–70

Bowen CP (2001) Comparison of safety and cost of percutaneous versus surgical tracheostomy. Am Surg 67: 54–60

Casserius I (1600) De vocis avditvsque organis historica anatomica. Ferrara: Baldismus, 1600, Lib. I, Cap. XX:119–124

Ciaglia P (1985) Elective percutaneus dilational tracheostomy – a new simple bedside procedure. Chest 87: 715–719

Dienemann H, Hoffmann H (2001) Tracheo-bronchiale Verletzungen und Fisteln. Chirurg 72: 1130–1136

Dulguerov P (1999) Percutaneous or surgical tracheostomy: a meta-analysis. Crit Care Med 27: 1617–1625

Fantoni A (1997) A non-derivative, non-surgical tracheostomy – the translaryngeal method. Intensive Care Med 23: 386–389

Frova G, Quintel MA (2002) New simple method for percutaneous tracheostomy: controlled rotating dilation. A preliminary report. Intensive Care Med 28: 299–303

Griggs WM (1990) A simple pericutaneous tracheostomy technique. Surg Gynecol Obstet 170: 543–545

Gwylin S, Cooney A (2004) Acute fatal hemorraghe during tracheostomy. Br J Anaesth 92: 298

Heffner JE (1986) Tracheostomy in the intensive care unit, Part I, II. Chest 90: 269–274, 430–436

Heffner JE (1998) Timing tracheotomy – calendar watching or individualisation of care? Chest 114: 361–363

Holmes G (1887) Die Geschichte der Laryngologie von den frühesten Zeiten bis zur Gegenwart. Hirschwald, Berlin

Jackson C (1909) Tracheostomy Laryngoscope 19: 285–290

Klemm E, Nowak A (Hrsg) (2011) Kompendium der Tracheotomie. Kap. 2: Vorteile und Nachteile einer Tracheotomie, Kontraindikaionen der perkutanen Dilatationstracheotomie. Springer, Heidelberg

Marsh HM (1989) Timing of tracheotomy in critically ill patient. Chest 96: 190–192

Lopez-Pastorini A, et al. (2015) Reduktion Tracheostoma-assoziierter Trachealstenosen durch chirurgischen Stomaverschluss. Pneumologie 69: 335–340

Massick DD (2001) Bedside Tracheostomy in the ICU; a prospective randomized trail compairing open surgical tracheostomy with endoscopically guided percutaneous dilational tracheotomy. Laryngoscope 111: 494–500

Maziak DE (1998) The timing of tracheotomy – a systematic review. Chest 114: 605–609

Metzner J (2004) Tracheostomie: Technik, Tipps und Tricks. In: Schneider P, Kruschewski M, Buhr HJ (Hrsg) Thoraxchirurgie. Springer, Berlin Heidelberg New York

Oggiano M, Ewig S, Hecker E (2014) A comparison of percutaneous dilatational tracheostomy versus conventional surgical tracheostomy. Pneumologie 68: 322–328

Pahor AL (1992) Ear, nose and throat in Ancient Egypt. J Laryngol Otol 106: 773–779

Plummer AL, Gracey DR (1989) Consensusconference on artificial airways in patients receiving mechanical ventilation. Chest 96: 178–180

Polderman H (2003) Percutaneous dilatational tracheostomy in the ICU: optimal organization, low complication rates and description of a new complication. Chest 123: 1595–1602

Schönhofer B, et al. (2014) S2k-Leitlinie Prolongiertes Weaning. Pneumologie 68: 19–75

Stock CR (1987) What is past is prologue – A short history oft he development oft he tracheostomy. Ear Nose Throat J 66: 166–169

Langzeitbeatmung nach thoraxchirurgischen Eingriffen

G. Sofianos, W. Randerath

P. Schneider, M. Kruschewski, H.J. Buhr (Hrsg.), *Thoraxchirurgie für den Allgemein- und Viszeralchirurgen*,
https://doi.org/10.1007/978-3-662-48710-5_9

Die Entwöhnung von der invasiven Beatmung (Respiratorentwöhnung, Weaning) ist nach thoraxchirurgischen Eingriffen häufig erschwert. In einer Datenerhebung eines großen deutschen Weaningzentrums stammten 21 % der Patienten mit prolongiertem Weaning von thoraxchirurgischen Intensivstationen. Nach einem herzchirurgischen Eingriff benötigen 5 % der Patienten eine Langzeitbeatmung (>72 h) (Murthy et al. 2007).

9.1 Einleitung

Die respiratorische Insuffizienz wird je nach Ursache in die hyperkapnische (ventilatorische) und die hypoxämische Insuffizienz eingeteilt. Eine hyperkapnische Atmungsinsuffizienz, bei der die Ansammlung des Kohlendioxids im Blut im Vordergrund steht, resultiert aus einem Missverhältnis zwischen ventilatorischem Bedarf und dem Vermögen des Patienten, zu atmen (Bellemare et al. 1982, Vassilakopoulos et al. 1996). Es handelt sich um Probleme in der Atemmechanik oder im Atemantrieb des Patienten. Demgegenüber steht bei der primär hypoxämischen Atmungsinsuffizienz eine Gasaustauschstörung im Vordergrund, es kommt zum Sauerstoffmangel. Vereinfacht dargestellt kann der Patient bei der **hyperkapnischen Insuffizienz** nicht ausreichend Luft von der Außenwelt in die Lungenalveolen bewegen. Dies kann verschiedene Ursachen haben:

- eine Störung in der Atmungssteuerung im Hirnstamm,
- eine Störung der Impulsüberleitung vom Gehirn zur thorakalen Muskulatur,
- eine Störung der Impulsumsetzung durch das Thoraxskelett oder die Muskeln,
- Behinderungen des Luftstroms durch die Atemwege (Atemwegsobstruktion).

Demgegenüber liegt die Störung bei der **hypoxämischen Insuffizienz** in der Sauerstoffaufnahme im Organ Lunge (Lungenalveole – Lungenkapillare) selbst.

Im Rahmen der prolongierten Beatmungsentwöhnung liegt meistens eine hyperkapnische, seltener eine primär hypoxämische Atmungsinsuffizienz vor.

Nach der S2-Leitlinie für Respiratorentwöhnung der Deutschen Gesellschaft für Pneumologie und Beatmungsmedizin werden 3 Weaning-Kategorien definiert (Tab. 9.1) (Schonhofer et al. 2015).

Die prolongierte Beatmung ist mit einer erhöhten Mortalität von 20–34 % assoziiert (Zilberberg et al. 2008). Aus diesem Grund muss so früh wie möglich mit der Beatmungsentwöhnung begonnen werden.

Tab. 9.1 Weaning-Kategorien nach der S2k-Leitlinie „Prolongiertes Weaning"

Kategorie	Weaning	Kennzeichen
1	Einfaches Weaning	Erfolgreiches Weaning nach dem ersten Spontanatmungsversuch (Spontaneous Breathing Trial – SBT) und der ersten Extubation
2	Schwieriges Weaning	Erfolgreiches Weaning nach initial erfolglosem Weaning spätestens beim 3. SBT oder innerhalb von 7 Tagen nach dem ersten erfolglosen SBT
3	Prolongiertes Weaning	Erfolgreiches Weaning erst nach mindestens 3 erfolglosen SBTs oder Beatmung länger als 7 Tage nach dem ersten erfolglosen SBT

9.2 Strategien der Beatmungsentwöhnung

9.2.1 Einfache Beatmungsentwöhnung

Zu Beginn der Beatmungsentwöhnung wird die Durchführung eines Spontanatmungsversuchs (Spontaneous Breathing Trial – SBT) empfohlen. Dieses kann in unterschiedlicher Weise erfolgen:

- Spontanatmung am Beatmungstubus ohne maschinelle Unterstützung,
- Spontanatmung mit positivem endexspiratorischem Druck (PEEP),
- Spontanatmung mit PEEP und Druckunterstützung (Pressure Support Ventilation, PSV)

Der Erfolg des Spontanatmungsversuchs sollte nach 30 min beurteilt werden. Wichtige Parameter dabei sind die Atemfrequenz und der Quotient aus Atemfrequenz und Atemzugvolumen (Rapid Shallow Breathing Index, RSBI). Für den Extubationserfolg prognostisch günstige Parameter sind eine Atemfrequenz <35/min und ein RSBI <105/min/l.

9.2.2 Schwierige Beatmungsentwöhnung

Nach drei erfolglosen Spontanatmungsversuchen oder bei einer Beatmungsdauer >7 Tage nach dem ersten Spontanatmungsversuch besteht eine prolongierte

Beatmungsentwöhnung. Dann werden hauptsächlich zwei unterschiedliche Strategien der Respiratorentwöhnung unterschieden: die diskontinuierliche und die kontinuierliche (graduelle) Strategie. Ziel ist eine Reaktivierung der Atmungsmuskulatur (▣ Abb. 9.1).

Diskontinuierliche Methode

Die diskontinuierliche Methode (▣ Abb. 9.1b) kann mit dem Training beim Ausdauersport verglichen werden. Kurze Belastungsphasen (Ausdauersport: Kilometerstrecke – Weaning: Spontanatmung ohne maschinelle Unterstützung) werden von Phasen der kompletten Muskelentlastung (Ausdauersport: Ausruhen – Weaning: kontrollierte Beatmung) unterbrochen. Die Belastungsphasen (Spontanatmung) werden im Verlauf bei klinischer Stabilität und fehlenden Erschöpfungszeichen (niedrige Atemfrequenz, keine relevante Hyperkapnie oder Hypoxämie) ausgedehnt. Bei einer ausreichenden Gesamtzeit der Spontanatmung (Ausdauersport: ausreichend große Kilometerstrecke ohne Muskelerschöpfung) erfolgt die Extubation oder Dekanülierung. Die notwendige Mindestdauer der Spontanatmung vor Dekanülierung ist bis dato nicht ausreichend untersucht worden, beträgt aber circa 18 h am Tag. Durch Einsatz der nichtinvasiven Maskenbeatmung können Patienten mit kürzeren Spontanatmungsphasen (von z. B. 8–10 h am Tag) mit Erfolg dekanüliert werden.

Kontinuierliche Methode

Bei der kontinuierlichen oder graduellen Methode (▣ Abb. 9.1a) wird eine maschinell druckunterstützte Spontanatmungsform (z. B. Pressure Support Ventilation) mit gradueller Reduktion der Druckunterstützung angewandt. Ab einer Druckunterstützung <8 cm H_2O ist häufig die Dekanülierung des Patienten möglich (Mancebo 1996).

Auch eine Kombination beider Methoden ist durchführbar (▣ Abb. 9.1c): Phasen der druckunterstützten Beatmung werden in Phasen der kontrollierten Beatmung eingebettet, wobei die Druckunterstützung während der druckunterstützten Beatmungsphasen Tag für Tag graduell reduziert wird.

Eine dreifache Kombination aus kontrollierter Beatmung, druckunterstützter Spontanatmung und kompletter Spontanatmung ist eher in selteneren Situationen notwendig.

Ein möglicher Weaning-Algorithmus ist in ▣ Abb. 9.2 dargestellt.

9.3 Hindernisse der Beatmungsentwöhnung

Wie bereits erwähnt, ist eine hohe Beatmungsdauer über die damit verbundenen Komplikationen, wie z. B. die Ventilator-assoziierte Pneumonie, mit einer erhöhten Mortalität assoziiert (Ibrahim et al. 2000, Quinnell et al. 2006). Es ist anzunehmen, dass Erkennung und Beseitigung von Hindernissen der Beatmungsentwöhnung zu einer Senkung der Beatmungsdauer und damit zu einer Senkung der Mortalität führen können. Eine Reihe von Faktoren beeinflusst den Verlauf der Beatmungsentwöhnung bei Patienten nach thoraxchirurgischen Eingriffen.

9.3.1 Chronisch obstruktive Lungenerkrankung

Thoraxchirurgische Patienten sind häufig multimorbide. Aufgrund ähnlicher Risikofaktoren (Nikotinabusus) besteht eine Koinzidenz zwischen der koronaren Makroangiopathie und der chronisch obstruktiven Lungenerkrankung (COPD). Die COPD ist einer der häufigsten Gründe der prolongierten Beatmung. Dazu tragen unterschiedliche Pathomechanismen bei, zu denen die Obstruktion der zentralen oder peripheren Atemwege, die Atemmuskelschwäche und der Lungenparenchymschaden gehören. Der Atemwegswiderstand muss durch einen erhöhten Kraftaufwand der Atmungsmuskulatur überwunden werden. Daraus resultiert eine Drucküberlastung der Atemmuskulatur (Gay et al. 1989, Nava et al. 1997). Die Lungenüberblähung bei der COPD führt zur Zwerchfellabflachung, was sich ungünstig auf die mechanische Kraftentwicklung auswirkt und eine weitere Belastung der Atmungsmuskulatur und einen höheren Sauerstoffbedarf zur Folge hat. Die häufig mit der COPD assoziierte pulmonale Kachexie schwächt die Atmungsmuskulatur zusätzlich. Daneben kennzeichnet die Destruktion von Lungenalveolen und Gefäßen, der Lungenparenchymschaden, den emphysematösen Phänotyp der COPD. Diese Reduktion der Gasaustauschfläche bedingt eine Störung des Gasaustausches.

9.3.2 Kardiale Insuffizienz

Eine weitere, sehr häufige Komorbidität thoraxchirurgischer Patienten ist die eingeschränkte kardiale Funktion, die meistens zu einer primär hypoxämischen Atmungsinsuffizienz führt. Dazu tragen verschiedene pathophysiologische Komponenten bei: Während der Positiv-Druck-Beatmung steigt

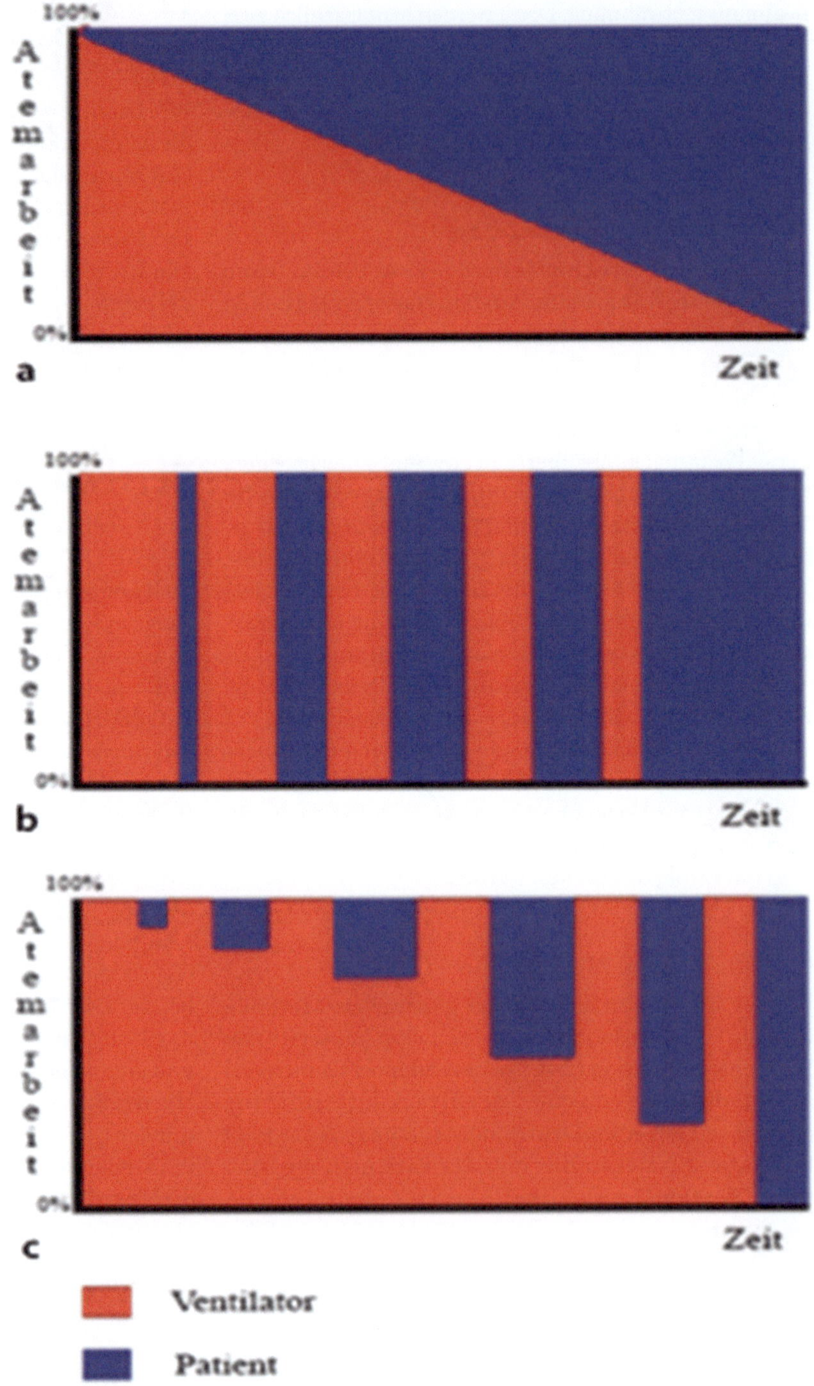

Abb. 9.1a–c Strategien der Beatmungsentwöhnung: **a** kontinuierliche Methode, **b** diskontinuierliche Methode, **c** Kombination aus kontinuierlicher und diskontinuierlicher Methode. (Mod. nach der S2k-Leitlinie „Prolongiertes Weaning")

der intrathorakale Druck, der venöse Rückfluss zum rechten Herzen und somit das intrathorakale Blutvolumen nehmen ab. Demgegenüber steigt der venöse Rückfluss zum rechten Herzen beim spontanatmenden Patienten während der Inspiration. Die kardiale Vorlast und das intrathorakale Blutvolumen nehmen zu. Ist die kardiale Funktion schon eingeschränkt (z. B. reduzierte linksventrikuläre Pumpfunktion), dann können die veränderten intrathorakalen Drücke unter beginnender Spontanatmung, also beim Wegfall der Druckunterstützung, zu einer relevanten Volumenbelastung des Herzens führen. Aufgrund der Vor- und Nachlasterhöhung des linken Ventrikels kann es zu einer pulmonal-venösen Stauung mit Verschlechterung des Gasaustausches und Zunahme der Atemarbeit kommen (Pinsky 2005).

Eine pulmonal-venöse Stauung mit Ausbildung eines Lungenödems wird im Rahmen einer maschinellen

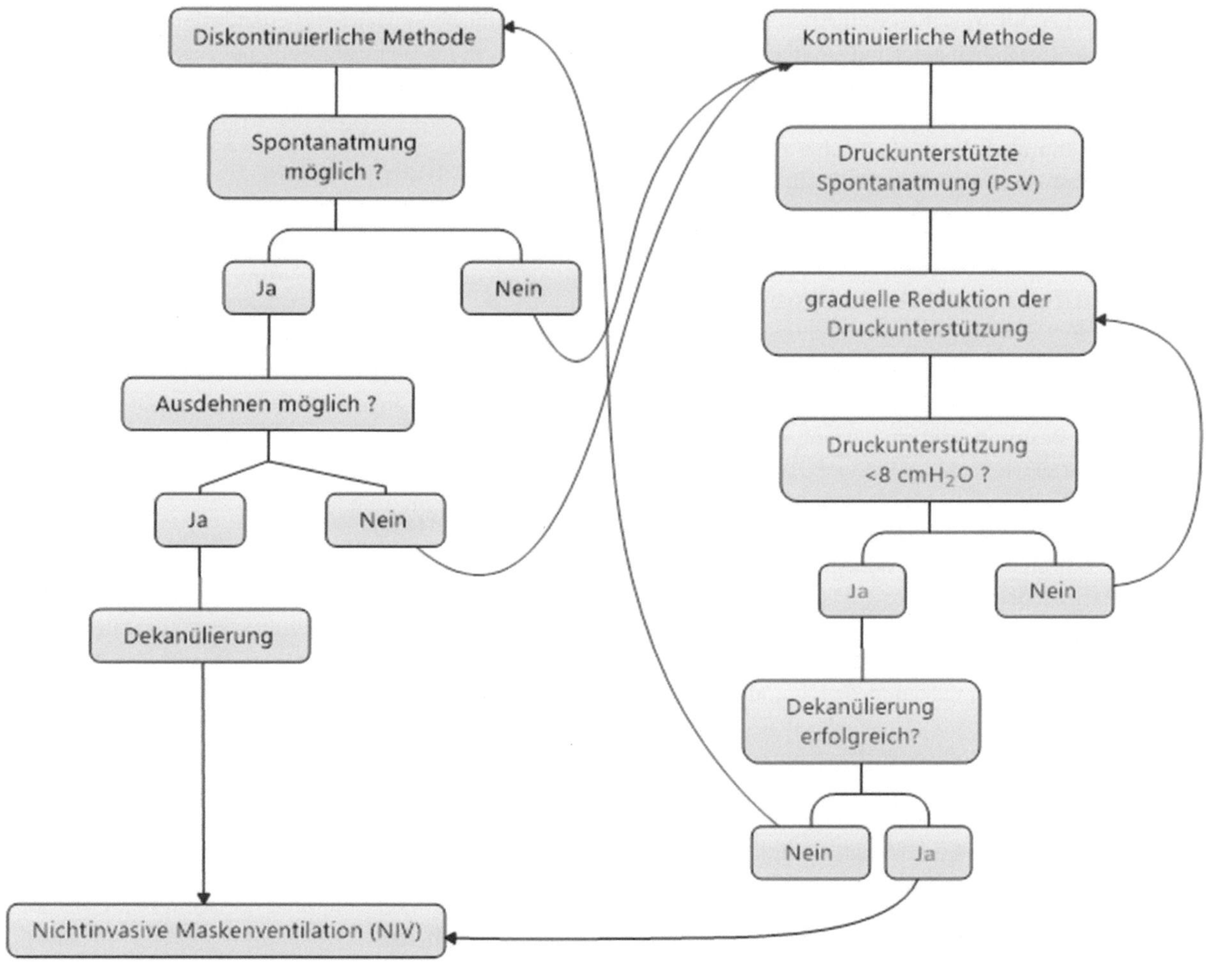

Abb. 9.2 Algorithmus des Weaning

Beatmung durch den positiven endexspiratorischen Druck (PEEP) teilweise vermieden. Während der Spontanatmungsphasen der Beatmungsentwöhnung (ohne Positivdruck) kommt es allerdings zu einem Verlust des PEEP. Hierdurch kann sich eine (links-)kardiale Funktionsstörung demaskieren, dekompensieren und zur Ausbildung eines Lungenödems mit konsekutiver hypoxämischer Atmungsinsuffizienz führen (Pinsky 2005, Jubran et al. 1998). Um dies zu vermeiden, ist häufig eine Negativbilanzierung notwendig. Eine Dehydratation kann allerdings bei eingeschränkter linkskardialer Funktion und bestehendem Vorwärtsversagen eine Aggravierung von Funktionsstörungen weiterer Organe (z. B. Niereninsuffizienz) begünstigen.

9.3.3 Restriktive Ventilationsstörungen

Eine kardiale Funktionsstörung, wie sie etwa bei reduzierter linksventrikulärer Pumpfunktion oder hämodynamisch relevanten Klappenvitien vorliegt, kann zu Pleuraergüssen und damit zu einer zusätzlichen thorakalen Restriktion führen. Pleuraergüsse stellen die häufigste passagere Ursache einer restriktiven Ventilationsstörung dar. Sie treten oft postoperativ, insbesondere nach kardiochirurgischen Eingriffen, auf und können mittels Anlage einer Thoraxdrainage reduziert werden. Bei kardialer Ursache bietet allerdings die Anlage von Thoraxdrainagen nur kurzfristig eine Verbesserung. Die Pleuraergüsse rezidivieren im Verlauf meist, wenn die Ursachen nicht suffizient angegangen werden können (z. B. Klappenersatz, myokardiale Revaskularisation). Sollte eine kausale Therapie nicht möglich sein, dann ist eine Negativbilanzierung des Patienten erforderlich. Eine thorakale Restriktion aufgrund von Pleuraergüssen oder Hämatothoraces führt meistens zu einer kombinierten hypoxämischen und hyperkapnischen Atmungsinsuffizienz. Bei Krankheitsbildern wie der Skoliose oder bei Pleuraschwarten infolge einer stattgehabten Tuberkulose steht die hyperkapnische Atmungsinsuffizienz im Vordergrund (Boles et al. 2007).

Nach thoraxchirurgischen Eingriffen besteht häufig eine thorakale Instabilität aufgrund einer Sternuminstabilität oder durch Rippenfrakturen. Voraussetzung für eine funktionierende Atempumpe ist allerdings ein intaktes Skelett. Eine thorakale Instabilität führt zu einer Ineffektivität der Atmungsmuskulatur, erhöht die Muskellast und den Sauerstoffverbrauch.

9.3.4 Insuffizienz der Atmungsmuskulatur

Eine Beeinträchtigung der Funktion der Atmungsmuskulatur kann das Weaning wesentlich verzögern. Bereits nach 48 h kontrollierter Beatmung tritt eine Atrophie der Zwerchfellmuskulatur ein, die als Ventilator induced Diaphragmatic Dysfunction (VIDD) bezeichnet wird (Jubran 2006, Vassilakopoulos u. Petrof 2004). Diese wird verstärkt, wenn die kontrollierte Beatmung nicht durch assistierte oder spontane Atmungsphasen unterbrochen wird. Eine Phrenikusparese ist eine nicht seltene Komplikation nach kardiochirurgischen Eingriffen, die die Atemmuskelpumpe zusätzlich beeinträchtigt.

Durch septische Komplikationen peri- und postoperativ sowie durch Kofaktoren wie Muskelrelaxanzien, Nierenversagen und diabetische Stoffwechsellage kann es zu einer axonalen Nervenschädigung kommen, zur Critical-illness-Polyneuropathie (CIP). Die Atemmuskelschwäche wird nicht nur durch eine strukturelle und funktionelle Schädigung der Nerven, sondern auch der Muskulatur selber ausgelöst, der Critical-illness-Myopathie (CIM) (Garnacho-Montero et al. 2005, Hermans et al. 2008, 2014). Klinisch findet man eine deutliche schlaffe Parese und eine ausgeprägte Muskelatrophie. Wenn auch meistens potenziell reversibel, gehören CIM und CIP zu den häufigsten Ursachen einer prolongierten Respiratorentwöhnung. Zusätzliche metabolische Störungen und Elektrolytstörungen, wie z. B. eine Hypothyreose, aber auch eine Hypokalziämie, schwere Hypokaliämien oder ein schwerer Phosphatmangel werden ebenfalls als Ursachen für Muskelschwäche postuliert. Ob die Elektrolytsubstitution zu einer Beschleunigung der Respiratorentwöhnung führt, ist allerdings nicht bewiesen – der Ausgleich der Elektrolyte ist dennoch zu empfehlen.

9.3.5 Clearance-Funktion der Atemwege

Durch die Schwäche der Atmungsmuskulatur kommt es zu einer deutlichen Verminderung des Hustenreflexes mit daraus resultierender Störung der Clearance-Funktion der Lunge. Zusätzlich unterdrücken postoperative Schmerzen spontane sekretfördernde Mechanismen (wie z. B. Husten). Die Sekretretention führt zu einer deutlichen Zunahme der Häufigkeit von Atelektasen und konsekutiv von Pneumonien. Atemtherapeutische Maßnahmen zur Sekretförderung und Sekretelimination sollten feste Bestandteile der postoperativen Therapie sein. Ein atemtherapeutisches Training der Atmungsmuskulatur sollte bereits präoperativ eingeleitet werden.

9.3.6 Beatmungszugang

Der artifizielle Atemweg erhöht den Atemwegswiderstand zusätzlich und belastet so die Atmungsmuskulatur stärker. Ein zu klein oder zu lang gewählter Atemweg (dünnlumige Trachealkanüle – Endotrachealtubus) kann diese Problematik aggravieren, da der Widerstand stark vom Radius, geringer auch von der Länge des Tubus abhängt. Deshalb sollten großlumige Beatmungszugänge gewählt werden.

9.3.7 Sedierung

Eine wesentliche Voraussetzung für eine erfolgreiche Beatmungsentwöhnung ist eine kurze, kontrollierte Beatmungsdauer mit Verlängerung der Spontanatemphasen. Voraussetzung für die Spontanatmung ist die Reduktion der Sedierung. Durch die Anwendung von Sedierungsprotokollen konnte eine Reduktion der Beatmungsdauer erreicht werden. Die tägliche Unterbrechung der Sedierung (spontane Aufwachphasen, Spontaneous Awakening Trial, SAT) kann zu einer Verkürzung der Beatmungszeit führen (Girard et al. 2008).

9.3.8 Dysphagie

Sensorische und motorische Störungen der pharyngealen Innervation tragen zur Entwicklung einer Dysphagie bei. Rezidivierende Aspirationspneumonien mit hierdurch bedingter Verlängerung des Weaning-Prozesses können die Folge sein. Zur Erkennung der zugrundeliegenden Pathophysiologie werden erweiterte diagnostische Maßnahmen empfohlen, wie z. B. eine fiberoptische endoskopische Evaluation des Schluckaktes (FEES). Eine Dysphagie kann sowohl funktioneller als auch organischer Natur sein. Funktionelle, nervale Störungen treten als Folge einer prolongierten Sedierung auf. Beispiel einer organischen Störung mit hoher Reflux- und Aspirationsneigung ist die Ösophagusresektion mit Störung der Peristaltik und Fehlen des ösophagogastralen Verschlusses. Sowohl die sensorische als auch die motorische Koordination des Schluckaktes können durch intensive logopädische Maßnahmen angegangen werden.

9.3.9 Anämie

Eine postoperative Anämie vermindert das Sauerstoffangebot an die Organe, erhöht über die Hyperventilation die

Tab. 9.2 Mögliche Hindernisse der Respiratorentwöhnung und einige therapeutische Strategien

Atmungsinsuffizienz	Pathophysiologie	Pathophysiologischer Bereich	Mögliche Ursachen	Beispiel	Lösungsvorschlag
Hyperkapnische Atmungsinsuffizienz	Schwäche der Atempumpe	Atemzentrum	Ischämie		Lyse?
			Infektion	Enzephalitis	Infektbehandlung?
		Nervale Steuerung	Neuritis Nervenschädigung	Zwerchfellparese	Physiotherapie
				Guillain-Barré-Syndrom	Physiotherapie
				Critical-illness-Polyneuropathie	Physiotherapie
				ALS	
		Atemmuskeln	Myositis Muskeldystrophie Muskelatrophie	Critical-illness-Myopathie	Physiotherapie
				Zwerchfellatrophie (VIDD)	SAT
				Myasthenie	Optimierung der medikamentösen Therapie
				M. Duchenne	
				Post-Polio-Syndrom	
	Überlastung der Atempumpe	Atemwege	Obstruktion	COPD Mukoviszidose	Antiobstruktive Therapie, Atemweg optimieren
			Überblähung	COPD	
		Thoraxwand	Reduzierte Compliance	Pleuraerguss	Drainage, Negativbilanz
				Skoliose	
				Post-TBC-Syndrom	
		Sauerstofftransport reduziert	Anämie Methämoglobin	Blutabnahme	Transfusion?
				Blutung	Transfusion?
				Infektanämie	Transfusion?/Infektbehandlung
				Medikamente	
		Sauerstoffverbrauch erhöht	Erhöhter Umsatz	Katecholamine	
				Unruhe/Agitation	Anxiolyse
				Infektion	Infektbehandlung
		Metabolische Versorgung	Stoffwechselstörung	Hypothyreose	Substitution
				Mangelernährung	Ernährung
				Elektrolyt-Imbalance	Elektrolytausgleich
Hypoxämische Atmungsinsuffizienz	Gestörte Sauerstoffaufnahme	Lungenparenchym	Reduzierte Gasaustauschfläche	Pneumonie	Pneumonieprophylaxe
				Aspirationspneumonie	Logopädie
				Atelektasen	Sekretfordernde und sekretolytische Atemtherapie, Schmerztherapie (Husten)
		Ventilations-Perfusions-Missmatch	Kardiale Funktionseinschränkung	Eingeschränkte linksventrikuläre Funktion	Therapie der Herzinsuffizienz, Nachlastsenkung, Inotropiesteigerung, Negativbilanz
				Klappeninsuffizienz	Operative Versorgung, Negativbilanz

ALS amyotrophe Lateralsklerose, *SAT* Spontaneous Awakening Trial, *VIDD* Ventilator induced Diaphragmatic Dysfunction.

Atemarbeit und schwächt über den Sauerstoffmangel die Atmungsmuskulatur. Pathophysiologische Überlegungen führen zur Hypothese, dass ein „liberaler Transfusionstrigger" (z. B. ab einem Hämoglobinwert von 8 g/dl) zu einer Atemmuskelentlastung und schnelleren Respiratorentwöhnung führen kann. Aufgrund fehlender Studien kann dieses Vorgehen derzeit nicht generell empfohlen werden. Bei erschwertem Weaning sollte die Option jedoch erwogen werden.

9.4 Schlussfolgerung

Die Beatmungsentwöhnung nach thoraxchirurgischen Eingriffen ist häufig erschwert. Bereits präoperativ sollten Risikofaktoren für das erschwerte Weaning evaluiert werden. Dies ermöglicht die frühzeitige Einleitung differenzierter Maßnahmen. Insbesondere eine systematische Suche nach einem festgelegten Standard kann helfen, relevante Probleme schnell zu erkennen (◘ Tab. 9.2).

Literatur

Bellemare F, Grassino A (1982) Effect of pressure and timing of contraction on human diaphragm fatigueJ Appl Physiol Respir Environ Exerc Physiol 53: 1190–1195

Boles, JM, Bion J, Connors A, et al. (2007) Weaning from mechanical ventilation. Eur Respir J 29: 1033–1056

Garnacho-Montero J, Amaya-Villar R, Garcia-Garmendia JL, et al. (2005) Effect of critical illness polyneuropathy on the withdrawal from mechanical ventilation and the length of stay in septic patients. Crit Care Med 33: 349–354

Gay PC, Rodarte JR, Hubmayr RD (1989) The effects of positive expiratory pressure on isovolume flow and dynamic hyperinflation in patients receiving mechanical ventilation. Am Rev Resp Dis 139: 621–626

Girard TD, Kress JP, Fuchs BD, et al. (2008) Efficacy and safety of a paired sedation and ventilator weaning protocol for mechanically ventilated patients in intensive care (Awakening and Breathing Controlled trial): a randomised controlled trial. Lancet 371: 126–134

Hermans G, De Jonghe B, Bruyninckx F, Van den Berghe G (2008) Clinical review: Critical illness polyneuropathy and myopathy. Crit Care 12: 238

Hermans G, De Jonghe B, Bruyninckx F, Van den Berghe G (2014) Interventions for preventing critical illness polyneuropathy and critical illness myopathy. Cochrane database Syst Rev 2014;1: CD006832

Ibrahim EH, Ward S, Sherman G, Kollef MH (2000) A comparative analysis of patients with early-onset vs late-onset nosocomial pneumonia in the ICU setting. Chest 117: 1434–1442

Jubran A, Mathru M, Dries D, Tobin MJ (1998) Continuous recordings of mixed venous oxygen saturation during weaning from mechanical ventilation and the ramifications thereof. Am J Resp Crit Care Med 158: 1763–1769

Jubran A (2006) Critical illness and mechanical ventilation: effects on the diaphragm. Respir Care 51: 1054–1061; discussion 1062–1054

Mancebo J (1996) Weaning from mechanical ventilation. Eur Resp J 9:1923–1931

Murthy SC, Arroliga AC, Walts PA, et al. (2007) Ventilatory dependency after cardiovascular surgery. J Thorac Cardiovasc Surg 134: 484–490

Nava S, Bruschi C, Rubini F, Zanotti E (1997) Passive mechanics of lung and chest wall in patients who failed or succeeded in trials of weaning. Am J Resp Crit Care Med 156: 669–670

Pinsky MR (2005) Cardiovascular issues in respiratory care. Chest 128 (5 Suppl 2): 592S–597S

Quinnell TG, Pilsworth S, Shneerson JM, Smith IE (2006) Prolonged invasive ventilation following acute ventilatory failure in COPD: weaning results, survival, and the role of noninvasive ventilation. Chest 129: 133–139

Schonhofer B, Geiseler J, Dellweg D, et al. (2015) S2k-Guideline „Prolonged Weaning". Pneumologie 69: 595–607

Vassilakopoulos T, Zakynthinos S, Roussos C (1996) Respiratory muscles and weaning failure. Eur Respir J 9: 2383–2400

Vassilakopoulos T, Petrof BJ (2004) Ventilator-induced diaphragmatic dysfunction. Am J Resp Crit Care Med 169: 336–341

Zilberberg MD, Luippold RS, Sulsky S, Shorr AF (2008) Prolonged acute mechanical ventilation, hospital resource utilization, and mortality in the United States. Crit Care Med 36: 724–730

Thorakale Notfälle

Stumpfe und penetrierende Thoraxtraumata

M. Kruschewski, P. F. Stahel

P. Schneider, M. Kruschewski, H.J. Buhr (Hrsg.), *Thoraxchirurgie für den Allgemein- und Viszeralchirurgen*,
https://doi.org/10.1007/978-3-662-48710-5_10

Das Thoraxtrauma ist ein wesentlicher Faktor, der zur Sterblichkeit während der „goldenen Stunde" nach Trauma beiträgt. Viele Patienten mit thorakalen Verletzungen sterben erst nach Eintreffen in der Klinik. Weniger als 10 % aller stumpfen Thoraxtraumen erfordern eine Thorakotomie. Der Großteil aller potenziell letalen Verletzungen kann durch einfache Prozeduren – etwa Einlage einer Thoraxdrainage – behoben werden. Dies impliziert, dass viele Todesfälle durch eine rasche, akkurate und standardisierte Abklärung und Therapie im Schockraum verhindert werden können. Von entscheidender Bedeutung hierfür ist das frühe Erkennen der potenziell lebensbedrohlichen Verletzungsmuster aufgrund eines hohen Verdachtsmoments anhand des Unfallmechanismus und der klinischen Präsentation, zumal eine akute pulmonale Dysfunktion nach Thoraxtrauma rasch letal enden kann. Standardisierte diagnostische und therapeutische Leitlinien, wie das international etablierte „Advanced Trauma Life Support" (ATLS®)-Protokoll, haben zu einer signifikanten Reduktion der frühen Todesfälle von Patienten mit Thoraxtrauma geführt.

10.1 Einleitung

Nach wie vor treten thorakale Verletzungen bei über 50 % aller polytraumatisierten Patienten auf. Sie sind direkt verantwortlich für etwa 25 % aller traumabedingten Todesfälle und tragen bei Kombinationsverletzungen in weiteren 25 % der Fälle zum letalen Ausgang bei (Karmy-Jones et al. 2014). In Europa weisen etwas 90 % aller Patienten mit thorakalen Verletzungen ein stumpfes Trauma auf (Hildebrand et al. 2005b, Otte et al. 2003). Lediglich 2,5–10 % aller Thoraxtraumata erfordern eine Thorakotomie, meist aufgrund penetrierender Verletzungen (Durso et al. 2015, Kulshrestha et al. 2004, Voggenreiter et al. 2004), während der Großteil der potenziell letalen Verletzungen während der „goldenen Stunde" durch einfache und rasche Prozeduren, wie der Einlage einer Thoraxdrainage, behoben werden kann (ATLS Subcommittee 2013, Biffl et al. 2015, Lehmann 2004, Kulshrestha et al. 2004, Voggenreiter et al. 2004).

Von entscheidender Bedeutung für eine adäquate Notfalltherapie ist die Kenntnis der Entitäten akut lebensbedrohlicher Thoraxverletzungen in Verbindung mit einem hohen Verdachtsmoment – aufgrund des Unfallmechanismus und der klinischen Präsentation –, zumal eine akute posttraumatische Beeinträchtigung der pulmonalen Funktion rasch zum Tode führen kann (ATLS Subcommittee 2013, Biffl et al. 2015, Pinter et al. 2000). Die Kenntnis und das Einhalten klar definierter diagnostischer und therapeutischer Leitlinien (ATLS Subcommittee 2013, Bouillon et al. 2004, Jayaraman et al. 2014, Roberts et al. 2015) haben in den letzten Jahren zu einer signifikanten Reduktion der frühen Todesfälle während der präklinischen und der Schockraumphase geführt (Ali et al. 2000, Lloyd et al. 2001, Mohammad et al. 2014, Olson et al. 2001, Stahel et al. 2005).

10.2 Einteilung der Thoraxverletzungen

Die Einteilung von Thoraxverletzungen erfolgt nach dem Unfallmechanismus (stumpf vs. penetrierend), dem Schweregrad des Traumas (Moore et al. 1992, 1994), der Anatomie der Verletzungen (Thoraxwand, Lungenparenchym, Mediastinum, große Gefäße) oder der Präsenz akut lebensbedrohlicher vs. nicht akut lebensbedrohlicher Verletzungen (ATLS Subcommittee 2013, Biffl et al. 2015, Stahel et al. 2005).

Die letztere Einteilung ist vonseiten der klinischen Relevanz für das Schockraum-Management schwerverletzter Patienten entscheidend und dient daher im Folgenden als Leitfaden.

10.3 Das „tödliche Dutzend"

Im englischsprachigen Raum werden die 12 typischen thorakalen Verletzungen, die unerkannt und unbehandelt in der Regel zum Tode führen, als „the deadly dozen" bezeichnet (Yamamoto et al. 2005). Hierbei erfolgt eine Abgrenzung derjenigen Verletzungsmuster mit akuter Lebensbedrohung („the lethal six"), die im Rahmen der Erstsichtung unverzüglich erkannt und behandelt werden müssen, von den typischen Verletzungen, die leicht übersehen werden („the hidden six") und deshalb durch eine gezielte Untersuchung während der Zweitsichtung diagnostiziert werden müssen (ATLS Subcommittee 2013, Yamamoto et al. 2005).

Die schematische Anwendung des ATLS®-Protokolls (ATLS Subcommittee 2013, Bouillon et al. 2004) ermöglicht hierbei eine zuverlässige, rasche und systematische Erfassung der lebensbedrohlichen Thoraxverletzungen. Die erkannten Verletzungen werden parallel zur Diagnostik unverzüglich behandelt mit dem Ziel der Sicherung der vitalen Funktionen, gegebenenfalls auch durch chirurgische Maßnahmen. Das Schema der Erstuntersuchung („primary survey") orientiert sich eng an den vorgegebenen Prioritäten nach einem definierten „ABC-Code". Dieser Leitfaden setzt die Prioritäten der zu behandelnden Verletzungen in Proportion zur Wahrscheinlichkeit, an einer bestimmten Verletzung innerhalb kurzer Zeit zu versterben (ATLS Subcommittee 2013, Bouillon et al. 2004). Da der Erstickungstod am schnellsten eintritt und ein irreversibler Hirnschaden ohne adäquate zerebrale Sauerstoffversorgung bereits nach wenigen Minuten auftreten kann, steht das Freihalten der oberen Luftwege an erster Stelle im ATLS®-Management (A: „Airway"). An zweiter Stelle der Prioritäten folgen die thorakalen Verletzungen (B: „Breathing"), die ebenfalls zu einem raschen Tod von schwerstverletzten Patienten führen können. Hierbei stellt der Spannungspneumothorax die bedrohlichste aller „B"-Verletzungen dar, der unbehandelt in kürzester Zeit tödlich verläuft und deshalb einer unverzüglichen Behandlung bedarf. In einer dritten Priorität müssen frühe Todesfälle durch akutes Verbluten verhindert werden (C: „Circulation") (ATLS Subcommittee 2013, Bouillon et al. 2004). Neben der unverzüglich einsetzenden Schockbehandlung durch Volumenersatz über intravenöse Zugänge muss die Hauptblutungsquelle lokalisiert und so schnell wie möglich gestillt werden. Zu den thorakalen Verletzungen, die innerhalb kurzer Zeit zum hämodynamischen Versagen bzw. zum Verbluten führen, gehören in erster Linie die Herzbeuteltamponade – als wichtigste klinische Differenzialdiagnose zum Spannungspneumothorax – und der massive Hämatothorax (ATLS Subcommittee 2013, Biffl et al. 2015, Yamamoto et al. 2005).

Die Diagnostik von nicht akut lebensbedrohlichen Thoraxverletzungen wird im Rahmen eines gezielten zweiten Untersuchungsganges nach Stabilisierung der lebensbedrohlichen Verletzungen durchgeführt, mit dem Ziel, die potenziell letalen, aber nicht selten übersehenen thorakalen Verletzungen („the hidden six") zu erfassen (ATLS Subcommittee 2013, Yamamoto et al. 2005). Hierzu gehören u. a. tracheobronchiale Verletzungen, die Zwerchfellruptur sowie die Aortenruptur „loco classico", deren Diagnose mit sensitiven Zusatzuntersuchungen wie der CT, der transösophagealen Echokardiographie (TOE) oder der Aortographie gesichert wird (Ting 2003). Die letzten beiden Modalitäten sind zwischenzeitlich durch die CT-Angiographie anhand moderner Computertomographen in ihrer diagnostischen Bedeutung weitgehend verdrängt worden (Albrecht et al. 2004, Brand et al. 2015, Ting 2003).

10.4 Akut lebensbedrohliche Thoraxverletzungen

Die sechs akut lebensbedrohlichen thorakalen Verletzungen („the lethal six") umfassen (ATLS Subcommittee 2013, Biffl et al. 2015, Yamamoto et al. 2005):

1. akute Atemwegsobstruktion,
2. Spannungspneumothorax,
3. Herzbeuteltamponade,
4. offener Pneumothorax („sucking chest wound"),
5. instabiler Thorax bei Rippenserienstückfrakturen („flail chest") und
6. massiver Hämatothorax.

10.4.1 Akute Atemwegsobstruktion

Eine Verletzung oder Obstruktion der Atemwege führt in kürzester Zeit zum Tod und muss deshalb unverzüglich erkannt und behoben werden. Beim wachen und spontan atmenden Patienten muss ein hohes Verdachtsmoment betreffend einer akuten Gefährdung der oberen Atemwege in folgenden Fällen bestehen und ggf. die Indikation zur endotrachealen Intubation gestellt werden (ATLS Subcommittee 2013, Bouillon et al. 2004):

Situationen mit akuter Gefährdung der oberen Atemwege

- **Penetrierende Verletzungen am Hals**
- **Stumpfe Verletzungen am Hals** mit klinischen Zeichen der Atemwegsobstruktion: Stridor, Heiserkeit, Dyspnoe, Tachypnoe, ggf. subkutanes Emphysem im Bereich der oberen Thoraxapertur, ggf. Palpation einer Larynxfraktur oder Dislokation
- **Inhalationstrauma**: Anamnese (!); objektivierbare indirekte Zeichen: Schmauchspuren im Gesicht, versengte Augenbrauen, Karbon-tingiertes Sputum
- **Drohende Aspiration**: Mittelgesichtsfrakturen, Fremdkörper, Blut im Rachen, Erbrechen, komatöse Patienten (GCS ≤8)

Die Sofortmaßnahmen zur Sicherung der Atemwege umfassen die Inspektion des Rachens und ggf. Absaugen von Erbrochenem, Sekret oder Blut, Entfernung von Fremdkörpern (Gebiss!), Esmarch'scher Handgriff (sog. „chin lift"- oder „jaw thrust"-Manöver) und Platzieren eines oro- oder nasopharyngealen Tubus. Zusätzlich muss bei jedem Traumapatienten Sauerstoff zugeführt werden, idealerweise 10 l/min über Maske. Falls diese Maßnahmen nicht zu einer Verbesserung der Atemwegsobstruktion führen, muss die Indikation zur endotrachealen Intubation gestellt werden, üblicherweise im Sinne einer „rapid-sequence-induction" (ATLS Subcommittee 2013, Bouillon et al. 2004).

Bei allen Manövern zur Sicherung der Atemwege muss a priori von einer möglichen HWS-Verletzung ausgegangen werden, bis zum Beweis des Gegenteils (radiologisch, bei wachen Patienten auch klinisch). Aus diesem Grund soll einerseits der protektive Schanz-Kragen belassen werden und andererseits – während der notwendigen Manipulationen zur Intubation – durch eine Zweitperson die Sicherung der HWS durch leichten axialen Zug garantiert werden (ATLS Subcommittee 2013, Bouillon et al. 2004). Die Überprüfung der korrekten Tubusposition erfolgt durch Auskultation der oberen Lungenfelder und des Epigastriums sowie mittels Endtidal-Kapnometrie. Hierbei schließt die Präsenz von exspiratorisch gemessenem CO_2 eine ösophageale Intubation aus, während das Thoraxröntgen lediglich der Überprüfung der Tubustiefe dient.

Die korrekte Tubuslage muss sowohl bei Eintritt im Schockraum (bei intubierten Patienten) als auch im Verlauf nach jedem Umlagern überprüft werden.

10.4.2 Spannungspneumothorax

Der Spannungspneumothorax ist eine der wichtigsten akut lebensbedrohlichen Entitäten beim Traumapatienten, die im Rahmen der Erstsichtung unverzüglich erkannt und ohne Zeitverlust therapiert werden muss (ATLS Subcommittee 2013, Bouillon et al. 2004, Kroesen 2004). Durch Einstrom von Luft in den Pleuraraum über eine Verletzung der Lunge kommt es zu einem Ventilmechanismus, der ein Abströmen der Luft verhindert (Abb. 10.1). Dies führt zu einer intrapleuralen Druckzunahme mit Kollaps der Lunge und Verlagerung des Mediastinums zur Gegenseite. Dadurch wird der venöse Rückstrom zum Herzen gedrosselt, was in einer Einflussstauung und einem Abfall des Herzminutenvolumens mit ultimativem Kreislaufkollaps resultiert. Die Druckzunahme im Intrapleuralraum wird durch die mechanische Ventilation mit endexpiratorischer Druckbeatmung (PEEP) signifikant begünstigt. Die mechanische Ventilation mit PEEP stellt die häufigste Ursache für einen Spannungspneumothorax dar, zumal dadurch ein simpler, ggf. unerkannter Mantelpneumothorax in kürzester Zeit eine Spannungskomponente erhalten kann.

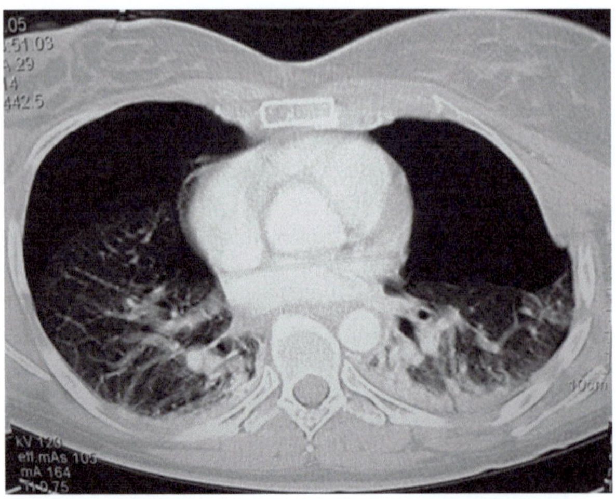

Abb. 10.1 Bilateraler Pneumothorax bei einem 40-jährigen, intubierten Polytraumapatienten mit stumpfem Thoraxtrauma nach Dezelerationsunfall. Dieser massive Befund wurde erst im Rahmen des „secondary survey" im CT erfasst. Im weiteren Verlauf hätte die mechanische Ventilation zu einer akut lebensbedrohlichen Spannungskomponente geführt. Die strikte Einhaltung des ATLS®-Protokolls (2013) ermöglicht die Detektion der Pneumothoraces und die unverzügliche adäquate Therapie durch Thoraxdrainagen bds. bereits im „primary survey", wodurch die Entwicklung einer verzögerten lebensbedrohlichen Situation – unter inadäquaten Bedingungen im CT – durch einen Spannungspneumothorax verhindert wird. (Aus Stahel et al. 2005)

Aus diesem Grund muss bei jedem schwerverletzten intubierten Patienten mit Rippenfrakturen die strikte Indikation für eine „prophylaktische" – ggf. beidseitige – Thoraxdrainage gestellt werden. Dies gilt insbesondere für Patienten, bei denen längere Operationen oder Transporte anstehen.

Ein Spannungspneumothorax, der übersehenen oder verzögert diagnostiziert wird, kann innerhalb weniger Minuten zum Tod führen. Die (Verdachts-)Diagnose muss deshalb auf rein klinischer Grundlage gestellt werden, nicht aufgrund der radiologischen Bildgebung. Ein Thoraxröntgen mit dem Nachweis eines Spannungspneumothorax muss in einem modernen Traumasystem als obsolet gelten.

„Klassische" klinische Zeichen

- Dyspnoe, Tachypnoe, Zyanose*
- Tachykardie, Hypotension*
- Obere Einflussstauung (kann fehlen bei traumatisch-hämorrhagischem Schock)
- Abgeschwächtes Atemgeräusch und hypersonorer Klopfschall ipsilateral
- Trachealdeviation zur Gegenseite*

*Klinische Zeichen in der Spätphase bzw. bei verzögerter Diagnosestellung

Die Notfalltherapie des Spannungspneumothorax besteht in einer unverzüglichen Punktion im 2. ICR medioklavikulär mit einer großkalibrigen Kanüle zur Entlastung der Spannungskomponente und Umwandlung in einen „simplen" Pneumothorax (ATLS Subcommittee 2013). Anschließend ist die Einlage einer Thoraxdrainage über eine Minithorakotomie (▶ Kap. 7) zwingend indiziert.

Ein Spannungspneumothorax kann sich jederzeit bei einem beatmeten Patienten auch ohne offensichtliches Thoraxtrauma entwickeln. Bei jedem schwerverletzten Patienten muss daher eine kontinuierliche Reevaluation durchgeführt und die Indikation für beidseitige Thoraxdrainagen großzügig gestellt werden.

10.4.3 Herzbeuteltamponade

Die wichtigste Differenzialdiagnose zum Spannungspneumothorax stellt beim Traumapatienten die Herzbeuteltamponade dar (obere Einflussstauung und Schockzeichen). Die Abgrenzung erfolgt durch Nachweis eines abgeschwächten Atemgeräusches mit hypersonorem Klopfschall in der klinischen Untersuchung.

> Die klassische „Beck'sche Trias" zur klinischen Diagnose einer Herzbeuteltamponade besteht aus:
> - Hypotension
> - Erhöhtem zentralvenösen Druck (gestaute Halsvenen)
> - Abgeschwächten Herztönen

Zusätzlich kann das Kussmaul'sche Zeichen („pulsus paradoxus") richtungsweisend sein. Diese klinischen Zeichen sind jedoch beim Polytraumapatienten schwierig zu erheben, zumal eine Hypotension häufig durch einen traumatisch-hämorrhagischen Schock bedingt ist, die obere Einflussstauung beim hypovolämen Patienten meistens fehlt und die Herztöne in der Schockraumsituation zumeist nicht akkurat auskultiert werden können.

Aus diesem Grund stellt die fokussierte Ultrasonographie (FAST: „focused assessment sonography in trauma") die rascheste und sensitivste (90 %) Untersuchung zum Ausschluss eines Hämoperikards im Rahmen der Erstsichtung dar (ATLS Subcommittee 2013). Die Diagnose kann im Zweifelsfall während der Zweitsichtung durch sensitivere Untersuchungen wie der TOE oder der Spiral-CT verifiziert werden. Bei hämodynamisch wirksamer Herzbeuteltamponade besteht die Notfalltherapie entweder in einer sofortigen Entlastung durch Perikardiozentese (subxyphoidale Punktion unter sonographischer und EKG-Kontrolle) oder in einer Perikardfensterung über eine linksseitige anterolaterale Notthorakotomie, die beim penetrierenden Trauma mit Herzbeuteltamponade auf jeden Fall indiziert ist (ATLS Subcommittee 2013, Durso et al. 2015).

10.4.4 Der offene Pneumothorax („sucking chest wound")

Traumatische Defekte der Thoraxwand können zu einer offenen Verbindung zwischen Pleuraraum und Außenwelt führen. Ab einer Defektgröße von 2/3 des Durchmessers der Trachea strömt die Luft – entsprechend dem geringeren Widerstand – bei jedem Atemzug durch die offene Wunde, was in einem Kollaps der Lunge mit signifikant

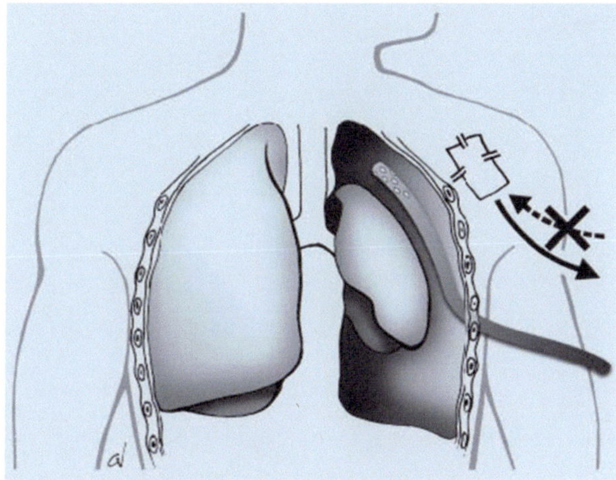

Abb. 10.2 Notfallbehandlung des offenen Pneumothorax: temporärer Verschluss der Wunde mit einem sterilen Beutel (sog. „Bogota-bag"), der an drei Seiten okklusiv verschlossen wird, während die vierte Seite offen bleibt. Dies ermöglicht im Sinne eines provisorischen „Heimlich-Ventils" das Austreten von Luft *(durchgezogener Pfeil)*, verhindert jedoch ein weiteres Ansaugen durch die Wunde *(gestrichelter Pfeil)*. Eine Thoraxdrainage wird unter sterilen Kautelen in Entfernung von der Wunde eingebracht und die Wunde anschließend im OP definitiv chirurgisch saniert. (Grafik: Christine Voigts; aus Stahel et al. 2005)

kompromittierter Ventilation resultiert. Die Notfallbehandlung des offenen Pneumothorax besteht in einem Verschluss der Wunde mit einem sterilen Beutel (sog. „Bogota-bag"), der an drei Seiten okklusiv verschlossen wird, während die vierte Seite offen bleibt (Abb. 10.2). Dies ermöglicht im Sinne eines provisorischen „Heimlich-Ventils" das Austreten von Luft in Exspiration, verhindert jedoch ein weiteres Ansaugen durch die Wunde bei Inspiration (ATLS Subcommittee 2013, Durso et al. 2015). Eine Thoraxdrainage sollte anschließend mit Abstand zur Wunde gelegt werden, um den residuellen Pneumothorax zu drainieren. Nach der Zweitsichtung muss im OP eine chirurgische Revision der Wunde mit Verschluss der Thoraxwand durchgeführt werden.

10.4.5 Der instabile Thorax („flail chest")

Zu einem instabilen Thorax kommt es durch Rippenserienstückfrakturen, wodurch ein Segment des Brustkorbs ohne Kontinuität zur restlichen Thoraxwand bleibt. Diese Situation impliziert, dass mindestens zwei Rippen an mindestens zwei Orten gebrochen sein müssen (Abb. 10.3). Das instabile Thoraxwandsegment führt zu einer ineffizienten, paradoxen Atemmechanik und potenziell zu einer bedrohlichen Hypoxie. Der instabile Thorax stellt die schwerste Verletzungsform der knöchernen Thoraxwand

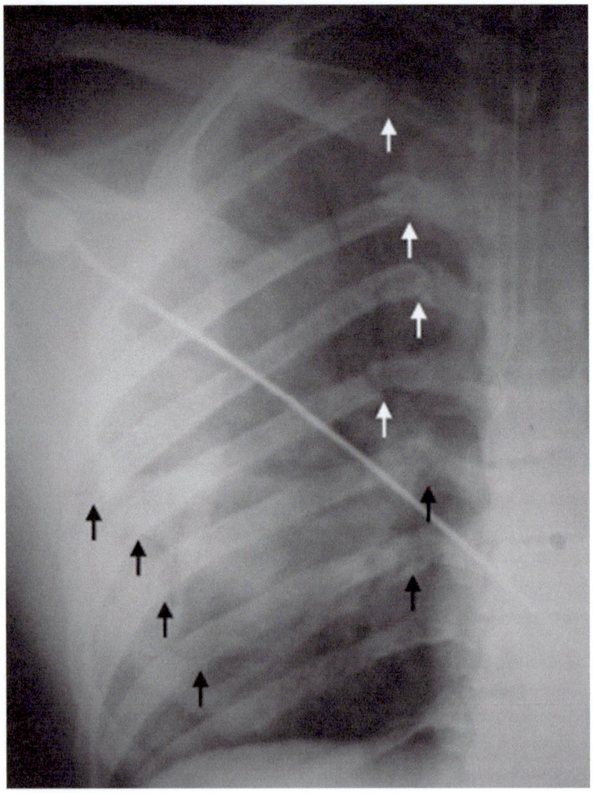

Abb. 10.3 Instabiler Thorax rechts („flail chest") mit Rippenserienstückfrakturen *(Pfeile)* und Lungenkontusion. (Aus Stahel et al. 2005)

dar und ist, abgesehen von der kompromittierten Atemmechanik, durch die massiven traumatischen Impact auch mit signifikanten darunterliegenden Lungenkontusionen assoziiert (Abb. 10.3). Die Notfallbehandlung besteht in einer frühzeitigen endotrachealen Intubation, mechanischer Ventilation und Analgosedierung (ATLS Subcommittee 2013). Beim instabilen Thorax ist i. d. R. die Indikation zur Operation mit dem Ziel der Stabilisierung gegeben (▶ Kap. 11).

10.4.6 Der massive Hämatothorax

Unter einem massiven Hämatothorax versteht man die akute Einblutung von ≥1500 ml in die Thoraxhöhle (ATLS Subcommittee 2013, Kroesen 2004). Dies führt zu einem akut lebensbedrohlichen, traumatisch-hämorrhagischen Schockzustand. Ein massiver Hämatothorax ist häufig die Folge einer penetrierenden Verletzung und seltener eines stumpfen Traumas (Abb. 10.4).

Die häufigsten Blutungsquellen sind die Interkostalgefäße und das Lungenparenchym, seltener die A. mammaria interna oder die Hilusgefäße (Pinter et al. 2000). Bei tiefen

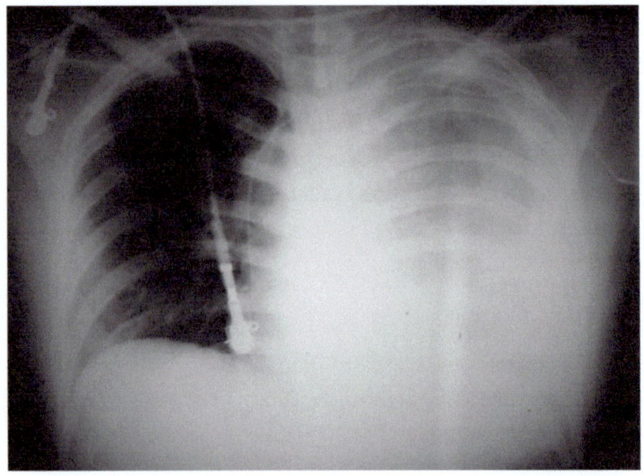

Abb. 10.4 Massiver Hämatothorax links nach Schussverletzung. (Aus Stahel et al. 2005)

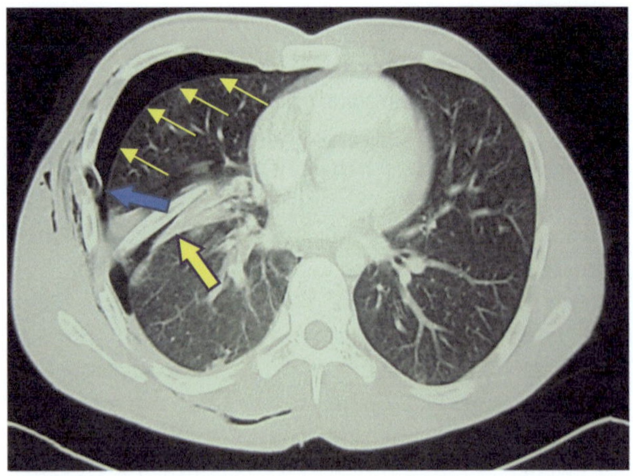

Abb. 10.5 CT eines 22-jährigen Mannes, Z. n. Sturz mit BMX-Rad bei akrobatischen Übungen. Eine tief ins Lungenparenchym dislozierte Rippe (kräftiger gelber Pfeil) hatte zu einem Hämatopneumothorax *(gelbe Pfeile)* rechts geführt. Zum Zeitpunkt der CT-Diagnostik war bereits eine Thoraxdrainage einliegend *(blauer Pfeil)*, so dass der Hämatothorax nicht zur Darstellung kommt.

Lungenparenchymverletzungen resultiert immer ein kombinierter Hämato-/Pneumothorax (Abb. 10.5).

Das Management besteht aus einer aggressiven Schockbehandlung mit Volumensubstitution über zwei breitkalibrige periphere Braunülen und Einlage einer breitlumigen Thoraxdrainage (28 Ch). Bei einem initialen Blutverlust von mehr als 1500 ml Blut bzw. mehr als 400 ml/h über 2 h oder aber von 200 ml/h über 5 h ist die Indikation zur Thorakotomie gegeben (Durso et al. 2015). Patienten mit penetrierenden Thoraxverletzungen mit massivem Hämatothorax und hämorrhagischem Schock müssen unverzüglich thorakotomiert werden (ATLS Subcommittee 2013, Durso et al. 2015).

10.5 Potenziell lebensbedrohliche Thoraxverletzungen

Während die akut lebensbedrohlichen thorakalen Verletzungen während der Erstsichtung („primary survey") erfasst und behandelt werden müssen, muss im Rahmen der Zweitsichtung („secondary survey") die Diagnostik und Therapie der potenziell letalen Thoraxverletzungen („the hidden six") durchgeführt werden.

10.5.1 Aortenruptur

Die Aortenruptur „loco classico" infolge stumpfer Dezelerationsverletzungen durch Hochrasanztraumen stellt eine der häufigsten Todesursachen am Unfallort dar, wobei ca. 90 % der Patienten bereits in den ersten Minuten verbluten (sog. „sudden death") (Brand et al. 2015, Mokrane et al. 2015). Bei denjenigen Patienten, die lebend den Schockraum erreichen, besteht in der Regel eine inkomplette Gefäßverletzung mit intakter Adventitia. Die sekundäre Ruptur stellt eine letale Bedrohung für diese Patienten dar, so dass die Aortenruptur bei hohen Verdachtsmoment unverzüglich diagnostisch gesichert bzw. ausgeschlossen werden muss (Ting 2003). Während der Erstsichtung im „primary survey" sprechen die in der Übersicht genannten Parameter für das mögliche Vorliegen einer Aortenruptur.

Parameter, die den Verdacht einer Aortenruptur nahelegen

- **Unfallmechanismus**: Dezelerationstrauma durch Hochrasanzkollision oder Sturz aus großer Höhe, massives Kompressionstrauma
- **Prellmarken** oder Petechien im Bereich des Sicherungsgurtes über dem Brustkorb
- **Radiologische Kennzeichen** im konventionellen Thoraxbild: „breites Mediastinum", hohe Rippenfrakturen (I, II), Obliteration des Aortenbogens und/oder des aortopulmonalen Fensters, Verschattung der linken Pleurakuppe („apical cap sign"), linksseitiger Hämatothorax, Depression des linken und/oder Elevation des rechten Hauptbronchus, Rechtsverlagerung von Ösophagus (Magensonde) und Trachea

Die konventionell-radiologischen Zeichen sind sehr unspezifisch. So weisen beispielsweise nur 3 % aller Patienten mit einem „breiten Mediastinum" in der weiteren Abklärung tatsächlich eine Aortenruptur auf (ATLS Subcommittee 2013, Jöres et al. 2016). In Verbindung mit dem adäquaten Unfallmechanismus sind diese radiologischen Zeichen jedoch richtungsweisend, um den Verdacht einer Aortenverletzung weiter abzuklären (◘ Abb. 10.6).

Die Sicherung der Diagnose erfolgt im „secondary survey" durch sensitivere Zusatzuntersuchungen. Basierend auf umfangreichen Metaanalysen empfehlen die aktuellen diagnostischen Algorithmen die primäre Abklärung mittels CT-Angiographie (CTA) als Mittel der Wahl, sie besitzt eine Sensitivität von 100 % und einen negativ prädiktiven Wert von 100 % (Ciccone et al. 2016, Jöres et al. 2016, Parmley et al. 1958, Ting 2003). Allerdings kommt es bei der Abklärung der Aortenruptur zu falsch-positiven Befunden mit vermuteter, aber im TOE nicht bestätigter traumatischer Dissektion, während falsch-negative Fälle durch die hohe Sensitivität der CTA ausgeschlossen werden können (Albrecht et al. 2004, Ciccone et al. 2016, Ting 2003). Die Rolle der TOE wird deshalb heute der weiterführenden Abklärung positiver Befunde in der CTA zugeordnet (Ting 2003).

Nach Sicherung der Vitalfunktionen müssen Patienten mit traumatischer Aortenruptur zur weiteren Versorgung unverzüglich in ein Zentrum mit kardiochirurgischer Kompetenz verlegt werden, wobei heute die Versorgungsmodalität der Wahl in einer endoluminalen Stent-Versorgung besteht, da diese mit einer signifikant erniedrigten Letalität gegenüber der offenen kardiochirurgischen Versorgung einhergeht (Abraha et al. 2016, Brand et al. 2015, Pacini et al. 2005, Serra et al. 2015, Terzi et al. 2016).

10.5.2 Lungenkontusion

Die Lungenkontusion trägt durch den Parenchymschaden und das daraus resultierende Organversagen maßgebend zur hohen Letalität des stumpfen Thoraxtraumas

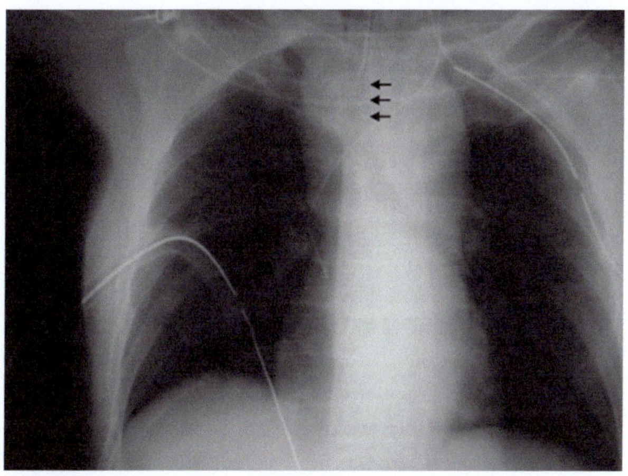

◘ **Abb. 10.6** „Breites Mediastinum" mit rechtsseitiger Trachealverlagerung *(Pfeile)* bei Aortenruptur nach stumpfem Hochrasanztrauma. (Aus Stahel et al. 2005)

bei (◘ Abb. 10.3) (Regel u. Pape 2000). Sie ist deshalb als eine der prognostisch bedeutendsten Entitäten des Thoraxtraumas anzusehen, nicht zuletzt auch unter dem Aspekt, dass sie bisher während der Initialphase des Managements schwerverletzter Patienten in ihrer Bedeutung massiv unterschätzt wurde (Kroesen 2004, Regel u. Pape 2000). Interessanterweise führt der primäre Lungenschaden mit kurzer zeitlicher Verzögerung über komplexe inflammatorische Mechanismen zu einem ausgedehnten Sekundärschaden, so dass es z. B. bei einseitiger Lungenkontusion zu einem vergleichbar ausgeprägten Lungenödem der „unverletzten" gegenseitigen Lunge kommt (Regel u. Pape 2000). Die schwerste Komplikation der Lungenkontusion ist das Organversagen („acute respiratory distress syndrome", ARDS), das für die späte Sterblichkeit nach Trauma sehr bedeutsam ist (Hildebrand et al. 2005a, White et al. 2004).

Die Therapie der Lungenkontusion besteht in der Regel in der endotrachealen Intubation und der kontrollierten mechanischen Ventilation mit intensivmedizinischer Therapie. Sowohl die Volumenbilanz als auch die Druckbeatmung müssen kritisch differenziert erfolgen, um einem sekundären Lungenödem und der Entwicklung des ARDS vorzubeugen (Ciesla et al. 2006).

10

10.5.3 Myokardiale Kontusion

Der Verdacht einer Myokardkontusion nach einem stumpfem Thoraxtrauma muss bei Vorliegen einer Sternumprellung, -fraktur, linksseitigen Rippenserienfrakturen, instabilem Thorax und anamnestischem Hochrasanz-Dezelerationstrauma, Lenkradanpralltrauma, Verschütt- oder Quetschtrauma mittels EKG und Herzenzymdiagnostik dringlich abgeklärt werden (Swaanenburg et al. 1998).

Charakteristische EKG-Veränderungen sind die Sinustachykardie, ventrikuläre Extrasystolen, AV-Blockbilder, T-Wellen und Alterationen der ST-Strecke. Die weiterführende Diagnostik erfolgt mittels TOE zur Beurteilung der Wandkontraktilität und zum Ausschluss eines begleitenden Hämoperikards (Weiss et al. 1996). Ein erhöhter zentralvenöser Druck kann nach Ausschluss von Spannungspneumothorax und Herzbeuteltamponade richtungsweisend sein für eine rechtsventrikuläre Dysfunktion nach Herzkontusion (Goldberg et al. 1993).

Patienten mit Myokardkontusion müssen für mindestens 24 h kontinuierlich mittels Monitor überwacht werden. Das Risiko einer fulminanten posttraumatischen Herzrhythmusstörung sinkt nach 24 h signifikant.

10.5.4 Tracheobronchiale Verletzungen

Die traumatische Ruptur von Trachea oder Hauptbronchien stellt eine seltene, aber potenziell lebensbedrohliche thorakale Verletzung dar, die in der Initialphase nicht selten übersehen wird. Die meisten Patienten mit tracheobronchialen Verletzungen versterben bereits am Unfallort. Diejenigen, die den Schockraum lebend erreichen, haben allerdings durch schwerste Zusatzverletzungen eine weiterhin hohe Letalität (Altinok u. Can 2014). Selbst oberflächliche Schleimhautläsionen der Trachea nach stumpfer Gewalteinwirkung können lebensbedrohlich sein durch die Ausbildung eines Glottisödems"verletz (Pinter et al. 2000). Massive Einblutungen in die Atemwege können zum posttraumatischen Erstickungstod führen.

Die typischen klinischen Zeichen einer tracheobronchialen Verletzung sind Hämoptysen, Weichteilemphysem, Spannungspneumothorax und persistierender bzw. rezidivierender Pneumothorax trotz adäquater Drainage (◘ Abb. 10.7). Aus diesem Grund ist häufig die Einlage mehrerer Thoraxdrainagen notwendig (ATLS Subcommittee 2013). Konventionell-radiologisch findet sich ein

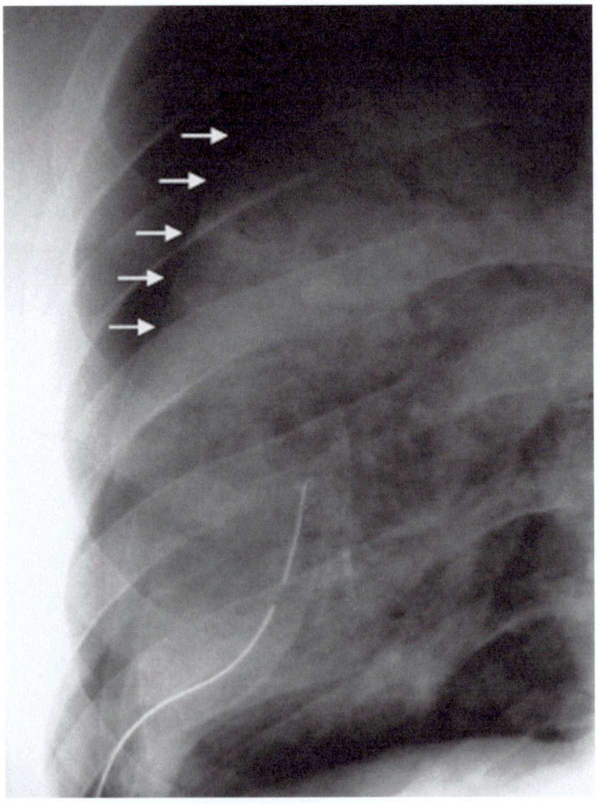

◘ **Abb. 10.7** Persistierender Pneumothorax rechts *(Pfeile)* trotz Thoraxdrainage als indirektes Zeichen einer tracheobronchialen Verletzung. (Aus Stahel et al. 2005)

mediastinales Emphysem mit kollarer Ausdehnung sowie ein ein- oder beidseitiger Pneumothorax. Die weiterführende Diagnostik erfolgt mittels CT und Tracheobronchoskopie als Mittel der Wahl (Altinok u. Can 2014, Pinter et al. 2000). Wegen der häufig assoziierten Ösophagusruptur (► Abschn. 10.5.6) muss zusätzlich eine diagnostische Ösophagoskopie durchgeführt werden (Kroesen 2004). Die Therapie der tracheobronchialen Verletzungen besteht in der operativen Versorgung durch direkte Naht über eine laterale Thorakotomie bzw. über einen Kocher'schen Kragenschnitt mit Erweiterung durch Sternotomie bei zervikaler Trachealäsion (Gabor et al. 2001, Pinter et al. 2000).

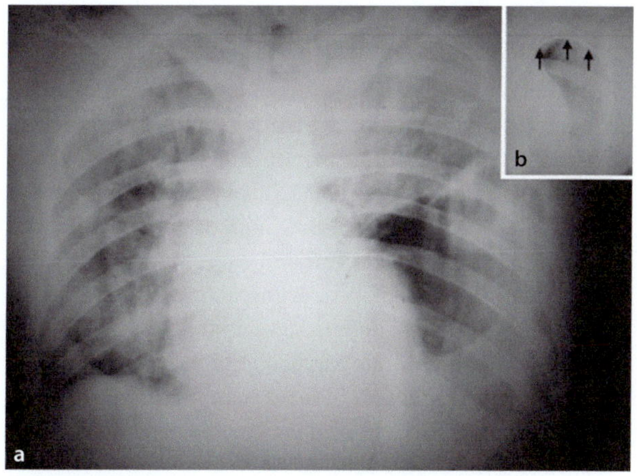

Abb. 10.8a,b Traumatische Zwerchfellruptur links nach stumpfem Thoraxtrauma infolge Dezelerationsverletzung: **a** Thoraxröntgenaufnahme im Schockraum, **b** Sicherung der Diagnose durch Einlage einer Magensonde, die sich in den linken Hemithorax projiziert *(Pfeile)*. (Aus Stahel et al. 2005)

10.5.5 Zwerchfellruptur

Während ein stumpfes Trauma zu einer Zwerchfellruptur mit großen radiären Einrissen und Herniation der Abdominalorgane in die Thoraxhöhle führen kann, so verursachen penetrierende Zwerchfellverletzungen häufig nur kleine Perforationen, die leicht übersehen werden und sich unter Umständen erst nach Jahren zu Zwerchfellhernien entwickeln können (ATLS Subcommittee 2013, Kroesen 2004). Die stumpfe Zwerchfellruptur kommt meistens links und nur in ca. ¼ der Fälle auf der rechten Seite vor, da die Leber protektiv wirkt und bei entsprechender Krafteinwirkung meist zuerst rupturiert (Bocchiniet al. 2012).

Der Verdacht auf eine Zwerchfellruptur kann oft schon anhand der Thoraxübersichtsaufnahme geäußert werden, beispielsweise wenn sich die Magenblase mit Magensonde (Abb. 10.8) oder aber das Kolon (Abb. 10.9) konventionell-radiologisch gut in den Thorax projiziert. Die Therapie ist immer chirurgisch, entweder durch direkte Naht, z. B. bei kleinen perforierenden Verletzungen, oder durch Einlage einer Netzplastik bei größeren Defekten (Kroesen 2004). Der Zugang besteht in einer medianen Laparotomie mit der Möglichkeit der Exploration abdomineller Begleitverletzungen.

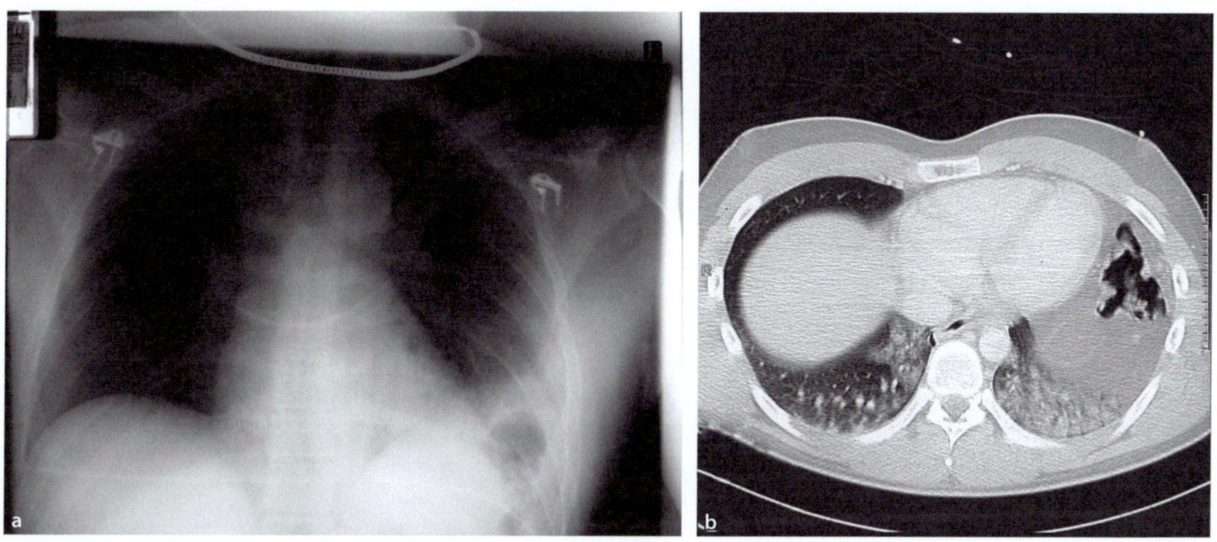

Abb. 10.9a,b 18-jähriger Mann, Z. n. PKW-Unfall. Oberhalb des linken Zwerchfells findet sich in der Röntgenübersicht des Thorax eine luftgefüllte Struktur. Die nachfolgende CT sowie die Operation haben die Verdachtsdiagnose bestätigt, dass es sich um die linke Kolonflexur handelt

10.5.6 Ösophagusruptur

Die meisten Ösophagusverletzungen werden durch penetrierende Traumen verursacht. Stumpfe Rupturen sind selten, aber – falls nicht frühzeitig erkannt – mit einer hohen Letalität assoziiert (Eroglu et al. 2004). Ein stumpfes Trauma, das zu einer Ösophagusruptur führt, impliziert einen massiven Impact gegen das Epigastrium und dadurch eine kraftvolle retrograde Mageninhaltentleerung über die Cardia. Dies führt in der Regel zu Längsrupturen mit Leckage ins Mediastinum. Die resultierende Mediastinitis und der mögliche Durchbruch in die Pleurahöhle mit verzögerter Ausbildung eines Empyems sind für die hohe Letalität dieser Verletzung verantwortlich (Eroglu et al. 2004).

Ein hohes Verdachtsmoment besteht bei:
- Unfallmechanismus eines massiven Schlags gegen Epigastrium und unteres Sternum mit unerklärlichen prolongierten epigastrischen und retrosternalen Schmerzen (DD: Myokardkontusion)
- Mediastinales Emphysem (DD: tracheobronchiale Verletzung)
- Linksseitiger Pneumothorax oder Hämatothorax ohne Nachweis von Rippenfrakturen
- Nachweis von Mageninhalt in der Thoraxdrainage

Die Sicherung der Diagnose erfolgt mittels CT und durch die Ösophagoskopie (De Lutio di Castelguidone et al. 2005). Die Therapie besteht in einer operativen Rekonstruktion durch direkte Naht, weite Eröffnung des Mediastinums, Drainage und breiter kalkulierter Antibiotikatherapie (Eroglu et al. 2004, Uhrenholt et al. 2011). Bei verzögerter Diagnosestellung kann ein zweizeitiges Vorgehen notwendig sein, mit initialer Ableitung über eine zervikale Fistel und sekundärer Rekonstruktion (Kroesen 2004).

10.6 Indikationen zur Thoraxdrainage

Bei schwerverletzten Patienten mit Thoraxtrauma muss die Indikation für eine Thoraxdrainage äußerst großzügig gestellt werden, um sekundäre „iatrogene" Schäden durch Hypoventilation und Hypoxämie zu vermeiden. Dies gilt insbesondere für Patienten mit Schädel-Hirn-Trauma, die eine hohe Anfälligkeit für Sekundärinsulte infolge Hypotension und Hypoxämie aufweisen (Stahel et al. 2008). Zur Technik der Thoraxdrainagenanlage ▶ Kap. 7.

Die Indikationen zur Einlage einer Thoraxdrainage mittels Minithorakotomie bei Traumapatienten sind:
- Hämatothorax, Pneumothorax
- Rippenserienfrakturen
- Instabiler Thorax („flail chest")
- Pneumomediastinum
- V. a. Aortenruptur (linksseitige Drainage)
- Zwerchfellruptur (cave: Verletzung von Organen)
- Penetrierende Thoraxverletzungen (bei Schussverletzungen beidseitige Drainage!)
- Intubierte Patienten mit Polytrauma und/oder Schädel-Hirn-Trauma unter mechanischer Ventilation, bei unsicherer Präsenz eines Thoraxtraumas (Vermeidung eines Spannungspneumothorax unter positiver Druckbeatmung!)
- Ebenso alle schwerverletzten Patienten, bei denen längere Operationen oder Transporte anstehen.

10.7 Indikationen zur Thorakotomie

Eine Thorakotomie soll in der Notfallsituation nur von Chirurgen durchgeführt werden, die durch Training und Erfahrung qualifiziert sind (ATLS Subcommittee 2013). Die Indikation wird bei Traumapatienten in der Regel zur akuten Blutungskontrolle beim massiven Hämatothorax oder als Ultima Ratio zur offenen Herzmassage bei präfinalen Polytraumapatienten im schwersten hämorrhagischen Schock gestellt (sogenannte „resuscitative thoracotomy") (ATLS Subcommittee 2013, Durso et al. 2015). Bei letzteren Patienten ist die Prognose „quo ad vitam" insgesamt schlecht.

Indikationen zur Thorakotomie

Indikationen zur Not-Thorakotomie:
- Massiver Hämatothorax: initialer Blutverlust von mehr als 1500 ml
- Blutverlust von mehr als 400 ml/h über 2 h oder von 200 ml/h über 5 h
- Verdacht auf Verletzung zentraler Lungengefäße oder supraaortaler Äste
- Hämodynamisch wirksame Herzbeuteltamponade
- Schockzustand bei perforierenden Lungenverletzungen
- Mediastinal transversierende Schussverletzungen
- Zentrale Lungenruptur (Hämoptoe, Hämatopneumothorax und Pneumomediastinum)

- „Resuscitative thoracotomy" zur offenen Herzmassage und zum temporärem Abklemmen der thorakalen Aorta. Indiziert bei schwerstem traumatisch-hämorrhagischem Schock und/oder elektromechanischer Dissoziation (pulslose elektrische Aktivität, PEA) nach *penetrierenden* Thoraxverletzungen, ineffizient bei PEA nach *stumpfem* Thoraxtrauma (Überlebenschance <5 %)

Weitere Indikationen zur Thorakotomie – nach erfolgter spezieller und gesicherter Diagnostik:
- Tracheobronchiale Verletzungen
- Ösophagusruptur
- Aortenruptur (ggf. Versorgung mittels Stent-Einlage, ► Abschn. 10.5.1).

10.7.1 Operative Zugänge und Techniken

Der Standardzugang in der Notfallchirurgie des Thoraxtraumas ist die anterolaterale Thorakotomie (Pinter et al. 2000), da diese auch in Rückenlage bei Zweihöhlenverletzung mit zeitgleich notwendiger Laparotomie durchzuführen ist (◘ Abb. 10.10). Ein entscheidender Nachteil der anterolateralen Thorakotomie ist der erschwerte Zugang zu den posterioren mediastinalen Strukturen.

Im Notfall ist auf eine Doppellumenintubation zu verzichten, da sie zeitaufwendig ist und häufig aufgrund des Schocks nicht toleriert wird.

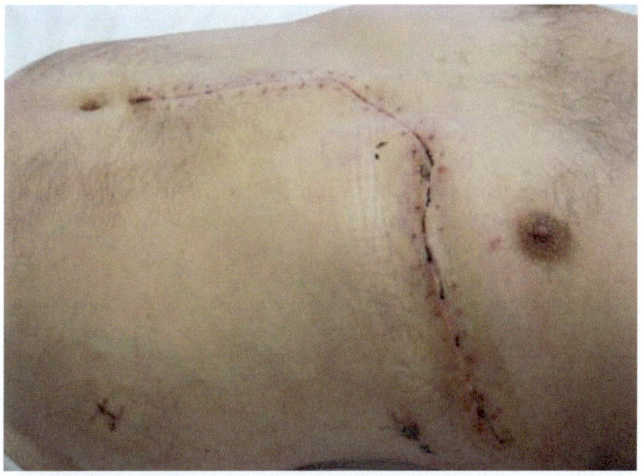

◘ **Abb. 10.10** Zugang zur Notfallversorgung einer Zweihöhlenverletzung: Die mediane Laparotomie kann problemlos in eine anterolaterale Thorakotomie überführt werden. (Aus Stahel et al. 2005)

Für die gezielte Versorgung von Verletzungen, die bei hämodynamisch stabilen Patienten im Rahmen der verzögerten Primäreingriffe („day-1-surgery") (Stahel et al. 2009) durchgeführt werden, empfiehlt sich hingegen, wie in der Tumorchirurgie, die posterolaterale Thorakotomie in Seitenlage (Schneider et al. 2004). Dies ermöglicht nicht nur eine komplette Exploration des Hemithorax, sondern so können nahezu alle Operationen an der Lunge, dem Mediastinum, dem Ösophagus, an der deszendierenden Aorta und am Zwerchfell durchgeführt werden. Auch Eingriffe an der Trachealbifurkation, am Perikard und an den zentralen Pulmonalgefäßen sind über diesen Zugang am leichtesten durchführbar (Schneider et al. 2004). Bezüglich der Techniken der antero- und posterolateralen Thorakotomie wird auf ► Kap. 6 verwiesen.

Nahttechniken zur Versorgung von Einrissen des Lungenparenchyms

Stumpfe Thoraxtraumen können zu Kontusionen des Lungenparenchyms mit Einblutungen und zu Parenchymeinrissen führen. Besonders durch die Thoraxkontusion hervorgerufene Rippenfrakturen können das Lungenparenchym aufschlitzen, was zur Ausbildung eines Hämatopneumothorax führt (◘ Abb. 10.5).

Bei tiefen Einrissen kann es gleichzeitig zu ausgeprägten Hämoptysen kommen, so dass eine notfallmäßige Bronchoskopie indiziert ist. Hier lässt sich die Blutungsquelle lokalisieren und endobronchiales Blut absaugen. Bei massiver Blutung kann mit Hilfe eines Fogarty-Katheters eine temporäre Blutstillung durch Blockung des entsprechenden Segmentes oder Lappenbronchus erreicht werden (sog. „Bronchusblockade") (Pinter et al. 2000, Schneider et al. 2004). Die operative Revision über eine Thorakotomie sollte anschließend zügig angestrebt werden, wobei im Notfall eine Doppellumenintubation nicht zwingend erforderlich ist.

Der Zugang erfolgt über eine anterolaterale Thorakotomie. Die Tiefe des Parenchymeinrisses muss genauestens abgeschätzt werden. Oberflächliche Parenchymeinrisse (2–3 cm tief) lassen sich mit einer fortlaufenden Parenchymnaht mit resorbierbarem Nahtmaterial (z. B. Vicryl 3/0, MH-Nadel) versorgen. Bei dieser Versorgung des Lungenparenchymdefektes ist besonders darauf zu achten, dass die Nadel die gesamte Dicke des Parenchyms erfasst, damit es hier nicht zu Pneumatozelen oder Hämatomen kommt. Liegt eine tiefere Parenchymverletzung mit Einriss von Subsegmentbronchien vor, so werden diese mit monofilen Durchstichligaturen (z. B. PDS 4/0) umstochen. Die Technik der Versorgung von Lungengefäßblutungen erfolgt mittels Durchstichligatur blutender Pulmonalarterienäste oder Segmentvenen, z. B. mit Prolene 4/0.

Bei Vorliegen tieferer Parenchymeinrisse mit Eröffnung von Lappenbronchien muss im Einzelfall abgewogen werden, ob eine anatomische Resektion von Vorteil ist. Langwierige Rekonstruktionen im Sinne von Bronchoplastiken sind im Notfall beim traumatisierten Patienten zu vermeiden und wenn, dann nur von thoraxchirurgisch erfahrenen Operateuren vorzunehmen.

10.8 Fazit für die Praxis

- Mehr als 70 % der Thoraxverletzten sind polytraumatisiert. Das Thoraxtrauma ist bei ca. einem Drittel aller unmittelbar an den Unfallfolgen verstorbenen Opfer direkte Todesursache.
- Die 12 typischen thorakalen Verletzungen („the deadly dozen"), die unerkannt und unbehandelt in der Regel zum Tode führen, lassen sich unterteilen in 6 Verletzungsmuster, die mit akuter Lebensbedrohung einhergehen („the lethal six") und weitere 6, die verzögert letal enden („the hidden six").
- Die 6 akut lebensbedrohlichen thorakalen Verletzungen („the lethal six"), die im Rahmen der Erstuntersuchung erkannt und therapiert werden müssen umfassen: die akute Atemwegsobstruktion, den Spannungspneumothorax, die Herzbeuteltamponade, den offenen Pneumothorax („sucking chest wound"), den instabilen Thorax bei Rippenserienstückfrakturen („flail chest") und den massiven Hämatothorax.
- Die 6 potenziell letalen Thoraxverletzungen („the hidden six") müssen im Rahmen der Zweitsichtung diagnostiziert werden. Hierzu gehören: Aortenruptur, Lungenkontusion, myokardiale Kontusion, tracheobronchiale Verletzungen, Zwerchfellruptur und Ösophagusruptur.
- Die Indikation zur Anlage von Thoraxdrainagen ist beim Thoraxtrauma großzügig zu stellen, insbesondere bei beatmeten Patienten. Die Einlage einer Thoraxdrainage erfolgt generell über eine Minithorakotomie, um iatrogene Komplikationen zu vermeiden.
- Bei weniger als 10 % der Verletzten ist eine notfallmäßige Thorakotomie erforderlich. Indikationen sind: ein initialer Blutverlust von mehr als 1.500 ml Blut bzw. vom mehr als 400 ml/h über 2 h oder aber von 200 ml/h über 5 h, penetrierende Verletzungen im Bereich des Thorax, die hämodynamisch wirksame Herzbeuteltamponade sowie selten die „resuscitative thoracotomy" zur offenen Herzmassage und temporärem Abklemmen der thorakalen Aorta.
- Im Notfall stellt die anterolaterale Thorakotomie den Standardzugang dar, da dieser Eingriff auch in Rückenlage durchzuführen ist. Zur gezielten sekundären Versorgung von thorakalen Verletzungen bietet sich die posterolaterale Thorakotomie unter Doppellumenintubation an.
- Ein nicht vollständig zu drainierender Hämatothorax lässt sich in der Frühphase, bei hämodynamisch stabilen Patienten, gut thorakoskopisch (VATS) ausräumen. So kann eine später notwendige Dekortikation vermieden werden.
- Bei allen Thoraxtraumen ist die intensive Atemgymnastik von entscheidender Bedeutung, um sekundäre Atelektasen und Pneumonien zu vermeiden. Dies setzt eine adäquate Schmerztherapie voraus, wobei regionale Verfahren mittels Periduralanästhesie bei Rippenserienfrakturen eine optimale Analgesie ermöglichen.

Literatur

Abraha I, Romagnoli C, Montedori A, Cirocchi R (2016) Thoracic stent graft versus surgery for thoracic aneurysm. Cochrane Database Syst Rev, 6: CD006796

Albrecht T, von Schlippenbach J, Stahel PF, Ertel W, Wolf KJ (2004) Die Rolle der Ganzkörper-Spiral-CT bei der Primärdiagnostik poyltraumatisierter Patienten: Vergleich mit konventioneller Radiographie und Abdomensonographie. Fortschr Röntgenstr (RöFo) 176: 1142–1150

Ali J, Gana TJ, Howard M (2000) Trauma mannequin assessment of management skills of surgical residents after Advanced Trauma Life Support training. J Surg Res 93: 197–200

Altinok T, Can A (2014) Management of tracheobronchial injuries. Eurasian J Med 46: 209–215

American College of Surgeons Committee on Trauma (ACS-COT) (2012) Advanced Trauma Life Support (ATLS) for Doctors, 9th ed. ACS, Chicago, IL

Biffl WL, Fox CJ, Moore EE (2015) The role of REBOA in the control of exsanguinating torso hemorrhage. J Trauma Acute Care Surg 78: 1054–1058

Bocchini G, Guida F, Sica G, Codella U, Scaglione M (2012) Diaphragmatic injuries after blunt trauma: are they still a challenge? Reviewing CT findings and integrated imaging. Emerg Radiol 19: 225–235

Bouillon B, Kanz KG, Lackner CK, Mutschler W, Sturm J (2004) Die Bedeutung des Advanced Trauma Life Support(ATLS) im Schockraum. Unfallchirurg 107: 844–850

Brand S, Breitenbach I, Bolzen P, Petri M, Krettek C, Teebken O (2015) Open Repair Versus Thoracic Endovascular Aortic Repair in Multiple-Injured Patients: Observations From a Level-1 Trauma Center. Arch Trauma Res 4: e27183

Ciccone MM, Dentamaro I, Masi F, Carbonara S, Ricci G (2016) Advances in the diagnosis of acute aortic syndromes: Role of imaging techniques. Vasc Med 21: 239–250

Ciesla DJ, Moore EE, Johnson JL, Cothren CC, Banerjee A, Burch JM, Sauaia A (2006) Decreased progression of postinjury lung dysfunction to the acute respiratory distress syndrome and multiple organ failure. Surgery 140: 640–647

De Lutio di Castelguidone E, Pinto A, Merola S, Stavolo C, Romano L (2005) Role of Spiral and Multislice Computed Tomography in the evaluation of traumatic and spontaneous oesophageal perforation. Radiol Med 109: 252–259

Durso AM, Caban K, Munera F (2015) Penetrating Thoracic Injury. Radiol Clin North Am 53: 675–693

Eroglu A, Can Kurkcuogu I, Karaoganogu N, Tekinbas C, Yimaz O, Basog M (2004) Esophageal perforation: the importance of early diagnosis and primary repair. Dis Esophagus 17: 91–94

Gabor S, Renner H, Pinter H, Sankin O, Maier A, Tomaselli F, Smolle Juttner FM (2001) Indications for surgery in tracheobronchial ruptures. Eur J Cardiothorac Surg 20: 399–404

Goldberg SP, Karalis DG, Ross JJ, Jr. (1993) Severe right ventricular contusion mimicking cardiac tamponade: the value of transesophageal echocardiography in blunt chest trauma. Ann Emerg Med 22: 745–747

Hildebrand F, Giannoudis P, van Griensven M, Chawda M, Probst C, Harms O, Harwood P, Otto K, Fehr M, Krettek C, Pape HC (2005a) Secondary effects of femoral instrumentation on pulmonary physiology in a standardised sheep model: What is the effect of lung contusion and reaming? Injury 36: 544–555

Hildebrand F, Giannoudis PV, Griensven M, Zelle B, Ulmer B, Krettek C, Bellamy MC, Pape HC (2005b) Management of polytraumatized patients with associated blunt chest trauma: a comparison of two European countries. Injury 36: 293–302

Jayaraman S, Sethi D, Chinnock P, Wong R (2014) Advanced trauma life support training for hospital staff. Cochrane Database Syst Rev 2014, 8: CD004173

Jöres AP, Heverhagen JT, Bonél H, Exadaktylos A, Klink T (2016) Diagnostic Accuracy of Full-Body Linear X-Ray Scanning in Multiple Trauma Patients in Comparison to Computed Tomography. RöFo 188: 163–171

Karmy-Jones R, Namias N, Coimbra R, Moore EE, Schreiber M, McIntyre R Jr, Croce M, Livingston DH, Sperry JL, Malhotra AK, Biffl WL (2014) Western Trauma Association critical decisions in trauma: penetrating chest trauma. J Trauma Acute Care Surg 77: 994–1002

Kroesen AJ (2004) Operationsindikation und Strategie beim stumpfen und penetrierenden Thoraxtrauma. In: Schneider P, Kruschewski M, Buhr HJ (Hrsg) Thoraxchirurgie. Springer, Berlin Heidelberg, S 79–87

Kulshrestha P, Munshi I, Wait R (2004) Profile of chest trauma in a level I trauma center. J Trauma 57: 576–581

Lehmann K (2004) Thoraxdrainage: Technik, Tipps und Tricks. In: Schneider P, Kruschewski M, Buhr HJ (Hrsg) Thoraxchirurgie. Springer, Berlin Heidelberg, S 59–68

Lloyd DA, Paterson M, Robson J, Phillips B (2001) A stratified response system for the emergency management of the severely injured patient. Ann R Coll Surg Engl 83: 15–20

Mohammad A, Branicki F, Abu-Zidan FM (2014) Educational and clinical impact of Advanced Trauma Life Support (ATLS) courses: a systematic review. World J Surg 38: 322–329

Mokrane FZ, Revel-Mouroz P, Saint Lebes B, Rousseau H (2015) Traumatic injuries of the thoracic aorta: The role of imaging in diagnosis and treatment. Diagn. Interv Imaging 96: 693–706

Moore EE, Cogbill TH, Jurkovich GJ, McAninch JW, Champion HR, Gennarelli TA, Malangoni MA, Shackford SR, Trafton PG (1992) Organ injury scaling III: Chest wall, abdominal vascular, ureter, bladder, and urethra. J Trauma 33: 337–339

Moore EE, Malangoni MA, Cogbill TH, Shackford SR, Champion HR, Jurkovich GJ, McAninch JW, Trafton PG (1994) Organ injury scaling. IV: Thoracic vascular, lung, cardiac, and diaphragm. J Trauma 36: 299–300

Olson CJ, Arthur M, Mullins RJ, Rowland D, Hedges JR, Mann NC (2001) Influence of trauma system implementation on process of care delivered to seriously injured patients in rural trauma centers. Surgery 130: 273–279

Otte D, Pohlemann T, Wiese B, Krettek C (2003) Änderung des Verletzungsmusters polytraumatisierter Patienten in den zurückliegenden 30 Jahren. Unfallchirurg 106: 448–455

Pacini D, Angeli E, Fattori R, Lovato L, Rocchi G, Di Marco L, Bergonzini M, Grillone G, Di Bartolomeo R (2005) Traumatic rupture of the thoracic aorta: Ten years of delayed management. J Thorac Cardiovasc Surg 129: 880–884

Parmley LF, Mattingly TW, Manion TW (1958) Non-penetrating traumatic injury to the aorta. Circulation 17: 1086–1101

Pinter H, Friehs GB, Smolle-Jüttner FM (2000) Verletzungen der Thoraxwand, des Tracheobronchialsystems und der Lunge. In: Trentz O (Hrsg) Tscherne Unfallchirurgie – Kopf und Körperhöhlen. Springer, Berlin Heidelberg, S 227–250

Regel G, Pape HC (2000) Lungenkontusion. In: Trentz O (Hrsg) Tscherne Unfallchirurgie – Kopf und Körperhöhlen. Springer, Berlin, Heidelberg, S 251–272

Roberts DJ, Bobrovitz N, Zygun DA, Ball CG, Kirkpatrick AW, Faris PD, Parry N, Nicol AJ, Navsaria PH, Moore EE, Leppäniemi AK, Inaba K, Fabian TC, D'Amours S, Brohi K, Stelfox HAT (2015) Indications for use of thoracic, abdominal, pelvic, and vascular damage control interventions in trauma patients: A content analysis and expert appropriateness rating study. J Trauma Acute Care Surg 79: 568–579

Schneider P (2004) Zugangswege zum Thorax und spezielle Nahttechniken: Tipps und Tricks. In: Schneider P, Kruschewski M, Buhr HJ (Hrsg) Thoraxchirurgie. Springer, Berlin Heidelberg, S 47–57

Serra R, de Franciscis S, Grande R, Butrico L, Perri P, Indolfi C, Mastroroberto P (2015) Endovascular repair for acute traumatic transection of the descending thoracic aorta: experience of a single centre with a 12-years follow up. J Cardiothorac Surg 10: 171

Stahel PF, Schneider P, Buhr HJ, Kruschewski M (2005) Emergency management of thoracic trauma. Orthopäde 34: 865–879

Stahel PF, Smith WR, Moore EE (2008) Hypoxia and hypotension, the „lethal duo" in traumatic brain injury: implications for prehospital care. Intensive Care Med 34: 402–404

Stahel PF, Smith WR, Moore EE (2009) Current trends in resuscitation strategy for the multiply injured patient. Injury 40 (Suppl 4): S27–35

Swaanenburg JC, Klaase JM, DeJongste MJ, Zimmerman KW, ten Duis HJ (1998) Troponin I, troponin T, CKMB-activity and CKMB-mass as markers for the detection of myocardial contusion in patients who experienced blunt trauma. Clin Chim Acta 272: 171–181

Terzi F, Rocchi G, Fattori R (2016) Current challenges in endovascular therapy for thoracic aneurysms. Expert Rev Cardiovasc Ther 14: 599–607

Ting JYS (2003) Blunt traumatic aortic injury: a review of initial diagnostic modalities and a proposed diagnostic algorithm. Eur J Trauma 29: 129–138

Uhrenholt L, Freeman MD, Jurik AG, Jensen LL, Gregersen M, Boel LW, Kohles SS, Thomsen AH (2011) Esophageal injury in fatal rear-impact collisions. Forensic Sci Int 206: e52–57

Voggenreiter G, Eisold C, Sauerland S, Obertacke U (2004) Diagnostik und sofortige Therapiemassnahmen bei Verletzungen des Thorax: eine systematische Literaturübersicht. Unfallchirurg 107: 881–891

Weiss RL, Brier JA, O'Connor W, Ross S, Brathwaite CM (1996) The usefulness of transesophageal echocardiography in diagnosing cardiac contusions. Chest 109: 73–77

White TO, Jenkins PJ, Smith RD, Cartlidge CWJ, Robinson CM (2004) The epidemiology of posttraumatic acute respiratory distress syndrome. J Bone Joint Surg Am 86: 2366–2376

Yamamoto L, Schroeder C, Morley D, Beliveau C (2005) Thoracic trauma: the deadly dozen. Crit Care Nurs Q 28: 22–40

Management der Rippenserienfraktur

S. Welter

P. Schneider, M. Kruschewski, H.J. Buhr (Hrsg.), *Thoraxchirurgie für den Allgemein- und Viszeralchirurgen*,
https://doi.org/10.1007/978-3-662-48710-5_11

Eine Rippenserienfraktur ist eine vital bedrohliche Verletzung nach einem stumpfen Thoraxtrauma. Die Prognose wird wesentlich von der Anzahl frakturierter Rippen, den Begleitverletzungen sowie von Alter und Komorbidität bestimmt. Die Indikation für eine operative Stabilisierung ist teilweise noch unklar. Vorteile für eine Stabilisierung werden im Wesentlichen in der Beseitigung der Deformierung, weniger akuten und chronischen Schmerzen und der Verkürzung von Intensivbehandlungstagen gesehen. Bei Patienten, die aus anderen Gründen beatmet werden müssen, kann die innere, pneumatische Schienung als Behandlung der Rippenfrakturen ausreichen. Für eine operative Stabilisierung stehen Verriegelungsplatten, Rippenklammern und intramedulläre Schienen zur Verfügung.

11.1 Einleitung

Rippenserienfrakturen sind häufige Verletzungen, mit denen jeder Arzt in einer Notfallambulanz irgendwann konfrontiert wird. Um die Behandlung effektiv und klar in die Wege zu leiten, ist ein grundlegendes Wissen über Unfallmechanismus, Verletzungsart, mögliche Begleitverletzungen, diagnostische Maßnahmen und Behandlungsmöglichkeiten erforderlich. In vielen Praxen und Notfallambulanzen nimmt die Zahl älterer Patienten mit Thoraxwandverletzung stetig zu. Dabei sind besonders die Begleiterkrankungen von Herz und Lunge und die Auswirkungen einer laufenden Medikation – vor allem mit Blutverdünner – zu beachten.

11.2 Unfallmechanismus

Ursächlich für eine Rippenserienfraktur ist eine massive stumpfe Gewalteinwirkung auf den Thorax, die sowohl durch Anprall beweglicher Gegenstände auf den Thorax (Verkehrsunfall) als auch – wesentlich häufiger – durch Aufprall des Thorax auf feste Objekte (Dezelerationstrauma) entstehen kann. In Deutschland überwiegen die Aufpralltraumen z. B. im Rahmen eines Treppensturzes, auf den Rand der Badewanne o. Ä. Zwischen Rippen und festem Gegenstand wird dann auch der Weichteilmantel gequetscht, was bei sehr adipösen Patienten zu ausgedehnten Fettgewebsnekrosen führen kann, die sich erst Tage bis Wochen später als chronische Wundkomplikation manifestieren können. Auch kann es zu ausgedehnten Thoraxwandhämatomen kommen, wenn der Patient zum Zeitpunkt des Traumas markumarisiert oder mit Plättchenaggregationshemmern behandelt wird. Wegen des erheblichen Traumas muss – je nach Lokalisation und Seite – mit inneren Begleitverletzungen von Zwerchfell, Milz, Leber, Nieren, Lunge oder Mediastinalorganen in bis zu 95 % der Fälle gerechnet werden. Neben einem instabilen Thorax werden bei >55 % der Patienten andere behandlungsbedürftige Verletzungen gefunden (Athanassiadi et al. 2004): am häufigsten Hämatopneumothorax (32–54 %), Schädelverletzung (25 %) und Lungenkontusion (26 %). Insgesamt benötigen 17 % der Patienten ein Intensivmonitoring. Bei etwa der Hälfte der Patienten ist eine umgehende Intervention notwendig: eine Thoraxdrainage bei 53 %, eine Thorakotomie bei 4 % und eine Laparotomie bei 6 %. Der instabile Thorax erfordert nur in wenigen Fällen eine invasive Beatmung. Behandlungsdauer und Morbidität werden dabei im Wesentlichen vom Injury Severity Score (ISS) bestimmt (Athanassiadi et al. 2004). Wenn Rippenfrakturen in mehr als einer anatomischen Region vorhanden sind (dorsal, lateral, ventral), dann verdoppelt sich die Wahrscheinlichkeit für ein respiratorisches Versagen (Livings ton et al. 2008).

Im Verlauf kommen dann durch Schmerzen und Behinderung der Atemmechanik Sekundärschäden wie Atelektase, Pneumonie oder Thormbosen in bis zu 35 % der Fälle dazu (Ziegler u. Agarwal 1994).

> **Allgemein gilt: Die Verletzung ist umso beeinträchtigender, je weiter ventral sie liegt.**

Rippenfrakturen kommen bei ca. 5–15 % aller im Krankenhaus behandelten Verletzten vor. Die Mortalität liegt bei ca. 10 %.

Während bei Kindern ein Thoraxtrauma wegen der noch flexiblen Rippen in nur ca. 1 % der Fälle zum instabilen Thorax führen, reichen bei Älteren schon Niedrigenergietraumen aus, die fragilen Rippen zu brechen und einen instabilen Thorax zu verursachen (Albaugh et al. 2000). Ungefähr jeder 13. Patient mit Rippenfrakturen hat einen instabilen Thorax mit einer Mortalität von 10–20 % (Athanassiadi et al. 2004).

Ein instabiler Thorax („flail chest") entsteht in der Regel durch Stückfrakturen von 3 oder mehr benachbarten Rippen, dabei bewegen sich instabile Thoraxwandanteile paradox zur normalen Bewegungsrichtung: bei Inspiration nach innen und bei Exspiration nach außen. Wegen der paradoxen Bewegung wird die Vitalkapzität eingeschränkt. Folge ist eine erhebliche Einschränkung einer effektiven Atmung bis zum hypoxischen Versagen. Ein instabiler Thorax kann weiterhin bedeuten, dass sich bei Bewegung des Thorax mobile Frakturenden gegeneinander bewegen, erhebliche Deformierungen des Thorax erzeugen und schwerste Schmerzen verursachen können (■ Abb. 11.1).

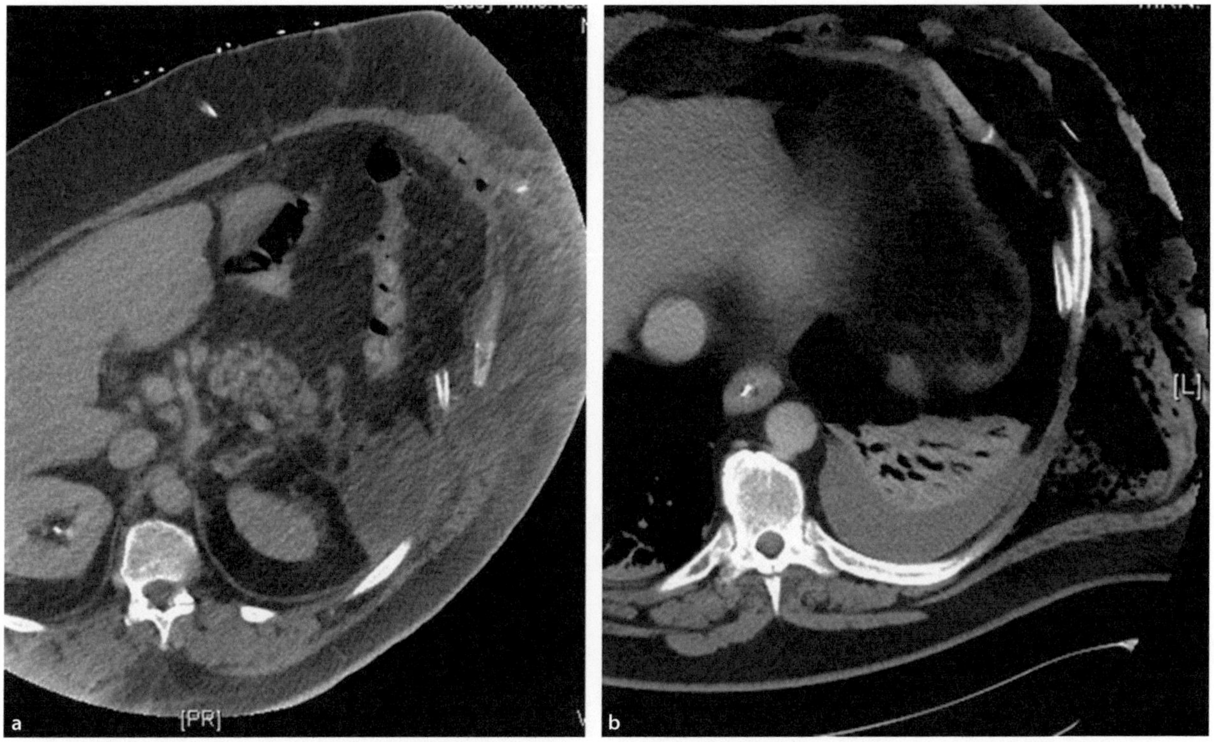

Abb. 11.1a,b CT eines 50-jährigen, massiv adipösen Patienten (BMI >55) nach Dezelerationstrauma mit instabiler Rippenserienfraktur 4–9 links und starker Thoraxdeformierung bei Lagerungsmaßnahmen im Bett. Unter Beatmung keine suffiziente Ausdehnung der linken Lunge wegen der Kompression und Deformierung der Thoraxhöhle durch das Gewicht der Brustwandweichteile. **a** Ausgeprägte Deformierung der lateralen Thoraxwand links mit Muskelinterposition zwischen zwei Frakturenden. **b** Ca. 5 cm übereinander geschobene Rippenenden, Pleuraerguss links und Unterlappenatelektase mit ausgeprägtem Weichteilemphysem

11.3 Einteilung

Für die Einschätzung der Schweregrade der Verletzung muss angegeben werden, wie viele Rippen in Serie betroffen sind, ob eine einseitige oder sogar beidseitige Serienfraktur vorliegt, ob eine Rippe an mehreren Stellen frakturiert ist (Stückfrakturen) und ob keine, eine geringe, ausgeprägte oder erhebliche Dislokation der Frakturenden vorliegt. Nicht zur unfallchirurgischen Einschätzung, aber genauso wichtig für die Einschätzung der Prognose und Therapiebedürftigkeit ist die Berücksichtigung vorbestehender Einschränkungen der Lungenfunktion (Lungenemphysem, COPD, Lungenfibrose, schweres Asthma etc.) sowie der kardialen Funktion (schwere Linksherzinsuffizienz, pulmonale Hypertonie etc.), da schon geringere Thoraxtraumen durch Schmerz und Stressreaktion zu Dekompensationen der Grunderkrankung führen können (Chauny et al. 2012, Elmistekawy u. Hammad 2007).

11.4 Diagnostik

Die Feststellung einer Rippenfraktur beginnt mit der Anamnese oder Fremdanamnese des Unfallhergangs, um Hinweise auf Art und Ausmaß der Verletzung zu erhalten. Bei der Inspektion muss auf Seitendifferenz der Atemexkursion, Vorwölbung einer Seite, paradoxe Atmung, Hämatomverfärbungen und die Schmerzangaben des Patienten geachtet werden. Palpatorisch wird nach Krepitationen, Hautemphysem und Instabilität des Thorax getastet und durch Perkussion, z. B. bei einem hypersonoren Klopfschall, bereits klinisch ein Pneumothorax oder Hämatothorax erkannt. Weitere Hinweise liefert die Pulsoxymetrie und bei beatmeten Patienten die Überwachung des Beatmungsdrucks (Neugebauer et al. 2012).

Bei weniger schwer beeinträchtigten Patienten gibt die Röntgenaufnahme des Thorax in zwei Ebenen wichtige Hinweise auf eine notwendige schnelle Behandlung. Gut erkennbar sind Pneumothorax, Hautemphysem und Hämatothorax. Unterbrechungen der Rippenkontur, Stufenbildung und eindeutige Frakturenden beweisen das Vorliegen von Rippenfrakturen. Leider werden in bis zu 50 % der Patienten Rippenfrakturen im Nativ-Röntgenbild übersehen (Livingston et al. 2008). Genauer und aussagekräftiger ist das Spiral-CT mit 3D-Rekonstruktion des Knochenskelettes. Es ist ideal auch zur Erkennung von Verletzungen der Mediastinalorgane. Rippenfrakturen werden erkennbar durch eine Aufhellungslinie im Rippenverlauf, Stufenbildung und Dislokation von Fragmenten oder Strukturveränderungen im Kostotransversalgelenk. Bei polytraumatisierten Patienten hat sich zur schnellen Einschätzung von Thorax und Begleitverletzungen das Ganzkörper-Spiral-CT bewährt, durch dessen Anwendung bei Polytraumatisierten – anstelle der alleinigen organbezogenen CT – die Mortalität signifikant gesenkt werden konnte (Huber-Wagner et al. 2009). Die Wertigkeit der 3D-Knochenrekonstruktion liegt allerdings weniger in der Identifizierung von Rippenfrakturen selbst, da ist die 2D-Darstellung besser, sondern in der Unterstützung einer Operationsplanung für eine Rippenstabilisierung (Pulley et al. 2015).

11.5 Behandlung

Für die Behandlung von Rippenfrakturen müssen die akute Gefährdungslage und die zu erwartenden langfristigen Probleme in Betracht gezogen werden.

Stabile Patienten können konservativ therapiert werden. Die Therapie besteht aus aggressiver Schmerztherapie, Sicherstellung der Oxygenierung, ggf. mit Sauerstoffgabe und nichtinvasiver Beatmung, Atemphysiotherapie zur Unterstützung der Sekretmobilisierung (Parry et al. 2015) und dem Monitoring einer Retentionspneumonie oder Begleitergussbildung, um frühzeitig antibiotisch therapieren zu können (Majercik et al. 2015). Rippenfrakturen gehen häufig mit einem teilweise erst im Verlauf auftretenden Hämatothorax oder Pleuraerguss einher, für den unbehandelt ein deutlich erhöhtes Risiko für die Entwicklung eines Pleuraempyems besteht. Eine frühe operative Rippenstabilisierung kann das Risiko für verzögert auftretende hämorrhagische Ergüsse und Pleuraempyeme signifikant senken (Majercik et al. 2015). Bei stabilen Patienten ist die operative Stabilisierung von multiplen Rippenfrakturen nicht zwingend erforderlich, kann aber den akuten und chronischen Schmerz reduzieren, die Brustwanddeformierung aufheben und die Häufigkeit von Begleitkomplikationen reduzieren (Wu et al. 2015). Selbst bei isolierten Frakturen können mobile Frakturenden im laterokaudalen Bereich des Thorax schwerste neuropathische Schmerzen verursachen, die nur durch operative Stabilisierung gebessert werden können (◘ Abb. 11.2).

Patienten mit instabiler Thoraxwand können konservativ mit orotrachealer Intubation, mechanischer Ventilation und damit innerer pneumatischer Schienung oder aber durch operative Rippenstabilisierung behandelt werden (Parry et al. 2015). Speziell kritisch Kranke mit starken Schmerzen, respiratorischem Versagen trotz optimaler konservativer Therapie, mit instabilem Thorax, mit bikortikaler Dislokation von 3 oder mehr Rippen oder mit Volumenminderung des Hemithorax >30 % profitieren von einer operativen Rippenstabilisierung vor allem durch kürzere stationäre Behandlung und reduzierte Notwendigkeit für eine Tracheotomie, verkürzte Beatmungsdauer und selteneren respiratorischem Versagen (Pieracci et al. 2016). Eine Verminderung von Thoraxdeformität, Beatmungsdauer, Tracheotomiehäufigkeit und Pneumonie durch operative Stabilisierung einer instabilen Thoraxwand konnte auch in einem Cochrane Review bestätigt werden (Cataneo et al. 2015). Bei der Behandlung polytraumatisierter Patienten mit instabiler Thoraxwand, die beatmet werden müssen, ist noch nicht klar, welche Patienten von einer nichtoperativen Therapie, und welche von einer offenen Reposition mit interner Stabilisierung profitieren (DeFreest et al. 2016). Positive Ergebnisse mit operativer Rippenstabilisierung wurden allerdings auch bei Polytraumatisierten berichtet, insbesondere, wenn keine Lungenkontusion gleichzeitig vorlag (Voggenreiter et al. 1996).

11.6 Operative Versorgung

Ziel einer operativen Versorgung ist die Rippenreposition über einen gewebeschonenden Zugang, Aufhebung der Thoraxdeformierung und Stabilisierung jeder 2. Rippe. Hierfür gibt es verschiedene kommerzielle Implantate, die resorbierbar oder nichtresorbierbar sind, verschraubt oder geklammert werden (◘ Abb. 11.3).

Für das operative Vorgehen empfiehlt es sich, einen nicht zu großen Zugang über den Frakturbereich anzulegen, die Thoraxwandmuskulatur nur in Faserrichtung zu spalten und die Fraktur so sparsam wie möglich freizulegen, um das lokale Operationstrauma gering zu halten. Mit Haken können Haut und Weichteile, falls erforderlich, lokal verschoben werden, so dass auch andere Frakturbereiche über den gleichen Zugang dargestellt werden können. Das stabile Anbringen der Rippenklammern (◘ Abb. 11.4) erfordert eine genaue Kenntnis des Instrumentariums und dessen Anwendung. Die Implantate sind aus Titan und können ein Leben lang verbleiben. Vorteile der Klammern sieht der Autor bei der Anwendung an osteoporotischen Knochen sowie bei längerstreckigen Frakturverläufen und bei der Notwendigkeit, Defektzonen zu überbrücken. Für die Anbringung von Verriegelungsplatten stehen auch selbstschneidende Verriegelungsschrauben zur Verfügung, des Weiteren ein neues Intrumentarium, um auch minimalinvasiv die Verschraubung zu ermöglichen. Vorteile sind die bereits vorgeformten und den Rippen ideal anliegenden Platten, die eine Beseitigung der Thoraxdeformierung sicherstellen. Die Anwendung wird auch bei osteoporotischen Knochen empfohlen (Angaben des Herstellers).

Sollte gleichzeitig ein Hämatothorax oder zumindest ein Erguss vorliegen, ist es sinnvoll, mit einer videoassistierten Thorakoskopie (VATS) zu beginnen. Neben der

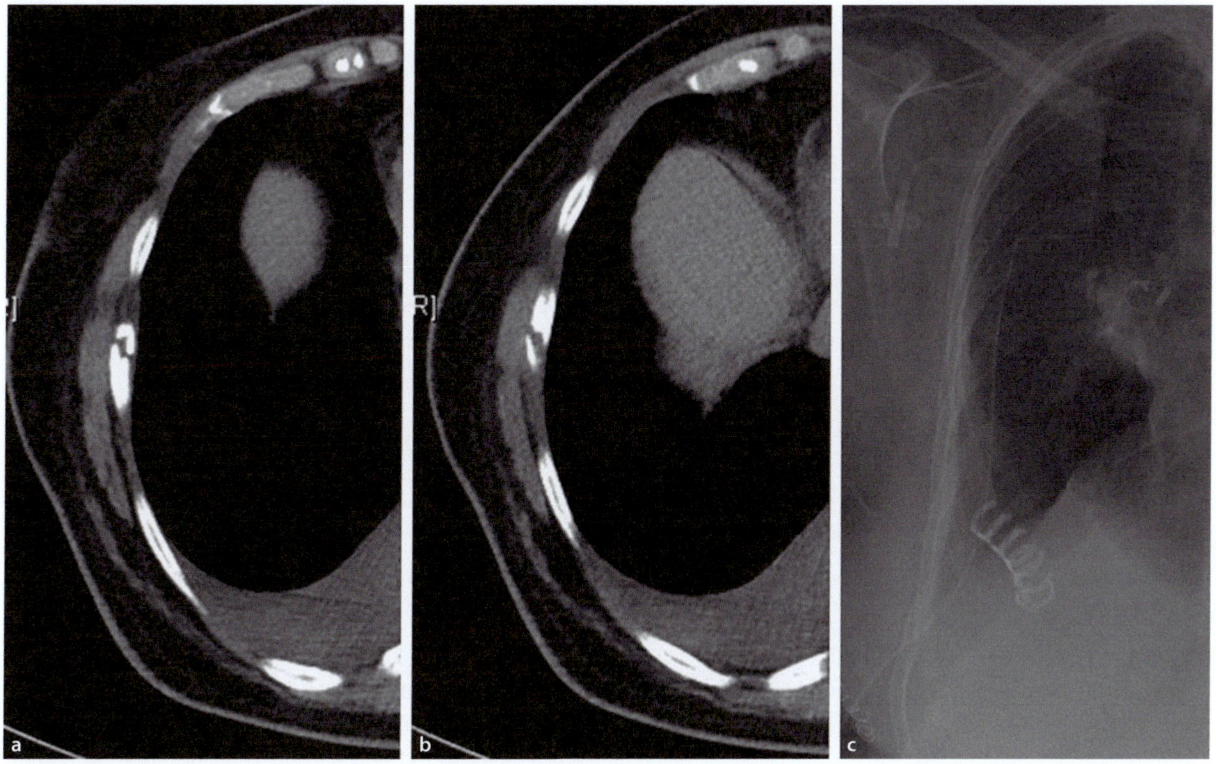

Abb. 11.2a–c 67-jährige Patientin mit Osteoporose, COPD GOLD III und Z. n. Lungenlappenresektion wegen Bronchialkarzinom. Vorstellung wegen nichtheilender Hustenfraktur und stärksten einschießenden Schmerzen und Krepitation bei Bewegung. Sofortiges Sistieren der neuropathischen Schmerzkomponente und der Krepitation nach Klammerosteosynthese. **a,b** Nicht durchbaute Fraktur der 7. Rippe rechts ohne Dislokation. **c** Röntgenbild p.-a. nach Klammerosteosynthese

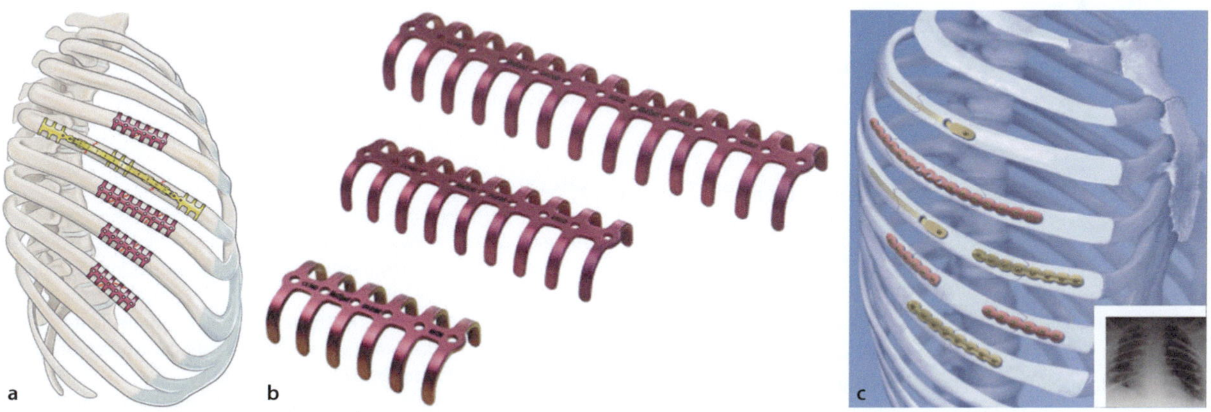

Abb. 11.3a–c Die beiden bekanntesten Systeme zur Rippenstabilierung im deutschsprahigen Raum: **a, b** StraCos^{TM} Rippenklammern, **c** MatrixRib^{TM} Verriegelungsplatten. (Mit freundlicher Genehmigung der Firmen MedXpert, Eschbach, Deutschland, und DePuy-Synthes, Oberdorf, Schweiz)

Ergussausräumung kann dann das Zentrum des Frakturbereiches definiert, der Zugang für eine Osteosynthese gesteuert und später eine Repositionskontrolle von innen durchgeführt werden. Sollte von Beginn an eine Thorakotomie für die Behandlung von Begleitverletzungen notwendig sein, kann diese durch den Frakturbereich gelegt und eine Rippenosteosynthese „auf dem Rückweg" vor Thorakotomieverschluss durchgeführt werden.

Für die Stabilisierung von Stückfrakturen reicht es nicht, nur die dorsale Fraktur zu stabilisieren, da sonst eine Thoraxdeformierung und Überlappung von Rippenende im ventralen Anteil verbleibt. Plattenbrüche und erneute

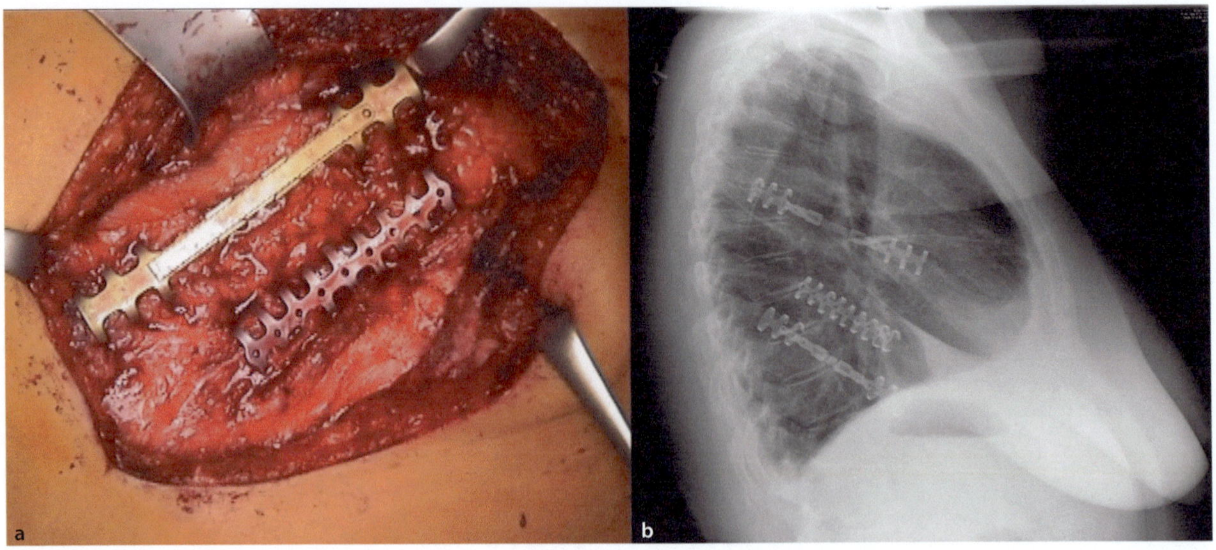

Abb. 11.4 55-jährige Patientin mit Rippenserienfraktur inklusive zweier Stückfrakturen und erheblicher Dislokation und Thoraxdeformierung. Stabilisierung mit Rippenklammern (Stracos, Fa. MedXpert). Dadurch erhebliche Reduktion der Schmerzen

Dislokationen wurden vor allem bei resorbierbaren Implantaten beobachtet (Marasco et al. 2014).

11.7 Prognose

Nach einem stumpfen Thoraxtrauma sind 4 Faktoren von prognostischer Bedeutung:

1. Alter,
2. Anzahl der Rippenfraturen >3,
3. Komorbidität – speziell kardiopulmonale Komorbidität – und
4. Pneumonie.

Dabei steigt das Sterberisiko im Alter über 65 Jahre mit mehr als 3 frakturierten Rippen bei vorhandenen Begleiterkrankungen auf eine Hazard Ratio (HR) von 2,4 an, bei zusätzlich vorliegender Pneumonie weiter auf eine HR von 5,2. Daraus lässt sich ableiten, dass alle Maßnahmen eingesetzt werden sollten, um eine Pneumonie zu verhindern. Diese verdoppelt das Sterberisiko (Battle et al. 2012). Andere Komplikationen sind Lungenembolie, Myokardinfarkt und septischer Schock (Athanasiadi et al. 2004). Eine relativ genaue Vorhersage über das Risiko für das Auftreten einer Pneumonie, eines respiratorischen Versagens oder der Notwendigkeit für eine Tracheotomie kann durch Anwendung des „RibScore" getroffen werden. Darin wird mit Punkten das Vorhandensein von 6 oder mehr Rippenfrakturen, bilateralen Frakturen, instabiler Thoraxwand, 3 oder mehr erheblich dislozierten Frakturen, Fraktur der ersten Rippe und das Vorhandensein von mindestens einer Fraktur in 3 anatomischen Regionen erfasst (Chapman et al. 2016). Das Komplikationsrisiko steigt dabei linear mit jedem zusätzlichen Punkt im Scoring-System. In einem Cochrane Review konnte gezeigt werden, dass die Rate an Pneumonien, die Rate an notwendigen Tracheotomien, die Brustkorbdeformierung, die Beatmungsdauer und die Dauer der Intensivbehandlung durch eine operative Therapie reduziert werden konnten. Auch Brustschmerz, Steifigkeit des Thorax, Körperschmerz und die Komplikationsrate konnten damit vermindert werden (Cataneo et al. 2015). Eine Schmerzreduktion kann auch später noch erreicht werden, wenn schmerzhafte Pseudarthrosen reseziert und durch Implantate stabilisiert werden (Fabricant et al. 2014).

Literatur

Albaugh G, Kann B, Puc MM, Vemulapalli P, Marra S, Ross S (2000) Age adjusted out comes in traumatic flail chest injuries in the elderly. Am Surg 66: 978–981

Athanassiadi K, Gerazounis M, Theakos N (2004) Management of 150 flail chest injuries: analysis of risk factors affecting outcome. Eur J Cardiothorac Surg 26: 373–376

Battle CE, Hutchings H, Evans PA (2012) Risk factors that predict mortality in patients with blunt chest wall trauma: a systematic review and meta-analysis. Injury 43: 8–17

Cataneo AJ, Cataneo DC, de Oliveira FH, Arruda KA, El Dib R, de Oliveira Carvalho PE (2015) Surgical versus nonsurgical interventions for flail chest. Cochrane Database Syst Rev 7: CD009919

Chapman BC, Herbert B, Rodil M, Salotto J, Stovall RT, Biffl W, Johnson J, Burlew CC, Barnett C, Fox C, Moore EE, Jurkovich GJ, Pieracci FM (2016) RibScore: A novel radiographic score based on fracture pattern that predicts pneumonia, respiratory failure, and tracheostomy. J Trauma Acute Care Surg 80: 95–101

Chauny JM, Émond M, Plourde M, Guimont C, Le Sage N, Vanier L, Bergeron E, Dufresne M, Allain-Boulé N, Fratu R (2012) Patients with rib fractures do not develop delayed pneumonia: a prospective, multicenter cohort study of minor thoracic injury. Ann Emerg Med 60: 726–731

DeFreest L, Tafen M, Bhakta A, Ata A, Martone S, Glotzer O, Krautsak K, Rosati C, Stain SC, Bonville D (2016) Open reduction and internal fixation of rib fractures in polytrauma patients with flail chest. Am J Surg 211: 761–767

Elmistekawy EM, Hammad AA (2007) Isolated rib fractures in geriatric patients. Ann Thorac Med 2: 166–168

Fabricant L, Ham B, Mullins R, Mayberry J (2014) Prospective clinical trial of surgical intervention for painful rib fracture nonunion. Am Surg 80: 580–586

Huber-Wagner S, Lefering R, Qvick LM, Körner M, Kay MV, Pfeifer KJ, Reiser M, Mutschler W, Kanz KG (2009) Working Group on Polytrauma of the German Trauma Society. Effect of whole-body CT during trauma resuscitation on survival: a retrospective, multicentre study. Lancet 373: 1455–1461

Livingston DH, Shogan B, John P, Lavery RF (2008) CT diagnosis of Rib fractures and the prediction of acute respiratory failure. J Trauma 64: 905–911

Majercik S, Vijayakumar S, Olsen G, Wilson E, Gardner S, Granger SR, Van Boerum DH, White TW (2015) Surgical stabilization of severe rib fractures decreases incidence of retained hemothorax and empyema. Am J Surg 210: 1112–1127

Marasco S, Liew S, Edwards E, Varma D, Summerhayes R (2014) Analysis of bone healing in flail chest injury: do we need to fix both fractures per rib? J Trauma Acute Care Surg 77: 452–458

Neugebauer EAM, Waydhas C, Lendemans S, Rixen D, Eikermann M, Pohlemann T (2012) Clinical practice guideline: The treatment of patients with severe and multiple traumatic injuries. Dtsch Arztebl Int 109: 102–108

Parry NG, Moffat B, Vogt K (2015) Blunt thoracic trauma: recent advances and outstanding questions. Curr Opin Crit Care 21: 544–548

Pieracci FM, Lin Y, Rodil M, Synder M, Herbert B, Tran DK, Stoval RT, Johnson JL, Biffl WL, Barnett CC, Cothren-Burlew C, Fox C, Jurkovich GJ, Moore EE (2016) A prospective, controlled clinical evaluation of surgical stabilization of severe rib fractures. J Trauma Acute Care Surg 80: 187–194

Pulley BR, Taylor BC, Fowler TT, Dominguez N, Trinh TQ (2015) Utility of three-dimensional computed tomography for the surgical management of rib fractures. J Trauma Acute Care Surg 78: 530–534

Voggenreiter G, Neudeck F, Aufmkolk M, Obertacke U, Schmit-Neuerburg KP (1996) Treatment outcome of surgical thoracic wall stabilization of the unstable thorax with and without lung contusion. Unfallchirurg 99: 425–434

Wu WM, Yang Y, Gao ZL, Zhao TC, He WW (2015) Which is better to multiple rib fractures, surgical treatment or conservative treatment? Int J Clin Exp Med 8: 7930–7936. eCollection 2015

Ziegler DW, Agarwal NN (1994) The morbidity and mortality of rib fractures. J Trauma 37: 975–979

Management des Spontanpneumothorax

M. Utzig, J. Neudecker

P. Schneider, M. Kruschewski, H.J. Buhr (Hrsg.), *Thoraxchirurgie für den Allgemein- und Viszeralchirurgen*,
https://doi.org/10.1007/978-3-662-48710-5_12

Der primäre Spontanpneumothorax (PSP) tritt überwiegend bei gesunden Männern unter 30 Jahren auf. Die Symptomatik reicht vom radiologischen Zufallsbefund ohne Beschwerden bis hin zur akuten Lebensgefahr. In der Regel wird die Diagnose klinisch gestellt und radiologisch bestätigt. Die Ausdehnung des Lungenkollaps und die Symptomatik entscheiden über das therapeutische Vorgehen. Bei einem Pneumothorax von weniger als 2 cm und asymptomatischen Patienten ist ein konservatives Vorgehen gerechtfertigt. Bei einem größeren und/oder symptomatischen Pneumothorax wird in der Akutsituation eine Thoraxdrainage gelegt. Bei nicht expandierender Lunge und Rezidiven ist ein chirurgisches Vorgehen indiziert. Häufig erfolgt eine Oberlappenspitzenresektion mit partieller parietaler Pleurektomie, die meist minimalinvasiv mittels videoassistierter Thorakoskopie (VATS) durchgeführt wird. Die Rezidivraten nach operativer Therapie liegen bei geringer Morbidität und Mortalität zwischen 1 und 7 %. Nach Spontanpneumothorax bzw. traumatischem Pneumothorax wird für Flugreisen eine Karenzzeit von 2–3 Wochen empfohlen.

12.1 Einleitung

12.1.1 Definition und Klassifizierung

Der Pneumothorax ist durch eine Luftansammlung zwischen Pleura parietalis und Pleura visceralis mit konsekutivem Kollaps der Lunge definiert. Er kann sowohl ohne erkennbare äußere Gewalteinwirkung als sogenannter Spontanpneumothorax oder aber auch durch ein stumpfes oder penetrierendes (Thorax-)Trauma auftreten. Der iatrogene Pneumothorax ist eine Sonderform des traumatischen Pneumothorax und kann durch eine direkte Verletzung des Lungenparenchyms im Rahmen einer ärztlichen Intervention, wie z. B. einer Fehlpunktion der V. subclavia (bei einer Port- oder ZVK-Anlage) oder einer transthorakalen Punktion entstehen. Eine weitere Ursache des iatrogenen Pneumothorax ist ein Barotrauma aufgrund maschineller Beatmung (◘ Tab. 12.1).

Der Spontanpneumothorax wird in Abhängigkeit davon, ob eine vorbestehende Lungenerkrankung vorliegt, in einen primären (PSP) und einen sekundären Spontanpneumothorax (SSP) unterschieden. Die häufigste Ursache eines sekundären Spontanpneumothorax ist die chronisch obstruktive Lungenerkrankung (COPD) mit emphysematösem Lungenumbau. Weitere Ursachen sind in ◘ Tab. 12.2 zusammengefasst.

Der sekundäre Pneumothorax ist meist – bedingt durch die vorbestehende Lungenerkrankung – mit einer hohen Mortalität und Letalität vergesellschaftet, so dass die Behandlung eines sekundären Pneumothorax prinzipiell in einem thoraxchirurgischen Zentrum erfolgen sollte.

◘ **Tab. 12.1** Einteilung des Pneumothorax

Spontan	Primärer (idiopathischer, juveniler) Spontanpneumothorax (PSP)
	Sekundärer Spontanpneumothorax (SSP)
Traumatisch	Stumpfes/penetrierendes (Thorax-)Trauma
Iatrogen	Fehlpunktion der V. subclavia
	Transthorakale Punktion
	Endoskopie
Barotrauma	Tauchunfall
	Maschinelle Beatmung

12.1.2 Inzidenz

Die Inzidenz wird für den primären und sekundären Spontanpneumothorax – bei geographischen Unterschieden – mit bis zu 24/100.000 Einwohner pro Jahr angegeben, die Zahl der Krankenhausaufnahmen beträgt 16,7/100.000 pro Jahr (Gupta et al. 2000). Dabei sind zwei Altersgipfel zu verzeichnen. Der idiopathische primäre Spontanpneumothorax tritt vor allem bei jungen, hoch gewachsenen, schlanken Adoleszenten vor dem 30. Lebensjahr auf und wird daher auch als juveniler Spontanpneumothorax bezeichnet. Neben einer asthenischen Konstitution ist das männliche Geschlecht ein Risikofaktor sowohl für das Auftreten eines primären (7,5:1) als auch eines sekundären Spontanpneumothorax (4:1) (Saiphoklang u. Kanitsap 2013).

12.1.3 Pathophysiologie des primären Spontanpneumothorax

Der primäre Spontanpneumothorax wird definiert durch das Auftreten eines Lungenkollaps ohne Nachweis einer vorbestehenden, klinisch manifesten Lungenerkrankung. Vielfach lassen sich aber bei Patienten mit PSP computertomographisch oder intraoperativ kleinste Parenchymveränderungen finden. Die Genese der radiologisch als „emphysema-like-changes“ (ELC) beschriebenen Strukturveränderungen ist letztlich unklar. Die Ausbildung einer lokalen Bronchiolitis mit Reduktion und Destruktion elastischer Fasern und Infiltration durch Entzündungszellen, wie sie z. B. bei Infekten oder chemischen Noxen auftreten, soll ursächlich für das Entstehen eines Pneumothorax sein (Schramel et al. 1997).

Auch das dosisabhängige, bis zu 20-fach erhöhte Risiko (Bense et al. 1987, Sahn u. Heffner 2000), bei aktivem Nikotinabusus einen Pneumothorax zu erleiden, wird auf eine Bronchiolitis (Cheng et al. 2009) mit Obstruktion kleinerer Atemwege und konsekutiver Ausbildung von Emphysemblasen zurückgeführt.

Tab. 12.2 Ätiologie des sekundären Spontanpneumothorax

Bronchial	Chronisch obstruktive Lungenerkrankungen (COPD)/diffuses bullöses Emphysem Zystische Fibrose
Interstitiell	Sarkoidose, Tuberkulose Histiozytose X, eosinophile Granulomatose Lymphangioleiomyomatose (LAM)
Infektiös	Virale oder bakterielle Pneumonie (abszedierend, nekrotisierend) Pilzpneumonie
Tumoren	Karzinom, Sarkom, pleurale Endometriose
Systemische Bindegewebserkrankungen	Sklerodermie, Marfan-Syndrom, Ehlers-Danlos-Syndrom Polydermatomyositis

Im eigenen Patientengut hat der Anteil an Patienten mit primärem Spontanpneumothorax und aktivem Cannabis-Abusus über die letzten Jahre stetig zugenommen. Dies mag auf den generell zunehmenden Konsum von Cannabis zurückzuführen sein. In der Literatur wird jedoch in mehreren kleinen Veröffentlichungen insbesondere bei Konsumenten <35 Jahren eine höhere Inzidenz an bullösen Veränderungen beschrieben (Fiorelli et al. 2014, Gill 2005) und so ein Zusammenhang zwischen einem aktiven Cannabis-Abusus und dem Auftreten eines primären Spontanpneumothorax vermutet. Ein eindeutiger Effekt konnte jedoch bislang nicht nachgewiesen werden.

12.1.4 Klinik

Die Klinik des primären Spontanpneumothorax ist häufig proportional zur Größe des Pneumothorax; bei einem sekundären Pneumothorax kann jedoch aufgrund der vorbestehenden Lungenerkrankung auch eine geringe Einbuße der Lungenfunktion zu einer ausgeprägten Beschwerdesymptomatik führen. Das Spektrum reicht vom radiologischen Zufallsbefund ohne klinische Symptomatik über thorakale Schmerzen und progrediente Dyspnoe bis hin zur Kreislaufinsuffizienz.

Der primäre Spontanpneumothorax tritt häufig ohne Prodromi in Ruhe auf. Die Beschwerden werden oft als akut einsetzendes, atemabhängiges, zunächst stechendes, im Verlauf dumpfer werdendes thorakales Druckgefühl beschrieben. Gleichzeitig können Dys- und Tachypnoe auftreten. Beim sekundären Spontanpneumothorax steht meist eine schwerwiegende Dyspnoe mit Hypoxie und Hyperkapnie im Vordergrund. Der Spannungspneumothorax ist gekennzeichnet durch eine zunehmende Mediastinalverlagerung mit oberer Einflussstauung und vermindertem venösen Rückfluss sowie konsekutiver arterieller Hypotonie und Tachykardie.

12.1.5 Diagnostik

Die Diagnose eines Pneumothorax wird in der Regel klinisch gestellt. Typisch ist die Trias aus abgeschwächtem Atemgeräusch, hypersonorem Klopfschall und einer verminderten inspiratorischen Bewegung des Hemithorax. Bei kleinem PSP und kräftigem Habitus sichert eine Röntgenaufnahme des Thorax in zwei Ebenen die Diagnose. Dabei imponieren eine abgrenzbare Linie durch die abgehobene Pleura visceralis sowie eine fehlende Gefäßzeichnung (Abb. 12.1). Die Röntgenaufnahme sollte beim stehenden Patienten erfolgen, da beim Liegen ein ventraler Pneumothorax kaschiert werden kann. Wir führen die radiologische Diagnostik in Einklang mit den Leitlinien der British

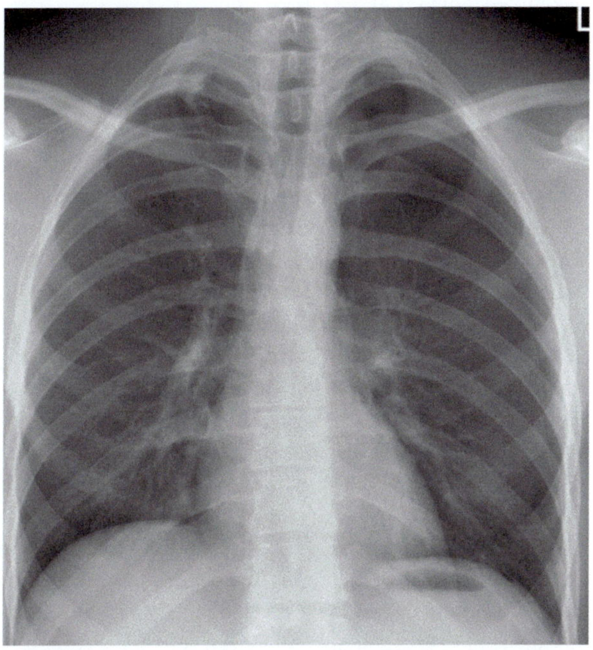

Abb. 12.1 Pneumothorax links mit abgrenzbarer Linie durch die abgehobene Pleura visceralis und fehlender Gefäßzeichnung

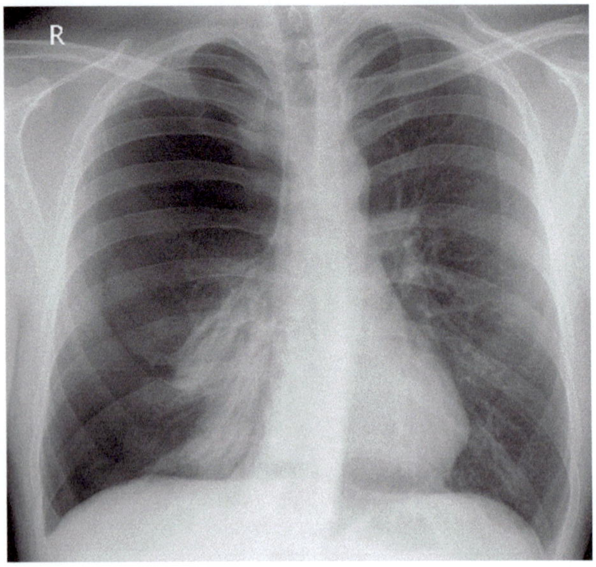

Abb. 12.2 Radiologisches Bild eines Spannungspneumothorax mit Totalkollaps der rechten Lunge und Mediastinalverlagerung nach links

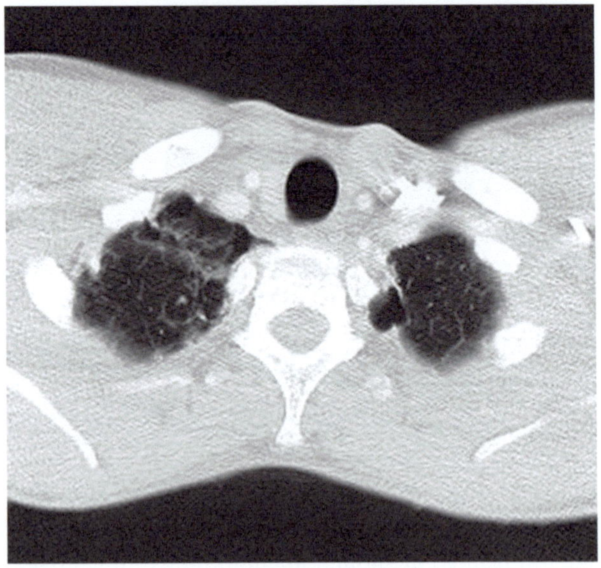

Abb. 12.3 Nachweis von bullösen Veränderungen in der Thorax-CT

Thoracic Society (BTS) (MacDuff et al. 2010) in Inspiration durch, da so das Lungenparenchym besser beurteilt werden kann. Ein Pneumothorax, der sich bei Inspiration nicht radiologisch darstellt, ist klinisch in der Regel nicht relevant; eine Röntgenaufnahme in Exspirium bringt daher keine zusätzliche Information (MacDuff et al. 2010).

Der Spannungspneumothorax ist radiologisch durch einen totalen Lungenkollaps mit Mediastinalverlagerung zur Gegenseite und ein tief stehendes Hemidiaphragma gekennzeichnet (Abb. 12.2).

Die Indikation zur Computertomographie beim juvenilen PSP besteht nicht generell. Auch die Delphi-Konferenz des American College of Chest Physicians (ACCP) empfiehlt beim Erstereignis die CT des Thorax nicht als Routineuntersuchung; bei persistierender Parenchymfistel und Rezidivpneumothorax konnte die Konferenz bezüglich des Einsatzes der Computertomographie keinen Konsens finden (Baumann et al. 2001). Die CT bietet aber die beste Möglichkeit, die Größe des Pneumothorax (MacDuff et al. 2010) und damit eventuell auch das Rezidivrisiko abzuschätzen (Chiu et al. 2014). Mit zunehmender Auflösung der CT scheint aber auch der Nachweis von kleinsten bullösen Veränderungen in der HR-CT mit einem höheren Risiko für ein ipsilaterales Rezidiv oder ein kontralaterales (Erst-)Ereignis vergesellschaftet zu sein (Casali et al. 2013) (Abb. 12.3).

Bei klinischem oder radiologischem Verdacht auf eine prädisponierende pulmonale Vorerkrankung und somit dem Verdacht auf einen sekundären Spontanpneumothorax sowie bei Patienten über 40 Jahren sollte eine (HR-)CT erfolgen.

12.2 Akutversorgung

12.2.1 Konservative Therapie

Ziel der Behandlung des Pneumothorax ist die vollständige Ausdehnung der Lunge. Bei asymptomatischen Patienten und kleinem (Spitzen-)Pneumothorax (≤2 cm) kann in Einklang mit den Leitlinien des „American College of Chest Physicians" (Baumann et al. 2001) und der „British Thoracic Society" (MacDuff et al. 2010) ein abwartendes, konservatives Vorgehen mit spontaner Resorption des Pneumothorax erfolgen. Die Resorption des Pneumothorax kann dabei mehrere Wochen in Anspruch nehmen. Bei Progredienz des Pneumothorax am Folgetag sollte eine Intervention und die Indikation zur Einlage einer Thoraxdrainage geprüft werden. Die Gabe von Sauerstoff soll bei der spontanen Resorption förderlich sein und die Resorption der Luft aus dem Pleuraspalt beschleunigen. Bei Patienten mit einem sekundären Spontanpneumothorax und COPD mit respiratorischer (Partial-)Insuffizienz besteht jedoch bei Gabe von Sauerstoff die Gefahr einer (zunehmenden) Hyperkapnie.

12.2.2 Thoraxdrainage

Die Erstmaßnahme bei einem Patienten mit akut symptomatischem Spontanpneumothorax stellt nach wie vor die Einlage einer Thoraxdrainage dar. Die Technik der Thoraxdrainage wird in ► Abschn. 7.2 detailliert dargestellt. In der Regel werden Drainagen mit einem Kaliber von 24–28

Ch verwendet, da kleinere Drainagen abknicken können und schneller durch Fibrin- und Blutkoagel okkludieren (Haynes u. Baumann 2010, Tschopp et al. 2006). Ziel der Drainagebehandlung ist es, die zwischen den Pleurablättern angesammelte Luft zu evakuieren und wieder die vollständige Reexpansion der Lunge zu erreichen. Nachdem die Thoraxdrainage platziert wurde, wird die korrekte Lage radiologisch kontrolliert. Bei vollständig ausgedehnter Lunge, unauffälligem Auskultationsbefund und fehlender Fistelung über die Drainage sehen wir keine Indikation für weitere Röntgenkontrollen.

Die Notwendigkeit der Saugung über die Thoraxdrainage wird kontrovers diskutiert (MacDuff et al. 2010). Wir empfehlen eine Sogbehandlung mit einem Druck von −10 bis −15 mbar über ein elektronisches Drainagesystem. Damit ist der Patient auch unter permanenter Saugung mobil. Zudem können diese Systeme auch ein Fistelvolumen über die Thoraxdrainage bilanzieren.

Eine der am meisten gefürchteten Komplikationen bei der Behandlung des Pneumothorax ist das Reexpansionsödem. Reexpansionsödeme können in Abhängigkeit von Größe und Dauer des Pneumothorax mit einer Inzidenz von bis zu 6,5 % auftreten (Haga et al. 2014) – teils auch bilateral – und gehen mit einer Mortalität bis zu 20 % einher (Mahfood et al. 1988).

Bei sachgerechter stumpfer Präparation birgt die Anlage einer Thoraxdrainage keine erhöhte Verletzungsgefahr. Die Verwendung von Trokardrainagen sollte vermieden werden.

Unter einer Drainagebehandlung bildet sich ein Pneumothorax in ca. 80 % der Fälle in 2–3 Tagen, in ca. 90 % der Fälle innerhalb einer Woche zurück. Bleibt die Parenchymfistel über mehr als 5 Tage bestehen, so sollte auch beim Erstereignis des PSP eine operative Therapie erwogen werden.

■ Entfernen der Drainage

Zeigt das Röntgen-Thorax-Übersichtsbild im Stehen nach Anlage der Thoraxdrainage eine bereits voll entfaltete, anliegende Lunge und besteht keine Fistelung über die Thoraxdrainage, so kann die Thoraxdrainage bereits nach 3–5 Tagen wieder entfernt werden. Die britischen und amerikanischen Leitlinien machen bezüglich des zeitlichen Rahmens einer Drainagetherapie keine Angaben. Die Thoraxdrainage wird während des Exspiriums gezogen. Nach Ziehen der Drainage sollte 3–4 h später und/oder am Folgetag vor Entlassung eine radiologische Abschlussaufnahme durchgeführt werden.

12.2.3 Pleurodese

Unter einer Pleurodese wird ein interventionelles oder operatives Verfahren verstanden, mit dem eine dauerhafte Verklebung der Pleura visceralis mit der Pleura parietalis erreicht werden soll. Die Verklebung der beiden Pleurablätter soll bei erneutem Auftreten einer Parenchymfistel das Kollabieren der Lunge verhindern. Für die intrapleurale Instillation werden Antibiotikasuspensionen oder Talkum verwendet. Die Rezidivraten nach Tetrazyklin-Pleurodese werden mit 10–20 %, die Raten nach Talkum-Pleurodese mit 8–13 % beschrieben (Adewole et al. 2015, MacDuff et al. 2010). Demgegenüber liegen die Rezidivraten nach chirurgischer Therapie zwischen 0 und 7 % (Imperatori et al. 2015, Margolis et al. 2003, Pagès et al. 2015, Passlick et al. 1998, Schramel et al. 1997). Eine chemische Pleurodese nach Maßgabe der BTS-Leitlinien sollte daher nur bei Patienten erfolgen, die eine Operation ablehnen oder bei denen das perioperative Risiko eines Eingriffes als zu hoch eingeschätzt wird.

12.3 Indikationen zur operativen Therapie

Eine dauerhafte Rezidivfreiheit bei rezidivierendem Spontanpneumothorax ist oftmals nur durch eine chirurgische Therapie zu erreichen. Das Risiko, nach erfolgreicher Behandlung eines ersten PSP mittels Thoraxdrainage einen Rezidivpneumothorax zu erleiden, wird in der Literatur mit 32–54 % angegeben (Lippert et al. 1991, O'Rourke u. Yee 1989). Junge asthenische Männer und Raucher haben ein bis zu 20-fach höheres Risiko. Darüber hinaus steigt mit jedem Rezidiv die Wahrscheinlichkeit eines erneuten Ereignisses: Sie beträgt >60 % nach dem zweiten bzw. >80 % nach dem dritten Rezidiv (Schramel et al. 1997).

Da etwa 60 % der Patienten mit dem Erstereignis eines PSP, die mit einer Thoraxdrainage behandelt wurden, in ihrem Leben kein Rezidiv erleiden, erscheint es nicht gerechtfertigt, alle Patienten grundsätzlich beim Erstereignis zu operieren (Ghezel-Ahmadi et al. 2012). Die Indikation zur elektiv chirurgischen Therapie bei Patienten mit einem PSP wird in der Regel nach dem ersten Rezidiv gestellt. Darüber hinaus besteht bei nichtexpandierender Lunge und erneutem Lungenkollaps nach Entfernen der Drainage auch beim Erstereignis die Indikation zur Operation. Des Weiteren werden ein Spannungspneumothorax, ein Hämatopneumothorax und ein bilateraler Pneumothorax auch beim Erstereignis als Indikation zur Operation angesehen.

Entscheidet sich der Patient nach ausführlicher Aufklärung schon bei Erstereignis für eine Operation – sei es aus persönlichen oder beruflichen Gründen (Pilot, Flugpersonal, Taucher) –, so ist auch hier eine chirurgische Behandlung gerechtfertigt.

Indikation zur Elektivoperation

- PSP-Rezidiv
- Versagen der Drainagetherapie beim ersten PSP:
  - persistierende Fistel
  - unvollständige Reexpansion
  - sofortiger Rekollaps nach Entfernen der Drainage
- Patientenwunsch
- Spannungspneumothorax
- Bilateraler Pneumothorax
- Hämatopneumothorax
- Berufsrisiko (Pilot, Flugpersonal, Taucher)

Die Therapie eines sekundären Spontanpneumothorax sollte generell in einem thoraxchirurgischen Zentrum erfolgen.

12.4 Operationsverfahren

Ziele der operativen Behandlung sind die vollständige Ausdehnung der Lunge und die Rezidivprophylaxe. Hierzu ist es notwendig, vorhandene Parenchymfisteln zu verschließen sowie Parenchymveränderungen wie Bullae oder Blebs zu identifizieren und abzutragen. Darüber hinaus sollte auch eine chirurgische Pleurodese in Form einer partiellen parietalen Pleurektomie durchgeführt werden. Gegenwärtig weist die Pleurektomie in Kombination mit einer apikalen atypischen Oberlappenspitzenresektion die geringsten Rezidivraten auf (Czerny et al. 2004). Als weltweit häufigstes Operationsverfahren zur Behandlung des PSP wird eine alleinige partielle parietale Pleurektomie, vorwiegend in minimalinvasiver Technik, durchgeführt (Chen et al. 2009, Czerny et al. 2004, Malik und Black 2009). Anstelle einer Pleurektomie wird vereinzelt auch eine Abrasio, d. h. das Aufrauen der Pleura parietalis, vorgenommen, ebenfalls um eine Verklebung beider Pleurablätter zu induzieren.

12.5 Operationstechnik

Unabhängig von der Wahl des Zugangsweges erfolgt die Operation in Seitenlage unter Verwendung eines Doppellumentubus für die Ein-Lungen-Ventilation. Heutzutage werden minimalinvasive Operationsverfahren favorisiert (CTS-Net, Pagès et al. 2015, Uramoto et al. 2012). Hierbei kommen die 3-Port-, 2-Port- oder Uniportal-VATS-Technik zur Anwendung. Zunächst wird eine diagnostische Thorakoskopie mit Exploration der gesamten Pleurahöhle durchgeführt. Dabei wird die Lunge auf Parenchymfisteln und bullöse Veränderungen (◘ Abb. 12.4) inspiziert. Sind Strukturveränderungen, wie Bullae oder Blebs, vorhanden, werden diese mit der Fasszange gegriffen und mittels Klammernahtgeräten abgetragen. Eine sparsame apikale Oberlappenspitzenresektion wird meist auch dann durchgeführt, wenn keine bullösen Veränderungen identifiziert werden können, da hier kleinste subpleurale Lungenbläschen (Blebs, ◘ Abb. 12.5) lokalisiert sein können. Im Alltag hat sich in Abhängigkeit vom Ausmaß der Parenchymveränderungen die Stadieneinteilung nach Vanderschueren (1990) durchgesetzt (◘ Tab. 12.3).

Anschließend erfolgt eine partielle parietale Pleurektomie, die von der oberen Thoraxapertur ausgehend mindestens bis zum 5. ICR (◘ Abb. 12.6) durchgeführt werden sollte. Dazu wird zunächst die Pleura parietalis mit einer Fasszange vorsichtig abgehoben, so dass Luft zwischen das parietale Blatt und die Fascia endothoracica eindringen und diese abheben kann. Anschließend wird das Rippenfell mit der Lungenfasszange sukzessive abgezogen. Dabei kommt es häufig zu kleineren petechialen Blutungen, denen ein zusätzlicher verklebender Effekt zugeschrieben wird. Nach dorsal wird die Pleurektomie durch den paravertebral verlaufenden Sympathikus, nach ventral durch das Sternum begrenzt. Dabei ist auf den N. phrenicus, den N. vagus und auf das obere Mediastinum sowie das Ganglion stellatum zu achten.

Abschließend erfolgt eine Wasserprobe mit Kontrolle auf Fistelfreiheit und suffiziente Klammernaht sowie die Anlage einer großlumigen Thoraxdrainage an der Lungenspitze. Die Expansion der Lunge sowie die korrekte Drainagelage werden unter Sicht geprüft. Postoperativ erfolgt eine Saugbehandlung mit einem Druck von −10 bis −15 mbar.

Eine radiologische Erfolgskontrolle wird am ersten postoperativen Tag möglichst im Stehen durchgeführt. Bei vollständig ausgedehnter Lunge, fehlender Fistelung und seröser Sekretion wird die Thoraxdrainage ohne vorherigen Abklemmversuch in der Regel am 3. postoperativen Tag entfernt. Bei klinisch unauffälligem Verlauf wird dann am Folgetag eine erneute radiologische Kontrolle durchgeführt.

12.6 Ergebnisse der chirurgischen Therapie

Bei der chirurgischen Therapie des PSP werden heutzutage in 80–90 % aller Fälle minimalinvasive Techniken mittels videoassistierter Thorakoskopie genutzt (CTS-Net, Pagès et al. 2015, Treasure 2007). Die Rezidivraten nach minimalinvasiver Keilresektion („Wedge-Resektion") und Pleurektomie bzw. Pleurodese liegen beim PSP zwischen 0 % und 7 % (Imperatori et al. 2015, Margolis et al. 2003, Pagès et al. 2015, Passlick et al. 1998, Schramel et al. 1997). Die Komplikationsrate der VATS ist gering (Imperatori et al. 2008). Die Vorteile der VATS werden in einer verbesserten postoperativen Lungenfunktion, einem geringeren subjektivem Schmerzempfinden und einem kürzeren Krankenhausaufenthalt gesehen (MacDuff et al. 2010). Eine Konversion vom minimalinvasiven zum offenen Verfahren, z. B. bei

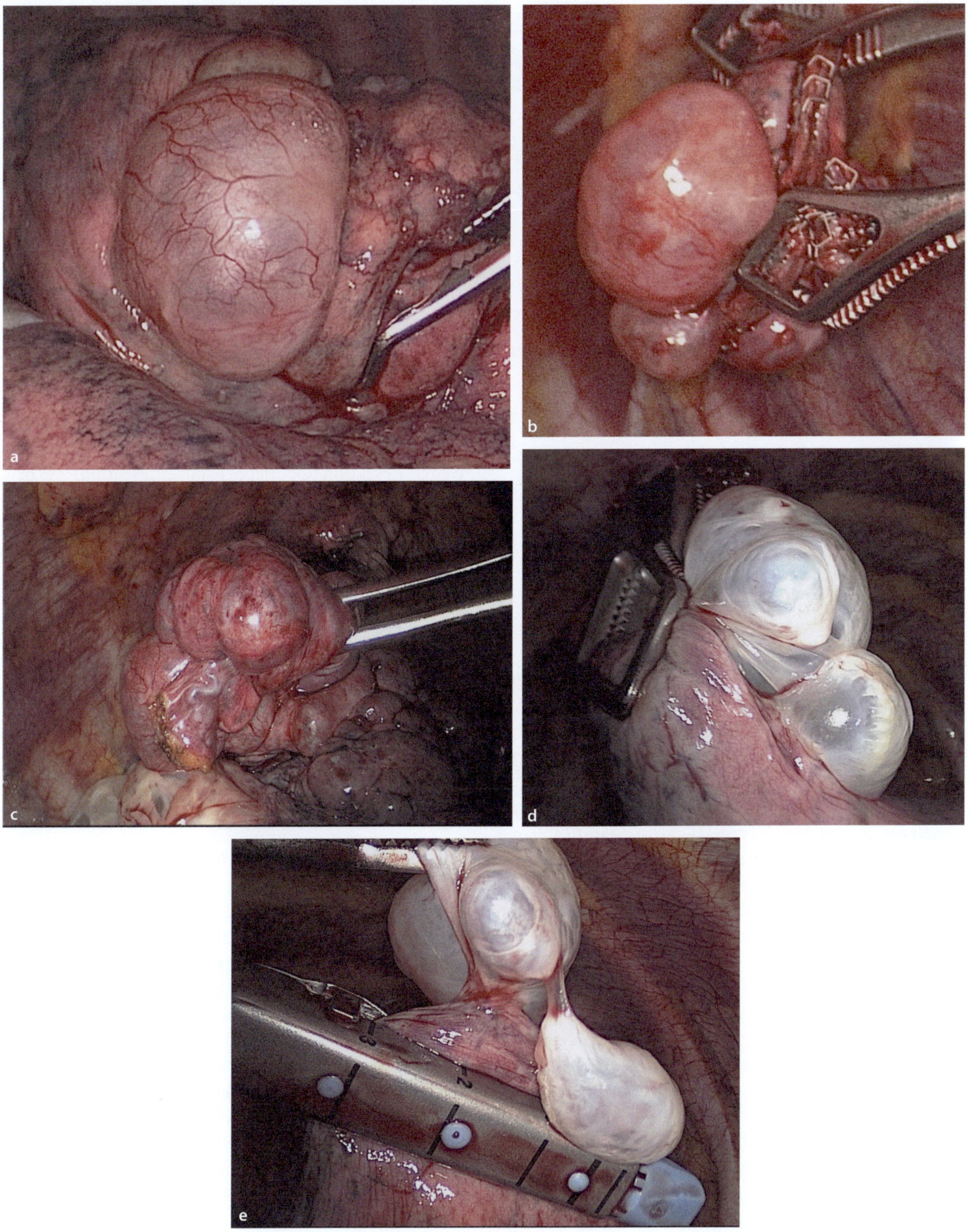

Abb. 12.4a–e Bullöse Veränderungen Vanderschueren IV

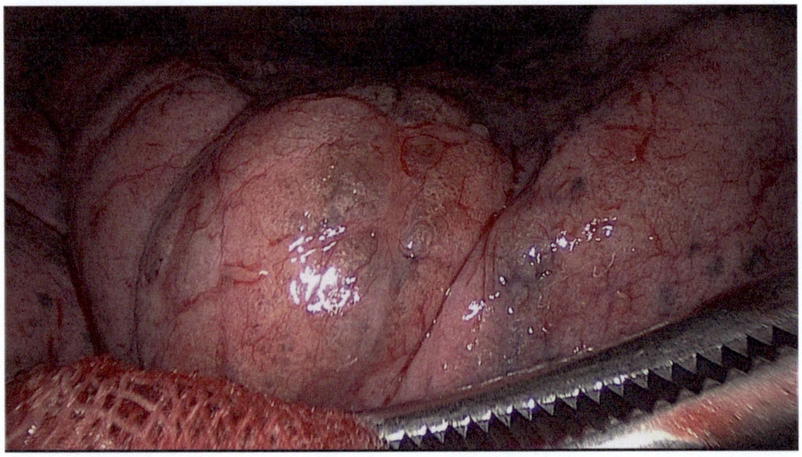

Abb. 12.5 Subpleurale Bullae (<2 cm, „Blebs")

Tab. 12.3 Stadieneinteilung des Pneumothorax. (Nach Vanderschueren 1990)

Stadium I	Idiopathischer Pneumothorax, endoskopisch normale Lunge
Stadium II	Pleuropulmonale Adhäsionen
Stadium III	Blebs/Bullae <2 cm
Stadium IV	Multiple Bullae, >2 cm

unerwartet ausgedehnten Verwachsungen, zentral gelegenen Bullae oder intraoperativen Komplikationen (Blutungen, Dehiszenz der Klammernaht) ist beim PSP in weniger als 10 % der videoassistierten Thorakoskopien zu erwarten (Passlick et al. 1998).

Die Epithor-Datenbank der Französischen Gesellschaft für Thorax- und Herzgefäßchirurgie mit 7400 operativ behandelten Patienten mit Spontanpneumothorax weist für Patienten nach offener Operation im Vergleich zu minimalinvasiv operierten Patienten eine geringere Rezidivrate aus (1,8 % bzw. 3,8 %) (Pagès et al. 2015). Die Autoren sowohl der französischen Analyse als auch der BTS-Leitlinien unterstreichen aber, dass die geringere Rezidivrate der Thorakotomie bei den meist jungen Patienten mit den Vorteilen der VATS (Kosmetik, kürzerer Krankenhausaufenthalt, geringere Schmerzen) abgewogen und der Zugang individuell mit dem Patienten abgesprochen werden sollte.

Insgesamt ist die Studienlage zur Frage der besten chirurgischen Therapie jedoch sehr heterogen. Ergebnisse aus hochwertigen, prospektiv randomisierten Studien, die einzelne Techniken miteinander vergleichen, liegen bislang nicht vor. Czerny und Mitarbeiter verglichen in einer retrospektiven Analyse Patienten, die aufgrund eines rezidivierenden PSP operativ mit einer partiellen Pleurektomie behandelt wurden, mit solchen, die eine apikale Oberlappenspitzenresektion und eine partielle Pleurektomie erhielten. Dabei betrug die Rezidivrate nach alleiniger Pleurektomie im Vergleich zur Pleurektomie in Kombination mit apikaler Wedge-Resektion (Oberlappenspitzenresektion) 7 % bzw. 0 % (Czerny et al. 2004). Um diese Frage definitiv zu beantworten, läuft gegenwärtig eine prospektiv randomisierte Multicenterstudie in Deutschland (WOPP), an der mehr als 20 thoraxchirurgische Kliniken teilnehmen. Die Studie wird von der DFG gefördert und vom chirurgischen Studiennetzwerk (CHIR-Net) unterstützt. Die Ergebnisse dieser Studie werden erstmals wissenschaftlich fundiert den Stellenwert der Oberlappenspitzenresektion bei der operativen Versorgung von Patienten mit rezidivierendem PSP widerspiegeln.

12.7 Flugreisen und Sporttauchen nach Pneumothorax

Eine häufige Frage, die Patienten mit Pneumothorax beschäftigt, ist, nach welcher Zeit das Fliegen wieder als ungefährlich angesehen wird. Ein akuter Pneumothorax ist laut „Aerospace Medical Association" (2003) eine absolute Kontraindikation für Flugreisen. Die „British Thoracic Society" sieht bei Pneumothorax mit Ausnahme eines stabilen chronischen Pneumothorax ebenfalls eine Kontraindikation für Flugreisen (Ahmedzai et al. 2011). In Einzelfällen sind Flugreisen mit Pneumothorax und liegender Drainage mit Heimlich-Ventil beschrieben.

Bei Fehlen von kontrollierten Studien werden Flugreisen frühestens nach 2–3 Wochen nach radiologisch kontrollierter Resorption des Pneumothorax empfohlen (Aerospace Medical Association 2003, Ahmedzai et al. 2011, International Air Transport Association ([ATA] 2013). Die Karenzzeit zwischen kompletter Resorption und Flugreise beim traumatischen Pneumothorax sollte dagegen mindestens 14 Tage betragen. Eine Übersicht über die Empfehlungen ist von Bunch und Mitarbeitern zusammengefasst (Bunch et al. 2013).

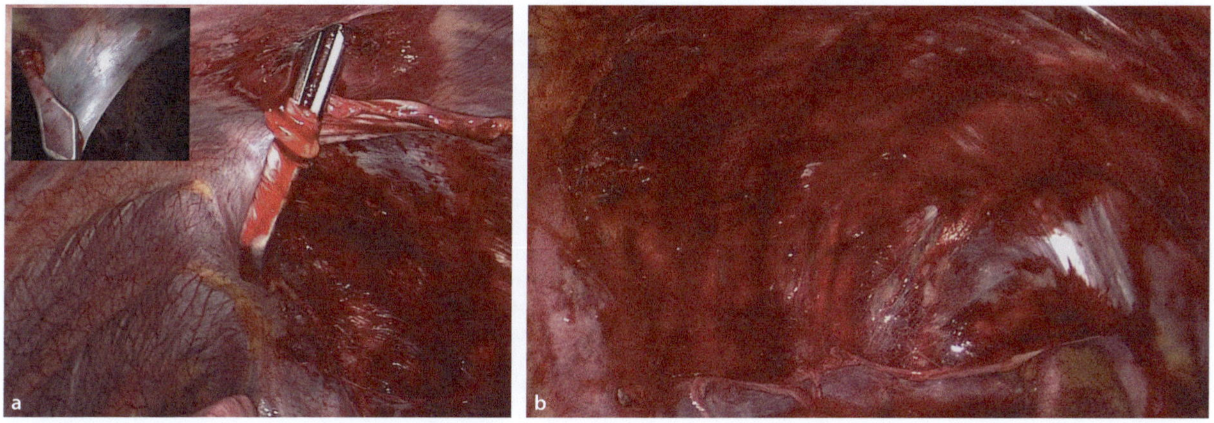

Abb. 12.6a,b Parietale Pleurektomie. **a** Die hauchdünne Pleura parietalis wird nach Anheben des Rippenfells mit der Lungenfasszange abgezogen. **b** Partielle Pleurektomie von der oberen Thoraxapertur bis zum 5. ICR. Dorsal wird die Pleurektomie vom Grenzstrang, ventral vom Sternum begrenzt

Nach den Richtlinien der Gesellschaft für Tauch- über Überdruckmedizin e. V. (GTÜM e.V.) ist ein stattgehabter Spontanpneumothorax eine absolute Kontraindikation für das Sporttauchen (GTÜM 1998). Auch die British Thoracic Society sieht nach Spontanpneumothorax eine Kontraindikation mit Ausnahme von bilateral erfolgter Pleurektomie, normaler Lungenfunktion und postoperativer Kontrolle mittels Thorax-CT (British Thoracic Societey Fitness to Dive Group 2003). Der traumatische Pneumothorax und der iatrogene Pneumothorax sind eine relative Kontraindikation. Nach kompletter Resorption ist bei unauffälliger Lungenfunktion und Kontrolle durch eine CT des Thorax entsprechend den beiden Leit-/Richtlinien das Sporttauchen 3 Monate nach dem Ereignis möglich.

12.8 Zusammenfassung

Der primäre Spontanpneumothorax tritt ohne vorbestehende Lungenerkrankung vor allem bei hoch gewachsenen jungen Männern unter 30 Jahren auf. Das klinische Spektrum reicht vom radiologischen Zufallsbefund ohne Symptomatik bis hin zur akuten Lebensgefahr. Die Diagnosesicherung erfolgt zunächst klinisch über den typischen Auskultationsbefund mit abgeschwächtem Atemgeräusch und hypersonorem Klopfschall. Radiologisch ist eine abgrenzbare Linie durch die abgehobene Pleura visceralis sowie eine fehlende Gefäßzeichnung charakterisierend. Die Ausdehnung des Lungenkollaps und die klinische Symptomatik entscheiden über das therapeutische Vorgehen. Bei einem Pneumothorax von weniger als 2 cm und asymptomatischen Patienten ist ein konservatives Vorgehen gerechtfertigt. Bei größeren Pneumothoraces und symptomatischen Patienten erfolgt in der Akutversorgung die Einlage einer Thoraxdrainage mit anschließender Sogbehandlung. Darunter kommt es in 90 % der Fälle zu einer Ausdehnung der Lunge. Bei nicht expandierter Lunge und Rezidiven besteht die Indikation zur chirurgischen Therapie. Häufig wird hierbei eine parenchymsparende Keilresektion der Lungenspitze und eine partielle parietale Pleurektomie minimalinvasiv mittels videoassistierter Thorakoskopie durchgeführt. Die Rezidivraten nach operativer Therapie liegen zwischen 0 und 7 %. Die Morbidität und Mortalität sind gering. Eine Konversion von VATS zur (Mini-)Thorakotomie ist nur selten notwendig. Das primär offene Verfahren erscheint mit einer geringeren Rezidivrate vergesellschaftet, geht aber neben den kosmetischen Nachteilen mit einem längeren Krankenhausaufenthalt und vermehrten Schmerzen einher. Nach stattgehabtem Spontanpneumothorax bzw. traumatischem Pneumothorax wird für Flugreisen eine Karenzzeit von 2–3 Wochen empfohlen. Der Spontanpneumothorax stellt eine absolute Kontraindikation für das Sporttauchen dar. Nach iatrogenem oder traumatischem Pneumothorax kann bei unauffälliger Lungenfunktion und erfolgter CT-Kontrolle des Thorax die Tauglichkeit attestiert werden.

Literatur

Adewole OO, De Keukeleire T, Phillips AS, et al. (2015) Effectiveness of thoracoscopic talc pleurodesis in the management of complicated spontaneous pneumothorax. J Bronchology Interv Pulmonol 22: 48–51. doi: 10.1097/LBR.0000000000000134

Aerospace Medical Association (2003) Medical Guidelines for Airline Travel, 2nd ed. Aviat Space Environ Med 74: A1–19

Ahmedzai S, Balfour-Lynn IM, Bewick T, et al. (2011) Managing passengers with stable respiratory disease planning air travel: British Thoracic Society recommendations. Thorax 66 (Suppl 1): i1–30. doi: 10.1136/thoraxjnl-2011–200295

Baumann MH, Strange C, Heffner JE, et al. (2001) Management of spontaneous pneumothorax: an American College of Chest Physicians Delphi consensus statement. Chest 119: 590–602

Bense L, Eklund G, Wiman LG (1987) Smoking and the increased risk of contracting spontaneous pneumothorax. Chest 92: 1009–1012

British Thoracic Societey Fitness to Dive Group (2003) British Thoracic Society guidelines on respiratory aspects of fitness for diving. Thorax 58: 3–13

Bunch A, Duchateau F-X, Verner L, et al. (2013) Commercial Air Travel After Pneumothorax: A Review of the Literature. Air Med J 32: 268–274. doi: 10.1016/j.amj.2013.01.003

Casali C, Stefani A, Ligabue G, et al. (2013) Role of Blebs and Bullae Detected by High-Resolution Computed Tomography and Recurrent Spontaneous Pneumothorax. Ann Thorac Surg 95: 249–255. doi: 10.1016/j.athoracsur.2012.05.073

Chen J-S, Hsu H-H, Kuo S-W, et al. (2009) Management of recurrent primary spontaneous pneumothorax after thoracoscopic surgery: should observation, drainage, redo thoracoscopy, or thoracotomy be used? Surg Endosc 23: 2438–2444. doi: 10.1007/s00464-009-0404-8

Cheng Y-L, Huang T-W, Lin C-K, et al. (2009) The impact of smoking in primary spontaneous pneumothorax. J Thorac Cardiovasc Surg 138: 192–195. doi: 10.1016/j.jtcvs.2008.12.019

Chiu C-Y, Chen T-P, Wang C-J, et al. (2014) Factors associated with proceeding to surgical intervention and recurrence of primary spontaneous pneumothorax in adolescent patients. Eur J Pediatr 173: 1483–1490. doi: 10.1007/s00431-014-2352-0

CTS-Net Result Summary for Survey: Management of Initial Spontaneous Pneumothorax, CTSNet. www.ctsnet.org/article/result-summary-survey-management-initial-spontaneous-pneumothorax. (Zugriff 31.10.2016)

Czerny M, Salat A, Fleck T, et al. (2004) Lung wedge resection improves outcome in stage I primary spontaneous pneumothorax. Ann Thorac Surg 77: 1802–1805. doi: 10.1016/j.athoracsur.2003.10.057

Fiorelli A, Accardo M, Vicidomini G, et al. (2014) Does cannabis smoking predispose to lung bulla formation? Asian Cardiovasc Thorac Ann 22: 65–71. doi: 10.1177/0218492313478954

Ghezel-Ahmadi D, Bölükbas S, Fischer T, et al. (2012) Pneumothorax: welche Therapie ist notwendig? Zentralbl Chir 137: 214–222. doi: 10.1055/s-0031-1284013

Gill A (2005) Bong lung: regular smokers of cannabis show relatively distinctive histologic changes that predispose to pneumothorax. Am J Surg Pathol 29: 980–982

Gesellschaft für Tauch- und Überdruckmedizin (GTÜM) (1998) Die Richtlinien der medizinischen Vorsorgeuntersuchung für Sporttaucher. http://www.swiss-cave-diving.ch/PDF-dateien/Tauglichkeit-GTUEM.pdf. (Zugriff 26.09.2016)

Gupta D, Hansell A, Nichols T, et al. (2000) Epidemiology of pneumothorax in England. Thorax 55: 666–671

Haga T, Kurihara M, Kataoka H (2014) The risk for re-expansion pulmonary edema following spontaneous pneumothorax. Surg Today 44: 1823–1827. doi: 10.1007/s00595-013-0726-y

Haynes D, Baumann MH (2010) Management of pneumothorax. Semin Respir Crit Care Med 31: 769–780. doi: 10.1055/s-0030-1269837

Imperatori A, Rotolo N, Gatti M, et al. (2008) Peri-operative complications of video-assisted thoracoscopic surgery (VATS). Int J Surg 6 (Suppl 1): S78–81. doi: 10.1016/j.ijsu.2008.12.014

Imperatori A, Rotolo N, Spagnoletti M, et al. (2015) Risk factors for postoperative recurrence of spontaneous pneumothorax treated by video-assisted thoracoscopic surgery. Interact Cardiovasc Thorac Surg 20: 647–651. doi: 10.1093/icvts/ivv022

International Air Transport Association (IATA) (2013) Medical Manual, 6th ed. www.iata.org/whatwedo/safety/health/Documents/medical-manual-2013.pdf. (Zugriff 19.03.2015)

Lippert HL, Lund O, Blegvad S, Larsen HV (1991) Independent risk factors for cumulative recurrence rate after first spontaneous pneumothorax. Eur Respir J 4: 324–331

MacDuff A, Arnold A, Harvey J (2010) Management of spontaneous pneumothorax: British Thoracic Society Pleural Disease Guideline 2010. Thorax 65 (Suppl 2): ii18–31. doi: 10.1136/thx.2010.136986

Mahfood S, Hix WR, Aaron BL, et al. (1988) Reexpansion pulmonary edema. Ann Thorac Surg 45: 340–345

Malik M, Black EA (2009) Fast-track video-assisted bullectomy and pleurectomy for pneumothorax: initial experience and description of technique. Eur J Cardiothorac Surg 36: 906–909; discussion 909. doi: 10.1016/j.ejcts.2009.05.023

Margolis M, Gharagozloo F, Tempesta B, et al. (2003) Video-assisted thoracic surgical treatment of initial spontaneous pneumothorax in young patients. Ann Thorac Surg 76: 1661–1663; discussion 1663–1664

O'Rourke JP, Yee ES (1989) Civilian spontaneous pneumothorax. Treatment options and long-term results. Chest 96: 1302–1306

Pagès P-B, Delpy J-P, Falcoz P-E, et al. (2015) Videothoracoscopy versus thoracotomy for the treatment of spontaneous pneumothorax: a propensity score analysis. Ann Thorac Surg 99: 258–263. doi: 10.1016/j.athoracsur.2014.08.035

Passlick B, Born C, Häussinger K, Thetter O (1998) Efficiency of video-assisted thoracic surgery for primary and secondary spontaneous pneumothorax. Ann Thorac Surg 65: 324–327

Sahn SA, Heffner JE (2000) Spontaneous pneumothorax. N Engl J Med 342: 868–874. doi: 10.1056/NEJM200003233421207

Saiphoklang N, Kanitsap A (2013) Prevalence, clinical manifestations and mortality rate in patients with spontaneous pneumothorax in Thammasat University Hospital. J Med Assoc Thai 96: 1290–1297

Schramel FM, Postmus PE, Vanderschueren RG (1997) Current aspects of spontaneous pneumothorax. Eur Respir J 10: 1372–1379

Treasure T (2007) Minimally invasive surgery for pneumothorax: the evidence, changing practice and current opinion. J R Soc Med 100: 419–422. doi: 10.1258/jrsm.100.9.419

Tschopp J-M, Rami-Porta R, Noppen M, Astoul P (2006) Management of spontaneous pneumothorax: state of the art. Eur Respir J 28: 637–650. doi: 10.1183/09031936.06.00014206

Uramoto H, Shimokawa H, Tanaka F (2012) What factors predict recurrence of a spontaneous pneumothorax? J Cardiothorac Surg 7: 112. doi: 10.1186/1749-8090-7-112

Vanderschueren RG (1990) The role of thoracoscopy in the evaluation and management of pneumothorax. Lung 168 Suppl: 1122–1125

Wopp-studie.com (ed) Die WOPP-Studie. www.wopp-studie.de (Zugriff 29.10.2016)

12

Neoplasien: Lungenrundherd, Lungenmetastasen, Lungenkarzinom, Ösophaguskarzinom

Differenzialdiagnose des Lungenrundherdes und diagnostische Abklärung

E. Stoelben, A. Gossmann

P. Schneider, M. Kruschewski, H.J. Buhr (Hrsg.), *Thoraxchirurgie für den Allgemein- und Viszeralchirurgen*,
https://doi.org/10.1007/978-3-662-48710-5_13

Kleine Lungenrundherde unter 1 cm Durchmesser werden zunehmend im Rahmen von hochauflösenden CT-Thorax-Untersuchungen nachgewiesen. Weniger als 10 % dieser Herde sind bösartig. Die weitere diagnostische und therapeutische Behandlung dieser Patienten folgt einem Algorithmus, der unnötige Untersuchungen und Eingriffe vermeidet. Relevante Faktoren sind das Patientenrisiko (Alter, Rauchen, Malignomanamnese), radiologische Kriterien des Lungenrundherdes sowie das Wachstumsverhalten. Die konsequente Anwendung des Algorithmus vermeidet Unsicherheiten bei Patient und Arzt.

13.1 Definition des Lungenrundherdes

Der Lungenrundherd wird definiert als maximal 3 cm messende rundliche Raumforderung der Lunge, die vollständig von Lungengewebe umgeben ist. Es darf keine pathologische Veränderung der hilären oder mediastinalen Lymphknoten bzw. der Pleura – wie etwa ein Pleuraerguss – vorliegen. Die Lymphknoten hilär und mediastinal gelten als normal, wenn der kurze Durchmesser <1 cm ist (Tuddenham 1984).

13.2 Differenzialdiagnose des Lungenrundherdes

Die o. g. klassischen Kriterien erfüllen in der Regel Hamartochondrome, pulmonale Karzinoide (◘ Abb. 13.1), Pneumozytome und Lungenmetastasen. Die glatte, runde Form ist deshalb für gutartige und hochdifferenzierte maligne Tumoren typisch (◘ Tab. 13.1).

Lungenkarzinome und Lungenmetastasen von aggressiven Karzinomen (Mamma, Pankreas, Zervix, Lunge) weisen dagegen ein breites Spektrum radiologischer Formen auf. Der Begriff Lungenrundherd kann daher weit gefasst werden. Neben selteneren glatt begrenzten Lungenkarzinomen gibt es **inhomogene spikulierte Raumforderungen** (◘ Abb. 13.2), die wie Narben oder Infiltrate imponieren können und deshalb unterschätzt werden. Seltene Differenzialdiagnosen sind das Tuberkulom oder auch das Aspergillom.

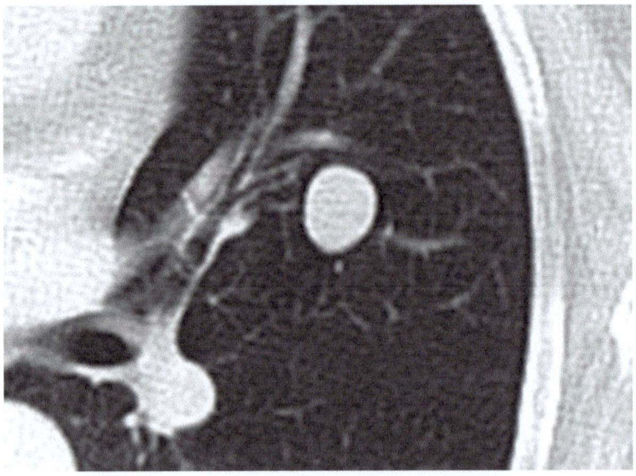

◘ **Abb. 13.1** Glatt begrenzter Rundherd von 1,6 cm, Segment 4/5 links, anatomische Segment-4/5-Resektion, typisches Karzinoid

◘ **Tab. 13.1** Parameter für Malignität von Lungenrundherden. (Nach Gould et al. 2013)

Parameter	Einfluss		Bemerkung
Größe	Risiko für Malignität:		
	<1 cm	<1 %	
	1–3 cm	10–50 %	
	>3 cm	>80 %	
Größenzunahme	Erhöht das Risiko		Wichtiger Parameter!
Kaverne	Erhöht das Risiko		Infektionen und Autoimmunerkrankungen
Spikulierte Oberfläche	Erhöht das Risiko		
Geformte Verkalkung	Senkt das Risiko		Selten vorhanden
Milchglasanteil	Erhöht das Risiko		Wichtiger Parameter
Individuelle Risikofaktoren			
Alter	Erhöht das Risiko		
Rauchen/Asbestexposition	Erhöht das Risiko		
Malignom in der Vorgeschichte	Erhöht das Risiko		Metastasen möglich
			Nach Karzinom im Bereich HNO, Blase und Lunge erhöhtes Risiko für Lungenkarzinom

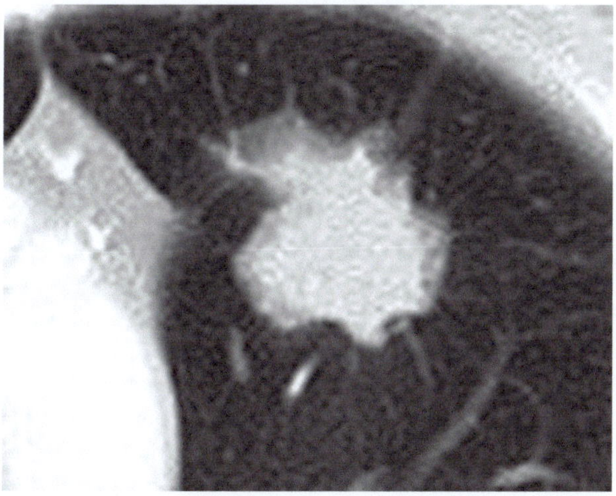

Abb. 13.2 Spikulierter Lungenrundherd am linken Oberlappen, Oberlappenresektion links, Adenokarzinom, T1bN0M0

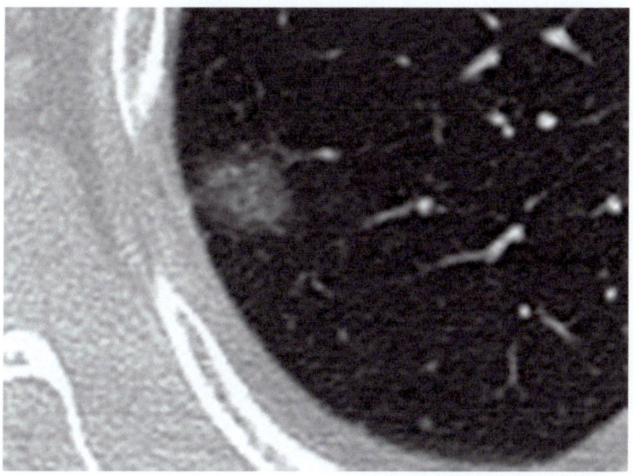

Abb. 13.3 Milchglasinfiltrat im rechten Oberlappen, Nieraucher, Segmentresektion, TisN0M0

Eine **Kaverne im Lungenrundherd** ist möglich bei Tuberkulomen, Karzinomen, Metastasen, Autoimmunerkrankungen und Aktinomykose. In der Literatur wird eine dickwandige Kaverne als typisch für ein Malignom beschrieben. Die Trennschärfe dieses Parameters ist aber nach unserer Erfahrung gering.

Primäre Adenokarzinome der Lunge zeigen z. T. ein intraalveoläres Wachstumsmuster, das als **Milchglasinfiltrat** im CT-Thorax imponiert (Abb. 13.3) und als lepidisches Tumorwachstum bezeichnet wird. Dieses kann in reiner Form auftreten und entspricht dann einer adenomatösen Hyperplasie oder einem Carcinoma in situ. Rundherde mit einem gemischten Bild (solide/Milchglas) beinhalten invasive Tumoranteile und sind als maligne anzusehen.

Geformte **Verkalkungen** sind selten. Muskatnussartige Verkalkungen treten zum Beispiel bei Hamartochondromen auf. Zentrale Verkalkungen weisen auf Granulome hin wie bei Sarkoidose, Tuberkulose und Rheumaknoten. Lungenmetastasen von Knochentumoren können ebenfalls auffallende Verkalkungen aufweisen. Sonstige Malignome zeigen stippchenförmige Verkalkungen.

Die **Größe bzw. die Größenzunahme** im Verlauf hat einen wesentlichen Einfluss auf die Entscheidung, ob eine weitere Abklärung sinnvoll ist. Tumoren unter 0,8–1 cm können kontrolliert werden, da das Risiko für ein Malignom gering ist. In den Screening-Studien zum Lungenkarzinom werden bei den Hochrisikogruppen in bis zu 60 % der Fälle kleine Lungenrundherde nachgewiesen (van Klaveren et al. 2009). Nur in 1 % der gescreenten Fälle handelt es sich um ein Lungenkarzinom. Lungenrundherde von 1–2 cm Durchmesser erfordern eine invasive diagnostische Abklärung z. B. durch videoassistierte Thorakoskopie. Ausnahmen können bei Patienten gemacht werden, die ein geringes individuelles Risiko tragen (Nieraucher, keine Malignome in der Vorgeschichte), und bei denen sich der Lungenrundherd in der CT rund und glatt begrenzt darstellt. Lungenrundherde und Tumoren >2 cm sollten wie ein Malignom betrachtet werden, so dass eine umfassende onkologische und funktionelle Abklärung indiziert ist.

Bei der Beurteilung der Lungenrundherde ist das **persönliche Risikoprofil** stets zu beachten. Bei einem geringen Malignomrisiko (Tab. 13.1) und Hinweisen auf eine entzündliche Erkrankung ist eine CT-Kontrolle nach 4–6 Wochen sinnvoll, da entzündliche Veränderungen eine spontane Rückbildung zeigen können.

13.3 Diagnostische Verfahren: Indikationen und Wertigkeit

Die **Röntgenübersichtsaufnahme** spielt für die Diagnostik des Lungenrundherdes nur eine geringe Rolle. Studien zur Bedeutung als Screening-Instrument wurden mit negativem Ergebnis abgeschlossen. Trotzdem werden regelmäßig Rundherde im Rahmen von kardiologisch und perioperativ indizierten Übersichtsaufnahmen entdeckt. Im nächsten Schritt ist eine **Thorax-CT mit Kontrastmittel** indiziert. Die CT erlaubt eine exakte anatomische Lokalisation und Vermessung des Rundherdes. Die Beziehung zur Pleura, die hilären bzw. mediastinalen Lymphknoten und die übrigen thorakalen Strukturen können mit hoher Auflösung beurteilt werden. Vorteilhaft ist die gleichzeitige Darstellung des Oberbauchs, da typische Metastasenlokalisationen wie Leber und Nebenniere erfasst werden.

Zur Beurteilung des Rundherdes selbst stehen mehrere Verfahren zur Verfügung (Cronin et al. 2008): **dynamische Kontrastmittelverfahren** in der **CT** und in der **MRT** sowie die **FDG-PET** (Tab. 13.2). Die Verfahren weisen jeweils eine Sensitivität von über 90 % auf, die Spezifität

Tab. 13.2 Metaanalyse zur Sensitivität und Spezifität von diagnostischen Methoden beim Lungenrundherd. (Nach Cronin et al. 2008)

Methode	Sensitivität	Spezifität
Dynamische KM-CT	99	66
Dynamische KM-MRT	99	62
FDG-PET	99	67

liegt jedoch unter 70 %. Damit tragen sie nur wenig zur präoperativen Charakterisierung der Lungenrundherde bei. Die FDG-PET-Aktivität korreliert mit der Malignität des Lungenrundherdes und der Prognose des Patienten (Lee et al. 2012). Es ergibt sich jedoch kein scharfer Grenzwert für oder gegen eine Entscheidung zur Operation. Zudem besteht für Patienten, die funktionell inoperabel sind oder eine Operation ablehnen, die Option der stereotaktischen Radiotherapie.

Demgegenüber ist die **Größenzunahme** ein starker Parameter für Malignität. Die Tumorverdopplungszeit für Malignome liegt in der Größenordnung von 30–200 Tagen (Jennings et al. 2006). Das ideale Verfahren zur Bestimmung der Tumorgröße stellt die Volumetrie dar. Im Gegensatz zur einfachen Bestimmung des Durchmessers, die eine Volumenzunahme zuverlässig (80 % der Fälle) erst nach 8–12 Wochen erkennt, erlaubt die Volumetrie vergleichbare Ergebnisse nach 4–6 Wochen. Zu beachten ist, dass 10–15 % der Malignome innerhalb von 3 Monaten keine Größenzunahme zeigen. Rundherde mit einer Größe von mehr als 5 mm werden nach 3 Monaten kontrolliert. Eine Größenzunahme, die durch eine sorgfältige Messung geprüft werden sollte, stellt eine Indikation zur invasiven Abklärung dar (Abb. 13.4). Tumoren mit einem überwiegenden Milchglasanteil scheinen ein relativ geringes malignes Potenzial zu besitzen und zeigen nach 3 Jahren in 30 (Nieraucher) bis 60 % (Raucher) der Fälle eine Größenzunahme (Kobayachi et al. 2014).

Algorithmus zur Abklärung von kleinen Lungenrundherden unter besonderer Berücksichtigung der Größenzunahme.

Staging-Untersuchungen, die über die Thorax-CT mit Oberbauch und Kontrastmittel hinausgehen, werden im Stadium des Lungenrundherdes (T1a-T1bN0M0) nach deutscher S3-Leitlinie nicht zwingend gefordert. Tatsächlich weisen kleine Lungenkarzinome bis 2 cm nur eine geringe Rate an Lymphknotenmetastasen (6–8 %) und eine gute 5-Jahres-Überlebensrate auf (Zhong et al. 2012). Diese Befunde finden sich in Patientenkohorten mit und ohne PET-CT- bzw. MRT-Schädeluntersuchungen. Ein erweitertes Staging ist in diesen Fällen mit einer geringen Rate richtig positiver und einer hohen Rate falsch positiver Befunden korreliert, die wiederum weitere invasive Untersuchungen nach sich ziehen (Tab. 13.3). Dementsprechend können Lungenrundherde bis 2 cm Durchmesser direkt der invasiven Abklärung zugeführt werden. Dazu passt, dass in solchen Fällen auch eine parenchymsparende anatomische Segmentresektion diskutiert werden kann.

Demgegenüber erhöht sich bei Lungenkarzinomen von 2–3 cm (T1b) mit ansonsten regelrechten Befunden in der Thorax-CT die Rate an Lymphknotenmetastasen auf über das Doppelte (14–18 %), und die Prognose der Patienten unterscheidet sich signifikant von der Prognose von

Tab. 13.3 PET-CT im Vergleich zum postoperativen Befund im klinischen Stadium I bei Lungenkarzinomen (Anzahl Fälle)[a]. (Nach Li et al. 2012)

	pN0	pN1/2
Lymphknoten PET-CT-negativ	144	15
Lymphknoten PET-CT-positiv	29	12
Gesamt	**173**	**27**

[a] Sensitivität 44 %, Spezifität 83 %.

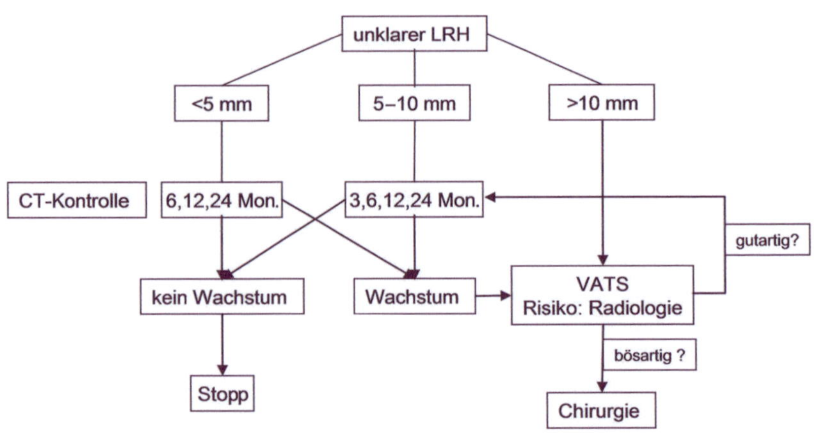

Abb. 13.4 Algorithmus zur Abklärung von kleinen Lungenrundherden unter besonderer Berücksichtigung der Größenzunahme. (*LRH* Lungenrundherd, VATS videoassistierte thoraxchirurgische Verfahren)

Patienten mit T1a-Tumoren. Deshalb erscheint ein Ganzkörper-Staging bei diesen Patienten tatsächlich sinnvoll (Carr et al. 2012).

13.4 Zusammenfassung

Die Beurteilung von Lungenrundherden stellt nach wie vor eine Herausforderung dar, wenn man unnötige Operationen und radiologische bzw. invasive Untersuchungen vermeiden will. Gleichzeitig soll kein Karzinom übersehen werden. Idealerweise wird das individuelle Risikoprofil mit den radiologischen Kriterien korreliert. Bei hohem Risiko, Größe über 1 cm und radiologischen Kriterien für Malignität ist eine videothorakoskopische definitive Abklärung sinnvoll. Andernfalls erscheinen eine CT-Kontrolle nach 3 Monaten und eine Entscheidung anhand des Verlaufes gerechtfertigt. Eine interdisziplinäre Kooperation von Thoraxchirurgen, Pneumologen und Radiologen ist sinnvoll.

Literatur

Carr SR, et al. (2012) Impact of tumor size on outcomes after anatomic lung resection for stage 1A non-small cell lung cancer based on the current staging system. J Thorac Cardiovasc Surg 143: 390–397

Cronin P, et al. (2008) Solitary Pulmonary Nodules: Meta-analytic comparison of cross-sectional imaging modalities for diagnosis of malignancy. Radiology 246: 772–782

Gould MK, et al. (2013) Evaluation of individuals with pulmonary. When is it lung cancer? Diagnosis and management of lung cancer, 3rd ed: American College of Chest Physicians Evidence-Based Clinical Practice Guidelines. CHEST 143: e93S–e120S

Jennings SG, et al. (2006) Distribution of Stage I Lung Cancer Growth Rates determined with serial volumetric CT measurements. Radiology 241: 554–563

Kobayachi J, et al. (2014) The association between baseline clinical-radiological characteristics and growth of pulmonary nodules with ground-glass opacity. Lung Cancer 83: 61–66

Lee HY, et al. (2012) Solitary pulmonary nodular lung adenocarcinoma: correlation of histopathologic scorng and patient survival with imaging biomarkers. Radiology 264: 884–893

Li X, et al. (2012) Mediastinal lymph nodes staging by 18F-FDG PET/CT for early stage non-small cell lung cancer: A multicenter study. Radiotherapy and Oncology 102: 246–250

Tuddenham WJ (1984) Glossary of terms for thoracic radiology: recommendations of the Nomenclature Committee of the Fleischner Society. AJR Am J Roentgenol 143: 509–517

van Klaveren RJ, et al. (2009) Management of lung nodules detected by volume CT scanning. N Engl J Med 361: 2221–2229

Zhong C, et al. (2012) Comparison of thoracoscopic segmentectomy and thoracoscopic lobectomy for small-sized stage IA lung cancer. Ann Thorac Surg 94: 362–367

Videoassistierte Resektion beim Lungenrundherd

M. Kruschewski

P. Schneider, M. Kruschewski, H.J. Buhr (Hrsg.), *Thoraxchirurgie für den Allgemein- und Viszeralchirurgen*,
https://doi.org/10.1007/978-3-662-48710-5_14

Die videoassistierte thorakoskopische Chirurgie, im Allgemeinen auch im deutschen Schrifttum kurz als „VATS" („video-assisted thoracoscopic surgery") bezeichnet, ist ein schonendes minimalinvasives Operationsverfahren (MIC-Chirurgie). Die VATS hat sich in den letzten 20 Jahren fest als Alternative zur Thorakotomie im Repertoire der Thoraxchirurgie etabliert und wurde entsprechend weiterentwickelt. Sie kommt bei verschiedenen Entitäten in der Diagnostik und Therapie zum Einsatz. Auch komplexe und technisch anspruchsvolle Eingriffe, wie z. B. die VATS-Lobektomie, können sicher durchgeführt werden. Insbesondere ist die VATS bei der histologischen Abklärung von Lungenrundherden von großer Bedeutung. Neben technischen Modifikationen gibt es allerdings auch Grenzen dieser Methode. Auf diese und weitere Aspekte geht das folgende Kapitel ein.

14.1 Einleitung

Mit Einführung der minimalinvasiven Chirurgie begann auch deren Entwicklung in der Thoraxchirurgie, so dass es in den letzten 20 Jahren zu einer zunehmenden Weiterentwicklung der VATS gekommen ist. Diese betrifft nicht nur das Instrumentarium und die Operationstechnik, sondern ebenso das Indikationsspektrum hinsichtlich Diagnostik und Therapie. So sind auch komplexe und technisch anspruchsvolle Eingriffe, wie z. B. die VATS-Lobektomie, mittlerweile fest etabliert, wenngleich nur 20 % der Kliniken diese routinemäßig durchführen (Reichert et al. 2016). Die Ergebnisse wurden in zahlreichen Studien und resultierenden Metaanalysen gesichert und zeigen Vorteile für die VATS gegenüber der Thorakotomie insbesondere hinsichtlich der perioperativen Komplikationen (Cai et al. 2013, Cao et al. 2013, Chen et al. 2013).

14

14.2 Indikation

Die VATS spielt insbesondere bei der Resektion von Lungenrundherden zur histologischen Untersuchung eine bedeutende Rolle. Die Differenzialdiagnosen des Lungenrundherdes werden im ▶ Kap. 13 ausführlich dargestellt und die Parameter für die Malignität von Lungenrundherden in der ◘ Tabelle 13.1 übersichtlich aufgeführt. Danach ist die Indikation zur VATS-Resektion des Lungenrundherdes bei hohem individuellen Risiko, Größenzunahme, Größe über 1 cm und radiologischen Kriterien für Malignität gegeben. Dabei sollten Lungenrundherde mit einem Durchmesser >2 cm wie ein Malignom betrachtet werden, so dass eine umfassende onkologische und funktionelle Abklärung präoperativ indiziert ist. Denn sollte sich nach intraoperativer Diagnosesicherung im Rahmen einer Schnellschnittuntersuchung das Vorliegen eines Bronchialkarzinoms ergeben, so schließt sich die onkologische Resektion an. Besteht die Möglichkeit eines Schnellschnittes nicht oder ist dessen Ergebnis nicht eindeutig, so muss die endgültige Histologie abgewartet und die Resektion ggf. in einer zweiten Sitzung vorgenommen werden.

14.3 Operation

14.3.1 Anästhesie und Lagerung

Die Operation wird routinemäßig in Intubationsnarkose mittels Doppellumentubus zur seitengetrennten Beatmung durchgeführt, so dass eine CO_2-Insufflation nicht notwendig ist. Bei nicht belüfteter Lunge ist zum einen die Palpation der Lungenoberfläche wesentlich besser möglich, zum anderen ist die Gefahr von Parenchymeinrissen mit konsekutiver Fistel bei der Resektion deutlich geringer. Das „Abstellen" des betreffenden Lungenflügels erfolgt mit der Hautdesinfektion, da das vollständige Kollabieren der Lunge, insbesondere bei COPD-Patienten, eine gewisse Zeit benötigt.

Die Operation wird in Seitenlage durchgeführt, wobei der Patient auf die kontralaterale Seite gelagert wird. Aufgrund der Gefahr eines Plexusschadens ist es wichtig, dass die Schulter nicht aufliegt und der Arm der OP-Seite nicht überstreckt wird.

Sowohl der Operateur als auch der 1. Assistent, der die Kamera führt, stehen ventral des Patienten, gefolgt vom instrumentierenden OP-Personal. Dorsal wird der Monitor positioniert (◘ Abb. 14.1).

14.3.2 Rundherdlokalisation

Die intraoperative Detektion des Rundherdes kann auf unterschiedliche Art und Weise erfolgen und ist von der angewandten OP-Technik (▶ Abschn. 14.3.3) abhängig. Liegt der Rundherd unmittelbar unter der Pleura visceralis, so ist er häufig aufgrund von Einziehungen oder anderen Veränderungen der Pleura zu erkennen. Tiefer gelegene Rundherde entgehen der Inspektion. Sie werden daher präoperativ, wie es beispielsweise in der Mamma-Chirurgie üblich ist, mittels eines Drahtes markiert. Bei der unten beschriebenen Technik mit axillärer Minithorakotomie lässt sich die Lunge nahezu vollständig mit dem Zeigefinger palpieren, so dass die Detektion des Rundherdes ohne vorherige Drahtmarkierung erfolgen kann.

14.3.3 Operationstechnik

Mittlerweile werden verschiedene Techniken beschrieben, wobei der entscheidende Unterschied in der Wahl der Zugangswege und des Instrumentariums liegt (Harris 2016,

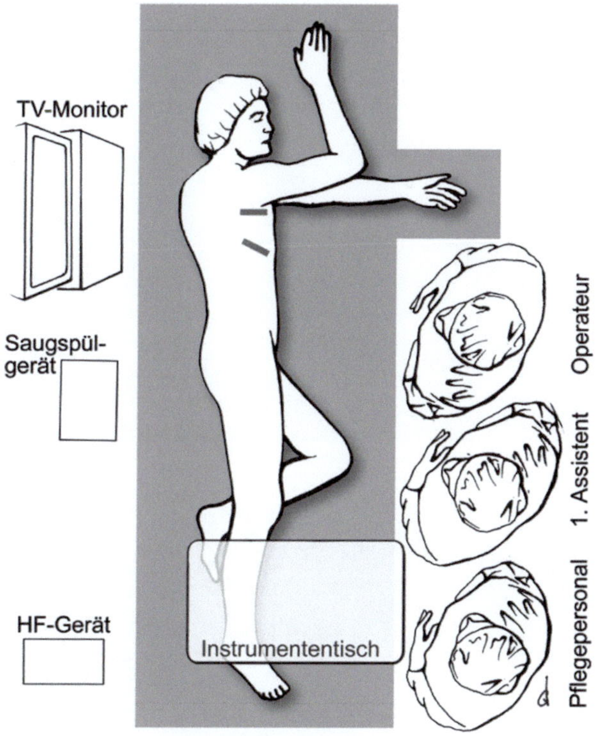

Abb. 14.1 Position von Operateur, 1. Assistenten, instrumentierendem OP-Personal und Monitor. Kamera- und Arbeitszugang sind eingezeichnet

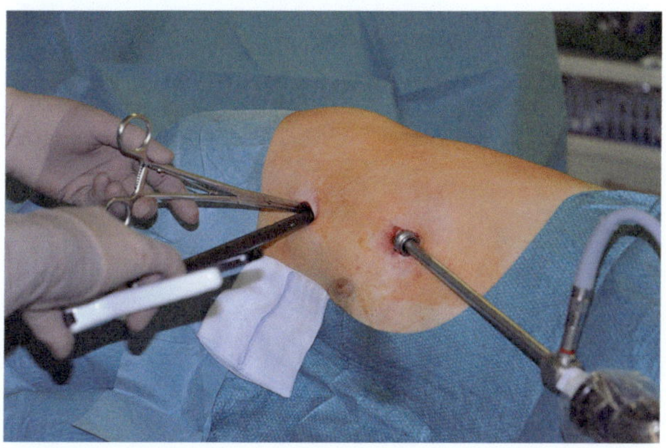

Abb. 14.2 VATS-assistiertes Hybridverfahren. Kamerazugang in Höhe des 6. ICR mit 11-mm-Trokar. Trokarloser Arbeitszugang in Höhe des 2. oder 3. ICR

Ng 2014). Neben der 3-Port-, der 2-Port- oder der Uniportal-VATS-Technik kommt auch das VATS-assistierte Hybridverfahren zur Anwendung (Abb. 14.2).

Die letztgenannte Technik wird dabei in den Kliniken der Herausgeber präferiert. Die Vorteile sind u. E. die Möglichkeit der Palpation der Lungenoberfläche, der Verzicht auf einen dritten Zugang und somit eine Risikoreduktion hinsichtlich der Irritation des interkostalen Gefäß-Nerven-Bündels sowie der Verzicht auf spezielle trokargängige Instrumente, die entsprechend empfindlich und mit höheren Kosten verbunden sind. Zudem können die Resektate über den axillären Zugang mühelos geborgen werden.

Die Zugänge mit einer Länge von ca. 2–3 cm erfolgen in der vorderen Axillarlinie; zuerst der Kamerazugang in Höhe des 6. ICR, also etwa in Höhe des Proc. xyphoideus, dann der Arbeitszugang in Höhe des 2. oder 3. ICR (Abb. 14.2). Die Anlagetechnik des Kamerazugangs ist dieselbe wie bei der Anlage einer Thoraxdrainage (▶ Kap. 7). Die Anlage des Arbeitszugangs in der Axilla erfolgt dann unter Sicht mit der über den Kamerazugang eingebrachten 10-mm-30°-Optik, wobei im Bereich des Kamerazugangs ein 11-mm-Trokar eingebracht wird (▶ Kap. 5). Nach Hautinzision und Durchtrennen der Subkutis wird die Muskulatur mittels einer kräftigen Schere stumpf auseinandergespreizt, so dass hier ein muskel- und nervenschonender Zugang gegeben ist. Die Pleura parietalis wird anschließend unter Sicht mit der Schere penetriert. Mittels Zeigefinger wird der Zugang stumpf erweitert. Über diesen axillären Arbeitszugang wird trokarlos gearbeitet (Abb. 14.2). So können hier bis zu 3 Instrumente (z. B. Lungenfasszange, Endo-GIA, Röder-Schlinge, Schere, Sauger) parallel eingebracht werden (▶ Kap. 5). Weiter kann über diesen Zugang ein Großteil der Lungenoberfläche nach Hervorluxieren mit der Fasszange mittels Zeigefinger palpiert werden. Dies ist für das Aufsuchen etwas tiefer gelegener Rundherde von entscheidender Bedeutung. Von hier aus ist auch eine Parenchymnaht unter direkter Sicht möglich.

Technische Probleme können bei ventralem Tumorsitz und bei Tumoren im Bereich der Konvexität des Unterlappens bzw. an der diaphragmalen Fläche auftreten. In diesen Fällen sowie bei ausgedehnten Verwachsungen kann ein dritter dorsaler Zugang für die Kamera hilfreich sein. Unter Umständen ist aber auch eine Hilfsthorakotomie erforderlich, diese kann klassisch als posterolaterale Thorakotomie oder aber axillär durch Erweiterung des Arbeitszuganges und Einbringen eines Rippenspreizers nach Giudicelli erfolgen (▶ Kap. 5).

Zur Resektion wird das entsprechende Lungensegment mit der Fasszange in Richtung Arbeitszugang mobilisiert und die Oberfläche mit dem Zeigefinger palpiert, um den Rundherd eindeutig zu identifizieren. Anschließend wird eine weitere Fasszange dicht an den Tumor gesetzt, ohne diesen jedoch zu kompromittieren. Nach Entfernen der ersten Zange wird der Lungenanteil samt Tumor nun mittels der zweiten Zange angehoben, so dass die Branchen des Endo-GIA™ das Lungenparenchym sicher unterhalb der Tumorebene umfahren. Dabei ist darauf zu achten, dass beide Branchen auf ganzer Länge sichtbar sind, um eine intrapulmonale Via falsa zu vermeiden. Nach Schließen des GIA, welches mit einer Hand möglich sein muss, da ansonsten zu viel Parenchym gefasst wurde, wird dieses ausgelöst. Der so entstandene Lungenzipfel wird an der Klammernahtreihe mit der ersten Zange gefasst, wobei

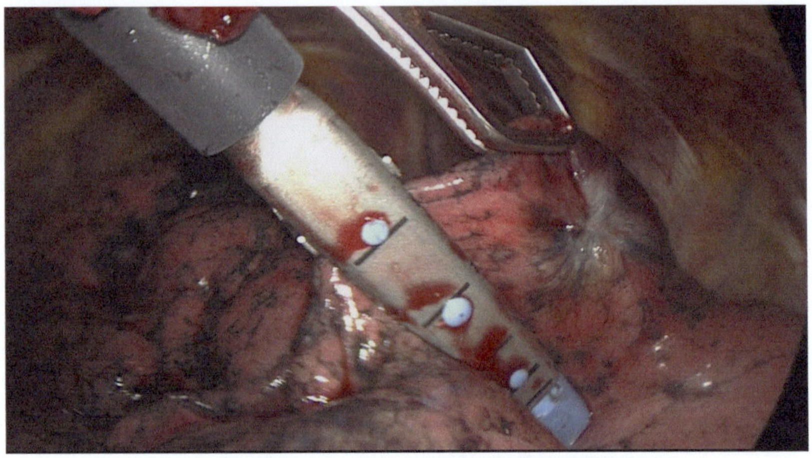

Abb. 14.3 Setzen des ersten Endo-GIA bei gut erkennbarem Rundherd in Segment 6 links

die andere geöffnet und aus dem Situs entfernt wird. Jetzt wird wieder der Endo-GIA eingebracht, und der Vorgang wiederholt sich bis zur vollständigen Resektion (Abb. 14.3). Für eine Keilresektion sind in der Regel 3–4 Magazine nötig. Zur Bergung des Resektates ist die Verwendung eines Beutels obligat, um eine etwaige Tumorzelldissemination zu vermeiden.

Nach Entfernen des Resektates und der Kontrolle auf Bluttrockenheit wird die Kamera samt Trokar umgesetzt, d. h. über den Arbeitstrokar eingebracht. Durch den Kamerazugang erfolgt das Einführen einer 28-Ch-Thoraxdrainage, die bis zur Pleurakuppel dorsal liegend vorgeschoben wird. Nun wird der Lungenflügel unter Sicht wieder belüftet, wobei darauf geachtet wird, dass zum einen eine vollständige Entfaltung stattfindet und zum andern die Thoraxdrainage nicht nach ventral luxiert. Nach Entfernen der Kamera wird die Drainage mittels einer U-Naht fixiert, gefolgt vom schichtweisen Wundverschluss (▶ Kap. 7).

Postoperativ wird ein Sog von 15 cm Wassersäule angelegt, und es erfolgt innerhalb der ersten 3 h eine Röntgenübersichtsaufnahme des Thorax, um die Drainagenlage und die vollständige Entfaltung der Lunge zu dokumentieren. Die Drainage wird frühestens am zweiten postoperativen Tag entfernt, wenn

- keine Fistel vorliegt,
- die Röntgenaufnahme in 2 Ebenen eine gute Entfaltung und keinen Erguss zeigt und
- die Sekretion unter 100 ml/Tag beträgt.

14.3.4 Grenzen der VATS-Resektion

Eine absolute Kontraindikation zur diagnostischen VATS und Keilresektion besteht nur bei hochgradig eingeschränkter kardiopulmonaler Funktion.

Grenzen der VATS mit Keilresektion ergeben sich aus der Größe und der Lage des Lungenrundherdes.

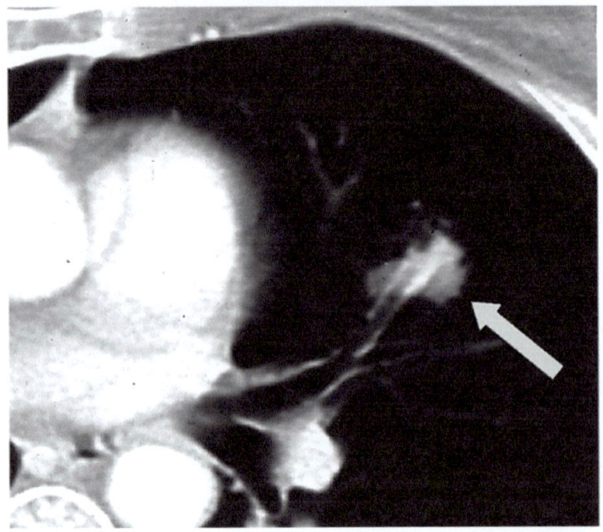

Abb. 14.4 Um den Lingulabronchus gelegener intrapulmonaler Rundherd *(Pfeil)*

> **Es sei nochmals hervorgehoben, dass Lungenrundherde mit einem Durchmesser >2 cm wie ein Malignom zu betrachtet sind, so dass präoperativ eine umfassende onkologische und funktionelle Abklärung erfolgen muss.**

Tumoren mit einem Durchmesser von mehr als 3 cm sind i. d. R. für dieses Verfahren nicht geeignet. Bei zentralem Tumorsitz ist die VATS zur vollständigen Keilresektion ebenfalls ungeeignet. Hier erfolgt die Diagnosesicherung mittels Bronchoskopie und endobronchialer Sonographie (EBUS) mit Punktion. Aber auch ein tief ins Parenchym reichender oder tief im Parenchym gelegener Tumor kann Probleme bereiten. Hier gilt die Faustregel, dass der Abstand zwischen Tumor und Lungenoberfläche nicht größer als der Tumordurchmesser sein darf. Hinweise in der CT auf eine enge Beziehung zu einem Segmentbronchus sollten ebenfalls nicht vorliegen (Abb. 14.4). In diesen Fällen sind anatomische Resektionen indiziert, die konventionell oder thorakoskopisch durchgeführt werden. Ausgedehnte Verwachsungen können ein Problem darstellen, das zur Konversion zwingt.

Literatur

Cai YX, Fu XN, Xu QZ, Sun W, Zhang N (2013) Thoracoscopic lobectomy versus open lobectomy in stage I non-small cell lung cancer: a meta-analysis. PLoS One 8: e82366

Cao C, Manganas C, Ang SC, Peeceeyen S, Yan TD (2013) Video-assisted thoracic surgery versus open thoracotomy for non-small cell lung cancer: a meta-analysis of propensity score-matched patients. Interact Cardiovasc Thorac Surg 16: 244–249

Chen FF, Zhang D, Wang YL, Xiong B (2013) Video-assisted thoracoscopic surgery lobectomy versus open lobectomy in patients with clinical stage I non-small cell lung cancer: a meta-analysis. Eur J Surg Oncol 39: 957–963

Harris CG, James RS, Tian DH, Yan TD, Doyle MP, Gonzalez-Rivas D, Cao C (2016) Systematic review and meta-analysis of uniportal versus multiportal video-assisted thoracoscopic lobectomy for lung cancer. Ann Cardiothorac Surg 5: 76–84

Ng CS (2014) Single-port thoracic surgery: a new direction. Korean J Thorac Cardiovasc Surg 47: 327–332

Reichert M, Gohlke AB, Augustin F, Öfner D, Hecker A, Padberg W, Bodner J (2016) Video-assisted thoracoscopic anatomic lung resections in Germany—a nationwide survey. Langenbecks Arch Surg 401: 877–884

Epidemiologie, Metastasierungsmuster und Prognosefaktoren bei Lungenmetastasen

H. G. Hotz

P. Schneider, M. Kruschewski, H.J. Buhr (Hrsg.), *Thoraxchirurgie für den Allgemein- und Viszeralchirurgen*,
https://doi.org/10.1007/978-3-662-48710-5_15

Neben lokal infiltrativem Wachstum ist die Fähigkeit zur Fernmetastasierung charakteristisch für maligne Tumoren. Die Lunge ist ein häufiger Schauplatz der metastatischen Tumorerkrankung. Die pulmonale Absiedelung maligner Tumoren erfolgt hierbei nicht nach dem Zufallsprinzip, sondern wird durch anatomische Leitschienen, tumoreigene Faktoren und nicht zuletzt durch spezifische Eigenschaften des Metastasenorgans Lunge determiniert. Die zugrundeliegenden komplexen molekularen Mechanismen der Metastasierung werden zunehmend besser verstanden, jedoch steckt ihre klinisch-therapeutische Umsetzung noch in den Kinderschuhen. Das nachfolgende Kapitel befasst sich mit der Epidemiologie von Lungenmetastasen und beleuchtet die pulmonalen Metastasierungswege von soliden Malignomen. Außerdem wird ein Überblick über die Prognosefaktoren bei pulmonaler Absiedelung gegeben.

15.1 Epidemiologie

Lungenmetastasen sind häufig. In Autopsiestudien wurde gefunden, dass bis zu 30 % aller Patienten mit extrapulmonalen Malignomen zum Zeitpunkt ihres Todes Lungenfiliae aufweisen (Davidson et al. 2001). Von diesen Patienten haben wiederum mehr als 20 % alleinige Lungenmetastasen. Nierenzellkarzinome, Mammakarzinome und Hodentumoren haben eine besondere Neigung zur Lungenmetastasierung, aber auch Prostatakarzinome, kolorektale Karzinome, Ovarialkarzinome und Melanome bilden häufig pulmonale Absiedelungen (Pfannschmidt et al. 2012). Für Weichteil- und Osteosarkome ist die Lunge oft das einzige Metastasierungsorgan (Hornbech et al. 2011, Sternberg u. Sonett 2007). Vergleicht man Angaben zur Häufigkeit einer klinisch erkannten pulmonalen Metastasierung mit den Ergebnissen aus Autopsiestudien, so überrascht nicht, dass die post mortem gefundenen Zahlen bei allen Tumoren deutlich höher liegen. Die relative Häufigkeit der Lungenmetastasen von einigen Malignomen ist in ◘ Tab. 15.1 zusammengestellt.

◘ **Tab. 15.1** Relative Häufigkeit von pulmonalen Filiae. (Mod. nach Colby et al. 1995)

Primärtumor	Autopsiebefund[%]	Klinisch erkannt[%]
Osteosarkom	75	15
Hodentumoren	80	12
Nierenzellkarzinom	75	30
Mammakarzinom	60	5
Kolorektales Karzinom	40	5

15.2 Metastasierungswege von soliden Tumoren

15.2.1 Phasen der Metastasierung

Die Metastasierung von malignen Tumoren stellt einen überaus komplexen und dynamischen Vorgang dar, dessen Regulation bislang nur teilweise verstanden wird (Hanahan u. Weinberg 2011, Hoon et al. 2006). Die Sequenz von Ereignissen kann in 3 Hauptphasen (◘ Abb. 15.1) aufgegliedert werden.

Die erste Phase wird als **Invasionsphase** bezeichnet: Zunächst kommt es zur Tumorzelldissoziation, der Lösung einzelner Zellen aus dem Verband des Primärtumors. Die abgelösten Tumorzellen infiltrieren aktiv das umgebende Stroma und invadieren schließlich das Blut- oder Lymphgefäßsystem. Dies leitet zur **Embolisationsphase** über: Im Blut- und Lymphstrom werden die Tumorzellen an die Metastasierungsorgane verteilt; bereits in der Zirkulation müssen die Tumorzellen der Immunabwehr entgehen. Die Embolisationsphase endet mit der Adhäsion der Tumorzellen am Gefäßendothel im Zielorgan der Metastasierung. Dort muss die Gefäßwand abermals aktiv durchbrochen werden, damit in der **Implantationsphase** die Etablierung der metastatischen Absiedelung erfolgen kann. Kritische Schritte in dieser dritten Phase der Metastasierung sind die Ausbildung einer Neovaskularisation der Metastase mit Blutgefäßen, die Verfügbarkeit von Wachstumsfaktoren sowie die Überwindung von lokalen Immunreaktionen. Die Vielzahl der notwendigen Voraussetzungen für eine erfolgreiche Metastasierung zeigt der experimentelle Befund, dass weniger als 0,01 % der zirkulierenden Tumorzellen überleben und zum Ausgangspunkt für eine Lungenmetastasierung werden (Fidler 1970, Talmadge u. Fidler 2010).

15.2.2 Lymphogene – hämatogene Tumorzellverschleppung

Die intravaskuläre Verschleppung der Tumorzellen in der Embolisationsphase läuft in 2 Hauptformen ab: der **lymphogenen** sowie der **hämatogenen Embolisation**.

Bei der lymphogenen Tumorzellverschleppung haben die regionären Lymphknoten die Aufgabe eines immunologischen Filters. Abhängig von der Effektivität der immunologischen Abwehrreaktion kommt es intranodal zu weiterem Tumorwachstum bis hin zum Durchbruch der Lymphknotenkapsel. Die weitere lymphatische Verschleppung der

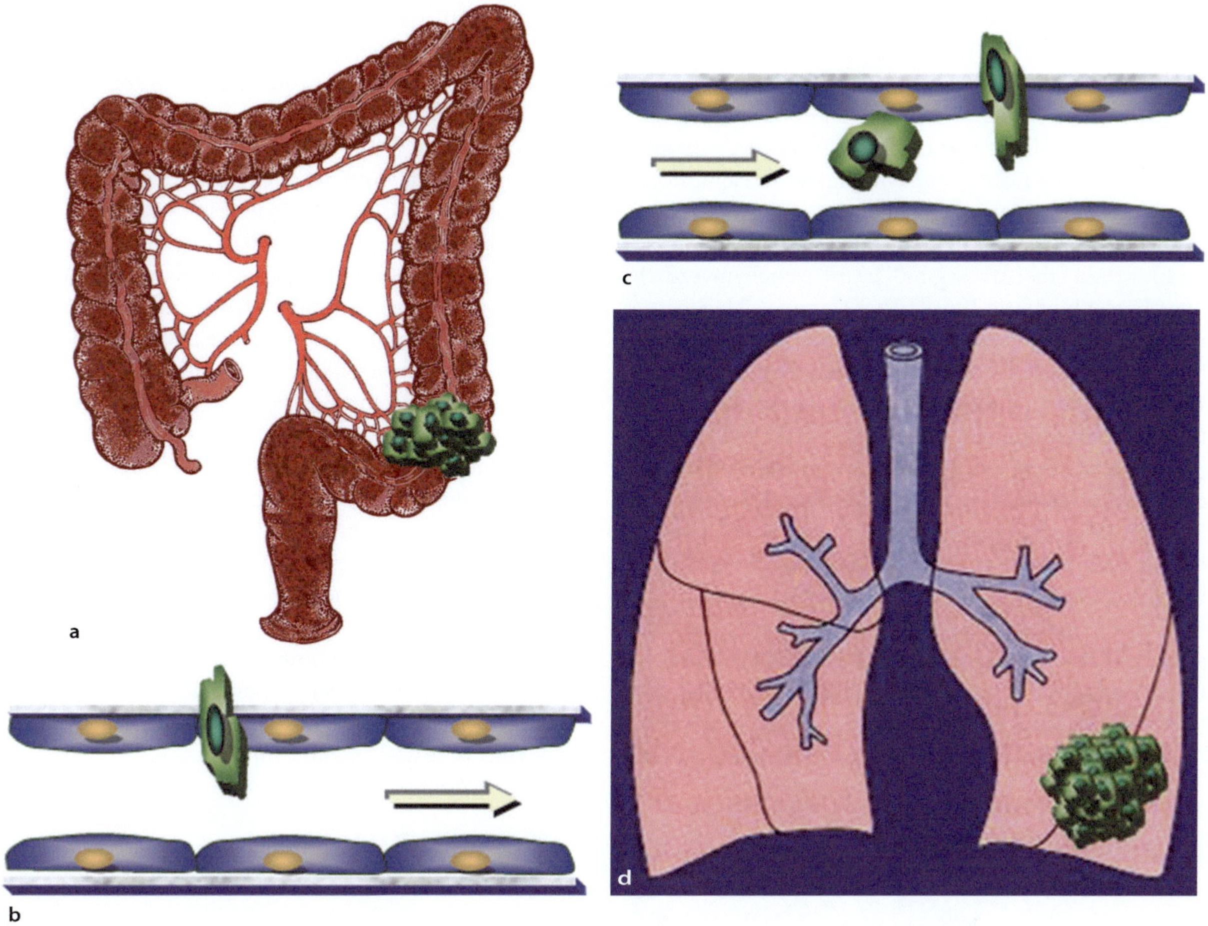

Abb. 15.1a–d Schematische Darstellung der Phasen der Metastasierung. **a** Tumorzelldissoziation aus dem Primarius, **b** Gefäßinvasion, **c** Embolisation/Extravasation, **d** Implantation

Tumorzellen erfolgt antegrad mit dem Lymphabstrom, kann jedoch auch retrograd, d. h. zu benachbarten Lymphknoten hin ablaufen. Über den Ductus thoracicus können primär lymphogen verschleppte Tumorzellen sekundär auch in das Blutgefäßsystem eindringen.

Die hämatogene Verschleppung von malignen Zellen erfolgt in der Regel antegrad entlang der anatomischen Gefäßbahnen. Dementsprechend werden historisch 5 Typen der hämatogenen Metastasierung differenziert (Talmadge u. Fidler 2010). Bei 2 der 5 hämatogenen Leitschienen stellt die Lunge das erste und wichtigste Filterorgan für die Tumorzellen dar:

1. Hier ist an erster Stelle der **Hohlvenentyp** zu nennen, der für jene Primärtumoren relevant ist, deren venöses Blut über die obere und untere Hohlvene in die Lungenstrombahn gelangt. Der Hohlvenentyp umfasst folglich die Karzinome der oberen Luft- und Speisewege, der Brustdrüse, des Urogenitaltrakts, des unteren Rektumdrittels, endokriner Organe wie Schilddrüse und Nebennieren sowie die Sarkome der Extremitäten.
2. Der zweite hämatogene Metastasierungstyp mit der Lunge als erster Filterstation ist der **Lebertyp**, der primäre Leberzellkarzinome sowie Lebermetastasen umfasst. Deren Tumorzellen gelangen nach Einbruch in die Lebervenen antegrad in die untere Hohlvene.
3. Beim **Pfortadertyp**, der im Wesentlichen die Organe des Gastrointestinaltraktes umfasst, stellt die Leber das erste Filterorgan dar.
4. Primärtumoren der Lunge sowie solitäre Lungenmetastasen streuen antegrad über die Pulmonalvenen primär in die Organe des großen Kreislaufes (**Lungentyp**).
5. Beim **Wirbelsäulentyp** wird hingegen eine retrograde Verschleppung von malignen Zellen über paravertebrale Venenplexus in die Wirbelkörper angenommen; dieser Ausbreitungsweg kommt bei Prostata- und Mammakarzinomen vor.

15.2.3 Klinik der pulmonalen Metastasierung

Klinisch stellt sich die lymphogene Tumorzellausbreitung häufig als Lymphangiosis carcinomatosa dar, worunter man eine Tumorausbreitung entlang der intrapulmonalen Lymphbahnen versteht (◘ Abb. 15.2). Oft geht die Lymphangiosis von Lymphknotenmetasen im Lungenhilus aus und führt zu einer streifig radiären Parenchymverdichtung. Dieser hilifugale Typ wird bei Mamma-, Magen- und Pankreaskarzinomen beschrieben. Seltener kann es beim Magenkarzinom zu einer transdiaphragmalen lymphatischen Aussaht mit diffuser retikulärer Parenchymverdichtung der Lunge kommen. Unter dem Begriff der Pleurakarzinose wird sowohl eine pleurale Lymphangiosis als auch einer Tumormanifestation auf der serösen Pleuraoberfläche subsummiert. Typischerweise ist die Pleurakarzinose, die vor allem beim Mamma- und Magenkarzinom auftritt, mit einem Pleuraerguss vergesellschaftet.

Solide Lungenmetastasen sind der häufigste klinische Typ der hämatogenen pulmonalen Filialisierung. Sie treten typischerweise peripher, multipel und bilateral auf (◘ Abb. 15.3). Darüber hinaus finden sich solide Filiae häufiger in den Unterlappen als in den Oberlappen, was mit der erhöhten Durchblutung der Unterlappen in Verbindung gebracht wird. Sekundär kann es zu einem Einbruch von soliden Herden in das Bronchialsystem kommen, was die Differenzierung von primären Bronchuskarzinomen erschweren kann.

Grundsätzlich kann bei allen Tumoren mit der Lungenstrombahn als primärem Filter (Hohlvenentyp, Lebertyp) eine obstruktive pulmonalarterielle Embolisation von Tumorgewebe als weitere Form der hämatogenen Metastasierung stattfinden. Autoptisch fanden sich bei rund der Hälfte der primären Leberkarzinome pulmonale Tumoremboli; beim Nierenzellkarzinom waren 30 % der Fälle betroffen. Klinisch kann sich – abhängig vom Ausmaß der tumorembolischen Gefäßobstruktion – eine ausgeprägte Dyspnoe entwickeln.

Eine seltene klinische Manifestation der hämatogenen Lungemetastasierung stellt die sog. pulmonale tumorthrombotische Mikroangiopathie (PTTM) dar, eine durch nichtokkludierende Tumoremboli ausgelöste proliferative Angiopathie der kleinen peripheren Pulmonalarterien. Vorwiegend bei Adenokarzinomen beobachtet, resultiert die PTTM in einer pulmonalen Hypertonie mit konsekutiver Rechtsherzbelastung, welche in ausgeprägten Fällen unmittelbar zum Tode des Patienten führen kann.

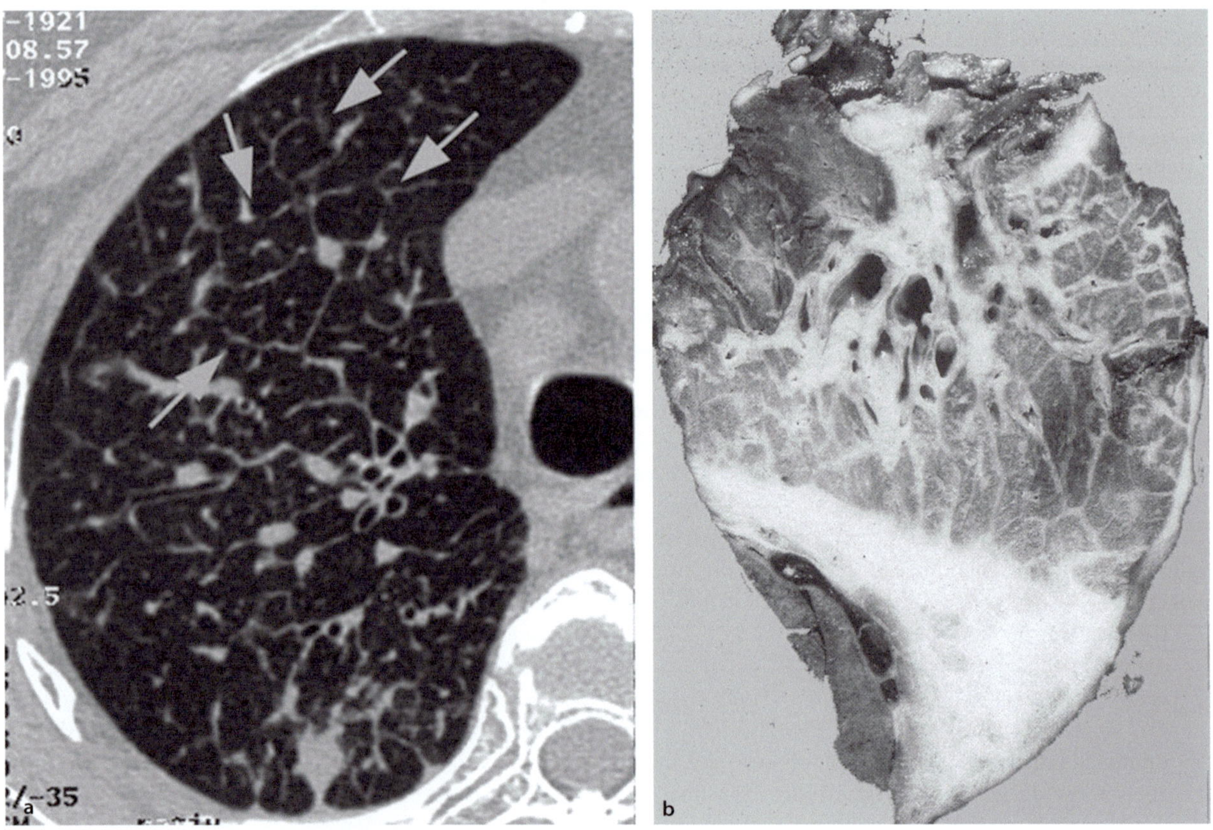

◘ **Abb. 15.2a,b** Lymphangiosis carcinomatosa

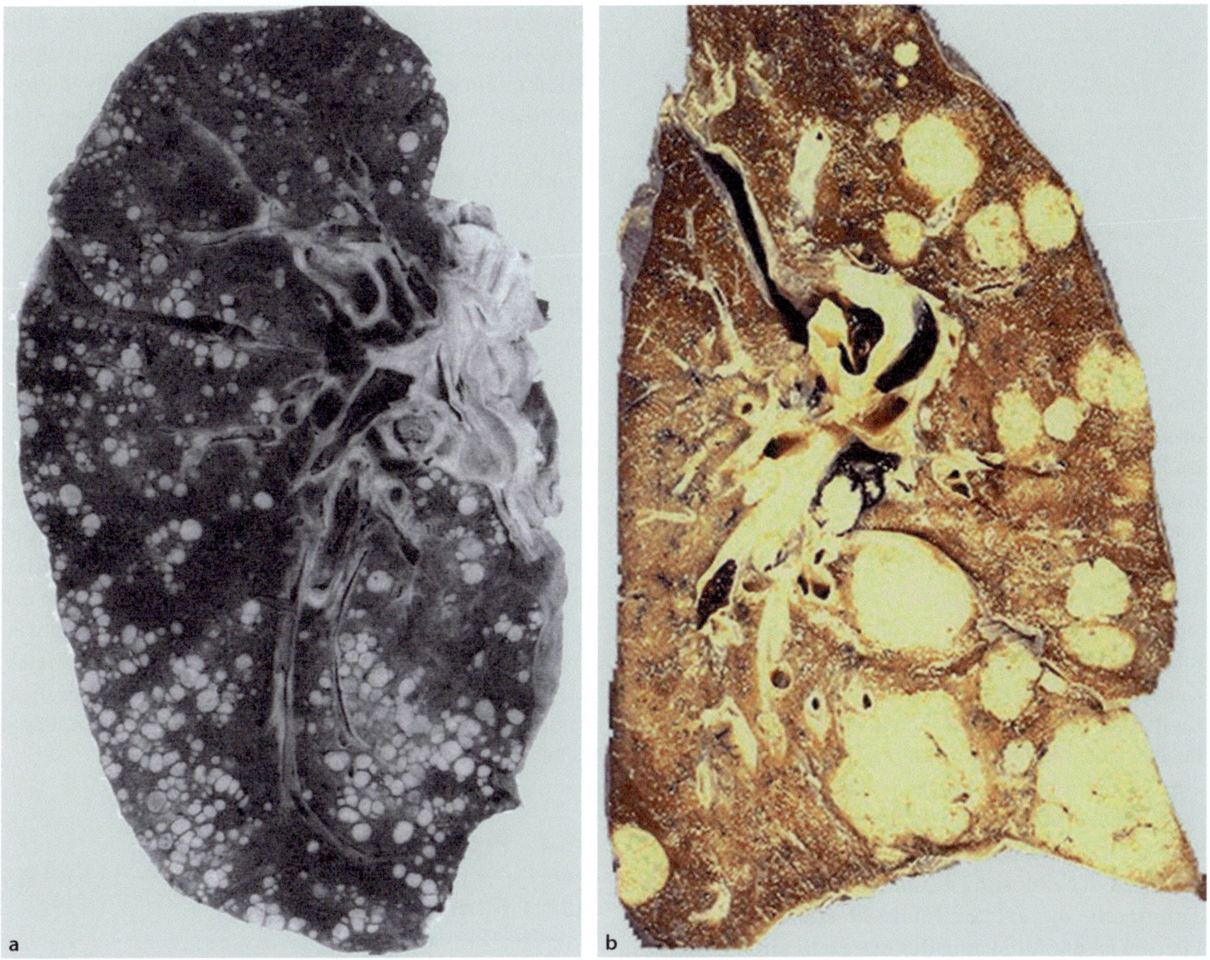

Abb. 15.3a,b Solide Lungenmetastasen

Zusammengefasst lässt sich festhalten, dass die Lungenmetastasierung von extrapulmonalen Malignomen häufig kombiniert über die geschilderten lymphogenen und hämatogenen Wege ablaufen kann. Darüber hinaus können primär hämatogen entstandene Lungenmetastasen in pulmonale Lymphgefäße einbrechen, was sekundär zur Ausbildung von intrathorakalen Lymphknotenmetastasen führen kann. Tab. 15.2 zeigt, dass dieses Phänomen klinisch eine Rolle zu spielen scheint: Abhängig von der Entität des Primärtumors fand sich bei bis zu der Hälfte der wegen Lungenmetastasen operierten Patienten eine zusätzliche lymphogene Metastasierung.

15.3 Neue molekularbiologische Erkenntnisse

Die oben genannten „klassischen", auf anatomisch vorgegebenen Bahnen beruhenden Mechanismen der Metastasierung können beispielsweise die Organotropie mancher Tumoren nur unzureichend erklären. Während der beiden letzten Jahrzehnte ist es zunehmend evident geworden, dass komplexe Mechanismen auf molekularer Ebene die einzelnen Schritte des Metastasierungsprozesses steuern. Ein umfassendes und klinisch nutzbares Bild der für die (Lungen-)Metastasierung spezifischen Mechanismen ist noch weit entfernt, doch hat es signifikante Fortschritte bei der Aufklärung von allgemeinen Teilaspekten der Metastasierung gegeben (Hanahan u. Weinberg 2011, Mathot u. Stenninger 2012, Spano et al. 2012).

Ein für die Phasen der Metastasierung zentraler Mechanismus stellt die Epithelial-mesenchymale Transition (Liu et al. 2015, Steinestel et al. 2014) dar: epitheliale Tumorzellen akquirieren mesenchymale Eigenschaften und damit die Fähigkeit zur Migration und Invasion von Blutgefäßen.

Die hierdurch entstehenden zirkulierenden Tumorzellen/Krebsstammzellen müssen am Ende des Metastasierungs-

Tab. 15.2 Anteil einer zusätzlichen intrathorakalen lymphogenen Metastasierung bei operierten Patienten mit Lungenmetastasen. (Mod. nach Pfannschmidt et al. 2006)

Primärtumor	Lymphknotenbefall
Nierenzellkarzinom	45 % (28/62)
Kolorektales Karzinom	32 % (36/114)
Sarkome	23 % (16/69)
Gesamt	**33 % (80/245)**

prozesses einen erneuten phänotypischen Switch einer mesenchymal-epithelialen Transition durchlaufen, damit im Zielorgan eine Metastase entstehen kann. Einzelne Aspekte des komplexen molekularen Netzwerks der Metastasierung sind im Folgenden dargestellt.

Die molekulare Grundlage für die Dissoziation von Tumorzellen aus dem Primärtumorverband ist der Verlust von Oberflächenmolekülen, welche die Adhäsion der Zellen untereinander und zur extrazellulären Matrix vermitteln. Zur Gruppe dieser Adhäsionsmoleküle gehören Integrine, Cadherine, Selektine sowie die Mitglieder der Ig-Superfamilie. Beispielsweise fungiert das epithelspezifische E-Cadherin als Suppressor von Invasion und Metastasierung. Reduzierte Expression von E-Cadherin in vivo war mit einer schlechten Prognose der Patienten assoziiert.

Nach der Ablösung aus dem Primärtumor muss die Tumorzelle die extrazelluläre Matrix durchwandern. Hierbei ist die Auflösung der extrazellulären Matrix ein wesentlicher Teilschritt; sie erfolgt durch eine ganze Reihe von Matrixmetalloproteinasen (MMP), Serinproteinasen, Cysteinproteinasen und Aspartatproteinasen. Von diesen Proteinasen sind die MMPs intensiv untersucht worden; die spezifische Inhibition der MMPs wird bereits in klinischen Studien auf ihre Effektivität in der Krebsbehandlung evaluiert.

Neben der Auflösung der extrazellulären Matrix müssen sich Tumorzellen zur Metastasierung aktiv fortbewegen können. Der komplexe Prozess der Zell-Lokomotion beruht u. a. auf der Formation von Pseudopodien. Auf der molekularen Ebene ist hierzu eine Aktin-Polymerisierung erforderlich, die wiederum von der Rho-like GTPase Rac1 gesteuert wird. Die Überexpression von Rac1 induziert Zellmigration und Invasion von Epithelzellen; die Inhibierung dieser GTPase und anderer Regulatoren des Aktin-Zytoskeletts stellt einen potenziellen therapeutischen Ansatz dar.

Wie bereits erwähnt, wird nur ein kleiner Teil der zirkulierenden Tumorzellen zum Ausgangspunkt einer später klinisch manifesten Metastase. Zunächst einmal muss die Tumorzelle über organspezifische Adhäsionsmoleküle an Endothelzellen des Metastasenorgans andocken und die Gefäßbarriere – diesmal in anderer Richtung – überwinden. Zum Wachstum jenseits einer Größe von wenigen Kubikmillimetern ist die Ausbildung von nutritiven Blutgefäßen erforderlich. Dieser Prozess der Neoangiogenese wird ganz wesentlich von proangiogenen Faktoren wie der Familie der Vascular Endothelial Growth Factors (VEGF) und der Fibroblast Growth Factors (FGF) initiiert und unterhalten. Viele Tumorzellen überexprimieren diese vaskulären Faktoren und stoßen somit selbst die Bildung ihrer Gefäßversorgung an. Die Inhibierung der Tumor-Neoangiogenese gehört zu den neuen Therapiestrategien in der Krebsbehandlung.

Dass die organspezifische Metastasierung von der Expression bestimmter molekularer Faktoren abhängt, konnte für das Mammakarzinom gezeigt werden: Tumorzellen, die in die Lunge streuten, zeigten ein anderes Expressionmuster von Mediatoren der Proliferation (Epiregulin), der Inflammation (COX-2), der Matrixdegradation (MMP-1) und der Angiogenese (ANGPTL4) als solche mit einer präferenziellen Knochenmetastasierung. Komplizierend kommt allerdings hinzu, dass eine erfolgreiche Metastasierung auch von der Produktion bestimmter „Nischenfaktoren" des Stromas im Metastasierungsorgan abhängt (Chiang u. Massague 2008).

15.4 Prognosefaktoren

15.4.1 Klinische Parameter

Die Suche nach Prognosefaktoren ist wichtig, um aus dem Gesamtkollektiv der an Lungenmetastasen erkrankten Patienten diejenigen zu identifizieren, die von einer operativen Therapie profitieren. Prospektiv-randomisierte Studien, welche die Metastasenresektion mit der konservativen Therapie oder dem Spontanverlauf der Erkrankung vergleichen, existieren hierbei nicht und sind aufgrund der günstigen Ergebnisse nach Resektionsbehandlungen aus vielen retrospektiven Studien und Matched-pair-Analysen ethisch auch nicht zu vertreten.

Die wichtigste Arbeit für die klinische Praxis stellt nach wie vor die Analyse des „International Registry of Lung Metastasis" dar, einer großen internationalen Multicenterstudie mit 5206 Patienten (Pastorino et al. 1997).

> **Ein entscheidender prognostischer Faktor ist die Histologie des Primärtumors.**

So werden multiple, bilaterale Metastasen eines kolorektalen Karzinoms in der Regel nicht kurativ resektabel sein, währenddessen bei Keimzelltumoren im Zusammenspiel mit effektiven Chemotherapien auch bei einem diffusen pulmonalen Befallsmuster eine Heilung erzielt werden kann.

◘ Tab. 15.3 Klinische prognostische Faktoren nach Resektion von Lungenmetastasen. (Mod. nach Pfannschmidt et al. 2012)

	Metastasenzahl	Krankheitsfreies Intervall	Lymphknotenbefall	Komplette Resektion
Keimzelltumoren	–	–	–	+
Mammakarzinom	+	+	–	+
Kolorektales Karzinom	+	+	+	+
Nierenzellkarzinom	+	+	+	+
Osteosarkom	+	+	–	+

+ prognostischer Faktor, – kein prognostischer Faktor.

Wenig überraschend, stellt die komplette Resektion der Metastasen – unabhängig vom Primärtumor – einen weiteren wichtigen prognostischen Faktor dar. Nur bei einigen Tumorentitäten spielen die Anzahl der Metastasen, das krankheitsfreie Intervall zwischen der Behandlung des Primärtumors und dem Auftreten der Absiedelungen sowie der intrathorakale Lymphknotenbefall eine Rolle. Keine prognostische Relevanz hatten in den meisten Studien Geschlecht und Alter der Patienten. ◘ Tab. 15.3 fasst die Prognosefaktoren nach Lungenmetastasenresektion für verschiedene Tumorentitäten zusammen.

15.4.2 Molekulare und radiologische Parameter

Neben den etablierten klinischen Prognosefaktoren sind in den vergangenen 20 Jahren eine Vielzahl von Biomarkern mit prognostischem Potenzial identifiziert worden. Diese umfassen molekulare Regulatoren des Zellmetabolismus, der Zelladhäsion, der Angiogenese, der Tumorproliferation, Tumorsuppressorgene und Protoonkogene sowie lösliche Tumormarker; die Arbeit von Schweiger et al. (2014) bietet einen aktuellen Überblick. Zwischen diesen molekularen Markern und den bekannten klinischen Prognosefaktoren lassen sich Korrelationen herstellen: So ist eine verminderte Expression des Adhäsionsmoleküls E-Cadherin mit einer erhöhten Anzahl von Metastasen und einem verkürzten krankheitsfreien Überleben assoziiert. Hochregulierte Tyrosinkinasen – involviert in multiple onkologische Signaltransduktionsprozesse – korrelieren ebenfalls mit der Anzahl von Metastasen.

Weiterhin ist die moderne Bildgebung mit CT und PET-CT in der Lage, durch die Bestimmung der Tumorverdopplungszeit und des Glucosemetabolismus des Tumorsgewebes prognostische Aussagen zu treffen. Beispielsweise war bei Patienten mit pulmonalen Metastasen eines kolorektalen Karzinoms eine Tumorverdopplungszeit unter 100 Tagen prädiktiv für ein aggressives Tumorverhalten mit Auftreten eines frühen pulmonalen Rezidivs.

Aufgrund der Komplexität der molekularen Steuerung des Metastasierungsprozesses sind die beschriebenen molekularen und radiologischen Parameter derzeit noch nicht Teil der klinischen Routine.

Es ist aber zu erwarten, dass sie künftig die etablierten klinischen Prognosefaktoren sinnvoll ergänzen, um die Selektion jener Patienten weiter zu verbessern, die von einer pulmonalen Metastasektomie profitieren können.

15.4.3 Langzeitüberleben nach pulmonaler Metastasektomie

Die zu erwartende 5-Jahres-Überlebensrate nach pulmonaler Metastasektomie hängt stark von der Entität des Primärtumors und der kompletten (R0) Resektion der Metastase(n) ab. Für Keimzelltumoren des Hodens werden Raten von bis zu 90 % erreicht. Bei zum Teil kleinen Fallzahlen schwanken die Ergebnisse der Studien für einzelne Primärtumoren erheblich. Eine Übersicht ist in ◘ Tab. 15.4 zusammengestellt. Festzuhalten bleibt, dass ein Überleben von 5

◘ Tab. 15.4 5-Jahres-Überlebensraten nach operativer Therapie von Lungenmetastasen. (Mod. nach Pfannschmidt u. Dienemann 2009, Pfannschmidt et al. 2012)

	5-Jahres-Überleben	
	R0-Resektion	Gesamt
Hodentumoren	83 %	76–94 %
Mammakarzinom	38 %	36–51 %
Kolorektales Karzinom	32–61 %	35–68 %
Nierenzellkarzinom	40–45 %	36–47 %
Osteosarkom	33 %	29–50 %

Jahren bei Patienten mit einem metastasierten Tumorleiden keineswegs mit einer Heilung gleichzusetzen ist.

Literatur

Chiang AC, Massague J (2008) Molecular basis of metastasis. N Engl J Med 359: 2814–2823

Colby TV, Koss KN, Travis WD (1995) Tumors metastatic to the lung. Atlas of tumor pathology, 3rd Ser, Fasc 13: Tumors of the lower respiratory tract. Armed forces institute of pathology, Washington, DC, pp 517–546

Davidson RS, Nwogu CE, Brentjens MJ, Anderson TM (2001) The surgical management of pulmonary metastasis: current concepts. Surg Oncol 10: 35–42

Fidler IJ (1970) Metastasis: guantitative analysis of distribution and fate of tumor embolilabeled with 125 I-5-iodo-2'-deoxyuridine. J Natl Cancer Inst 45: 773–782

Hanahan D, Weinberg RA (2011) Hallmarks of cancer: the next generation. Cell 144: 646–674

Hoon DS, Kitago M, Kim J, Mori T, Piris A, Szyfelbein K, Mihm MC, Jr., Nathanson SD, Padera TP, Chambers AF, Vantyghem SA, MacDonald IC, Shivers SC, Alsarraj M, Reintgen DS, Passlick B, Sienel W, Pantel K (2006) Molecular mechanisms of metastasis. Cancer Metastasis Rev 25: 203–220

Hornbech K, Ravn J, Steinbruchel DA (2011) Current status of pulmonary metastasectomy. Eur J Cardiothorac Surg 39: 955–962

Liu H, Zhang X, Li J, Sun B, Qian H, Yin Z (2015) The biological and clinical importance of epithelial-mesenchymal transition in circulating tumor cells. J Cancer Res Clin Oncol 141: 189–201

Mathot L, Stenninger J (2012) Behavior of seeds and soil in the mechanism of metastasis: a deeper understanding. Cancer Sci 103: 626–631

Pastorino U, Buyse M, Friedel G, Ginsberg RJ, Girard P, Goldstraw P, Johnston M, McCormack P, Pass H, Putnam JB, Jr. (1997) Long-term results of lung metastasectomy: prognostic analyses based on 5206 cases. J Thorac Cardiovasc Surg 113: 37–49

Pfannschmidt J, Dienemann H (2009) Current surgical management of pulmonary metastases. Zentralbl Chir 134: 418–424

Pfannschmidt J, Klode J, Muley T, Dienemann H, Hoffmann H (2006) Nodal involvement at the time of pulmonary metastasectomy: experiences in 245 patients. Ann Thorac Surg 81: 448–454

Pfannschmidt J, Egerer G, Bischof M, Thomas M, Dienemann H (2012) Surgical intervention for pulmonary metastases. Dtsch Arztebl Int 109: 645–651

Schweiger T, Lang G, Klepetko W, Hoetzenecker K (2014) Prognostic factors in pulmonary metastasectomy: spotlight on molecular and radiological markers. Eur J Cardiothorac Surg 45: 408–416

Spano D, Heck C, De Antonellis P, Christofori G, Zollo M (2012) Molecular networks that regulate cancer metastasis. Semin Cancer Biol 22: 234–249

Steinestel K, Eder S, Schrader AJ, Steinestel J (2014) Clinical significance of epithelial-mesenchymal transition. Clin Transl Med 3: 17

Sternberg DI, Sonett JR (2007) Surgical therapy of lung metastases. Semin Oncol 34: 186–196

Talmadge JE, Fidler IJ (2010) AACR centennial series: the biology of cancer metastasis: historical perspective. Cancer Res 70: 5649–5669

Chirurgische Therapieoptionen bei Lungenmetastasen

J. Pfannschmidt

P. Schneider, M. Kruschewski, H.J. Buhr (Hrsg.), *Thoraxchirurgie für den Allgemein- und Viszeralchirurgen*,
https://doi.org/10.1007/978-3-662-48710-5_16

Für Patienten mit einer isolierten pulmonalen Metastasierung hat die chirurgische Therapie einen festen Stellenwert im onkologischen multimodalen Behandlungskonzept erlangt. Dabei ist von großer Bedeutung, durch ein sorgfältiges klinisches Staging und unter Berücksichtigung definierter Prognosefaktoren Patienten zu identifizieren, die von einer Operation profitieren könnten. Neben den etablierten Kriterien zur Metastasektomie sind klinische Parameter, wie u. a. die Anzahl der Lungenmetastasen, das krankheitsfreies Intervall (KFI) bis zum Auftreten einer Lungenmetastasierung oder eine thorakale Lymphknotenmetastasierung für die Indikationsstellung zur Operation bedeutsam. Ein potenzielles Langzeitüberleben ist nur durch die komplette Entfernung sämtlicher Lungenmetastasen zu erreichen. Auch bei einer Rezidivmetastasierung kann, nach bereits stattgehabter pulmonaler Metastasektomie und unter Beachtung einer kritischen Indikationsstellung, ein ebenso günstiges Langzeitüberleben erzielt werden wie im Falle der primären Metastasektomie.

16.1 Einleitung

Die Behandlung pulmonaler Metastasen durch die operative Entfernung ist bereits im 19. Jahrhundert beschrieben worden. Einzelne Veröffentlichungen von Weinlechner (1882), Krönlein (1884), Divis (1927) sowie von Barney und Churchill (1939) markieren erste kasuistische Mitteilungen zur Lungenmetastasenchirurgie. In den 1970er-Jahren wurden im Rahmen systematischer Erfassungen von retrospektiven Fallserien umfängliche Ergebnisse der Lungenmetastasenchirurgie publiziert. So konnte Martini (Martini et al. 1971) über 22 Patienten nach der Resektion von Osteosarkom-Lungenmetastasen berichten, von denen fünf eine Rezidivfreiheit von über 3 Jahren hatten.

In der Absicht, eine Rationale der Lungenmetastasenchirurgie zu entwickeln, wurde 1991 das International Registry of Lung Metastasis konstituiert (1997). In deren Analyse wurden 5206 Patienten nach Lungenmetastasenchirurgie unter kurativer Indikation und mit unterschiedlichen Primärtumorhistologien betrachtet. Die operative Letalität lag hier bei 1 %. Patienten, bei denen sich eine komplette Resektion (R0) sämtlicher Lungenmetastasen erzielen ließ, wiesen ein signifikant günstigeres 5-Jahres-Überleben (36 %) gegenüber der Gruppe mit inkompletter Resektion (15 %) auf.

16.2 Einschlusskriterien in der Metastasenchirurgie

Die Indikation zum chirurgischen Eingriff kann nur in einem interdisziplinärem Tumorboard und unter Berücksichtigung und Ergänzung geltender systemischer Therapieoptionen (Chemotherapie) gestellt werden. Dabei setzt die kritische Indikationsstellung die Erwartung einer kompletten Resektion voraus.

Bereits Alexander und Haight (1947) und später Thomford et al. (1965) stellten Anforderungen an die Indikation zur Lungenmetastasenresektion, welche im Grundsatz noch heute gelten:
- technische Resektabilität,
- tolerables allgemeines und funktionelles Operationsrisiko,
- Kontrolle des Primärtumorgeschehens,
- kein Nachweis einer extrathorakalen Metastasierung.

Das Vorhandensein extrapulmonaler Metastasen bedeutet jedoch nicht in jedem Fall eine Kontraindikation zum operativen Eingriff. So kann bei gleichzeitigem Vorhandensein von Lebermetastasen bei Patienten mit Lungenmetastasen kolorektaler Primärtumoren ein thorakaler Eingriff ebenso indiziert sein. Finden sich bei einzelnen Tumorentitäten keine sinnvollen chemotherapeutischen Behandlungsalternativen, so kann auch bei Vorliegen ungünstiger Prognoseparameter (z. B. synchrones Auftreten) die Indikation zur Metastasektomie gestellt werden. Unter Berücksichtigung systemischer Therapieoptionen sind prinzipiell drei Indikationsgruppen für die potenziell kurative Lungenmetastasenresektion zu definieren:

1. Keine oder geringe Chemotherapiesensitivität Systemische Therapien weisen keine oder nur eine geringe Ansprechrate auf. Vor allem bei größeren Tumorvolumina muss eine chirurgische Resektion aller Metastasen angestrebt werden. Aus Mangel an systemischen Behandlungsmöglichkeiten mit hohen Remissionsraten stellt die chirurgische Resektion, als Ultima Ratio, die einzige Maßnahme zur Beeinflussung des Krankheitsverlaufs dar. Insbesondere hervorzuheben sind hier Metastasen des
- Nierenzellkarzinoms,
- kolorektalen Karzinoms,
- Zervix-, Uterus-, Ovarialkarzinoms,
- Kopf-Hals-Tumors,
- malignen Melanoms und
- Weichteilsarkoms.

Finden sich in der Lunge metastasenverdächtige Neubildungen, erscheint ein Zuwarten über 4–6 Wochen mit erneuter CT-Kontrolle gerechtfertigt, damit der operative Eingriff in einer Phase rascher Tumorprogression, d. h. mit kurzer Tumorverdoppelungszeit, vermieden wird.

2. Eingeschränkte Chemotherapiesensitivität Es besteht eine frühzeitige generalisierte Metastasierung in verschiedene Organsysteme. Hier erfolgt die Metastasektomie im interdisziplinären Konzept begleitend zur Systemtherapie.

Die wesentliche Tumorentität dieser Gruppe stellt das Mammakarzinom dar (Paepke u. Kiechle 2003).

3. Hohe Chemotherapiesensitivität Eine mit hohen Ansprechraten verknüpfte systemische Therapie ist verfügbar und bestimmt das therapeutische Vorgehen. Sie besitzt neben dem therapeutischen Stellenwert als konsolidierende Operation auch diagnostischen Charakter hinsichtlich des Therapieerfolges der systemischen Therapie. Abhängig vom histologischen Befund wird das weitere Vorgehen, d. h. die Chemotherapie, festgelegt.

Die häufigsten Tumorentitäten sind dabei:

- der nichtseminomatöse Keimzelltumor,
- das Osteosarkom und
- Tumoren der Ewing-Sarkom-Familie (primitive neuroektodermale Tumoren, PNET).

16.2.1 Rezidivoperationen

Patienten, die eine Rezidivmetastasierung isoliert in der Lunge aufweisen, sollten für eine erneute Resektion evaluiert werden. Dabei erscheint ein möglichst großer Zeitabstand zwischen der ersten Lungenmetastasenresektion und dem Auftreten der ersten Rezidivmetastasen prognostisch günstiger zu sein (Kaifi et al. 2010). Für unterschiedliche Primärtumoren konnten Jaklitsch und Mitarbeiter (Jaklitsch et al. 2001) zeigen, dass Patienten, die sich wiederholt einer Lungenmetastasenresektion unterzogen, ebenfalls ein günstigeres Langzeitüberleben aufwiesen als eine Gruppe ohne erneute Operation. Hier lag nach einer einmaligen Rezidivoperation das mediane Überleben bei über 60 Monaten, nach zwei Rezidivoperationen bei 34,7 Monaten und bei drei und mehr Reoperationen mit 45,6 Monaten noch deutlich günstiger als bei Patienten ohne erneute Operation einer Rezidivlungenmetastastasierung (Median 8 Monate).

16.2.2 Palliativer Eingriff

Zur Verbesserung der Lebensqualität können auch palliative thorakale Operationen gerechtfertigt sein. Die Indikationsstellungen beziehen sich hier vor allem auf die Behandlung von Hämoptysen, Retentionspneumonien bei poststenotischen Einschmelzungen, ausgedehnten Tumorzerfallshöhlen und schmerzbedingten Zustandsbildern, z. B. bei thoraxwandinfiltrierenden Metastasen.

16.2.3 Diagnostik

Vor einer geplanten Metastasektomie von Lungenmetastasen sollte eine weitergehende Streuung in Leber, Gehirn und Skelettsystem ausgeschlossen werden. Je nach zugrundeliegender Tumorerkrankung müssen Staging-Untersuchungen durchgeführt werden. Hierzu zählen die CT und die Sonographie des Abdomens, die Skelettszintigraphie und die Magnetresonanztomographie (MRT) des Schädels. Voraussetzung für die Therapieplanung zur Lungenmetastasenchirurgie ist die Computertomographie des Thorax (Pfannschmidt et al. 2008). Sie erfasst am besten die Tumorausdehnung und Lokalisation (Abb. 16.1). Die FDG-PET-CT bietet die Möglichkeit des Ausschlusses extrathorakaler Tumormanifestationen und zugleich der metabolischen Charakterisierung pulmonaler Rundherde. Letzteres kann insbesondere bei einem solitären pulmonalen Herdbefund oder bei thorakalem Lymphknotenbefall bedeutsam sein (Aquino 2005, Pastorino et al. 2003). Die MRT hat hingegen die Diagnostik von Lungenmetastasen, verglichen mit der konventionellen CT, nicht verbessert. Ihre spezifische Indikation ist der Nachweis eines Tumoreinbruchs in große Gefäße, in Herzhöhlen, Thoraxwand oder Wirbelsäule, außerdem kann sie zum Ausschluss einer synchronen Lebermetastasierung hilfreich sein.

Derzeit kann noch kein radiologisches Verfahren sicher zwischen Metastasen und benignen Läsionen differenzieren. Mit zunehmendem Durchmesser der Läsion steigt jedoch die Wahrscheinlichkeit an, dass es sich um eine Metastasierung handelt. Die meisten Metastasen treten multipel auf und sind umso wahrscheinlicher, je größer die Zahl der Herde ist. Die flexible Tracheobronchoskopie ist fester Bestandteil der präoperativen Diagnostik. Sie dient der Beurteilung der Schleimhaut sowie zur Histogiesicherung bei zentraler Metastasenlokalisation. In Kombination mit der endobronchialen Ultraschalluntersuchung wird die flexible Tracheobronchoskopie zur Dignitätsbestimmung peribronchialer und mediastinaler Lymphknoten eingesetzt (Gompelmann et al. 2010).

Zur Histologiesicherung bei peripheren Rundherden bis 3 cm Durchmesser hat sich die videoassistierte Thoraxchirurgie (VATS) etabliert, die als diagnostisches Verfahren mit niedriger Komplikationsrate eingesetzt werden kann.

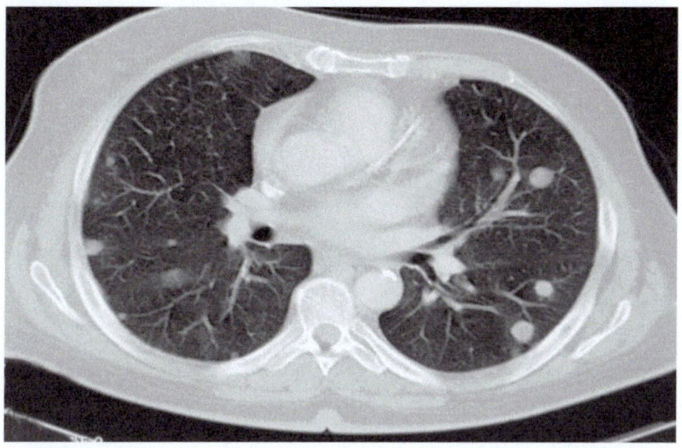

Abb. 16.1 CT-Darstellung multipler peripherer und zentraler Rundherde bei metastasierendem Weichgewebssarkom

16.2.4 Funktionelle Operabilität

Die Beurteilung der allgemeinen und funktionellen Operabilität von Lungenmetastasen ist an festgelegte diagnostische Algorithmen gebunden. Sie orientiert sich an den etalierten Schemata zur Beurteilung lungenresezierender Eingriffe (Bolliger u. Perruchoud 1998). Die präoperative Abklärung der Patienten umfasst dabei eine vollständige Lungenfunktionsprüfung unter Einschluss der Bodyplethysmographie und der Blutgasanalyse. Eine ausreichende ventilatorische Reserve in Bezug zum voraussichtlichen Ausmaß der Resektion ist zu ermitteln. Liegt eine kardiale Erkrankung vor, so ist deren Ausmaß durch Echokardiographie, ergometrische Untersuchung sowie eine Linksherzkatheteruntersuchung festzustellen. Eine grenzwertige kardiorespiratorische Funktion und vorbestehende Komorbidität (kardiovaskuläre, neurologische oder metabolische Vorerkrankungen) relativieren die Indikation zur Metastasenresektion.

16.3 Operative Verfahrenswahl

Der Standardeingriff ist die umschriebene atypische Resektion, seltener müssen anatomische Resektionen wie Segmentresektionen oder eine Lobektomie zur Erzielung einer R0-Resektion durchgeführt werden. Die laterale Thorakotomie ermöglicht dabei mit optimaler Übersicht die genaue Palpation und Resektion der Lungenmetastasen unter Einhaltung eines ausreichenden onkologischen Sicherheitsabstandes (◘ Abb. 16.2 und ◘ Abb. 16.3). Angesichts einer zentralen Metastasierung mit Einbeziehung hilärer und mediastinaler Strukturen kann im Einzelfall auch eine Pneumonektomie erforderlich werden. Ergänzend bietet die Laserresektion mittels Neodym-YAG-Laser die Möglichkeit, eine komplette Resektion parenchymsparend sowohl bei multipler Metastasierung als auch bei zentralen Metastasen zu erzielen.

Nach der Resektion von Lungenmetastasen werden bei 10–15 % der Patienten postoperative Komplikationen beobachtet. Diese werden im Wesentlichen durch den Allgemeinzustand des Patienten, den Zugangsweg und das Resektionsausmaß bestimmt (Roth et al. 1986, Vogt-Moykopf et al. 1994). Am häufigsten sind rezidivierende Sekretretentionen mit Atelektasebildung und Pneumonie, Herzrhythmusstörungen und Parenchymfistelbildungen zu nennen.

Der Befall intrathorakaler Lymphknotenstationen muss als Ausdruck einer Tumordissemination angesehen werden und hat sich bei einer Reihe von Tumorerkrankungen als ungünstiger Prognoseparameter etabliert. Wenngleich die Mehrzahl europäischer Zentren lediglich ein Lymphknoten-Sampling durchführt, wird in diesem Zusammenhang die Frage der Notwendigkeit einer systematischen Lymphknotendissektion im Rahmen der pulmonalen Metastasektomie kontrovers diskutiert. Inwieweit die VATS-Resektion von Lungenmetastasen als kuratives Verfahren mit vergleichbarer lokaler Radikalität wie die Thorakotomie Verwendung finden kann, muss in weiteren Studien überprüft werden. Innerhalb einer aktuellen prospektiv randomisierten Studie wurden mittels der intraoperativen Palpation bei 20 % der Patienten maligne Lungenrundherde detektiert, die nicht in der präoperativen CT erkannt worden waren (Cerfolio et al. 2011). Unter kurativer Zielsetzung werden deshalb bisher keine thorakoskopischen Verfahren empfohlen, da das Lungengewebe nicht entsprechend dem offenen Verfahren der Palpation zugänglich ist (Molnar et al. 2010).

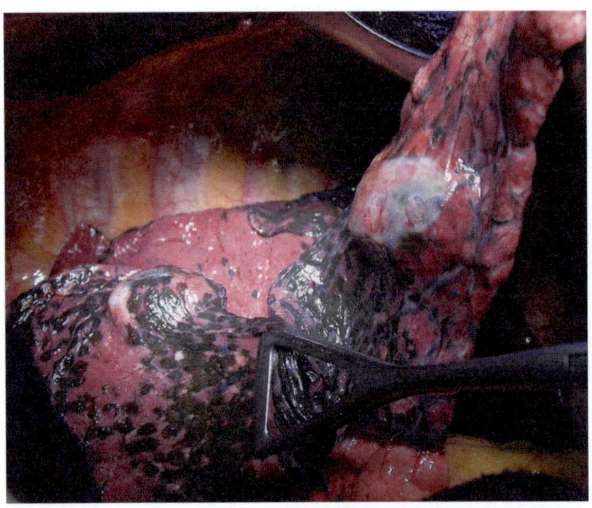

◘ **Abb. 16.2** Intraoperative Darstellung einer Lungenmetastasierung im Bereich der Segmentgruppe 4/5 links

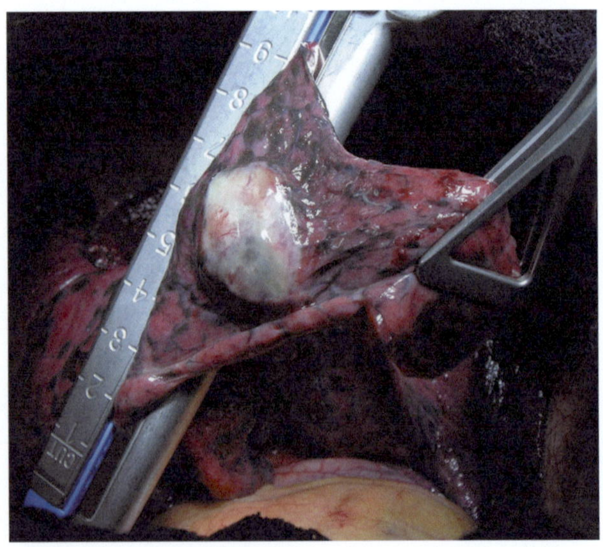

◘ **Abb. 16.3** Keilresektion einer Lungenmetastase mit dem GIA-Klammernahtinstrument

16.4 Ergebnisse der Metastasenchirurgie

16.4.1 Kolon-Rektum-Karzinom

Lediglich 1–2 % der Patienten mit kolorektalem Karzinom weisen eine Oligometastasierung der Lunge auf, die eine Metastasektomie zulässt. Als signifikant für das Langzeitüberleben konnten in einer Reihe von Fallserien folgende Prognoseparameter bestimmt werden (Pfannschmidt et al. 2007):

- Befall intrathorakaler Lymphknotenstationen,
- kurzes krankheitsfreies Intervall (<36 Monate),
- erhöhter Serum-CEA-Tumormarker und
- multiple Lungenmetastasierung.

Hier werden bei kritischer Patientenselektion in aktuellen Studien 5-Jahres-Überlebenszeiten von bis zu 68 % erzielt (Pfannschmidt et al. 2007). In der besonderen klinischen Situation einer synchron oder metachron auftretenden Oligometastasierung der Lunge und Leber finden sich in den publizierten Fallserien Überlebenszeiten, die auf dem Niveau der Metastasenchirurgie bei isolierten Lungen- oder Lebermetastasen liegen (Marín et al. 2013, Miller et al. 2007). Inwieweit sich die Konzepte einer begleitenden pseudoadjuvanten Chemotherapie nach Operation von Lebermetastasen auch auf die Lungenmetastasenchirurgie kolorektaler Tumoren übertragen lassen, wird aktuell diskutiert (Brandi et al. 2013, Neumann et al. 2010). Die europäische Empfehlung der ESMO spricht sich für die pseudoadjuvante Chemotherapie aus, während die deutsche AWMF (noch) keine positive Leitlinienempfehlung dazu gegeben hat (Schmoll et al. 2012).

Ein initial beschlossenes Behandlungskonzept darf imFalle einer radiologischen Remission nach pseudoneoadjuvanter Therapie nicht umgestoßen werden, da hier die histologisch komplette Rückbildung des Tumors nicht sicher vorausgesetzt werden kann. Mikroskopische Restmetastasen sollten bei einer sekundären Resektion entfernt werden, und die systemische Therapie ist postoperativ zu komplettieren (Benoist et al. 2006).

16.4.2 Nierenzellkarzinome

Nierenzellkarzinome metastasieren bevorzugt in die Lunge, wobei dies sowohl hämatogen als auch lymphogen geschehen kann. Wenngleich Systemtherapien mit Tyrosinkinase-Inhibitoren und mTOR-Inhibitoren mit einer Verbesserung des progressionsfreien Überlebens einhergehen, ist die Lungenmetastasenchirurgie in einem kurativen Behandlungskonzept akzeptiert (Karam et al. 2011). Günstige Voraussetzungen für die Operation sind metachron auftretende, solitäre Herdbefunde oder wenige periphere Läsionen. 10-Jahres-Überlebensraten nach Lungenmetastasenresektionen sind mit 42 % Überlebenswahrscheinlichkeit berichtet worden (Chen et al. 2008). Das relativ häufige simultane Auftreten thorakaler Lymphknotenmetastasen in 30–45 % der Fälle ist jedoch mit einer deutlich ungünstigeren Prognose assoziiert (Assouad et al. 2007); so weisen Patienten mit Lymphknotenbefall ein Überleben von im Median 26–29 Monaten gegenüber 64–92 Monaten ohne Lymphknotenmetastasierung auf (Meimarakis et al. 2010, Pfannschmidt et al. 2006a).

16.4.3 Mammakarzinom

Der Stellenwert der Metastasenchirurgie ist aufgrund der wirksamen Möglichkeiten mittels antihormonaler und chemo- sowie antikörpergebundener Systemtherapie begrenzt. Eine Operation wäre bei Vorliegen einer isolierten Lungenmetastasierung sinnvoll. Da diese jedoch meist von einer lokalen oder diffusen Lymphangiose begleitet wird, ist hier keine Heilung durch Operation möglich. Wenngleich im Einzelfall Kontroversen über die Notwendigkeit der Metastasenchirurgie bestehen können, muss ein neu aufgetretener Lungenrundherd immer hinsichtlich der Frage eines primären Lungenkarzinoms als Zweittumor histologisch abgeklärt werden.

Ein wesentlicher Prognoseparameter für das Mammakarzinom ist das krankheitsfreie Intervall. Für Patienten mit metachroner Metastasierung und limitierter Anzahl von Herdbefunden, vornehmlich in einem Lungenlappen, werden nach Resektion der Lungenmetastasen und nach Ausschöpfung aller Optionen der Systemtherapie Langzeitergebnisse mit 5-Jahres-Überlebensraten von 40–50 % berichtet (Chen et al. 2009, Welter et al. 2008) (◘ Tab. 16.1).

16.4.4 Malignes Melanom

Mehr als 70 % aller Patienten mit metastasierendem Melanom entwickeln Lungenmetastasen, aber nur etwa 10 % von ihnen weisen ausschließlich Lungenmetastasen auf (Petersen et al. 2007). Häufig erfolgt die Diagnosestellung eines malignen Melanoms erst durch die histologische Abklärung neu entdeckter pulmonaler Rundherde. Die Operation ist das Verfahren der Wahl bei solitären Herden und die Prognose ist mit 5-Jahres-Überlebensraten von 21,0–35,1 % (Petersen et al. 2007, Schuhan et al. 2011) signifikant besser als bei multiplen Metastasen. Weitere Faktoren mit Bedeutung für eine günstige Prognose sind ein krankheitsfreies Intervall über 12 Monate bis zum Auftreten einer Lungenmetastasierung und das Fehlen thorakaler Lymphknotenmetastasen. Aufgrund der ausgedehnten

Tab. 16.1 5-Jahres-Überlebensraten und Prognosefaktoren wichtiger publizierter Fallserien

Primärtumor	Zeitraum (Jahre)	Gesamtanzahl (Anzahl Pat. R0)	5-Jahres-Überleben (R0) [%]	Prognosefaktor
Kolon-Rektum-Karzinom				
Zampino et al. 2014	1998–2008	199 (178)	43	R0, Serum-CEA, Lymphknotenbefall, Anzahl Lungenmetastasen
Riquet et al. 2010	1985–2007	127	35,1 vor 2000 63,5 nach 2000	Radikalität, Behandlungszeitraum
Cho et al. 2014	1985–2012	626	55,6	Lymphknotenbefall
Nierenzellkarzinom				
Meimarakis et al. 2011	1986–2006	202 (175)	39 (45)	Radikalität, Größe, Lymphknotenbefall thorakal und Primarius, KFI, Pleurainfiltration
Bölükbas et al. 2012	1999–2009	107	47	Lymphknotenbefall, Grading
Renaud et al. 2014	1993–2011	122	58	Lymphknotenbefall, KFI, Komorbiditätsindex
Mammakarzinom				
Planchard et al. 2004	1972–1998	125 (96)	45	KFI, Größe
Meimarakis et al. 2013	1982–2007	81	59,6	Anzahl Lungenmetastasen, Rezeptorstatus
Chen et al. 2009	1991–2007	41	51	KFI, Anzahl Lungenmetastasen
Welter et al. 2008	1998–2007	47 (27)	36	Östrogen, Her2-neu Rezeptorstatus
Keimzelltumoren				
Kesler et al. 2011	1980–2006	431	79 %	Alter, Histologie der Metastasen, Histologie Hodentumor
Schirren et al. 2012	200–2007	124	87 %	Radikalität, Resektion, Histologie
Pfannschmidt et al. 2006c	1996–2001	52 (40)	75,8 (82,8)	Radikalität, Tumormarker im Serum: AFP, hCG ↑
HNO-Tumoren				
Shiono et al. 2009	1980–2006	114	26,5	Geschlecht, Oral-Ca, Lymphknotenbefall, Radikalität
Winter et al. 2008	1984–2006	67 (40)	20,9 (27,7)	Radikalität, perioperative Komplikationen, neoadjuvante Therapie der Metastasen
Chen et al. 2008	1991–2007	(20)	(59,4)	Geschlecht, KFI, Histiologie

16

Tab. 16.1 Fortsetzung

Primärtumor	Zeitraum (Jahre)	Gesamtanzahl (Anzahl Pat. R0)	5-Jahres-Überleben (R0) [%]	Prognosefaktor
Weichteilsarkome				
Predina et al. 2011	1995–2007	48	52	
Schur et al. 2014	2003–2014	46	32	
Canter et al. 2007	1990–2005	138	29	Radikalität, KFI
Osteosarkome				
Letourneau et al. 2011	1985–2000	84		Lokalisation (zentral/peripher)
Briccoli et al. 2005	1980–2001	94	38	KFI, Anzahl Lungenmetastasen
Diemel et al. 2009	1993–2006	93	49,7	

AFP α_1-Fetoprotein, *CEA* karzinoembryonales Antigen, *hCG* humanes Choriongonadotropin, *KFI* krankheitsfreies Intervall.

Metastasierung in andere Organsysteme ist die FDG-PET-Untersuchung im präoperativen Staging besonders relevant (Dalrymple-Hay et al. 2002).

16.4.5 Nichtseminomatöse Keimzelltumoren

Für die nichtseminomatösen Hodentumoren gilt, dass nach erfolgter Chemotherapie (cisplatinhaltige Kombinationen) möglichst alle verbliebenen Läsionen entfernt werden. Wenngleich ein Ansprechen auf die Chemotherapie oft von einem drastischen Abfall der Tumormarker (α-Fetoprotein, β-hCG) begleitet ist, entbindet die Normalisierung der Tumormarkerwerte nicht von der Entfernung von Residualtumoren in Lunge und Mediastinum. Diese können in der histologischen Aufarbeitung neben Nekrosen und Narbengewebe auch aktive Tumoranteile aufweisen.

Als klinisch ungünstige Prognosefaktoren bei ausschließlich pulmonaler Metastasierung haben sich – neben hoher Zahl an Metastasen und einem höheren Patientenalter – der Nachweis vitaler Tumorzellen im Residualgewebe sowie die ausbleibende Normalisierung der Tumormarker im Serum erwiesen. 5-Jahres-Überlebensraten von 79–94 % sind in Studien berichtet worden (Kesler et al. 2011, Pfannschmidt et al. 2006c). Postoperativ gilt somit die histologisch komplette Remission unter Chemotherapie bei Solitär- und einseitigen Metastasen und negativer retroperitonealer Lymphknotenstatus als günstige Konstellation.

16.4.6 Weichgewebssarkome

Lungenmetastasen von Weichgewebssarkomen sollten, sofern eine komplette chirurgische Resektion technisch möglich erscheint, aufgrund ihrer in der Regel nur mäßigen Chemosensitivität operativ entfernt werden (Billingsley et al. 1999, Gadd et al. 1993). Der Spontanverlauf bei Lungenmetastasierung ist in einer retrospektiven nichtrandomisierten Untersuchung mit einem medianen Überleben von 11 Monaten gegenüber 33 Monaten in der operierten Gruppe angegeben. Der Einfluss einer stringenten Patientenselektion für die Operation muss dabei unterstellt werden (Billingsley et al. 1999).

Als günstige Prognosefaktoren gelten ein langes krankheitsfreies Intervall bis zum Auftreten einer Lungenmetastasierung und ein niedriges histologisches Grading. 5-Jahres-Überlebensraten nach Lungenmetastasenchirurgie zwischen 29 und 52 % wurden berichtet (Pfannschmidt et al. 2006b, Predina et al. 2011).

16.4.7 Osteosarkome

Trotz der Fortschritte von Chemotherapie, Strahlentherapie und chirurgischer Behandlung des metastasierten Osteosarkoms liegen die 5-Jahres-Überlebensraten bei den überwiegend jungen Patienten zwischen 20 und 40 % (Briccoli et al. 2005, Tsuchiya et al. 2002).

Die Behandlung des metastasierten Osteosarkoms ist heute studiengebunden (COSS/Cooperative Osteosarcoma Study beziehungsweise EURAMOS-1/European-American Osteosarcoma Study und EURO-B.O.S.S./EUROpean Bone Over 40 Sarcoma Study) und erfolgt multidisziplinär unter Berücksichtigung der systemischen und lokalen Manifestationen (Smeland et al. 2004). Für das synchron pulmonal metastasierende, hochmaligne Osteosarkom bedeutet dies, dass nach Chemotherapie und radikaler Operation des Primärtumors die komplette Resektion der Lungenmetastasen angestrebt wird. Dabei muss für diese Patienten von einer ungünstigeren Prognose gegenüber den Patienten mit metachronem Befall ausgegangen werden (Huang et al. 2009).

Auch bei Auftreten einer pulmonalen Rezidivmetastasierung wird der chirurgischen Resektion, unabhängig von der Durchführung einer Chemotherapie, besondere Bedeutung beigemessen (Briccoli et al. 2010).

16.5 Zusammenfassung

Das Gesamtüberleben nach Lungenmetastasenchirurgie ist abhängig von der Primärtumorentität und, im Fall der chemotherapiesensiblen Tumoren, nur eingeschränkt der Chirurgie zuzuschreiben.

Prospektiv randomisierte Versuche im Rahmen der Metastasenchirurgie der Lunge konnten in der Vergangenheit aufgrund einer mangelnden Patientenrekrutierung nicht zur Auswertung gebracht werden (u. a. SMAT-Studie/Nierenzellkarzinommetastasen, EORTC 62933-Studie/Weichteilsarkommetastasen). Lediglich die als Machbarkeitsstudie ausgelegte PulMiCC-Trial zum kolorektalen Karzinom befindet sich aktuell in der Phase der Rekrutierung. Aufgrund dieser Studienlage bleibt die Lungenmetastasenchirurgie derzeit den Beweis für eine tatsächliche Verlängerung der Lebenszeit schuldig. Da sich mit der Diagnosestellung einer Lungenmetastasierung in der Regel eine infauste Prognose verbindet, sollten dennoch vor Einleitung einer palliativen Chemotherapie die Möglichkeiten der Metastasenchirurgie in einem interdisziplinären Tumorboard diskutiert werden. Liegen Gründe zur Durchführung einer palliativen Resektion vor, so bleibt neben der Symptomkontrolle die lokale Radikalität ein grundsätzliches Ziel. Wesentliche Kriterien für eine kurative Indikationsstellung sind der Ausschluss extrathorakaler Metastasierung und die Sicherstellung und der Abschluss einer kurativen Behandlung des Primärtumors. Im Falle einer Rezidiv-Lungenmetastasierung unterliegt die Indikationsstellung zur erneuten Operation denselben Voraussetzungen in technischer, funktioneller und onkologischer Hinsicht wie der Ersteingriff. Wichtige Parameter zur Patientenauswahl stellen klinisch evaluierte Prognosefaktoren dar, die in einem individuellen Behandlungskonzept Berücksichtigung finden sollten.

Literatur

Alexander J, Haight C (1947) Pulmonary resection for solitary metastatic sarcomas and carcinomas. Surg Gynecol Obstet 85: 129–46

Aquino SL (2005) Imaging of metastatic disease to the thorax. Radiol Clin North Am 43: 481–95, vii

Assouad J, Petkova B, Berna, et al. (2007) Renal cell carcinoma lung metastases surgery: pathologic findings and prognostic factors. Ann Thorac Surg 84: 1114–1120

Barney JD, Churchill E (1939) Adenocarcinoma of the kidney with metastasis to the lung cured by nephrectomy and lobectomy. J Urol 42: 269–276

Baumgartner WA, Mark JB (1980) Metastatic malignancies from distant sites to the tracheobronchial tree. J Thorac Cardiovasc Surg 79: 499–503

Benoist S, Brouquet A, Penna C, et al. (2006) Complete response of colorectal liver metastases after chemotherapy: does it mean cure? J Clin Oncol 24: 3939–3945

Billingsley KG, Burt ME, Jara E, et al. (1999) Pulmonary metastases from soft tissue sarcoma: analysis of patterns of diseases and postmetastasis survival. Ann Surg 229: 602–610; discussion 610–612

Bolliger CT, Perruchoud AP (1998) Functional evaluation of the lung resection candidate. Eur Respir J 11: 198–212

Bölükbas S, Kudelin N, Eberlein M, Fisseler-Eckhoff A, Schirren J (2012) The influence of the primary tumor on the long-term results of pulmonary metastasectomy for metastatic renal cell carcinoma. Thorac Cardiovasc Surg 60: 390–397

Brandi G, Derenzini E, Falcone A, et al. (2013) Adjuvant Systemic Chemotherapy After Putative Curative Resection of Colorectal Liver and Lung Metastases. Clin Colorectal Cancer 12: 188–194

Briccoli A, Rocca M, Salone M, et al. (2005) Resection of recurrent pulmonary metastases in patients with osteosarcoma. Cancer 104: 1721–1725

Briccoli A, Rocca M, Salone M, et al. (2010) High grade osteosarcoma of the extremities metastatic to the lung: long-term results in 323 patients treated combining surgery and chemotherapy, 1985–2005. Surg Oncol 19: 193–199

Canter RJ, Qin LX, Downey RJ, et al. (2007) Perioperative chemotherapy in patients undergoing pulmonary resection for metastatic soft-tissue sarcoma of the extremity : a retrospective analysis. Cancer 110: 2050–2060

Cerfolio RJ, Bryant AS, McCarty TP, Minnich DJ (2011) A prospective study to determine the incidence of non-imaged malignant pulmonary nodules in patients who undergo metastasectomy by thoracotomy with lung palpation. Ann Thorac Surg 91: 1696–1700; discussion 1700-1

Chen F, Fujinaga T, Shoji T, et al. (2008a) Pulmonary resection for metastasis from renal cell carcinoma. Interact Cardiovasc Thorac Surg 7: 825–828

Chen F, Sonobe M, Sato K, et al. (2008b) Pulmonary resection for metastatic head and neck cancer. World J Surg 32: 1657–1662

Chen F, Fujinaga T, Sato K, et al. (2009) Clinical features of surgical resection for pulmonary metastasis from breast cancer. Eur J Surg Oncol 35: 393–397

Cho JH, Hamaji M, Allen MS, et al. (2014) The prognosis of pulmonary metastasectomy depends on the location of the primary colorectal cancer. Ann Thorac Surg 98: 1231–1237

Dalrymple-Hay MJ, Rome PD, Kennedy C, et al. (2002) Pulmonary metastatic melanoma – the survival benefit associated with positron emission tomography scanning, Eur J Cardiothorac Surg 21: 611–614; discussion 614-5

Diemel KD, Klippe HJ, Branscheid D (2009) Pulmonary metastasetomy for osteosarcoma: is it justified? Recent Results Cancer Res 179: 183–208

Divis G (1927) Zur operativen Behandlung der Lungengeschwulste. Acta Chir Scand 62: 329–341

Gadd MA, Casper ES, Woodruff JM, et al. (1993) Development and treatment of pulmonary metastases in adult patients with extremity soft tissue sarcoma. Ann Surg 218: 705–712

Gompelmann D, Eberhardt R, Herth FJF (2010) Endobronchial ultrasound. Radiologe 50: 692–698

Huang Y-M, Hou C-H, Hou S-M, Yang R-S (2009) The metastasectomy and timing of pulmonary metastases on the outcome of osteosarcoma patients. Clin Med Oncol 3: 99–105

Jaklitsch MT, Mery CM, Lukanich,JM, et al. (2001) Sequential thoracic metastasectomy prolongs survival by re-establishing local control within the chest. J Thorac Cardiovasc Surg 121: 657–667

Kaifi JT, Gusani NJ, Deshaies I, et al. (2010) Indications and approach to surgical resection of lung metastases. J Surg Oncol 102: 187–195

Karam JA, Rini BI, Varella L, et al. (2011) Metastasectomy after targeted therapy in patients with advanced renal cell carcinoma, J Urol 185: 439–444

Kesler KA, Kruter LE, Perkins SM, et al. (2011) Survival after resection for metastatic testicular nonseminomatous germ cell cancer to the lung or mediastinum Ann Thorac Surg 91: 1085–1093: discussion 1093

Krönlein RU (1884) Über Lungenchirurgie. Berl Klin Wochenschr 21: 129–132

Pastorino U, Buyse M, Friedel G, et al. (1997) Long-term results of lung metastasectomy: prognostic analyses based on 5206 cases. The International Registry of Lung Metastases, J Thorac Cardiavasc Surg 113: 37–49

Letourneau PA, Xiao L, Harting MT, et al. (2011) Location of pulmonary metastasis in pediatric osteosarcoma is predictive of outcome. J Pediatr Surg 46: 1333–1337

Marín C, Robles R, López Conesa A, et al. (2013) Outcome of strict patient selection for surgical treatment of hepatic and pulmonary metastases from colorectal cancer. Dis Colon Rectum 56: 43–50

Martini N, Huvos AG, Mike V, et al. (1971) Multiple pulmonary resections in the treatment of osteogenic sarcoma. Ann Thorac Surg 12: 271–280

Meimarakis G, Angele MK, Schneider C, et al. (2010) Impact of systematic lymph node dissection in the resection of pulmonary metastases of solid extrapulmonary tumours. Zentralbl Chir 135 : 556–563

Meimarakis G, Angele M, Staehler M, et al. (2011) Evaluation of a new prognostic score (Munich score) to predict long-term survival after resection of pulmonary renal cell carcinoma metastases Am J Surg 202: 158–167

Meimarakis G, Rüttinger D, Stemmler J, et al. (2013) Prolonged overall survival after pulmonary metastasectomy in patients with breast cancer. Ann Thorac Surg 95: 1170–1180

Miller G, Biernacki P, Kemeny NE, et al. (2007) Outcomes after resection of synchronous or metachronous hepatic and pulmonary colorectal metastases. J Am Coll Surg 205: 231–238

Molnar TF, Gebitekin C, Turna A (2010) What are the considerations in the surgical approach in pulmonary metastasectomy? J Thorac Oncol 5 (6 Suppl 2): S140–144

Neumann UP, Seehofer D, Neuhaus P (2010) Chirurgische Therapie von Lebermetastasen beim kolorektalen Karzinom. Dtsch Arztebl Int 107: 335–342

Paepke S, Kiechle M (2003) Palliative therapy of breast cancer, Onkologie 26 (Suppl 7): 4–10

Pastorino U, Veronesi G, Landoni C, et al. (2003) Fluorodeoxyglucose positron emission tomography improves preoperative staging of resectable lung metastasis. J Thorac Cardiovasc Surg 126: 1906–1910

Petersen RP, Hanish SI, Haney JC, et al. (2007) Improved survival with pulmonary metastasectomy: an analysis of 1720 patients with pulmonary metastatic melanoma. J Thorac Cardiovasc Surg 133: 104–110

Pfannschmidt J, Bischoff M, Muley T, et al. (2008) Diagnosis of pulmonary metastases with helical CT: the effect of imaging techniques. Thorac Cardiovasc Surg 56: 471–475

Pfannschmidt J, Dienemann H, Hoffmann H (2007) Surgical resection of pulmonary metastases from colorectal cancer: a systematic review of published series. Ann Thorac Surg 84: 324–338

Pfannschmidt J, Klode J, Muley T, Dienemann H, Hoffmann H (2006a) Nodal involvement at the time of pulmonary metastasectomy: experiences in 245 patients. Ann Thorac Surg 81: 448–454

Pfannschmidt J, Klode J, Muley T, Dienemann H, Hoffmann H (2006b) Pulmonary metastasectomy in patients with soft tissue sarcomas: experiences in 50 patients. Thorac Cardiovasc Surg 54: 489–492

Pfannschmidt J, Zabeck H, Muley T, Dienemann H, Hoffmann H (2006c) Pulmonary metastasectomy following chemotherapy in patients with testicular tumors: experience in 52 patients. Thorac Cardiovasc Surg 54: 484–488

Planchard D, Soria JC, Michiels S et al. (2004) Uncertain benefit from surgery in patients with lung metastases from breast carcinoma. Cancer 100: 28–35

Predina JD, Puc MM, Bergey MR, et al. (2011) Improved survival after pulmonary metastasectomy for soft tissue sarcoma. J Thorac Onco 6: 913–919

Renaud S, Falcoz PE, Alifano M, et al. (2014) Systematic lymph node dissection in lung metastasectomy of renal cell carcinoma: an 18 years of experience. J Surg Oncol 109: 823–829

Riquet M, Foucault C, Cazes A,et al. (2010) Pulmonary resection for metastases of colorectal adenocarcinoma. Ann Thorac Surg 89: 375–380

Roth JA, Pass HI, Wesley MN, et al. (1986) Comparison of median sternotomy and thoracotomy for resection of pulmonary metastases in patients with adult soft-tissue sarcomas. Ann Thorac Surg 42: 134–138

Schirren J, Trainer S, Eberlein M, et al. (2012) The role of residual tumor resection in the management of nonseminomatous germ cell cancer of testicular origin. Thorac Cardiovasc Surg 60: 405–412

Schmoll HJ, Van Cutsem E, Stein A, et al. (2012) ESMO Consensus Guidelines for management of patients with colon and rectal cancer. a personalized approach to clinical decision making. Ann Oncol 23: 2479–2516

Schuhan C, Muley T, Dienemann H, Pfannschmidt J (2011) Survival after pulmonary metastasectomy in patients with malignant melanoma. Thorac Cardiovasc Surg 59: 158–162

Schur S, Hoetzenecker K, Lamm W, et al. (2014) Pulmonary metastasectomy for soft tissue sarcoma–report from a dual institution experience at the Medical University of Vienna. Eur J Cancer 50: 2289–2297

Shiono S, Kawamura M, Sato T, et al. (2009) Pulmonary metastasectomy for pulmonary metastases of head and neck squamous cell carcinomas. Ann Thorac Surg 88: 856–860

Smeland S, Wiebe T, Böhling T, et al. (2004) Chemotherapy in osteosarcoma. The Scandinavian Sarcoma Group experience. Acta Orthop Scand (Suppl) 75: 92–98

Thomford NR, Woolner LB, Clagett OT (1965) The Surgical Treatment of Metastatic Tumors in the Lungs. J Thorac Cardiovasc Surg 49: 357–363

Tsuchiya H, Kanazawa,Y, Abdel-Wanis ME, et al. (2002) Effect of timing of pulmonary metastases identification on prognosis of patients with osteosarcoma: the Japanese Musculoskeletal Oncology Group study. J Clin Oncol 20: 3470–3477

Vogt-Moykopf I, Krysa S, Bülzebruck H, Schirren J (1994) Surgery for pulmonary metastases. The Heidelberg experience. Chest Surg Clin N Am 4: 85–112

Weinlechner JW (1882) Zur Kasuistik der Tumoren der Brustwand und deren Behandlung (Resektion der Rippen, Eröffnung der Brusthöhle, partielle Entfernung der Lunge). Wien Med Wochenschr 32: 589–591, 624–628

Welter S, Jacobs J, Krbek T, Tötsch M, Stamatis G (2008) Pulmonary metastases of breast cancer. When is resection indicated? Eur J Cardiothorac Surg 34: 1228–1234

Winter H, Meimarakis G, Hoffmann G, et al. (2008) Does surgical resection of pulmonary metastases of head and neck cancer improve survival? Ann Surg Oncol 15: 2915–2926

Zampino MG, Maisonneuve P, Ravenda PS, et al. (2014) Lung metastases from colorectal cancer: analysis of prognostic factors in a single institution study. Ann Thorac Surg 98: 1238–1245

16

Alternative Therapieverfahren bei Lungenkarzinom und Lungenmetastasen

P. Schneider

P. Schneider, M. Kruschewski, H.J. Buhr (Hrsg.), *Thoraxchirurgie für den Allgemein- und Viszeralchirurgen*,
https://doi.org/10.1007/978-3-662-48710-5_17

In den letzten Jahren haben sich neben der Chirurgie und der konventionellen Strahlentherapie alternative lokale Therapieverfahren entwickelt. Hier sind besonders die stereotaktische Strahlentherapie („stereotactic body radiotherapy", SRBT) und die Radiofrequenzablation (RFA) herauszuheben. Diese neuen Verfahren sind dabei, ihren Stellenwert als ergänzendes Therapieangebot zu finden. Weitere Verfahren, wie etwa die Chemoembolisation, sind weniger verbreitet.

17.1 Einleitung

Die chirurgische Resektion gilt als Standardverfahren sowohl von Lungenkarzinom im Stadium I als auch in besonderen Situationen von Lungenmetastasen (▶ Kap. 16). Voraussetzung ist allerdings die funktionelle und allgemeine Operabilität des Patienten. Doch auch wenn diese Prämissen alle erfüllt sind, kann der Patient aus unterschiedlichen Gründen die Operation ablehnen. In diesen Fällen wurde dem Patienten bisher die konventionelle Strahlentherapie oder die palliative Chemotherapie angeboten. Die konventionelle Strahlentherapie hat im Vergleich zur Chirurgie deutlich schlechtere Ergebnisse. Zudem hat die Strahlentherapie bei Patienten mit eingeschränkter Lungenfunktion ein hohes Risiko für eine Strahlenpneumonitis.

In den letzten Jahren haben sich alternative lokale Therapieverfahren entwickelt. Hier sind besonders die Radiofrequenzablation und die stereotaktische Strahlentherapie hervorzuheben.

17.2 Die stereotaktische Strahlentherapie

Die stereotaktische Strahlentherapie – „stereotactic body radiotherapy" (SRBT) oder „stereotactic ablative radiotherapy" (SABR) – ist eine hochpräzise externe Strahlentherapie, bei der hohe Strahlendosen in wenigen Sitzungen appliziert werden. Durch Überlagerung sehr vieler Einstrahlrichtungen wird das umliegende strahlensensible Lungengewebe maximal geschont.

Die SRBT wurde in zahlreichen retrospektiven Studien untersucht. In der ersten nordamerikanischen Phase-2-Multizenterstudie (RTOG 0236) konnte bei 55 Patienten im klinischen Stadium I ein 3-Jahres-Überleben von 55,8 % erzielt werden mit hoher lokaler Tumorkontrolle und moderaten behandlungsassoziierten Morbidität. Dabei ist natürlich zu berücksichtigen, dass es sich um funktionell und allgemein inoperable Patienten handelt (Timmermann et al. 2010). Diese guten Ergebnisse führten dazu, dass das Verfahren zunehmend bei operablen Patienten eingesetzt wurde. In einer monozentrischen prospektiven Studie bei 179 Patienten konnte gezeigt werden, dass bei 177 Patienten im klinischen Stadium I und potenzieller Operabilität das 3-Jahres-Überleben mit 84,7 % bemerkenswert war (Lagerwaard et al. 2012). Weitere retrospektive Analysen zeigten jedoch widersprüchliche Ergebnisse.

In seiner umfangreichen Metaanalyse vergleicht Deng die SRBT mit der Lobektomie und der sublobären Resektion. 12 Kohortenstudien mit insgesamt 13.598 Patienten genügten den Ansprüchen der Metaanalyse. Die Lobektomie hat ein signifikant längeres Überleben im Vergleich zur SBRT, wobei die lokale Tumorkontrolle der SRBT vergleichbar ist mit der Lobektomie und der sublobären Resektion. Die Lobektomie bleibt die beste Therapieform für operable Patienten, allerdings gilt die SRBT für Patienten, die keine Lobektomie tolerieren, als alternative Therapieform mit vergleichbarer Prognose wie eine sublobäre Resektion. Die Autoren weisen aber ausdrücklich auf die Einschränkungen der Metaanalyse hin. In der Tat handelt es sich ausschließlich um retrospektive Analysen unterschiedlicher Qualität, und unter sublobärer Resektion werden Keilresektionen und Segmentresektionen subsummiert (Deng et al 2016).

In einer gepoolten Analyse von 2 randomisierten Studien (STARS und ROSEL), die zusammen 58 Patienten mit Tumoren bis 4 cm (T1 und T2a, N0, M0) beinhalten, konnten die Autoren um Chang zeigen, dass die SBRT für die Patienten besser verträglich war als die Operation (Lobektomie mit Lymphadenektomie/Sampling) und sogar zu einem besseren Langzeitüberleben im Stadium I führen konnte. Die Autoren folgern, dass beide Verfahren onkologisch gleich effektiv sind, jedoch die Operation zu einer erhöhten Morbidität und Letalität führt als die Bestrahlung. Wegen der geringen Größe der Patientengruppen werden größere Studien gefordert (Chang et al 2015).

17.3 Die Radiofrequenzablation

Die Radiofrequenzablation (RFA) ist ein interventionelles Verfahren, bei dem unter computertomographischer Kontrolle perkutan eine Sonde in den Tumor eingeführt wird. Durch Applikation von Energie kommt es zu Hitzeentwicklung bis 125 °C und damit zur Zerstörung des Tumorgewebes (Thermoablation). Bei der Sonde handelt es sich um eine Antenne – hier wird die Energie mittels Mikrowellen appliziert – oder um expandierbare Elektroden – hier wird Hochfrequenzstrom genutzt. Der Eingriff kann in Lokalanästhesie mit Analgosedierung oder in Vollnarkose erfolgen.

Für die RFA liegen weniger Daten vor als für die stereotaktische Bestrahlung. Die meisten beruhen auf der Thermoablation mit Hochfrequenzstrom. Alle Studien sind retrospektiv und beziehen sich auf relativ kleine Patientenkollektive. Im Gegensatz zu den SBRT-Studien handelt es sich um kleinere Tumoren von <3 cm (T1). Eine häufige therapiebedingte Komplikation ist der Pneumothorax, andere schwere Komplikationen sind selten. Das 3-Jahres-Überleben liegt zwischen 36 % und 88 %. Die lokale Tumorrezidivrate ist höher als bei der SBRT und der sublobären Resektion (Hiraki et al 2014).

Die RFA ist in der aktuellen amerikanischen ACCP-Leitlinie des Lungenkarzinoms als Behandlungsoption aufgenommen. Bei peripheren Läsionen <3 cm und inoperablen Patienten und Patienten, die nicht bestrahlt werden können, kann diese Option angeboten werden. Bei Tumoren >3 cm ist die lokale Progressrate hoch. Ähnlich ist auch die Empfehlung für Lungenmetastasen, z. B. beim kolorektalen Karzinom. Bei kleinen peripheren Metastasen ist die RFA als alternatives Therapieverfahren zu erwägen (Hikari et al 2014).

17.4 Die transpulmonalarterielle Chemoembolisation

Die transpulmonalarterielle Chemoembolisation ist ein neues, bisher palliatives Therapieverfahren an der Lunge. Analog zum Vorgehen an der Lunge findet die transarterielle Chemoembolisation der Leber (TACE) heute breite Anwendung bei inoperablen Lebertumoren. Aktuell wird über Langzeitüberleben von über 10 Jahren berichtet (Wu et al. 2013).

Bei der transpulmonalarteriellen Chemoembolisation wird die pulmonalarterielle Strombahn temporär einseitig oder lobär mit Stärkemikrosphären embolisiert. Dieses Konzept führt zu einer temporären Blutflussverlangsamung und damit zu einer Verlängerung der Exposition des Tumors gegenüber dem Zytostatikum, das zeitgleich mit dem Embolisat injiziert wird. Tierexperimentelle Untersuchungen zeigten einen temporären Stillstand des Blutflusses mit anschließender Blutflussverlangsamung. Nach ca. 20 min war der Blutfluss in der Pulmonalarterie wieder normal. Auch die onkologische Wirksamkeit konnte im Tiermodell nachgewiesen werden. Die transpulmonalarterielle Chemoembolisation war der systemischen Chemotherapie im Tiermodell sogar überlegen (Schneider P 2013).

Diese guten experimentellen Ergebnisse führten aber nicht zu einer Verbreitung im klinischen Einsatz. Vogl et al. (2013) scheinen in ihrem Zentrum die umfangreichsten klinischen Erfahrungen mit primären und sekundären Lungentumoren zu haben. Die transpulmonalarterielle Chemoembolisation bei unterschiedlichen Primärtumoren wird als gut verträgliche palliative Therapieoption bei Lungenkarzinom und pulmonalen Metastasen gesehen.

Da die Chemoembolisation eine interventionelle Methode ist, die in Lokalanästhesie durchführbar ist, kann sie sequenziell beidseits durchgeführt werden und in Zyklen wie bei der Leber oder der klassischen intravenösen Chemotherapie appliziert werden. Die systemische Toxizität ist bei einem Drittel der üblicherweise intravenös gegebenen Dosis nicht der limitierende Faktor. Es ist denkbar, dass die Chemoembolisation klinisch in folgenden Situationen eingesetzt werden könnte:

- adjuvant bei resektablen Metastasen im Rahmen der Metastasenchirurgie,
- neoadjuvant bei ausgedehnter, zunächst nicht resektabel erscheinender Metastasierung,
- bei diffuser inoperabler Metastasierung,
- bei lokal fortgeschrittenem Lungenkarzinom,
- bei funktionell inoperablen Patienten mit Lungenkarzinom oder Lungenmetastasen.

Leider fehlen hier bislang valide klinische Daten, so dass noch keine Empfehlung ausgesprochen werden kann.

Literatur

Chang JY, et al. (2015) Stereotactic ablative radiotherapy versus lobectomy for operable stage I non-small-cell lung cancer: a pooled analysis of two randomised trials. Lancet Oncol 16: 630–637

Deng H-Y, et al (2016) Radiotherapy, lobectomy or sublobar resection? A meta-analysis of the choices for treating stage I non-small-cell lung cancer. Eur J Cardiothorac Surg 2016, Sep 1- (Epub ahead of print)

Hiraki T (2014) Radiofrequency ablation as treatment for pulmonary metastasis of colorectal cancer. World J Gastroenterol 20: 988–996

Hiraki T (2014) Radiofrequency ablation for early-stage nonsmall cell lung cancer. BioMed Res Int 2014: 152087

Lagerwaard FJ, et al. (2012) Outcomes of Stereotactic Ablative Radiotherapy in Patients With Potentially Operable Stage I Non-Small Cell Lung Cancer. Int J Radiat Oncol Biol Phys 83: 348–353

Schneider P (2013) Pulmonary artery chemoembolization–from bench to bedside. Zentralbl Chir 138 (Suppl 1): S32–39

Timmerman R, et al. (2010) Stereotactic Body Radiation Therapy for Inoperable Early Stage Lung Cancer. JAMA 3003: 1070–1076

Vogl TJ, et al. (2013) Regional Chemotherapy of the Lung: Transpulmonary Chemoembolization in Malignant Lung Tumors. Semin Intervent Radiol 30: 176–184

Wu KT, Wang CC, Lu LG (2013) Hepatocellular carcinoma: Clinical study of long-term survival and choice of treatment modalities. World J Gastroenterol 19: 3649–3657

Epidemiologie, Genese, Metastasierung und Prognosefaktoren beim Lungenkarzinom

J. Gröne

P. Schneider, M. Kruschewski, H.J. Buhr (Hrsg.), *Thoraxchirurgie für den Allgemein- und Viszeralchirurgen*,
https://doi.org/10.1007/978-3-662-48710-5_18

Weltweit liegt das Lungenkarzinom bei den zum Tod führenden Neubildungen derzeit an der Spitze. Bei Männern ist Lungenkrebs die häufigste zum Tode führende Krebserkrankung. Bei Frauen nimmt er bei steigender Tendenz die 3. Position hinter dem Mammakarzinom und dem Kolonkarzinom ein. Die Inzidenz des Lungenkarzinoms liegt nur gering über der Letalität, woraus sich die niedrige Überlebensrate ableiten lässt. Diese Tatsache ist vor allen Dingen in der häufig erst spät gestellten Diagnose begründet.

Das nichtkleinzellige Lungenkarzinom (NSCLC) macht bei den neu diagnostizierten Fällen einen Anteil von ungefähr 75 % aus. Im Gegensatz zu vielen anderen Tumorentitäten kann ein Großteil der Fälle durch bekannte Risikofaktoren erklärt werden.

Es besteht heute kein Zweifel mehr daran, dass das Rauchen den bedeutendsten Einzelrisikofaktor für das Lungenkarzinom darstellt. Unter den beruflichen Noxen ist die Asbest- und Radonbelastung als wichtigster ätiologischer Faktor zu nennen. Beim Zusammenwirken von natürlichen Umwelteinflüssen, Schadstoffbelastung der Außenluft, beruflicher Belastung und Tabakkonsum muss von einem multiplikativen Effekt ausgegangen werden.

Der einzig kurative Therapieansatz ist die radikale und vollständige Resektion bei Patienten mit frühen Krankheitsstadien (UICC-Stadium I und II) sowie bei selektionierten Patienten mit einem lokal fortgeschrittenen Stadium (UICC-Stadium IIIa). Ein hoher Prozentsatz der Patienten ist jedoch aufgrund ihres lokal fortgeschrittenen und metastasierten Stadiums bei Diagnosestellung inoperabel und inkurabel.

Gegenwärtig kann von einer Heilungsrate über alle Patienten von unter 20 % ausgegangen werden, was die Bedeutung der Prävention und die Notwendigkeit der Entwicklung neuer Therapiekonzepte unterstreicht.

Von allen bekannten Prognoseparametern stellt die Tumorausbreitung weiterhin den entscheidenden Faktor beim nichtkleinzelligen Lungenkarzinom dar und bestimmt das therapeutische Vorgehen. Darüber hinaus sind heutzutage molekulare Marker beim NSCLC im Kontext multimodaler Therapiekonzepte ein wichtiger Bestandteil für die individualisierte Tumortherapie, sie haben einen zunehmenden Einfluss auf die Prognose der Patienten.

18.1 Epidemiologie

18.1.1 Geschlechtsunterschiede und regionale Unterschiede

Im Jahr 2010 starben in der Bundesrepublik Deutschland ca. 43.000 Personen an Lungenkrebs.

Die Schätzungen der jährlichen Neuerkrankungszahlen für das Lungenkarzinom lagen für das Jahr 2014 bei 36.000 für das männliche und 19.600 für das weibliche Geschlecht. Die Neuerkrankungsrate betrug im Jahr 2010 deutschlandweit 87,4 pro 100.000 Männer sowie 40,9 pro 100.000 Frauen.

Das Lungenkarzinom manifestiert sich in der Regel ab der 6. Lebensdekade und betrifft derzeit das männliche Geschlecht ungefähr zwei- bis dreimal mehr als das weibliche (▫ Abb. 18.1). Bei der männlichen Bevölkerung ist das Lungenkarzinom mit einem Anteil von 14 % an allen Krebserkrankungen nicht die häufigste Krebsneuerkrankung, jedoch aufgrund der schlechten Prognose im Vergleich z. B. zum kolorektalen Karzinom die häufigste Todesursache aller bösartigen Erkrankungen.

Beim weiblichen Geschlecht rangiert das Lungenkarzinom mit einem über die letzten 10 Jahre ansteigenden Anteil von mittlerweile 14 % nach dem Brustkrebs und vor dem kolorektalen Karzinom an 2. Stelle der krebsbedingten Todesursachen (▫ Abb. 18.2, ▫ Abb. 18.3).

Die Inzidenz und Sterblichkeit bei Männern weist in beiden Teilen Deutschlands bis Ende der 60er-Jahre im Osten und Ende der 70er-Jahre im Westen einen starken Anstieg auf. Seit Mitte der 80er-Jahre stellt sich für die Geschlechter eine gegenläufige Entwicklung dar.

Während bei den Männern nach einer Stagnation auf hohem Niveau die Sterblichkeit im Westen Ende der 80er-Jahre in einen deutlichen Rückgang überging, stieg die Sterblichkeit bei Frauen seit Beginn der 50er-Jahre mit einer kleinen Unterbrechung Mitte der 60er-Jahre ununterbrochen. Die Zunahme fiel in Ostdeutschland allerdings etwas geringer aus als in Westdeutschland. Die gegenläufige Entwicklung hält nach der Wiedervereinigung bis in die heutige Zeit an (▫ Abb. 18.4). Dieser Trend lässt sich auch in anderen westlichen Industrienationen verzeichnen.

Im Vergleich zu den USA und Europa liegt die altersstandardisierte Neuerkrankungs- und Sterberate in der Bundesrepublik Deutschland im Mittelfeld. Die höchste Rate für Männer im europäischen Vergleich weist Belgien auf. Bei den Frauen ist die Mortalitätsrate in Dänemark am höchsten. Die niedrigsten Raten finden sich für Frauen in Finnland und für Männer in Schweden (▫ Abb. 18.5).

Das Lungenkarzinom ist selten heilbar. Dennoch kann in den letzten 10 Jahren vor dem Hintergrund verbesserter Diagnostik, multimodaler Therapiekonzepte und radikaler Operationsprinzipien eine leichte Erhöhung der 5-Jahres-Überlebensrate verzeichnet werden. Die durchschnittliche relative 5-Jahres-Überlebensrate (2009–2010) wird für Männer im gesamten Bundesgebiet mit regionalen Schwankungen zwischen 14 und 19 % und für Frauen zwischen 17 und 28 % angegeben (RKI 2013).

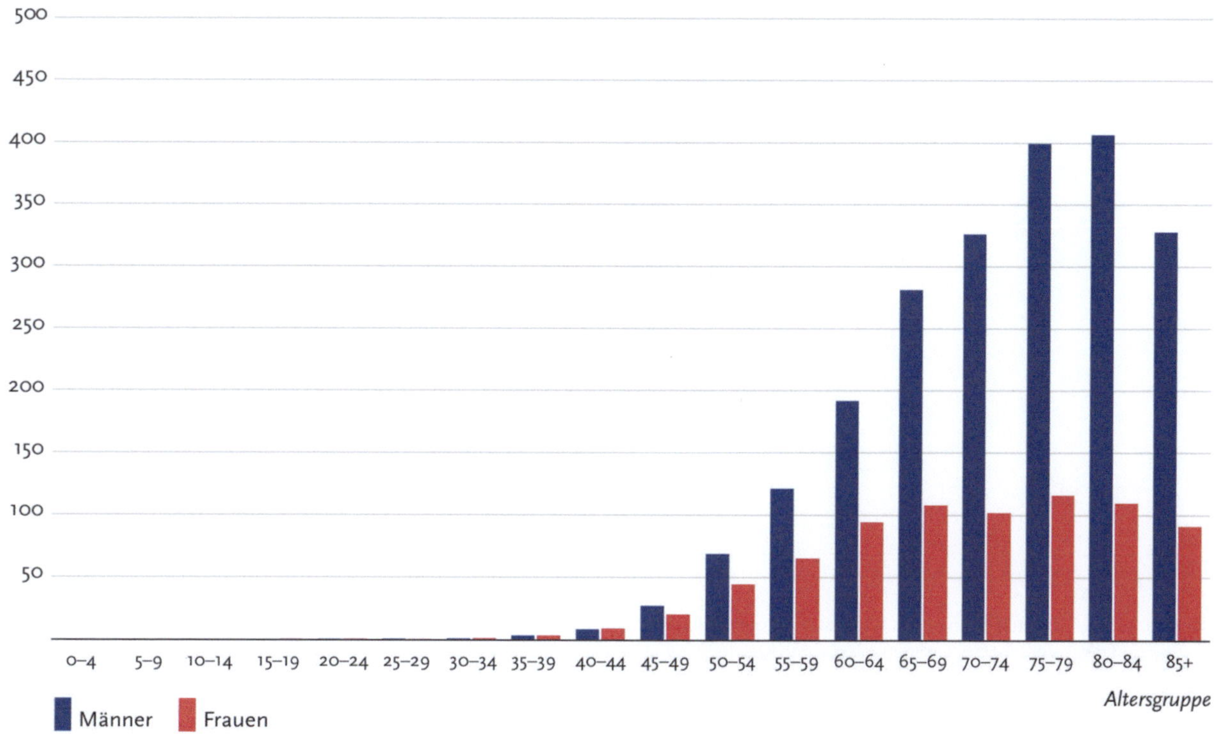

Abb. 18.1 Altersspezifische Erkrankungsraten beim Lungenkarzinom je 100.000 Menschen, nach Geschlecht (Deutschland 2011–2012). (Quelle: Robert Koch-Institut und die Gesellschaft der epidemiologischen Krebsregister in Deutschland e.V. 2015, mit freundlicher Genehmigung)

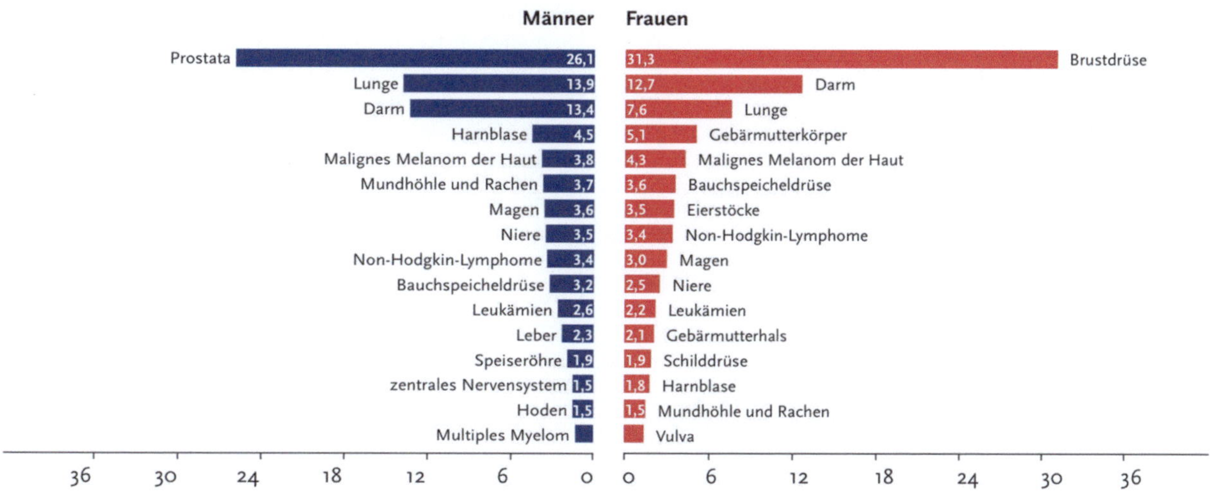

Abb. 18.2 Prozentualer Anteil der häufigsten Tumorlokalisationen an allen Krebsneuerkrankungen in Deutschland 2012 (ohne nichtmelanotischen Hautkrebs). (Quelle: Robert Koch-Institut und die Gesellschaft der epidemiologischen Krebsregister in Deutschland e.V. 2015, mit freundlicher Genehmigung)

18.1.2 Untergruppen des Lungenkarzinoms

Das Lungenkarzinom umfasst eine morphologisch heterogene Gruppe an bösartigen Lungentumoren.

Nur ungefähr die Hälfte der Tumoren zeigt histologisch ein nahezu einheitliches Bild. Die andere Hälfte sind Mischtumoren. Die Einteilung erfolgt nach dem überwiegenden pathohistologischen Typ. Der vorherrschende histologische Typ ist mit mehr als 20 % das Plattenepithelkarzinom, gefolgt vom Adenokarzinom (25–40 %), dem kleinzelligen Karzinom (20–25 %) und dem großzelligen Karzinom (10–15 %).

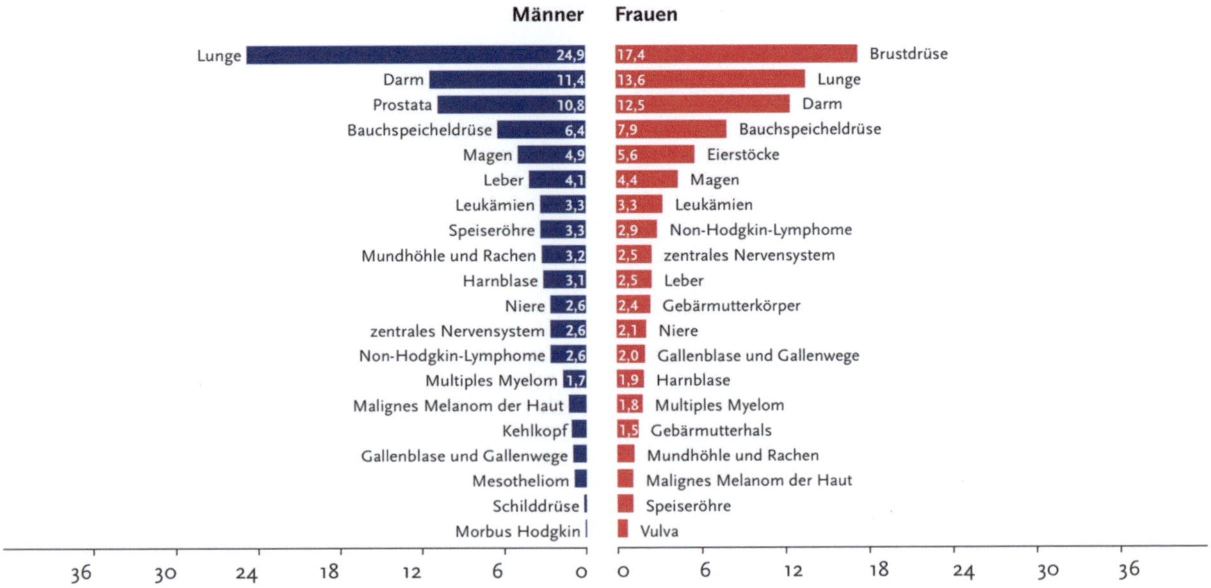

Abb. 18.3 Prozentualer Anteil der häufigsten Tumorlokalisationen an allen Krebssterbefällen in Deutschland 2010 (Quelle: Robert Koch-Institut und die Gesellschaft der epidemiologischen Krebsregister in Deutschland e.V. 2015, mit freundlicher Genehmigung)

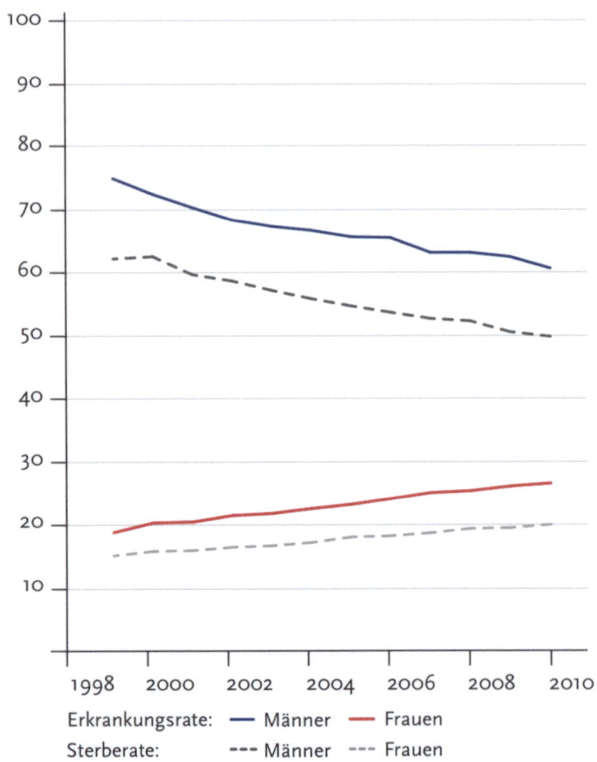

Abb. 18.4 Altersstandardisierte Erkrankungs- und Sterberaten beim Lungenkarzinom je 100.000 Menschen, nach Geschlecht (Europastandard). (Quelle: Robert Koch-Institut und die Gesellschaft der epidemiologischen Krebsregister in Deutschland e.V. 2015, mit freundlicher Genehmigung)

Nach der WHO werden die epithelialen Tumoren beim Lungenkarzinom in präkanzeröse Läsionen und maligne epitheliale Tumoren unterschieden (Travis et al. 2004). Bei den malignen Tumoren werden neben dem Plattenepithelkarzinom, dem kleinzelligen Karzinom, dem Adenokarzinom und dem großzelligen Lungenkarzinom mit jeweils weiteren Subgruppen fünf zusätzliche Gruppen histologisch differenziert. Unter der Federführung der Internatiònal International Association for the Study of Lung Cancer (IASLC) und der American Thoracic Society (ATS) sowie unter Mitwirkung der European Respiratory Society (ERS) wurde eine neue Klassifikation der Adenokarzinome publiziert (Tab. 18.1) (Travis et al. 2011). Die aktuelle Einteilung berücksichtigt, dass sich mit den histopathologischen Subtypen nicht nur unterschiedliche Prognosegruppen, sondern auch Hinweise auf verschiedene genetische Defekte und auch auf das Therapieansprechen unterscheiden lassen. Unter anderem ist das Konzept der neuroendokrinen Karzinome dabei komplett überarbeitet worden (Travis et al. 2015). Diese neue Klassifikation trägt möglicherweise einem besseren Verständnis der Tumorbiologie der einzelnen Subgruppen Rechnung.

Im Hinblick auf klinische Erfahrungen und die grundverschiedenen Therapieansätze für bösartige Lungentumoren ist jedoch im klinischen Alltag eine pauschalere und einfachere Unterscheidung in kleinzellige und nichtkleinzellige Lungenkarzinome prognostisch und für die Therapiewahl von Relevanz. Im Gegensatz zum nichtkleinzelligen Lungenkarzinom, welches in lokalisierten Stadien primär

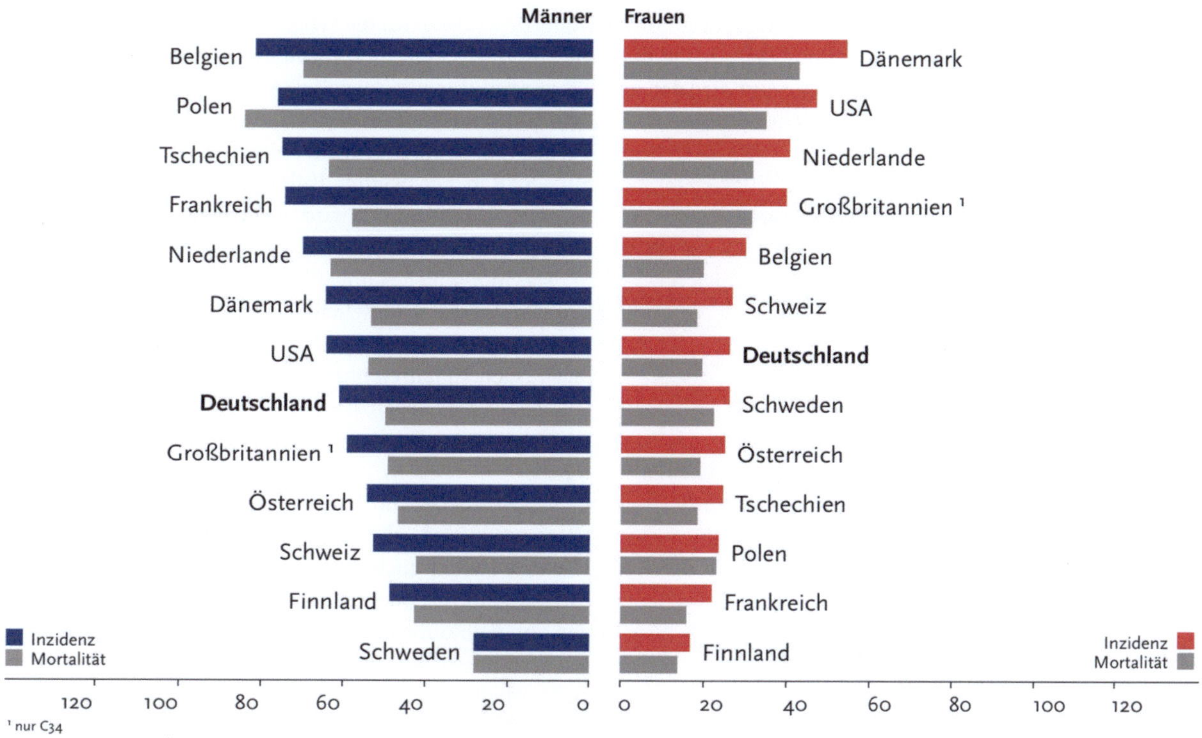

Abb. 18.5 Altersstandardisierte Neuerkrankungs- und Sterberaten beim Lungenkarzinom im internationalen Vergleich, nach Geschlecht (Europastandard). (Quelle: Robert Koch-Institut und die Gesellschaft der epidemiologischen Krebsregister in Deutschland e.V. 2015, mit freundlicher Genehmigung)

Tab. 18.1 Neue Klassifikation des Adenokarzinoms

Präinvasive Läsionen
Atypische adenomatöse Hyperplasie (AAH)
Adenocarcinoma in situ (AIS), (≤3 cm, früher: „reines" bronchioloalveoläres Karzinom) – nichtmuzinös – muzinös – gemischt nichtmuzinös/muzinös
Minimalinvasives Adenokarzinom (MIA)
Prädominant lepidisches (Adenokarzinom mit ≤3 cm Größe und ≤5 mm Invasion) – nichtmuzinös – muzinös – gemischt nichtmuzinös/muzinös
Invasives Adenokarzinom
Lepidisch prädominant (früher: nichtmuzinöses bronchioloalveoläres Wachstumsmuster, mit >5 mm Invasion) – azinär prädominant – papillär prädominant – mikropapillär prädominant – solid prädominant mit Schleimbildung
Varianten des invasiven Adenokarzinoms
Invasives muzinöses Adenokarzinom (früher: muzinöses bronchioloalveoläres Karzinom)
Kolloidales Adenokarzinom
Fetales Adenokarzinom (niedrig und hoch maligne)
Enterisches Adenokarzinom

chirurgisch therapiert wird, ist das kleinzellige Karzinom seit Einführung der Chemotherapie Ende der 60er-Jahre eine Domäne der konservativen Onkologie und wird daher in der folgenden Darstellung außer Betracht gelassen.

Klinisch-histologische Klassifikation des Lungenkarzinoms

Nichtkleinzelliges Karzinom – NSCLC („non small cell lung cancer"):
80 % aller Lungenkarzinome

- Plattenepithelkarzinom
- Adenokarzinom
- Großzelliges Karzinom

Kleinzelliges Karzinom – SCLC („small cell lung cancer"):
20 % aller Lungenkarzinome

18.2 Ätiologie und Pathogenese des Lungenkarzinoms

18.2.1 Ätiologie

Inhalationsrauchen

Als mit Abstand bedeutendster Risikofaktor für das Lungenkarzinom ist das Inhalationsrauchen seit dem Beginn der modernen Epidemiologie in den 50er-Jahren inzwischen als kausal nachgewiesen.

Im Zigarettenkondensat enthaltene Karzinogene und Kokarzinogene in Form von polyzyklischen Kohlenwasserstoffen sind bei 90 % der Patienten alleinig oder zumindest als begleitendes Agens für die Entwicklung eines Lungenkarzinoms verantwortlich. In der Bundesrepublik Deutschland werden 87 % der gesamten Lungenkrebssterblichkeit bei Männern und 56 % bei Frauen dem Rauchen zugeschrieben.

Die Auswertung einer Langzeitbeobachtungsstudie unter britischen Ärzten von 1951 ergab ein zunehmendes Risiko mit steigendem Zigarettenkonsum: Im Vergleich zu Nichtrauchern steigt das Risiko

- auf das knapp 8-fache bei einem täglichen Zigarettenkonsum von 1–14 Zigaretten,
- auf das knapp 13-fache bei einem täglichen Konsum von 15–24 Zigaretten und
- auf das 25-fache bei einem Konsum von mehr als 25 Zigaretten pro Tag (Doll u. Peto 1976).

Andere Studien dieser Art kamen zu vergleichbaren Ergebnissen. Folgende Resultate können heute als gesichert gelten: Das Lungenkrebsrisiko steigt mit zunehmender Dosis, wobei dies sowohl für die tägliche Rauchmenge als auch für die kumulierte Anzahl gerauchter Zigaretten oder anderer Tabakprodukte gilt. Das Risiko nimmt ferner zu mit der Zeit, während der eine Person in ihrem Leben raucht, und es wird umso höher, je früher eine Person in ihrem Leben mit dem Rauchen beginnt. Falls vor dem 17. Lebensjahr mit dem Rauchen begonnen wird, steigt das Risiko noch einmal um 50 % an (Doll et al. 2004).

Das individuelle Lungenkrebsrisiko kann durch Aufgeben des Rauchens entscheidend reduziert werden. Bereits nach 5 Jahren Abstinenz wird das Lungenkrebsrisiko halbiert. Nach 10 Jahren ohne aktives Rauchen ist das Risiko auf 1/4 des vorherigen Wertes zurückgegangen. Das Risiko eines Nichtrauchers wird allerdings nie wieder erreicht werden.

Nichtraucher mit Exposition gegenüber Tabakrauch (Passivraucher) scheinen ein im Vergleich zu nichtexponierten Nichtrauchern nur geringgradig erhöhtes Risiko für Lungenkrebs haben. Zusammenfassende Bewertungen von Fallkontroll- und Kohortenstudien bezüglich des Lungenkrebsrisikos durch Passivrauchen zeigten in Übersichtsarbeiten ein relatives Risiko (RR) zwischen 1,29 und 1,6 (Boffetta et al. 1998, Fontham et al. 1994, Saracci u. Riboli 1989, Wang et al. 2015). In der Bundesrepublik Deutschland sind auf der Basis verfügbarer Angaben zur Passivrauchexposition 400 Todesfälle pro Jahr auf diese Exposition zurückzuführen. Für Zigarren- und Pfeifenraucher ist eine damit verbundene Erhöhung des Lungenkrebsrisikos ebenfalls nachgewiesen. Der Effekt ist allerdings geringer als bei Zigarettenrauchern, was mit einer unterschiedlichen Inhalationstiefe erklärt wird.

Rauchen ist ein Risikofaktor für alle histologischen Typen des Lungenkrebses. Während der Effekt beim kleinzelligen Karzinom und beim Plattenepithelkarzinom besonders ausgeprägt ist, ist er beim Adenokarzinom und beim großzelligen Karzinom weniger stark (Jedrychowski et al. 1992, Wang et al. 2015).

Berufliche Exposition

Neben dem Tabakrauch sind eine Reihe beruflicher Expositionen bekannt, die erwiesenermaßen ein erhöhtes Risiko für Lungenkrebs mit sich bringen. Der bedeutendste Einzelrisikofaktor ist mit einem Anteil von mehr als 90 % aller beruflich verursachten Lungenkarzinome die Asbestexposition. Der Zusammenhang ist fest etabliert und gilt als kausal gesichert (Pairon et al. 2014). Es konnte insbesondere bei starker Exposition ein deutlicher Dosis-Wirkungs-Effekt zwischen der chronischen Asbestbelastung der Lungen und der Entwicklung von bösartigen Lungen- und Brustfelltumoren nachgewiesen werden. Der nahezu lineare Anstieg von Lungenkarzinomen bei kumulativer Exposition ist für alle Asbestarten gleich, wobei die Faserlänge einen Einfluss auf das individuelle

Risiko zu haben scheint (Markowitz 2015). Zwischen Rauchen und Asbestexposition besteht ein synergistischer und multiplikatorischer Effekt mit einem 50-fach höheren Lungenkrebsrisiko (Markowitz et al. 2013). Nach erfolgter Asbeststaubexposition manifestieren sich die bösartigen Tumoren mit einer Latenz von etwa 20–30 Jahren, diese erscheint beim Mesotheliom ausgeprägter als beim Lungenkarzinom (Billings u. Howard 2000, Woitowitz u. Lange 1986).

Weitere inhalative Noxen, die mit Tätigkeiten in der Aluminiumherstellung, Kohlegas- und Koksherstellung, in Gießereien, als Maler und in der Gummiherstellung verbunden sind, sowie auch ionisierende Strahlung (◘ Tab. 18.2) haben ebenfalls einen karzinogenen Effekt. Sie bedeuten je nach Exposition ein berufsbedingtes Lungenkrebsrisiko von schätzungsweise 7–12 %. Die Abschätzung der Kausalfaktoren der Lungenkrebsentwicklung durch berufliche Noxen wird jedoch meist durch gleichzeitigen Zigarettenkonsum bei diesen Berufsgruppen erschwert. Einen klaren Dosis-Wirkungs-Zusammenhang zwischen ionisierender Strahlung und dem Auftreten von Lungenkrebs haben Beobachtungen bei Überlebenden der Atombombenabwürfe in Hiroshima und Nagasaki gezeigt (Preston et al. 1987). Untersuchungen von Beschäftigten in Uranminen konnten außerdem nachweisen, dass die berufliche Exposition gegenüber Radon ursächlich für das Auftreten von Lungenkrebs und mit einem etwa 2-fach erhöhten Risiko verbunden ist. Bei den Gebieten mit hoher Lungenkrebssterblichkeit in Thüringen (z. B. Landkreise Aue und Schwarzenberg) handelt es sich um Bergbaugebiete, in denen nach dem 2. Weltkrieg in großem Stil Uranabbau betrieben wurde und dabei eine der verheerendsten Radonexpositionen von Minenbeschäftigten eintrat. Als Berufskrankheiten wurden bisher offiziell mehr als 5000 Lungenkrebsfälle anerkannt. Jährlich kommen 200–300 Lungenkrebsfälle hinzu.

Industrie- und Verkehrsabgase

Industrie- und Verkehrsabgase (Luftverschmutzung) werden für schätzungsweise 5 % aller Lungenkarzinome verantwortlich gemacht. Die Risikoerhöhung für die Entwicklung von Lungenkrebs steigt auf das 1,5-fache bei Männern und auf das 1,2-fache bei Frauen. Das Risiko betrifft insbesondere Raucher, da beim Zusammenwirken von Schadstoffbelastung der Außenluft und Tabakkonsum von einem multiplikativen Effekt auszugehen ist. Die größte Bedeutung unter den Luftschadstoffen wird dem Dieselruß zugeschrieben (Hemminki u. Pershagen 1994, Jedrychowski et al. 1990).

Familiäre Disposition

Eine familiäre Disposition ist inzwischen als gesichert anzusehen. Personen mit einem Elternteil, der an einem Lungenkarzinom erkrankt ist, haben ein 2- bis 3-mal höheres Lungenkarzinomrisiko als Personen ohne eine derartige familiäre Belastung bei vergleichbaren Rauchgewohnheiten (Coté et al. 2012).

Patienten mit einer chronischen Bronchitis haben ein erhöhtes Risiko, an einem Lungenkarzinom zu erkranken, insbesondere wenn eine deutlich obstruktive Komponente besteht.

◘ **Tab. 18.2** Berufsbedingte Faktoren, die mit einem erhöhten Lungenkrebsrisiko einhergehen

Noxe	Berufsgruppe	Literatur
Asbest	Asbestarbeiter, Textilindustrie	Rösler et al. 1983
Radon	Kobaltbergbau, „Schneeberger Krankheit"	Tomasek et al. 2013
Radioaktive Stäube	Uranbergbau	Mulloy et al. 2001
Arsen	Kupferhütte, „Moselwinzer", Trinkwasser	Enterline et al. 1987
Kokereirohgase, Nickeldämpfe, Chromdämpfe, Metallstäube, Schweißrauchen	Eisen- und Stahlhütten	Schottenfeld u. Fraumeni 1996
Cadmium, PAK	Chemie- und Metallberufe	Schottenfeld u. Fraumeni 1996
Dieselmotorabgase, Ruß, Teer, Zementstaub Künstliche Mineralfasern	Straßenbauarbeiter	Boffetta et al. 1998
Silikate	Bergleute, Mineralaufarbeiter, Keramikberufe	Brown et al. 1997
Polyzyklische Kohlenwasserstoffe, Kühlschmiermittel, halogenierte Ether, Mineralöle, Isopropylöl	Kokerei, Industrie-, Lagerarbeiter	Boffetta et al. 1998

PAK polyzyklische aromatische Kohlenwasserstoffe.

Narbenkarzinom

Der Begriff des Narbenkarzinoms, bei dem es sich meistens um ein Adenokarzinom handelt, ist mit Vorsicht zu behandeln, da oft auch im Resektat oder bei der Sektion nicht sicher zu entscheiden ist, ob sich ein Karzinom auf eine Narbe aufgepfropft hat oder ob sich eine Narbe im Bereich eines Karzinoms erst entwickelt hat.

18.2.2 Pathogene

Bösartige Lungentumoren entstehen als Endstufe von Zell- und Gewebsveränderungen auf dem Boden von chronisch einwirkenden kanzerogenen Noxen und Schadstoffen.

Nach heutigem Kenntnisstand vollzieht sich die Entstehung von Lungenkarzinomen in mehreren Stufen, die in der Regel mit unabhängigen genetischen und epigenetischen Alterationen verknüpft sind. Dabei ist bislang nicht gesichert, ob alle epithelialen Zellen des Bronchialsystems Ausgang für die maligne Transformation sind oder ob es nur einzelne Zellgruppen, wie z. B. die Stammzellen, sind. Die molekularen Veränderungen betreffen überwiegend Gene, die direkt oder indirekt an der Regulation des Wachstums, der Proliferation oder der Differenzierung der Zelle beteiligt sind. Die Aktivierung von (Proto-)Onkogenen und die Inaktivierung von Tumorsuppressorgenen als Folge von chromosomalen Aberrationen (Translokation, Inversion), Mutationen wie Punktmutationen, Deletion, Insertion, Amplifikationen und DNA-Methylierung sind Voraussetzung für eine Transformation der Zelle und führen zu deren Entartung. So wie der klinische, histologische und biologische Phänotyp beim Lungenkarzinom sind auch die molekularen Veränderungen komplex und heterogen. Dennoch lassen sich drei typische molekulare Veränderungen über alle Subtypen regelhaft nachweisen:

- Mutationen im Tumorsuppressorgen TP53,
- die Inaktivierung eines weiteren Tumorsuppressorgens, RB1 („retinoblastoma gene") und
- der Verlust chromosomaler Regionen im Bereich des Chromosoms 3p, das zahlreiche potenzielle Tumorsuppressorgene kodiert (◘ Tab. 18.3) (Larsen u. Minna 2011).

Das Plattenepithelkarzinom leitet sich von metaplastischen Reservezellen ab und entsteht meist zentral an den Aufzweigungsstellen der Segment- und Subsegmentbronchien auf dem Boden einer chronischen Schleimhautreizung, sei es durch inhalative, mechanische oder infektiöse Noxen. Es breitet sich oft zentripetal im peribronchialen Bindegewebe aus und metastasiert früh in die regionalen Hiluslymphknoten.

Adenokarzinome sind besonders häufig in der Lungenperipherie vorzufinden, wo auch die meisten Narbenprozesse ablaufen.

18.3 Metastasierung

Die schlechte Prognose des Lungenkarzinoms beruht wesentlich auf der häufig schon vorliegenden Metastasierung bei Diagnosestellung.

Die meisten Patienten mit Erkrankungen im fortgeschrittenen UICC-Stadium IV sterben innerhalb weniger Monate. Vereinfachend dargestellt metastasiert das Lungenkarzinom lymphogen und hämatogen. Der Mechanismus der intrapulmonalen Metastasierung ist noch nicht hinreichend bekannt. Man geht davon aus, dass sich Metastasen von primären Lungenkarzinomen hämatogen ausbreiten.

18.3.1 Lymphogene Metastasierung

Die Lymphdrainage der Lunge erfolgt über intrapulmonale und extrapulmonale Lymphgefäßsysteme.

Das intrapulmonale System besteht aus lymphatischem Gewebe in Form von Lymphfollikeln oder regionalen Lymphknoten (Hiluslymphknoten), die über oberflächliche, subpleurale und tiefe, peribronchiale und perivaskuläre Lymphgefäße verbunden werden. Die Lymphdrainage erfolgt nicht ausschließlich nach zentral. Ein Teil der Lymphe wird zentrifugal drainiert und steht über den Anschluss der subpleuralen Lungenmantelregion an pleurale Lymphgefäße mit der viszeralen Pleura in Verbindung (◘ Abb. 18.6).

Dieser Weg stellt die Grundlage für die Pathogenese der Pleuritis carcinomatosa dar. Über die komplex vernetzte und ungerichtete intrapulmonale Lymphdrainage ist bereits bei lokal begrenzten Tumoren von einer bis an die anatomischen Grenze, z. B. die Lappengrenze, ausgedehnten Metastasierung auszugehen. Daher ist eine Keilresektion bei gesichertem Karzinom nicht ausreichend radikal und muss auf eine anatomische Resektion erweitert werden.

Unter dem „extrapulmonalen System" werden die mediastinalen Lymphknoten zusammengefasst. Über paratracheale und bifurkale Lymphknotenstationen besteht eine Verbindung mit kontralateralen Lymphbahnen. Auf diesem Weg können Tumoren lymphogen auf die kontralaterale Seite metastasieren. Die Verbindung zwischen prä- und paratrachealen mit den vorderen mediastinalen Lymphknoten stellen bidirektionale Leitungswege zwischen Halsgebiet und Thorax dar. Neben dieser komplexen Vernetzung der thorakalen Lymphgefäße besteht eine

Tab. 18.3 Häufige genetische Veränderungen beim Lungenkarzinom. (Nach Larsen u. Minna 2011)

Gene	SCLC	NSCLC		
		Alle	Adenokarzinom	Plattenepithelkarzinom
Onkogene				
Mutation				
BRAF	Selten	1–3 %	1–5 %	Selten
EGFR	Selten	20 %	10–40 %	Selten
ErbB2 (*HER2*)	Selten	2 %	4 %	selten
KRAS	Selten	10–30 %	15–35 %	<5 %
Amplifikation				
EGFR	Selten	20–30	15 %	30 %
ErbB2 (*HER2*)	5–30 %	2–23 %	6 %	2 %
MYC	18–30 %	8–22 %		
Erhöhte Proteinexpression				
CRK				
BCL2	75–95 %	8–30 %	8–30 %	
CCND1	0 %	43 %	35–55 %	30–55 %
CD44	Selten	Häufig	3 %	48 %
Tumorsuppressorgene				
Mutation				
CDKN2A	<1 %	10–40 %		
p53	75–90 %	50–60 %	50–70 %	60–70 %
PTEN	15–20 %	<10 %		
Deletion/LOH				
CDKN2A	37 %	75–80 %		
p53	86–93 %	74–86 %		
Rb	93 %	62 %		
Verlust Proteinexpression				
CAV1	95 %	24 %		
Rb	90 %	15–60 %	23–57 %	6–14 %
DNA-Methylierung				
APC	15–26 %	24–96 %		
CAV1	93 %	9 %		
CDH1	60 %	20–35 %		
Telomerasenaktivität	75–100 %	50–80 %	65–85 %	80–90 %
Chromosomale Abberation	1p, 3p, 3q, 4p, 4q, 5p, 5q, 8p, 8q, 10q, 13q, 17p, 18q	3p, 5q, 8p, 9p, 13q, 17p, 18q, 19p, 19q, 21q, 22q	2q, 3p, 4q, 8p, 9p, 9q, 10p, 10q, 13q, 15q, 18, 20	3p, 4q, 9p, 10p, 10q, 18, 20

LOH Loss of Herterozygosity, *NSCLC* nichtkleinzelliges Lungenkarzinom, *SCLC* kleinzelliges Lungenkarzinom.

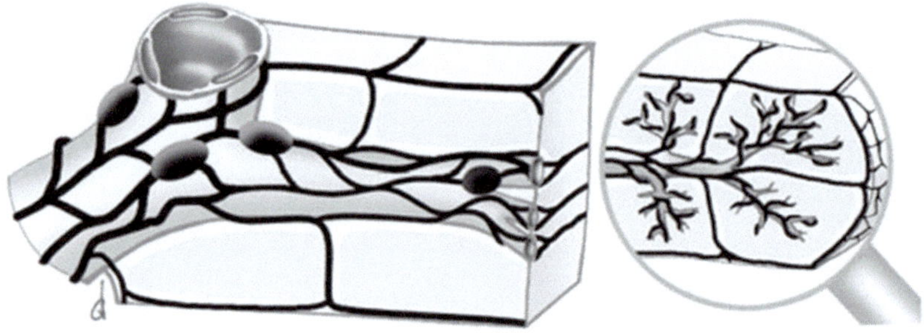

Abb. 18.6 Schema der pulmonalen Lymphdrainage. Anschluss der subpleuralen Lungenmantelregion an pleurale und interlobäre Lymphgefäße. Intrapulmonale Lymphknoten mit 1. Station im Subsegmentbereich

direkte Verbindung zwischen den Drainagesystemen von Thorax und Oberbauch. Standardmuster der Lymphdrainage des gesunden Menschen basierend auf lymphoszintigraphischen Untersuchungen geben Anhalt für den anzunehmenden Metastasierungsweg beim Lungenkarzinom (Hata et al. 1981).

Entzündliche Affektionen der Lymphknotenstationen können diesen Metastasierungsweg jedoch unvorhersehbar verändern, so dass im Verlauf Lymphknotenstationen übersprungen werden.

Dies unterstreicht unser Konzept einer systematischen mediastinalen Lymphknotendissektion im Sinne einer radikalen Resektion im Vergleich zu lokalen Dissektionsverfahren (Tab. 18.4 und Abb. 18.7).

Tab. 18.4 Nomenklatur und Lokalisation der mediastinalen und pulmonalen Lymphknoten beim Lungenkarzinom gemäß IASLC. (Mod. nach Mountain et al. 1997)

Station	Lokalisation
1	Höchste mediastinale Lymphknoten
2	Obere paratracheale Lymphknoten
3	Prävaskuläre und retrotracheale Lymphknoten
4	Untere paratracheale Lymphknoten
5	Subaortale Lymphknoten (aortopulmonales Fenster)
6	Paraortale Lymphknoten (Aorta ascendens oder entlang des N. phrenicus)
7	Subcarinale Lymphknoten
8	Paraösophageale Lymphknoten
9	Ligamentum pulmonale Lymphknoten
10	Hiläre Lymphknoten
11	Interlobäre Lymphknoten
12	Lobäre Lymphknoten
13	Segmentale Lymphknoten
14	Subsegmentale Lymphknoten

18.3.2 Hämatogene Metastasierung

Das Lungenkarzinom metastasiert vorzugsweise in die Knochen, das Gehirn, die Leber, die Nebenniere und in die kontra- und ipsilaterale Lunge.

Die Inzidenz von Knochenmetastasen beim Lungenkarzinom zum Zeitpunkt der Diagnosestellung ist bei den Kleinzellern am höchsten und bei den Plattenepithelkarzinomen am geringsten. Ergebnisse von Autopsien zeigen jedoch eine vergleichbare Inzidenz von Knochenmetastasen von etwa 30 % unter allen 4 führenden histologischen Typen (Plattenepithelkarzinom, Adenokarzinom, großzelliges Lungenkarzinom und kleinzelliges Lungenkarzinom) (Muggia u. Chervu 1974). Knochenmetastasen von Lungenkarzinomen sind in der Regel vom osteolytischen Typ. Deren Bedeutung für die Morbidität ist allerdings, verglichen mit osteolytischen Knochenmetastasen von Brust- oder Prostatakarzinomen, aufgrund der schlechteren Überlebensrate beim Lungenkarzinom deutlich geringer.

Bei der Analyse von sekundären Gehirntumoren waren bösartige Tumoren von Bronchien, Lungen und Trachea die häufigste Primärlokalisation bzw. Quelle (Walker et al. 1985). Rezidive nach resezierten nichtkleinzelligen Lungenkarzinomen manifestierten sich bei etwa 25 % der Betroffenen zerebral. Im Vergleich zu anderen soliden Karzinomen sind multiple Hirnmetastasen beim Lungenkarzinom häufiger und ungefähr 2-mal häufiger als singuläre Metastasen. Autopsiebefunde von an Lungenkrebs verstorbenen Patienten zeigen in mehr als 25 % der Fälle Hirnmetastasen und bei einem Drittel der Patienten Metastasen der Nebenniere. Weniger häufig metastasiert das Lungenkarzinom in die Haut und selten in Dünndarm, Aderhaut und Orbita.

18.4 Neue molekularbiologische Erkenntnisse

Mit der rasanten Entwicklung molekularer Untersuchungstechniken können heutzutage genetische und epigenetische Veränderungen umfassend analysiert werden. Dazu gehören die genomweite Analyse der „messenger“ RNAs (mRNA)

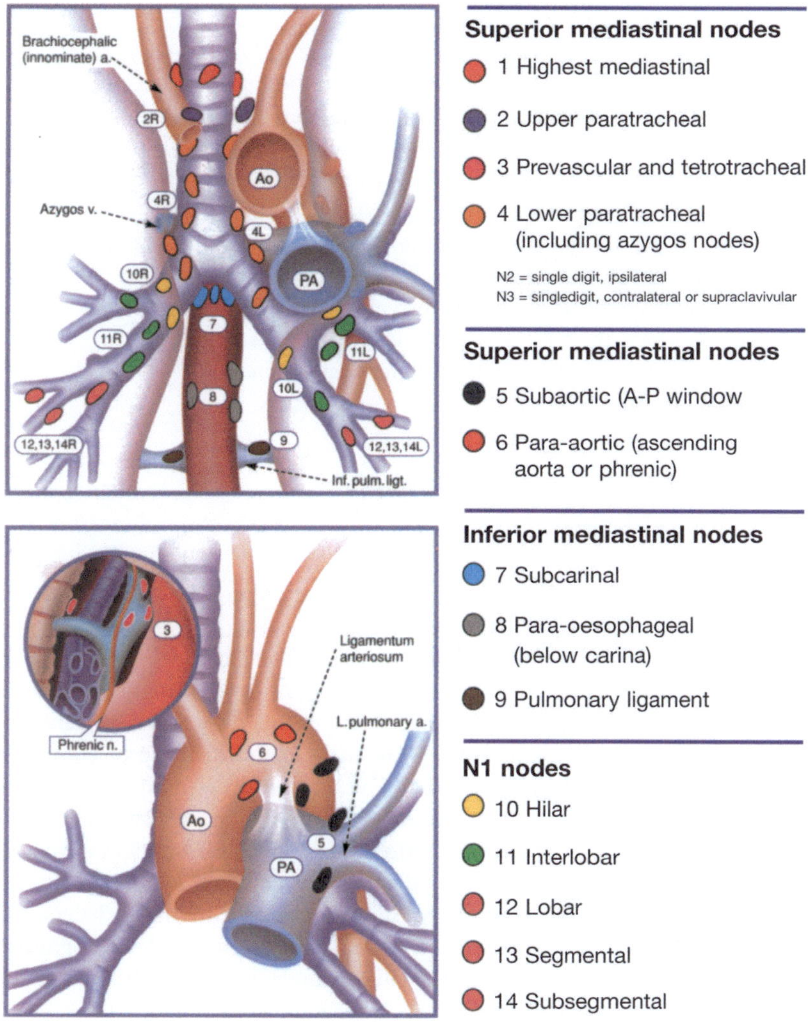

Abb. 18.7 Klassifikation der regionalen Lymphknoten für das Staging des Lungenkarzinoms der IASLC. (Nach Mountain u. Dresler 1997)

und der nichtkodierenden micro-RNAs (miRNA) zur RNA-Expressionsanalyse (Transcriptomics), Untersuchungen auf Änderungen von Genkopien („copy number variations") der DNA (Genomics) und Prüfung auf epigenetische Veränderungen – etwa Methylierungsstatus der DNA – sowie weitreichende Analysen des Proteoms (Proteomics). Die Einführung der sogenannten „next generation sequencing"-Technologie bietet zudem die Möglichkeit der genomweiten Mutationsanalyse von Lungenkarzinomen und hat gemeinsam mit den genannten Techniken bereits zum vertieften Verständnis der Tumorbiologie beigetragen, sie hat zur Identifikation weiterer potenzieller Marker und Zielmoleküle (Targets) geführt und Einfluss auf die Wahl der medikamentösen Therapie genommen (Larsen u. Minna 2011).

Dieser bemerkenswerte Fortschritt bei der Therapie der Lungenkarzinome und dabei vornehmlich der Adenokarzinome im Stadium IV zeigt sich im klinischen Alltag am Beispiel der Bestimmung des Mutationsstatus des *EGFR*-Gens („epidermal growth factor receptor") für die Erstlinientherapie. Liegt eine mutierte Form beim NSCLC vor, sollten Patienten als Erstlinientherapie anstelle einer Standardchemotherapie einen Tyrosinkinase-Inhibitor (z. B. Gefitinib, Erlotinib) erhalten, da diese Substanzen eine vergleichbare Wirksamkeit und bessere Verträglichkeit aufweisen (Rosell et al. 2012).

Ein weiteres Beispiel für die Rolle molekularer Untersuchungen für die Individualisierung der Tumortherapie stellt die Untersuchung des Patienten auf eine *EML4-ALK*-Translokation dar. Die Translokation im Chromosom 2 bewirkt eine Änderung des EML4-ALK-Proteins („anaplastic lymphoma kinase-echinoderm microtubule-associated protein-like 4"), welches dann als Rezeptor in veränderter Form auch ohne Ligandenbindung bei mindestens 5 % der NSCLC zu einer gesteigerten Aktivierung der Tyrosinkonaseaktivität führt. Patienten mit einem Rezidiv und Nachweis der Translokation profitieren von einer zielgerichteten Therapie mit ALK-Inhibitoren (Crizotinib), die oral verabreicht werden.

Die neuen Technologien sind vielversprechende Ansätze, um die komplexen molekularen Mechanismen im Rahmen der Tumorentwicklung und -progression besser zu verstehen. Zahlreiche Moleküle wie ROS1, BRAF, KRAS, HER2, c-MET, RET, PIK3CA, FGFR1 und DDR2 sind beim Lungenkarzinom Gegenstand der aktuellen Forschung (Rothschild et al. 2015). Neben der Identifikation und Entwicklung individualisierter medikamentöser Tumortherapien ist dabei besonders interessant, ob in Zukunft in der prognostisch heterogenen Gruppe der Patienten mit UICC-Stadium III durch eine Bestimmung von molekularbiologischen Parametern eine Vorhersage über die Rezidivhäufigkeit und die Entwicklung von metachronen Metastasen und damit der Prognose der Patienten möglich sein wird.

18.5 Prognosefaktoren und TNM-Klassifikation

Die spätere Metastasierungstendenz, die niedrigere Zellteilungsrate und die langsamere Proliferationsgeschwindigkeit unterscheidet das nichtkleinzellige vom kleinzelligen Lungenkarzinom.

Diese Eigenschaften erklären das geringere Ansprechen auf eine Chemotherapie und begründen die zentrale Stellung der chirurgischen Therapie beim nichtkleinzelligen Lungenkarzinom. Daher bestimmt das Ausmaß der lymphogenen und der hämatogenen Metastasierung wie auch der lokalen Tumorausbreitung die Prognose maßgeblich und ist für die Therapieentscheidung wegweisend. Unter den Patientencharakteristika sind in lokalisierten Stadien (UICC I und II) des nichtkleinzelligen Lungenkarzinoms ein männliches Geschlecht und ein fortgeschrittenes Alter mit einer ungünstigeren Prognose vergesellschaftet. Ein niedriger Karnofsky-Index und ein prätherapeutischer Gewichtsverlust von mehr als 10 % des Körpergewichts gewinnen in den fortgeschrittenen Stadien UICC III und IV an prognostischer Bedeutung. Sie spiegeln ebenso wie eine Erhöhung der Laktatdehydrogenase (LDH) die bereits progrediente Tumorerkrankung wider. Der Karnofsky-Index ist jedoch für das Erreichen eines Langzeitüberlebens wenig aussagekräftig, da sich die Überlebenskurven nach 2 Jahren annähern. Für eine Aussage über das Langzeitüberleben ist hingegen das Geschlecht besser geeignet. Frauen haben in der Altersgruppe <60 Jahre eine bessere Prognose als Männer. Die Bestimmung der Tumormarker NSE und Cyfra 21 hat neben der Verlaufskontrolle im Vergleich zum LDH keine zusätzliche prognostische Bedeutung.

Neben klinischen Faktoren und Patientencharakteristika sind in den vergangenen Jahren zunehmend molekulare Faktoren mit prognostischer Relevanz identifiziert worden, deren Potenzial zur Prognosedifferenzierung innerhalb von etablierten Tumorstadien Gegenstand der aktuellen Forschung ist. Einzelne molekulare Marker, wie z. B. das mutierte KRAS-Gen, konnten als Prognosemarker validiert werden. Jedoch ist vor dem Hintergrund des heterogenen Geno- und histologischen Phänotyps des NSCLC und auch der teils kontroversen Datenlage die Anwendbarkeit als Prognosemarker im klinischen Alltag nur von eingeschränkter Aussagekraft. Zahlreiche weitere Gene, wie z. B. HER-2, p53, Ki-67, Bcl-2, Cyclin D1 (CCND1), EGF („endothelian growth factor") und β-tubulin (bTub III) wurden in Bezug auf ihre prognostische Relevanz beschrieben, konnten sich aber aus den genannten Gründen und bislang ebenfalls nicht als Routinemarker durchsetzen (Zhu u. Tsao 2014).

Tab. 18.5 Darstellung der 5-Jahres-Überlebensraten für das Lungenkarzinom in Abhängigkeit von der Tumorausbreitung und dem pathologischen UICC-Stadium nach der 7. Edition. (Mirsadraee et al. 2012 nach Wang et al. 2014)

UICC-Stadium	TNM	5-Jahres-Überlebensraten [%]
I A	T1N0M0	81
B	T2N0M0	72
II A	T1N1M0	60
B	T2N1M0 bzw. T3N0M0	47
III A	T(1–3)N2M0 bzw. T3N1M0	38
B	T(1–4)N3M0 bzw. T4 N(1–3)M0	15
IV	T(1–4)N(1–3)M1	8

Letztendlich stellt derzeit weiterhin die TNM-Klassifikation und die daraus hervorgehenden UICC-Stadien den derzeit entscheidenden Prognosefaktor und das einzig therapierelevante Kriterium für das nichtkleinzellige Lungenkarzinom dar (Tab. 18.5).

Die Definition und Klassifikation der Tumorausbreitung ist in ► Kap. 19 (► Tab. 19.1) sowie in den Abb. 18.8, Abb. 18.9, Abb. 18.10, Abb. 18.11 und Abb. 18.12 unter Berücksichtigung der neuen Vorschläge der IASLC für die 8. Edition der TNM-Klassifikation zusammenfassend dargestellt.

Das UICC-Stadium I umfasst auf die Lunge begrenzte Tumormanifestationen ohne eine Beteiligung der Lymph-

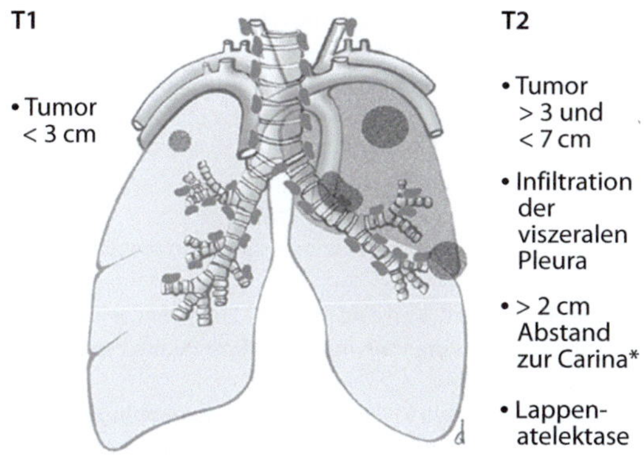

Abb. 18.8 Schematische Übersicht der Befundkonstellationen im Stadium T1 (rechte Lungenhälfte) und T2 (linke Lungenhälfte) nach der 7. Edition der TNM-Klassifikation. Der atelektatische Oberlappen links ist dunkelgrau unterlegt. (* entfällt in der 8. Edition)

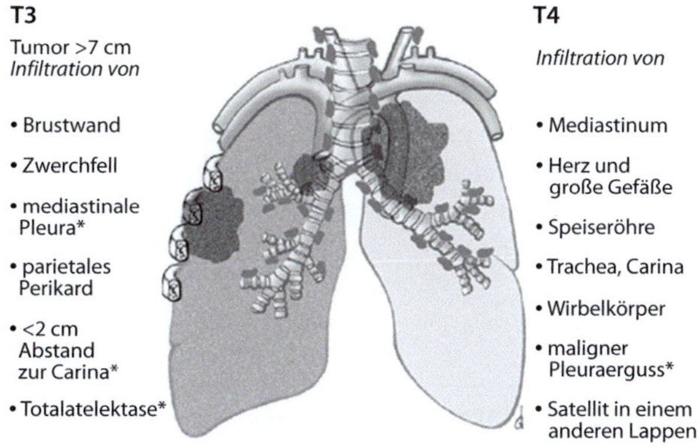

Abb. 18.9 Schematische Übersicht der Befundkonstellationen im Stadium T3 (rechte Lungenhälfte) und T4 (linke Lungenhälfte) nach der 7. Edition der TNM-Klassifikation. Der total atelektatische Lungenflügel ist dunkelgrau unterlegt. (* entfällt in der 8. Edition)

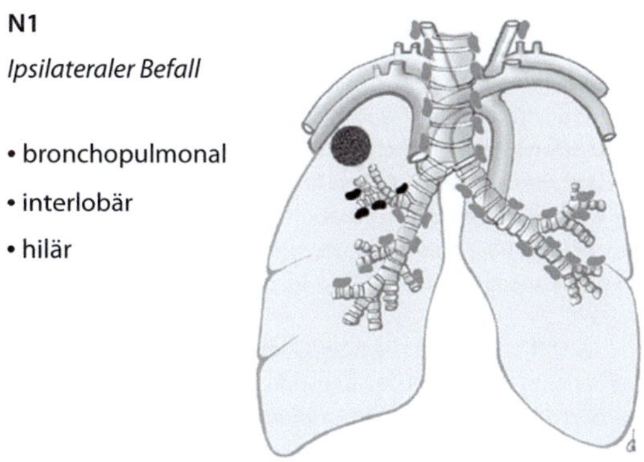

Abb. 18.10 Schematische Übersicht der Befundkonstellationen im N1-Stadium bei ipsilateralem Tumorbefall des rechten Oberlappens nach der 7. und 8. Edition der TNM-Klassifikation

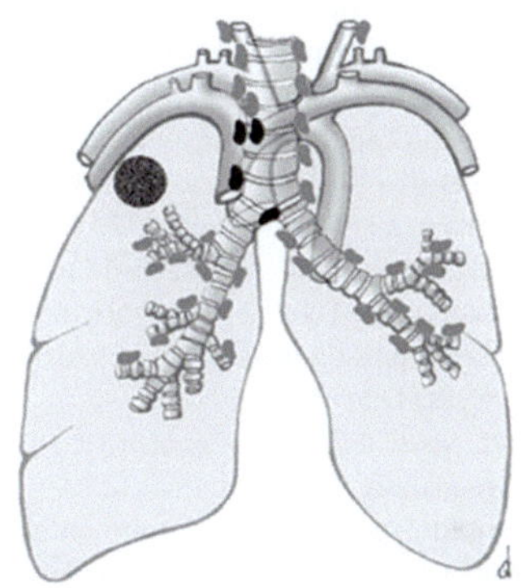

Abb. 18.11 Schematische Übersicht der Befundkonstellationen im N2-Stadium bei ipsilateralem Tumorbefall des rechten Oberlappens nach der 7. und 8. Edition der TNM-Klassifikation

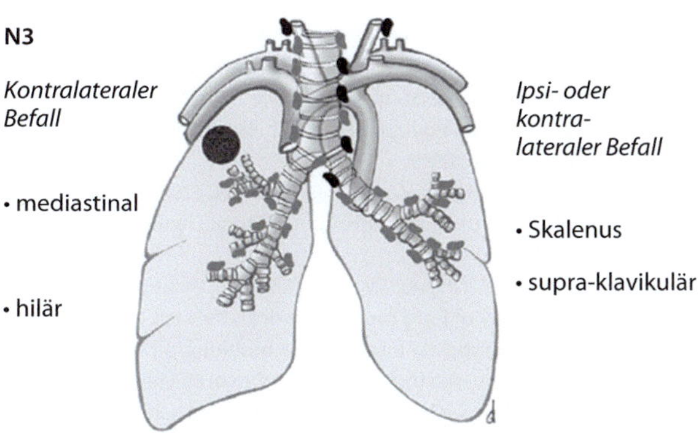

Abb. 18.12 Schematische Übersicht der Befundkonstellationen im N3-Stadium bei Tumorbefall des rechten Oberlappens nach der 7. und 8. Edition der TNM-Klassifikation

knoten, das Stadium II schließt die Beteiligung intrapulmonaler Lymphknotenstationen mit ein.

In beiden Stadien ist die primäre Resektion die Therapie der Wahl. Hinsichtlich der Tumorausbreitung stellen beide Stadien mit 5-Jahres-Überlebensraten nach alleiniger Resektion von 50–70 % (Stadium I) und 30–50 % (Stadium II) relativ homogene Patientenpopulationen dar.

Das UICC-Stadium III ist durch seine Heterogenität bezüglich der Therapiestrategien und der Prognose gekennzeichnet. Während bei Patienten ohne mediastinalen Lymphknotenbefall (T3N1) die operative Resektion ebenfalls die Therapie der Wahl darstellt, ist das therapeutische Vorgehen bei N2-Befall nicht standardisiert. Diese Patienten werden bevorzugt multimodal im Rahmen von klinischen Studien behandelt.

Die Prognose innerhalb des N2-Stadiums verschlechtert sich mit steigender Anzahl der befallenen Lymphknoten und ist von der Lokalisation des Befalls abhängig. Einem paraösophagealen und subcarinalem Lymphknotenbefall wird eine im Vergleich zu tracheobronchialem und paratrachealem Befall ungünstigere Prognose zugesprochen (Naruke et al. 1978).

Literatur

Billings CG, Howard P (2000) Asbestos exposure, lung cancer and asbestosis. Monaldi Arch Chest Dis Arch Monaldi Mal Torace Fondazione Clin Lav IRCCS Ist Clin Tisiol E Mal Appar Respir Univ Napoli Secondo Ateneo 55: 151–156

Boffetta P, Agudo A, Ahrens W, et al. (1998) Multicenter case-control study of exposure to environmental tobacco smoke and lung cancer in Europe. J Natl Cancer Inst 90: 1440–1450

Brown LM, Gridley G, Olsen JH, et al. (1997) Cancer risk and mortality patterns among silicotic men in Sweden and Denmark. J Occup Environ Med Am Coll Occup Environ Med 39: 633–638

Coté ML, Liu M, Bonassi S, et al. (2012) Increased risk of lung cancer in individuals with a family history of the disease: a pooled analysis from the International Lung Cancer Consortium. Eur J Cancer Oxf Engl 1990 48: 1957–1968. doi: 10.1016/j.ejca.2012.01.038

Doll R, Peto R (1976) Mortality in relation to smoking: 20 years' observations on male British doctors. Br Med J 2: 1525–1536

Doll R, Peto R, Boreham J, Sutherland I (2004) Mortality in relation to smoking: 50 years' observations on male British doctors. BMJ 328: 1519. doi: 10.1136/bmj.38142.554479.AE

Enterline PE, Henderson VL, Marsh GM (1987) Exposure to arsenic and respiratory cancer. A reanalysis. Am J Epidemiol 125: 929–938

Fontham ET, Correa P, Reynolds P, et al. (1994) Environmental tobacco smoke and lung cancer in nonsmoking women. A multicenter study. JAMA 271: 1752–1759

Goldstraw P, Chansky K, Crowley J, et al. (2016) The IASLC Lung Cancer Staging Project: Proposals for Revision of the TNM Stage Groupings in the Forthcoming (Eighth) Edition of the TNM Classification for Lung Cancer. J Thorac Oncol 11: 39–51

Hata E, Troidl H, Hasegawa T (1981) In vivo Untersuchungen der Lymphdrainage des Bronchialsystems beim Menschen mit der Lymphozytenszintigraphie: Eine neue diagnostische Technik. Lungenkarzinom-In: Hammelmann H, Troidl H (Hrsg) Behandlung des Bronchhialkarzinoms. Thieme, Stuttgart

Hemminki K, Pershagen G (1994) Cancer risk of air pollution: epidemiological evidence. Environ Health Perspect 102 (Suppl 4): 187–192

Jedrychowski W, Becher H, Wahrendorf J, et al. (1992) Effect of tobacco smoking on various histological types of lung cancer. J Cancer Res Clin Oncol 118: 276–282

Jedrychowski W, Becher H, Wahrendorf J, Basa-Cierpialek Z (1990) A case-control study of lung cancer with special reference to the effect of air pollution in Poland. J Epidemiol Community Health 44: 114–120

Larsen JE, Minna JD (2011) Molecular biology of lung cancer: clinical implications. Clin Chest Med 32: 703–740. doi: 10.1016/j.ccm.2011.08.003

Markowitz S (2015) Asbestos-related lung cancer and malignant mesothelioma of the pleura: selected current issues. Semin Respir Crit Care Med 36: 334–346. doi: 10.1055/s-0035–1549449

Markowitz SB, Levin SM, Miller A, Morabia A (2013) Asbestos, asbestosis, smoking, and lung cancer. New findings from the North American insulator cohort. Am J Respir Crit Care Med 188: 90–96. doi: 10.1164/rccm.201302–0257OC

Mirsadraee S, Oswal D, Alizadeh Y, et al. (2012) The 7th lung cancer TNM classification and staging system: Review of the changes and implications. World J Radiol 4: 128–134. doi: 10.4329/wjr.v4.i4.128

Mountain CF, Dresler CM (1997) Regional Lymph Node Classification For Lung Cancer Staging. Chest 111: 1718–1723

Muggia FM, Chervu LR (1974) Lung cancer: diagnosis in metastatic sites. Semin Oncol 1: 217–228

Mulloy KB, James DS, Mohs K, Kornfeld M (2001) Lung cancer in a nonsmoking underground uranium miner. Environ Health Perspect 109: 305–309

Naruke T, Suemasu K, Ishikawa S (1978) Lymph node mapping and curability at various levels of metastasis in resected lung cancer. J Thorac Cardiovasc Surg 76: 832–839

Pairon J-C, Andujar P, Rinaldo M, et al. (2014) Asbestos exposure, pleural plaques, and the risk of death from lung cancer. Am J Respir Crit Care Med 190: 1413–1420. doi: 10.1164/rccm.201406–1074OC

Preston DL, Kato H, Kopecky K, Fujita S (1987) Studies of the mortality of A-bomb survivors. 8. Cancer mortality, 1950–1982. Radiat Res 111: 151–178

Robert Koch-Institut (Hrsg) und die Gesellschaft der epidemiologischen Krebsregister in Deutschland e.V. (Hrsg) (2015) Krebs in Deutschland 2011/2012, 10. Ausgabe. Berlin

Rosell R, Carcereny E, Gervais R, et al., Spanish Lung Cancer Group in collaboration with Groupe Français de Pneumo-Cancérologie and Associazione Italiana Oncologia Toracica (2012) Erlotinib versus standard chemotherapy as first-line treatment for European patients with advanced EGFR mutation-positive non-small-cell lung cancer (EURTAC): a multicentre, open-label, randomised phase 3 trial. Lancet Oncol 13: 239–246. doi: 10.1016/S1470–2045(11)70393-X

Rösler J, Woitowitz R, Woitowitz H-J, Rödelsberger K (1983) Forschungsbericht Asbest IV: Asbesteinwirkung am Arbeitsplatz und Sterblichkeit an bösartigen Tumoren in der Bundesrepublik Deutschland. Sankt Augustin

Rothschild SI (2015) Targeted Therapies in Non-Small Cell Lung Cancer-Beyond EGFR and ALK. Cancers 7: 930–949. doi: 10.3390/cancers7020816

Saracci R, Riboli E (1989) Passive smoking and lung cancer: current evidence and ongoing studies at the International Agency for Research on Cancer. Mutat Res 222: 117–127

Schottenfeld D, Fraumeni JF (1996) Cancer epidemiology and prevention, 2nd ed. Oxford University Press, New York

Tomasek L (2013) Lung cancer risk from occupational and environmental radon and role of smoking in two Czech nested case-control studies. Int J Environ Res Public Health 10: 963–979. doi: 10.3390/ijerph10030963

Travis W, Brambilla E, Müller-Hermelink H, Harris C (2004) Pathology and Genetics of Tumours of the Lung, Pleura, Thymus and Heart. IARCPress, Lyon

Travis WD, Brambilla E, Noguchi M, et al. (2011) International association for the study of lung cancer/american thoracic society/european respiratory society international multidisciplinary classification of lung adenocarcinoma. J Thorac Oncol 6: 244–285

Travis WD, Brambilla E, Nicholson AG, et al. (2015) The 2015 World Health Organization Classification of Lung Tumors: Impact of Genetic, Clinical and Radiologic Advances Since the 2004 Classification. J Thorac Oncol 10: 1243–1260

Walker AE, Robins M, Weinfeld FD (1985) Epidemiology of brain tumors: the national survey of intracranial neoplasms. Neurology 35: 219–226

Wang A, Kubo J, Luo J, et al. (2015) Active and passive smoking in relation to lung cancer incidence in the Women's Health Initiative

Observational Study prospective cohort. Ann Oncol Off J Eur Soc Med Oncol ESMO 26: 221–230. doi: 10.1093/annonc/mdu470
Wang J, Wu N, Zheng Q, et al. (2014) Evaluation of the 7th edition of the TNM classification for lung cancer at a single institution. J Cancer Res Clin Oncol 140: 1189–1195. doi: 10.1007/s00432-014-1636-0
Woitowitz HJ, Lange HJ, Beierl L, et al. (1986) Mortality rates in the Federal Republic of Germany following previous occupational exposure to asbestos dust. Int Arch Occup Environ Health 57: 161–171
Zhu C-Q, Tsao M-S (2014) Prognostic markers in lung cancer: is it ready for prime time? Transl Lung Cancer Res 3: 149–158. doi: 10.3978/j.issn.2218-6751.2014.06.09

Prätherapeutisches Staging des Lungenkarzinoms

A. E. Frick, G. Leschber

P. Schneider, M. Kruschewski, H.J. Buhr (Hrsg.), *Thoraxchirurgie für den Allgemein- und Viszeralchirurgen*,
https://doi.org/10.1007/978-3-662-48710-5_19

Zur histologischen Sicherung einer malignomsuspekten pulmonalen Raumforderung stehen verschiedene Methoden zur Verfügung. Eine CT-Thoraxuntersuchung und zur weiteren Differenzierung eine PET-CT-Thoraxuntersuchung geben Aufschluss über die Tumorausdehnung, den Lymphknotenbefall und die Fernmetastasierung. In der prätherapeutischen Diagnostik ist die Beurteilung der funktionellen Operabilität unabdingbar. Das Tumorstadium eines nichtkleinzelligen Lungenkarzinoms wird anhand der TNM-Klassifikation der UICC (Union Internationale contre le Cancer) in der 8. Auflage von 2017 eingeteilt. Bei gesichertem nichtkleinzelligen Lungenkarzinom hängt die weitere Therapie vom Tumorstadium, den Komorbiditäten und der Funktionalität des Patienten ab und sollte in einer Tumorkonferenz festgelegt werden.

19.1 Diagnostik des Lungenkarzinoms

Da Lungenkarzinome in frühen Stadien in der Regel keine Beschwerden verursachen, werden die meisten Patienten mit Zufallsbefunden vorstellig. Nur wenn der Tumor Kontakt zu den Bronchien oder der Pleura hat, können Symptome wie Reizhusten, Schmerzen oder selten auch Hämoptysen eintreten. Gewichtsverlust oder eine Verschlechterung des Allgemeinzustandes sind Zeichen eines fortgeschrittenen Tumorleidens, das meist nicht mehr operabel ist.

Neben der Anamneseerhebung und der körperlichen Untersuchung erfolgt bei Verdacht auf Lungenkarzinom die Röntgenthoraxaufnahme (p.-a. und seitlich, ◘ Abb. 19.1) als erste Untersuchung. Zeigt sich hier ein Anhalt einer pulmonalen Veränderung, so wird eine weitere bildgebende Diagnostik in Form der Computertomographie (CT; ◘ Abb. 19.2) veranlasst. Diese kontrastmittelverstärkte CT-Thoraxuntersuchung, die Oberbauchorgane und Nebennieren einschließt, ist die Standarduntersuchung, die eine Beurteilung der Größe und Ausdehnung des Tumors erlaubt und gleichzeitig Aufschluss über den Lymphknotenstatus und potenzielle Metastasen in den abdominellen Organen gibt.

> **Anamnese- und Statuserhebung sowie eine Röntgenthoraxaufnahme sind die ersten Untersuchungen bei Verdacht auf Lungenkarzinom. Die CT-Thoraxuntersuchung folgt im zweiten Schritt der Diagnostik.**

Zur histologischen Sicherung eines pulmonalen Rundherdes oder einer pulmonalen Raumforderung wird die Bronchoskopie eingesetzt, da hier neben der Beurteilung der endobronchialen Verhältnisse (intraluminales Tumorwachstum, Ausschluss von Schleimhautmetastasen) Proben aus dem Tumor gewonnen werden können (◘ Abb. 19.3).

Zur Bronchoskopie muss die CT-Thoraxuntersuchung vorliegen, um eindeutig zu bestimmen, über welchen Bronchus das Zielgebiet erreicht wird. Zentral wachsende oder endoluminal sichtbare Tumoren werden mit einer Zangenbiopsie abgeklärt, bei peripheren pulmonalen Rundherden wird eine Kombination verschiedener Techniken zur Materialgewinnung angewandt (Bürste,

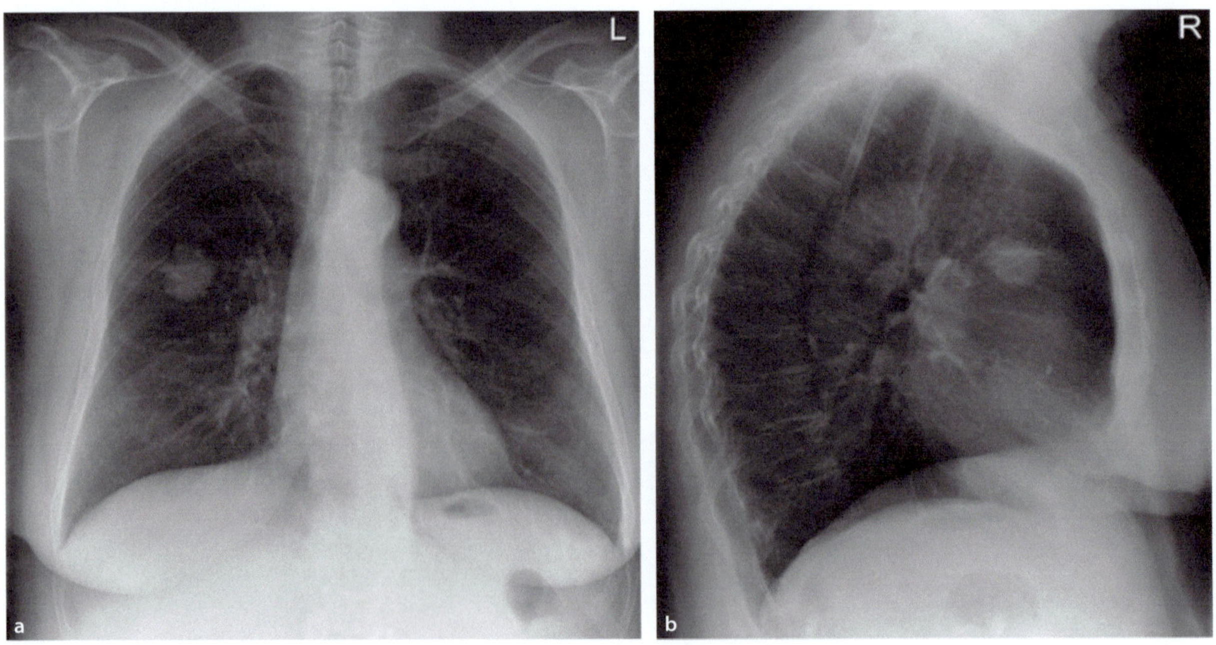

◘ **Abb. 19.1a,b** Röntgenthoraxaufnahme p.-a. (**a**) und seitlich (**b**) bei Lungenkarzinom im rechten Oberlappen

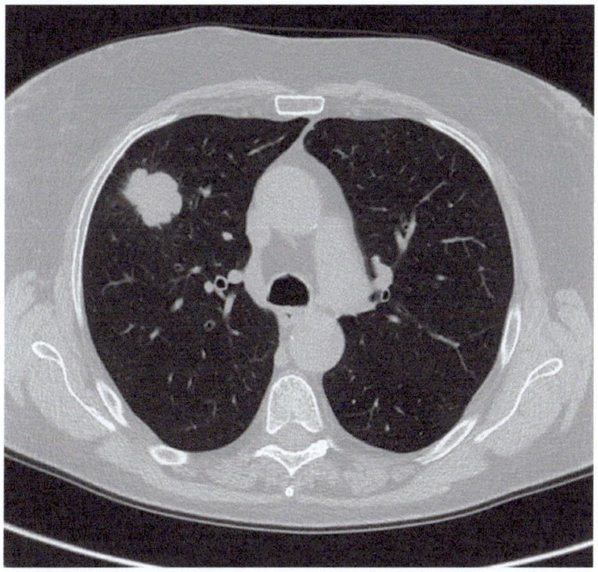

Abb. 19.2 CT-Thoraxuntersuchung eines Lungenkarzinoms im rechten Oberlappen (selber Patient wie in Abb. 19.1)

Nadel, Katheter, Zange). Ist eine periphere Raumforderung bei der Durchleuchtung darstellbar, führt dies zu einer erhöhten Erfolgsquote, da der Herd während der Bronchoskopie gezielt angesteuert werden kann. Die bei der Bronchoskopie gewonnenen Proben lassen in vielen Fällen eine pathologische Diagnose mitsamt der immunhistologischen Feindiagnostik oder molekularpathologischen Analyse zu.

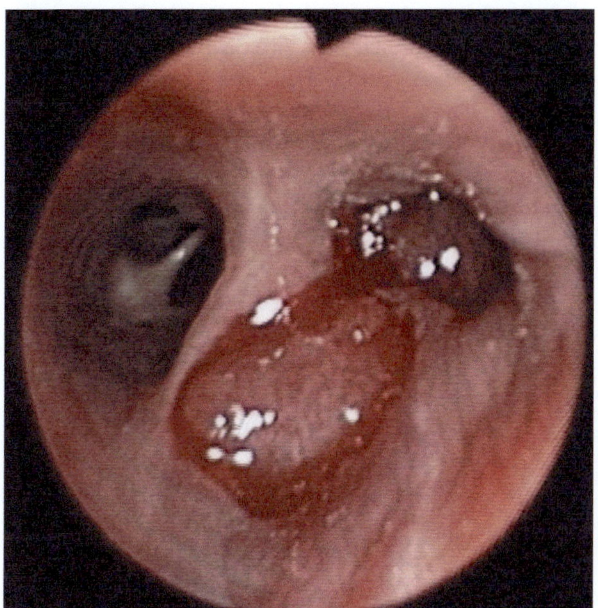

Abb. 19.3 Bronchoskopisch sichtbarer endoluminaler Tumor im rechten Oberlappen (Segment 1), übrige Ostien frei einsehbar

Periphere Lungenrundherde, die bronchoskopisch nicht erreichbar sind, werden über eine CT-gestützte Punktion gesichert (Abb. 19.4). Nach Setzen der Lokalanästhesie erfolgt dabei unter CT-Kontrolle die Punktion des Herdes mit einer großlumigen Nadel, die einen Stanzzylinder zur pathologischen Untersuchung erbringt. Dies ist ein sicheres Verfahren mit geringen Komplikationen und hoher diagnostischer Aussagekraft (Winokur et al. 2013; siehe auch ► Kap. 2.1.).

Kann die CT-gestützte Punktion nicht durchgeführt werden, weil die Raumforderung hinter einer Rippe oder neben Blutgefäßen liegt, oder wird bei schwerem Emphysem das Risiko eines Pneumothorax als zu hoch erachtet, kommt eine chirurgische Abklärung per videoassistierter Thorakoskopie (VATS) in Betracht. Per Biopsie oder Keilresektion wird der Herd gesichert, gleichzeitig ist eine Beurteilung der Pleura in Hinblick auf eine Pleurakarzinose und der Ausschluss einer Tumorinfiltration in angrenzende Strukturen möglich.

> **Untersuchungen wie Bronchoskopie (endobronchialer Ultraschall, EBUS), endoösophagaler Ultraschall (EUS) und CT-gestützte Punktion stehen zur histologischen Sicherung zur Verfügung. Die Mediastinoskopie und VATS sind weitere chirurgische Verfahren zur Abklärung unklarer Befunde.**

Eine weitere nichtinvasive Methode in der Diagnostik des Lungenkarzinoms ist die Positronenemissionstomographie (PET) mit Fluor-18-Fluorodesoxyglukose, die ihre volle Aussage jedoch erst in Kombination mit einer

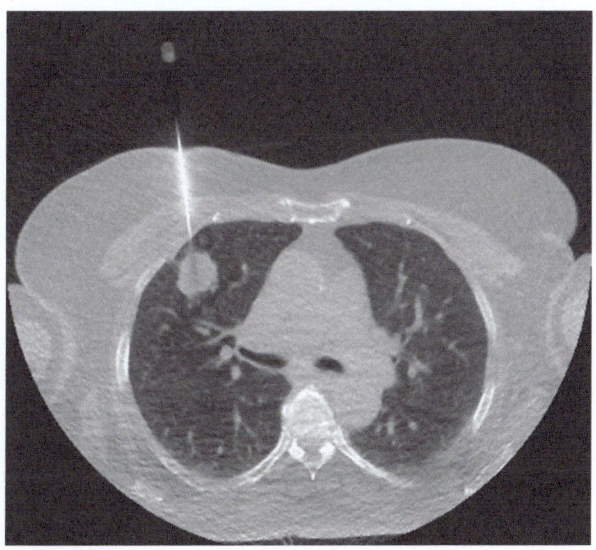

Abb. 19.4 CT-gestützte Punktion einer pulmonalen Raumforderung im rechten Oberlappen (selber Pat. wie in Abb. 19.1)

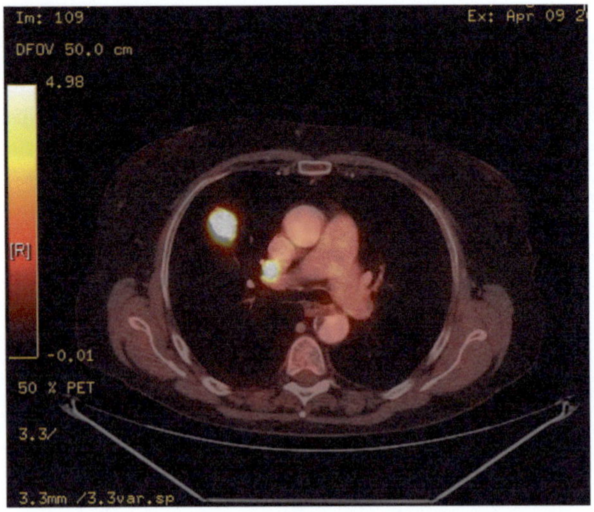

Abb. 19.5 PET-CT-Thoraxuntersuchung mit Anreicherung im rechten Oberlappen (SUV 11,6) und hilärem Lymphknoten (SUV 7,6): cT2aN1M0 (selber Pat. wie in Abb. 19.1)

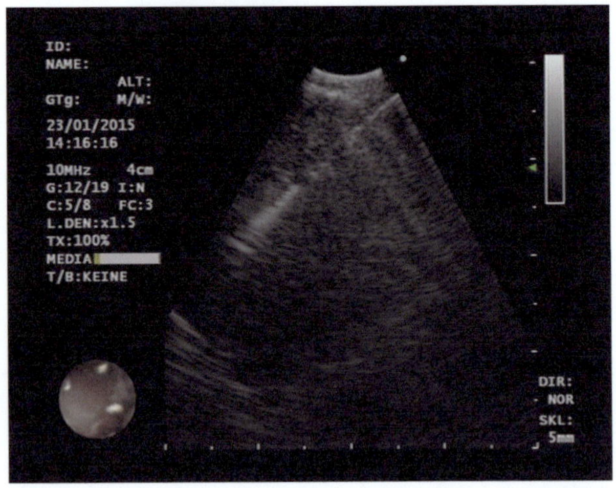

Abb. 19.6 EBUS-Punktion der Lymphknotenstation 7

CT-Untersuchung (FDG-PET-CT) erfährt. Die PET-CT fusioniert die metabolische Aktivität der PET mit dem sog. SUV-Wert (Standard Uptake Value) in einer Ganzkörperuntersuchung mit der exzellenten morphologischen Auflösung der CT-Untersuchung (Abb. 19.5). Hohe SUV-Werte deuten auf einen gesteigerten Stoffwechsel hin, wie er z. B. in Tumorgewebe vorliegt. Sie geben Aufschluss über eine potenzielle Metastasierung, da sie Lymphknoten- oder Fernmetastasen (mit Ausnahme des ZNS) detektieren können.

Allerdings können falsch-positive Befunde durch Entzündungen oder eine Sarkoidose verursacht werden. PET-positive Befunde müssen histologisch abgeklärt werden. Die Kosten der PET-CT werden derzeit in Deutschland von den Krankenkassen aber nur bei Nachweis eines Lungenkarzinoms bzw. nach dem Versuch einer histologischen Sicherung übernommen, außerdem muss das Votum einer Tumorkonferenz vorliegen.

> **Die PET-CT gibt Aufschluss auf Tumorausdehnung, Lymphknotenbefall und Fernmetastasierung und ist ab Stadium 1B indiziert.**

Sollten sich bei potenziell operablen Tumoren hilär oder mediastinal PET-positive Lymphknoten zeigen oder PET-negative Lymphknoten in der CT auffällig vergrößert darstellen, muss nach der geltenden S3-Leitlinie eine histologische Sicherung erfolgen (AWMF 2010). Dazu bieten sich verschiedene Verfahren an, deren Invasivitätsgrad von der EBUS-Punktion zur Mediastinoskopie steigt. Bei der transbronchialen Nadelaspiration unter Verwendung eines endoskopischen Ultraschalls werden gezielt die vergrößerten oder aktivierten Lymphknoten angesteuert und Material für die Histologie gewonnen (Abb. 19.6).

Erreichbar sind bei erfahrenen Untersuchern nicht nur die paratracheal gelegenen Lymphknotenstationen, sondern auch hiläre bzw. lobäre Lymphknoten. Ergänzt wird die Methode durch den endoskopischen ösophagealen Ultraschall (EUS), mit dem weitere Lymphknoten z. B. paraösophageal gezielt punktiert werden können. Sowohl EBUS als auch EUS sind allerdings sehr untersucherabhängig sowohl in Bezug auf die Erreichbarkeit der Lymphknotenstationen als auch auf die Gewebeausbeute. Dafür haben diese Verfahren kaum Komplikationen. Bei guter Qualität der Untersuchung kann dem Patienten dadurch eine operative Abklärung der mediastinalen Lymphknoten erspart bleiben.

Bei unklarem Befund ist die Mediastinoskopie im nächsten Schritt die Methode der Wahl. Die Regel ist heute in den meisten Kliniken die Video-Mediastinoskopie, die eine bessere Darstellung der mediastinalen Strukturen erlaubt als dies mit der konventionellen Technik möglich war. Gelegentlich gelingt die Sicherung eines Tumors erst über eine diagnostische Mediastinoskopie mit Probengewinnung aus den Lymphknoten.

Die Mediastinoskopie erlaubt eine histologische Sicherung des Lymphknotenbefalls mit einer Sensitivität von 80–90 % (Detterbeck et al. 2013). Die möglichen dabei erfassten Lymphknoten befinden sich in den Positionen 2R, 2L, 4R, 4L, 10R, 10L und 7. Damit kann durch die Mediastinoskopie der N-Status (N1, N2 oder N3-Situation) festgestellt und das weitere Behandlungskonzept festgelegt werden (AWMF 2010, Detterbeck et al. 2013).

19.1.1 Abklärung der funktionellen Operabilität

Parallel zur Diagnosesicherung eines Lungenkarzinoms ist die Abklärung der funktionellen Operabilität unabdingbar, um das perioperative Risiko bzw. das maximal mögliche

Operationsausmaß (Lobektomie oder Pneumonektomie) abzuschätzen.

Neben den Basisuntersuchungen wie Blutgasanalyse (BGA) und EKG sowie einer sorgfältigen Evaluation und Behandlung von Komorbiditäten (insbesondere diabetischer oder kardialer Genese) wird die pulmonale Kapazität mithilfe einer Lungenfunktionsprüfung beurteilt. Dazu gehören die Bodyplethysmographie (FVC, FEV_1) und die Messung der CO-Diffusionskapazität (TLCO). Wenn hier Einschränkungen bestehen, wird die Lungenfunktion zunächst durch Applikation bronchodilatatorischer Substanzen optimiert, bevor eine Kontrolluntersuchung erfolgt. Gemäß der aktuellen S3-Leitlinie der Deutschen Fachgesellschaften für Pneumologie und Thoraxchirurgie und der Deutschen Krebsgesellschaft (AWMF 2010) sind für eine geplante Lobektomie nach Applikation bronchodilatativer Substanzen eine FEV_1 >1,5 l und ein TLCO >60 % des Sollwertes ausreichend, bei einer geplanten Pneumonektomie eine postbronchodilatotorische FEV_1 >2,0 l bzw. >80 % und ein TLCO >60 %. Werden diese Werte unterschritten, sind weitergehende Untersuchungen zur Abschätzung der funktionellen Lungenkapazität erforderlich, z. B. über eine Spiroergometrie (Brunelli et al. 2009).

Die Spiroergometrie ist eine Belastungsuntersuchung auf einem Fahrrad unter definierten Bedingungen. Sie ermöglicht die Prüfung der pulmonalen und kardialen Belastungsfähigkeit des Patienten. Ermittelt werden die maximale Sauerstoffaufnahme des Blutes, die Abgabe von Kohlendioxid in das Blut sowie die Pulsfrequenz und der Blutdruck unter stetiger Steigerung der Belastung (Wattzahl). Die Spiroergometrie liefert Informationen zu Gasaustauschstörungen, pulmonalen oder kardialen Limitationen, gleichzeitig ist sie ein Test für die Leistungsbereitschaft (Mitarbeit) des Patienten. Ihre Durchführung ist als zusätzliche Untersuchung bei Patienten mit eingeschränkter Lungenfunktion (basierend auf FEV_1- und TLCO-Werten) indiziert, um die Operabilität abzuschätzen. Bei einer O_2max über 80 % oder >20 ml×kg^{-1}×min^{-1} ist die Operabilität bis zur Pneumonektomie gegeben. Nach der Leitlinie besteht Inoperabilität, wenn die O_2max unter 35 % des Sollwertes oder unter 10 ml×kg^{-1}×min^{-1} liegt (Brunelli et al. 2009).

Bei Patienten mit einer grenzwertigen funktionellen Operabilität gibt zusätzlich eine Ventilations-Perfusions-Szintigraphie Aufschluss über den zu erwartenden postoperativen Funktionsverlust. So lässt sich z. B. zeigen, ob ein zentraler Tumor bereits zu einem kompletten Perfusionsausfall (funktionelle Pneumonektomie) geführt hat und der Verlust dieser Seite keine weitere Einschränkung der pulmonalen Funktion zur Folge hat (Brunelli et al. 2009).

Die funktionelle Operabilität wird durch eine Lungenfunktion abgeklärt, ggf. ist zusätzlich eine Spiroergometrie erforderlich. Komorbiditäten sind zu beachten.

19.2 Staging

19.2.1 Primärtumor (T-Status)

Per CT-Thoraxuntersuchung wird die Ausdehnung des Primätumors beurteilt. In der geplanten neuen TNM-Klassifikation (2017) wird dabei die Tumorgröße in drei Stadien eingeteilt: T1a–T3 (Tab. 19.1) (Goldstraw et al. 2016).

Darüber hinaus sind die Tumorlokalisation, -ausdehnung oder -infiltration angrenzender Strukturen von Bedeutung. Zu beachten ist, dass ein zweiter Herd im selben Lappen als T3-Tumor und ein zweiter Herd ipsilateral in einem anderen Lappen als T4-Tumor, aber nicht mehr als Metastase (M1) gewertet werden. T3-Tumoren jeder Größe sind solche, die in die direkt angrenzenden Strukturen einwachsen, während T4-Tumoren mediastinale oder Brustwandstrukturen infiltrieren, die nicht

Tab. 19.1 Stadien des Primärtumors (T-Status) (8. Auflage)

Tis	Carcinoma in situ
T1	Tumor ≤3 cm
T1a (mi)	Minimialinvasives Adenokarzinom
T1a	Tumor ≤1 cm
T1b	Tumor >1 cm, aber ≤2 cm
T1c	Tumor >2 cm, aber ≤3 cm
T2	Tumor >3 cm, aber ≤5 cm oder mit Befall von – Hauptbronchus ohne Infiltration der Carina – viszeraler Pleura oder – Atelektase oder obstruktive Entzündung bis zum Hilus, aber nicht der ganzen Lunge
T2a	Tumor >3 cm, aber ≤4 cm
T2b	Tumor >4 cm, aber ≤5 cm
T3	Tumor >5 cm, aber ≤7 cm oder getrennte Herde im gleichen Lungenlappen oder mit Infiltration von – Brustwand (inkl. Pleura parietalis und Sulcus-superior-Tumoren) – N. phrenicus – Perikard
T4	Tumoren >7 cm oder Tumorherde in anderen Lungenlappen ipsilateral oder mit Infiltration von – Zwerchfell – Mediastinum – Herz – Große Gefäße – Trachea – N. recurrens – Ösophagus – Wirbelkörper – Karina

direkt der Lunge anliegen (Herz, Ösophagus, Wirbelkörper etc.). Zur Abgrenzung einer potenziellen Infiltration eignet sich neben der CT besonders die Magnetresonanztomographie (MRT). Eine MRT-Untersuchung des Thorax ist insbesondere bei Verdacht auf Pancoast-Tumor (Sulcus-superior-Tumor) indiziert, bei dem eine genaue Beurteilung der Tumorausdehnung bezüglich einer potenziellen Infiltration des Plexus brachialis erforderlich ist. Bei einer Plexusinfiltration zeigt schon die körperliche Untersuchung mit einer Sensibilitätsstörung an der Innenseite des Oberarmes Auffälligkeiten, da der kutane Nervenast kaudal im Plexus liegt und der erste ist, der hier bei einem Tumorwachstum infiltriert wird.

Die VATS kann zur chirurgischen Exploration mit Bestätigung oder Ausschluss einer Pleurakarzinose oder bei zytologisch nachgewiesenem malignem Pleuraerguss durchgeführt werden.

19.2.2 Lymphknoten (N-Status)

Laut der interdisziplinären S3-Leitline soll vor einer Behandlung der Lymphknotenbefall des Mediastinums evaluiert werden. Anhand der CT-Thoraxuntersuchung wird die Größe der mediastinalen Lymphknoten und damit der potenzielle Befall beurteilt (◘ Tab. 19.2). Ab einem klinischen Stadium IB–IIIB mit kurativer Behandlungsintention muss eine PET-Untersuchung zur Detektion von Fernmetastasen erfolgen, im klinischen Stadium IA ist dies fakultativ. Zeigen sich in der PET-CT auffällig aktivierte Lymphknoten oder sind in der CT vergrößerte Lymphknoten ohne PET-Aktivität sichtbar, ist der Lymphknotenstatus zytologisch zu evaluieren (▶ Abschn. 19.1).

19.2.3 Fernmetastasierung (M-Status)

Nach der aktuellen UICC-Klassifikation wird jetzt zwischen thorakal lokalisierten Metastasen (M1a) und Fernmetastasen unterschieden (M1b bzw. M1c) (◘ Tab. 19.3) (Goldstraw et al. 2016).

◘ Tab. 19.2 Lymphknotenbefall (N-Status) (8. Auflage)

N0	Keine Lymphknotenmetastasen
N1	Metastase in ipsilateralen, peribronchialen und/oder ipsilateralen hilären Lymphknoten und/oder intrapulmonalen Lymphknoten
N2	Metastase in ipsilateralen mediastinalen und/oder subcarinalen Lymphknoten
N3	Metastase in kontralateralen hilären oder mediastinalen Lymphknoten; tief zervikale oder supraklavikuläre Lymphknoten (ipsi- oder kontralateral)

◘ Tab. 19.3 Fernmetastasierung (M-Status) (8. Auflage)

M1	
M1a	Tumor mit malignem Pleura- oder Perikarderguss oder Tumor mit pleuralem oder perikardialem Befall Tumorherde in der kontralateralen Lunge
M1b	Einzelne extrathorakale Metastase
M1c	Multiple extrathorakale Metastasen in einem oder mehreren Organen

Zum Ausschluss von Fernmetastasen empfiehlt die Leitlinie bei kurativer Behandlungsintention eine FDG-PET-CT. Alternativ erfolgt bei Patienten, bei denen aus medizinischen Gründen keine PET-Untersuchung durchgeführt werden kann, eine Knochenszintigraphie plus CT des Abdomens oder plus Sonographie des Abdomens.

Da sich in der PET-CT Hirnfiliae nicht sicher ausschließen lassen, ist eine MRT-Untersuchung des Schädels indiziert. Bei Patienten mit Herzschrittmacher oder Klaustrophobie kann anstatt einer MRT eine kranielle CT-Untersuchung durchgeführt werden, allerdings ist deren Aussagekraft geringer.

Bei Verdacht auf einen malignen Pleuraerguss wird zunächst eine Punktionszytologie gewonnen, bei unauffälligem histologischem Befund wird eine Thorakoskopie zum Ausschluss einer Pleurakarzinose durchgeführt.

19.2.4 Stadieneinteilung des Lungenkarzinoms (TNM-Klassifikation)

Die UICC-Klassifikation stellt die geltende TNM-Klassifikation des nichtkleinzelligen Lungenkarzinoms dar (geplante 8. Auflage 2017) (◘ Tab. 19.4) (Goldstraw et al. 2016).

Abhängig vom Tumorstadium und unter Einbeziehung des klinisches Zustandes und der funktionellen Operabilität setzt sich das Behandlungskonzept zusammen. Es sollte in einer Tumorkonferenz unter Beteiligung sämtlicher Behandlungspartner erstellt werden, wie dies heute in zertifizierten Lungenkrebszentren bereits Standard ist.

Die TNM-Klassifikation ergibt das Tumorstadium, woraus eine interdisziplinäre Tumorkonferenz unter Berücksichtigung der Funktionalität und der Komorbiditäten ein Therapiekonzept festlegt.

19.2.5 Subklassifikation des Stadiums IIIA N2 (nach Robinson)

Im Stadium IIIA wird zusätzlich die Robinson-Klassifikation verwendet, bei der das histologische Ausmaß der N2-Lymphknotenmetastasierung beurteilt wird. Dabei

■ **Tab. 19.4** TNM-Klassifikation des nichtkleinzelligen Lungenkarzinoms. (8. Auflage)

Stadium	T-Status	N-Status	M-Status
Okkultes Karzinom	Tx	N0	M0
Stadium 0	Tis	N0	M0
Stadium IA1	T1a	N0	M0
Stadium IA2	T1b	N0	M0
Stadium IA3	T1c	N0	M0
Stadium IB	T2a	N0	M0
Stadium IIA	T2b	N0	M0
Stadium IIB	T1a-c T2a T2b T3	N1 N1 N1 N0	M0 M0 M0 M0
Stadium IIIA	T1a-c T2a-b T3 T4	N2 N2 N1 N0	M0 M0 M0 M0
Stadium IIIB	T1a-c T2a-b T3 T4	N3 N3 N2 N2	M0 M0 M0 M0
Stadium IIIC	T3 T4	N3 N3	M0 M0
Stadium IVA	Jedes T	Jedes N	M1a/M1b
Stadium IVB	Jedes T	Jedes N	M1c

werden Stadien zwischen einem inzidentellen Metastasierungsbefund ($IIIA_1$) bis hin zum ausgedehnten Lymphknotenbefall ($IIIA_4$) unterschieden. Diese Klassifikation

■ **Tab. 19.5** Subklassifikation des Stadiums IIIA N2 (nach Robinson)

Stadium	Beschreibung
$IIIA_1$	Inzidentelle Lymphknotenmetastasen nach postoperativer Aufarbeitung im Präparat
$IIIA_2$	Intraoperativer Nachweis von Lymphknotenmetastasen in einer Lymphknotenstation
$IIIA_3$	Präoperativer Nachweis von Lymphknotenmetastasen in einer oder mehreren Lymphknotenstationen (PET, Mediastinoskopie, Biopsie)
$IIIA_4$	Ausgedehnte („bulky") oder fixierte N2-Metastasen oder Metastasen in mehreren Lymphknotenstationen (mediastinale Lymphknoten >2 und bis 3 cm) mit extrakapsulärer Infiltration; Befall mehrerer N2-Lymphknotenpositionen; Gruppen multipler befallener kleinerer (1–2 cm) Lymphknoten

hat Einfluss auf die adjuvante Therapie (■ Tab. 19.5) (Robinson et al. 2007).

Literatur

AWMF online (Hrsg) (2010) Prävention, Diagnostik, Therapie und Nachsorge des Lungenkarzinoms: Interdisziplinäre S3-Leitlinie der Deutschen Gesellschaft für Pneumologie und Beatmungsmedizin und der Deutschen Krebsgesellschaft, 020-007. www.awmf.org/leitlinien/detail/ll/020-007.html

Brunelli A, et al. (2009) ERS/ESTS clinical guidelines on fitness for radical therapy in lung cancer patients (surgery and chemo-radiotherapy). Eur Respir J 34: 17–41. doi:10.1183/09031936.00184308

Detterbeck FC, et al. (2013) Diagnosis and Management of Lung Cancer, 3rd ed: American College of Chest Physicians Evidence-Based Clinical Practice Guidelines. Chest 143(5 Suppl): 7S–37S. doi:10.1378/chest.12-2377

Goldstraw P, et al. (2016) The IASLC Lung Cancer Staging Project: Proposals for Revision oft he TNM Stage Groupings in teh Forthcoming (Eighth) Edition oft he TNM Classification for Lung Cancer. J Thorac Oncol 11: 39–51

Robinson LA, Ruckdeschel JC, Wagner Jr H, et al. (2007) Treatment of non-small cell lung cancer-stage IIIA. Chest 132: 243S–265S. doi:10.1378/chest.07-1379

Winokur RS, et al. (2013) Percutaneous Lung Biopsy: Technique, Efficacy, and Complications. Semin Intervent Radiol 30: 121–127. doi: 10.1055/s-0033-1342952

Operationsindikation und operative Technik beim Lungenkarzinom

P. Schneider

P. Schneider, M. Kruschewski, H.J. Buhr (Hrsg.), *Thoraxchirurgie für den Allgemein- und Viszeralchirurgen*,
https://doi.org/10.1007/978-3-662-48710-5_20

Die komplette Resektion (R0-Resektion) ist die einzige potenziell kurative Therapieoption beim Lungenkarzinom. Die Lokalisation und die lokoregionale Ausdehnung des Karzinoms bestimmen den Umfang des chirurgischen Eingriffs. Standardverfahren sind die Lobektomie bzw. Bilobektomie sowie die Pneumonektomie, jeweils in Kombination mit einer systematischen mediastinalen Lymphknotendissektion. Die systematische mediastinale Lymphadenektomie ist integraler Bestandteil jeder onkologischen Resektion in kurativer Intention. Bei Karzinomeinbruch in die Brustwand, ins Perikard oder ins Zwerchfell (T3) wird der Eingriff im Sinne einer En-bloc-Resektion mit anschließender Rekonstruktion erweitert. Diese Entscheidung kann allerdings oft erst intraoperativ getroffen werden.

20.1 Einleitung

Bei zentralen Tumoren am Lappenostium kann es gelingen, unter Einsatz von broncho- bzw. angioplastischen Operationsverfahren die Pneumonektomie zu umgehen und so bei gleicher Radikalität parenchymsparend zu operieren. Durch diese Operationsverfahren verbessert sich die perioperative Morbidität und Letalität gegenüber der Pneumonektomie bei identischem onkologischem Ergebnis (Anderson et al. 2015). Die Lebensqualität ist ebenfalls verbessert.

Kleinere periphere Lungenkarzinome können in besonders begründeten Situationen durch eine Segment- oder Keilresektion reseziert werden. Bei Tumoren unter 2 cm (pT1a) soll das onkologische Outcome vergleichbar sein wie bei der Lobektomie, daher wird dieses parenchymsparende Vorgehen in dieser Situation zunehmend empfohlen. Voraussetzung ist allerdings auch hier die systematische Lymphadenektomie. Derartig limitierte Resektionen im Stadium IA sind daher nicht nur auf Patienten mit limitierter kardiopulmonaler Reserve beschränkt.

Minimalinvasive Operationsverfahren gewinnen zunehmend an Bedeutung. Sie scheinen ein vergleichbares onkologisches Outcome zu haben bei verkürztem Klinikaufenthalt und geringerer Schmerzbelastung.

Die Chirurgie des Lungenkarzinoms ist immer in interdisziplinäre Therapiekonzepte eingebettet. Es empfiehlt sich daher, die Operationsindikationen interdisziplinär abzusprechen, um das optimale Therapiekonzept für den Patienten herauszuarbeiten. In zertifizierten Lungenkrebszentren wird gefordert, dass 90 % aller Patienten vor kurativer Resektion im Tumorboard vorgestellt werden. Anwesend in der Tumorkonferenz sind Pneumologe, Thoraxchirurg, internistischer Onkologe/Hämatoonkologe oder Pneumologe mit entsprechender Expertise, Strahlentherapeut, Nuklearmediziner und Pathologe (siehe auch Erhebungsbogen für Lungenkrebszentren der Deutschen Krebsgesellschaft, ► www.onkozert.de/lungenkrebszentren.htm). Zunehmend werden die Patienten mit lokoregional fortgeschrittenen Tumoren im Rahmen multimodaler Therapiestudien behandelt.

Nur knapp 30 % aller Patienten mit nichtkleinzelligem Lungenkarzinom können einer Operation in kurativer Intention zugeführt werden, weil zum Diagnosezeitpunkt bei den übrigen Patienten bereits eine Fernmetastasierung vorliegt oder eine funktionelle bzw. allgemeine Inoperabilität besteht.

Die Chirurgie des Lungenkarzinoms gehört in die Hände erfahrener Thoraxchirurgen mit entsprechender Strukturqualität.

20.2 Chirurgische Technik

20.2.1 Allgemeines

Die Operation erfolgt in der im ► Kap. 6 beschriebenen Seitenlagerung. Über den dort dargestellten posterolateralen Zugang im 5. ICR gelangt man immer auf den Hilus. Der Interlobärspalt tut sich hier auf, sodass die wichtigsten präparatorischen Schritte vorgenommen werden können.

Falls Verwachsungen vorliegen, wird bei geplanter Lobektomie unabhängig vom Tumorsitz immer die gesamte Lunge mobilisiert.

Dies ist insbesondere bei postpleuritischen Verwachsungen von Bedeutung, da nur eine mobile Restlunge den Hemithorax postoperativ ausfüllt und somit wesentliche Resthöhlen und persistierende Parenchymfisteln vermieden werden können. Zunächst werden entzündliche Verwachsungen durchtrennt. Sollte es sich um einen peripheren Tumor mit Adhäsion an der Pleura parietalis handeln, so muss hier extrapleural vorgegangen werden: Die Pleura parietalis wird in weitem Abstand vom Tumor von der Fascia endothoracica gelöst und der Tumor dann en bloc mit der Pleura parietalis von der Brustwand abgelöst.

Sollte es aufgrund von Infiltration nicht möglich sein, die Pleura parietalis von der Brustwand zu lösen, so muss eine En-bloc-Brustwandteilresektion erfolgen.

Durch die Vermeidung der intraoperativen Tumorzellverschleppung wird die Rate an Lokalrezidiven vermindert und die Langzeitprognose der Patienten verbessert (Korst u. Ginsberg 2001).

20.2.2 Mediastinale Lymphadenektomie

Unabhängig vom Resektionsausmaß (Lobektomie, Bilobektomie bzw. Pneumonektomie) erfolgt die standardisierte, systematische mediastinale Lymphknotendissektion. In besonderen Fällen (peripheres Plattenepithelkarzinome pT1a) ist eine lappenspezifische Lymphknotendissektion möglich. Dies bedeutet, dass – in Abhängigkeit von der Lokalisation des Tumors – nicht das gesamte Mediastinum ausgeräumt werden muss (Shapiro et al. 2013).

Wir führen die Lymphadenektomie vor der eigentlichen Resektion durch, weil sie insbesondere im Bereich der Bifurkation durch Zug an der Lunge technisch einfacher ist. Sie umfasst mindestens alle ipsilateralen Kompartimente des oberen und unteren Mediastinums.

Operatives Vorgehen

Zunächst wird das Lig. pulmonale gelöst, und zwar am Zwerchfell beginnend bis zur Unterlappenvene unter Mitnahme des lymphatischen Fettgewebes (Station 9, ◘ Abb. 20.1) Danach wird die Pleura mediastinalis am Vorderrand des Ösophagus bis zur V. azygos eröffnet, so dass das untere Mediastinum breit eröffnet ist. So erschließt sich rechts die vollständige Dissektion entlang des Ösophagus, des rechten Hauptbronchus und der Bifurkation unter Einschluss des linken Hauptbronchus (Station 7, ◘ Abb. 20.1). Anschließend wird die Pleura entlang der V. azygos in Richtung V. cava superior inzidiert, so dass der tracheobronchiale Winkel dargestellt wird. Die Lymphknoten am rechten Hauptbronchus bis an die Unterkante der V. azygos gehören noch zu den hilären Lymphknoten (Station 10). Die Lymphknoten medial der V. azygos und retrocaval sind der mediastinalen Station 4R zuzuordnen. (Station 4, ◘ Abb. 20.1). Beginnend von der V. azygos erfolgt nach kranial die Dissektion des oberen Mediastinums. Grenzen der Dissektion stellen ventral die V. cava superior, dorsal die Trachea, medial das Perikard der Aorta ascendens und kranial der Truncus brachiocephalicus dar (Station 4, ◘ Abb. 20.1). Der obere Grenzlymphknoten ist die Station 2R am Tr. brachiocephalicus.

Auf der linken Seite ist der Zugang zum oberen Mediastinum durch den Aortenbogen und die supraaortalen Äste erschwert. Im unteren Mediastinum entspricht die Dissektion derjenigen auf der rechten Seite. Zwischen linker Pulmonalarterie und distalem linken Hauptbronchus ist der

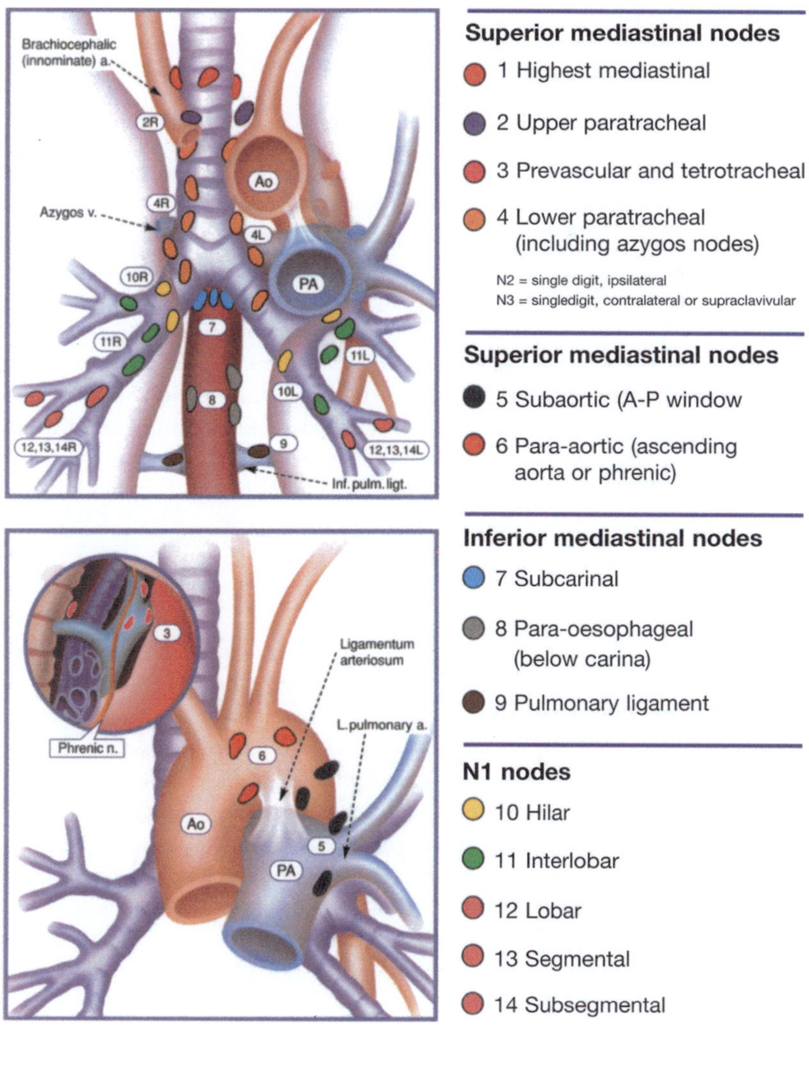

◘ **Abb. 20.1** Mapping der Lymphknoten modifiziert nach dem Naruke-Schema. (Nach Mountain u. Dresler 1997)

hiläre Lymphknoten 10L immer zu finden. Drängt man die Lunge etwas nach kaudal, spannen sich die Lungenvagusäste an. Durchtrennt man diese, gelangt man zum proximalen Hauptbronchus und zur distalen Trachea, wo die paratracheale Station 4L zu finden ist (Station 4, ◘ Abb. 20.1). Hier ist besonders auf den N. laryngeus recurrens zu achten. Die Bronchialarterien aus den inneren Aortenbogen sind sorgfältig zu versorgen, z. B. per Clip.

Die postoperativen Komplikationen und die Risiken erhöhen sich durch eine systematische Lymphknotendissektion nicht (Schirren et al. 1996).

Besonders ist auf die Schonung des empfindlichen N. phrenicus zu achten, der ventral am Lungenhilus verläuft. Kleine Blutungen aus den Vasa privata des N. phrenicus sollten möglichst kurzfristig komprimiert oder geclippt werden. Koagulationen in diesem Bereich sind unbedingt zu vermeiden.

Praxistipp

Bei der Blutstillung im Mediastinum im Rahmen der Lymphadenektomie ist auf Elektrokoagulation zu verzichten. Durch Clips oder Umstechungen verhindert man thermische Schäden der Nerven.

Die gesamten dissezierten Lymphknotenkompartimente werden einzeln zur pathohistologischen Aufarbeitung verschickt. Das Mapping erfolgt entsprechend der Klassifikation von Naruke modifiziert nach dem Lung Cancer Project der IASLC (◘ Abb. 20.1) (Rusch et al 2009). Die systematische Lymphknotendissektion ist die einzige Möglichkeit zur exakten Ermittlung der N-Kategorie. Außerdem kann in Subgruppen die Überlebensrate einzelner Tumorstadien durch die systematische Dissektion signifikant verbessert werden (Izbicki et al. 1998). Die systematische Lymphadenektomie entspricht dem Anspruch auf Radikalität mit Erhöhung der lokalen Tumorkontrolle.

Diskussion

Das Ausmaß der mediastinalen Lymphknotendissektion ist Gegenstand der Diskussion. Ob eine limitierte Dissektion makroskopisch verdächtiger Lymphknoten („sampling") genauso effektiv ist wie die systematische Lymphadenektomie, lässt sich anhand der Datenlage nicht sicher beantworten und wird weltweit auch unterschiedlich definiert. Alle Leitlinien empfehlen das intraoperative mediastinale Staging mittels Lymphadenektomie (z. B. ACCP Guidelines, Howington et al. 2013; Deutsche S3-Leitlinie, Goeckenjan et al 2010). Wir führen die systematische Dissektion aller Kompartimente durch (◘ Abb. 20.2).

20.2.3 Lobektomie

Nachdem der Hilus komplett mobilisiert ist, erfolgt die Präparation im Interlobium. Hierzu wird die im Interlobärspalt verlaufende Pulmonalarterie aufgesucht und das lymphatische periarterielle adipöse Gewebe von der Gefäßwand abpräpariert. Dadurch kommen die Segmentarterien zur Darstellung, die nach weiterer Präparation selektiv mittels Durchstichligatur versorgt werden können (▶ Kap. 6).

Bei der Oberlappenresektion erfolgt die Unterbindung des sog. Truncus anterior (A 1/3). Zur Durchstichligatur dieses teilweise sehr kräftigen Gefäßes wird die Lunge nach kaudal gehalten und die Arterie am Oberrand des Lungenhilus präpariert. Der Abgang kann sehr weit zentral, manchmal intraperikardial sein.

Unterlappen- bzw. Oberlappenvene werden extraperikardial mit einer Overholt-Klemme umfahren und auf Niveau des Perikards mittels Durchstichligatur versorgt. Besonders beim Umfahren der rechten Oberlappenvene ist darauf zu achten, die unmittelbar darunter verlaufende Pulmonalarterie nicht aufzuladen und zu verletzen. Typischerweise erfolgt das Absetzen des Bronchus zum Schluss, um eine intraoperative Keimverschleppung durch den eröffneten Bronchus zu vermeiden. Nach dem Freipräparieren des Lappenbronchus verschließen wir den Bronchus in der Regel mittels Linearstapler (z. B. TA30 blau). Vor der definitiven Abtrennung des Unterlappenbronchus empfiehlt es sich, besonders bei rechtsseitiger Unterlappenresektion, die Durchgängigkeit des Mittellappenbronchus mittels intraoperativer Bronchoskopie oder mittels kurzfristiger Beatmung der operierten Seite zu überprüfen. Die Dichtigkeit des Bronchusstumpfes wird nach Absetzen mit der Wasserprobe geprüft.

20.2.4 Pneumonektomie

Nach Mobilisation der Lunge und systematischer mediastinaler Lymphadenektomie werden dann die zentralen anatomischen Strukturen (Pulmonalarterie, Venen/Vorhof und Hauptbronchus) für die Resektion vorbereitet.

Auf der rechten Seite wird zur Präparation der Pulmonalarterie die Lunge nach dorsal gehalten und die Arterie von der V. cava superior und der Oberlappenvene abpräpariert.

Es ist äußerste Vorsicht geboten, da Blutungen in diesem Bereich nicht beherrschbar sein und zum Verblutungstod in tabula führen können. Bei großen Tumoren empfiehlt es sich, intraperikardial vorzugehen. Dadurch gewinnt man besonders auf

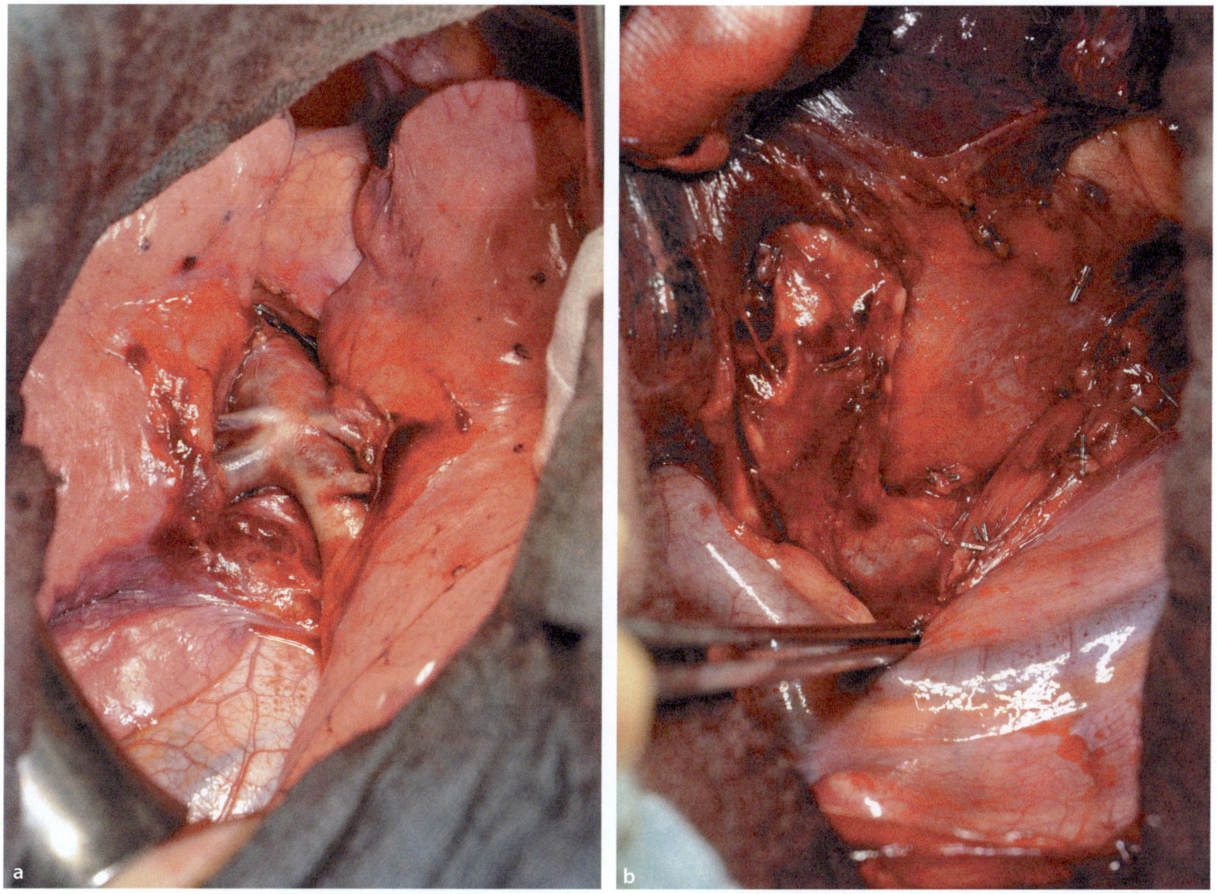

Abb. 20.2 **a** Interlobäre Dissektion der Pulmonalarterie auf der linken Seite, alle Segmentarterien sind dargestellt und vom lymphatischen Gewebe befreit. **b** Mediastinale Lymphknotendissektion von rechts. Nach der Lymphadenektomie sind der rechte und linke Hauptbronchus dargestellt, genauso wie der Ösophagus. Am linken Bildrand erkennt man die V. azygos

der rechten Seite 1–2 cm zusätzlich Raum nach zentral, und die Resektion ist sicherer.

Die Pulmonalarterie wird dann vorsichtig mit einem stumpfen Instrument (z. B. Overholt-Klemme) umfahren und ein Steg von etwa 1,5 cm gebildet. Dann wird die Pulmonalarterie mit einem Linearstapler (TA30 weiß) abgesetzt. Der periphere Arterienstumpf wird mit einer Durchstichligatur oder einer 2. Staplernaht versorgt. Anschließend werden Oberlappen- und Unterlappenvene extraperikardial umfahren und nach Durchstichligatur abgesetzt. Alternativ können beide Venen zusammen mit einem Linearstapler 55 mm (blaues Magazin) verschlossen werden. Schließlich wird der Bronchus vorzugsweise mit Linearstapler TA30 grün abgesetzt. Wie bei der Lobektomie muss die Dichtigkeit des Bronchus mit einem Blähmanöver überprüft werden. Eine routinemäßige Übernähung der Bronchusabtragungsebene nach Maschinennaht ist nicht erforderlich.

Bei großen Tumoren oder Tumoren, die sich eher ventral am Oberlappen entwickeln, kann es schwierig sein, die Pulmonalarterie von ventral zu umfahren. Daher empfiehlt es sich in diesen Fällen, zunächst den Hauptbronchus von dorsal zu umfahren und abzusetzen. Durch dieses Manöver gelangt man von dorsal an die Pulmonalarterie und kann sie dann präparieren und absetzen.

Auf der linken Seite wird die Pulmonalarterie präpariert, indem die Lunge nach ventral gehalten und in der Schicht zwischen Hauptbronchus und Pulmonalarterie von dorsal nach ventral präpariert wird. Ventral eröffnet sich dann die Schicht zwischen Oberlappenvene und Pulmonalarterie. Die Arterie kann nun verschlossen werden. Der sicherste und schnellste Verschluss erfolgt mit einem linearen Gefäßstapler (weißes Magazin).

Auch links kann es vorteilhaft sein, den Bronchus zuerst zu durchtrennen. Dadurch gewinnt man Platz, und die Pulmonalarterie lässt sich dann leichter absetzen.

Auch auf der linken Seite ist extreme Vorsicht geboten, um Massenblutungen zu vermeiden.

20.3 Erweiterte Resektionen

Bei lokal fortgeschrittenen Tumoren (T3-Situation), insbesondere bei Tumoreinbruch in die Brustwand, in das Perikard oder in das Diaphragma, besteht die Indikation zur erweiterten En-bloc-Resektion des Primärtumors.

Bei Infiltration des Mediastinums (T4) besteht meistens Irresektabilität und daher keine Indikation zum primären chirurgischen Vorgehen. Sollte sich dies erst intraoperativ zeigen, so muss die Operation abgebrochen und interdisziplinär ein multimodales Therapiekonzept diskutiert werden.

Die T3-Situationen können mit den heutigen Techniken der Thoraxchirurgie meistens radikal reseziert werden. Allerdings müssen etwaige multimodale Therapiekonzepte interdisziplinär abgesprochen werden.

20.3.1 Periphere Tumoren mit Verdacht auf Infiltration der Brustwand

Bei peripheren Tumoren mit radiologischem Verdacht auf Tumorinfiltration der Brustwand muss dies bereits bei der Schnittführung mitbedacht werden. Durch die strikte Seitenlagerung zur posterolateralen Thorakotomie bleiben alle Optionen der Brustwandresektion offen. Bei peripheren Tumoren und Infiltration im Bereich der oberen Rippen (Pancoast-Tumoren) wird der Hautschnitt dorsal bis zum Proc. spinosus von C7 erweitert. Nach Durchtrennung des M. trapezius und des M. rhomboideus lässt sich das Schulterblatt so weit nach ventral mobilisieren, dass die gesamte obere Thoraxapertur einschließlich der 1. Rippe optimal dargestellt werden kann (dorsaler Zugang nach Shaw-Paulson). Nach Durchtrennung der Interkostalmuskulatur wird bei peripheren Tumoren mit Kontakt zur Pleura parietalis immer extrapleural vorgegangen.

> **Erkennt man beim extrapleuralen Vorgehen, dass sich der Tumor nicht von der Fascia endothoracica ablösen lässt, so muss die Resektion der Brustwand en bloc mit dem Tumor erfolgen.**

Hierdurch vermeidet man eine Tumoreröffnung und eine Tumorzellverschleppung mit Erhöhung der Lokalrezidivrate und Verschlechterung der Langzeitprognose (Korst u. Ginsberg 2001). Die entstandenen Defekte an der Brustwand werden je nach Ausmaß und Lokalisation mit stabilem alloplastischen Material rekonstruiert (z. B. Polypropylen-Netz oder Weichgewebepatch aus expandiertem Polytetrafluoroethylen (ePTFE). Das Ausmaß der Brustwandresektion spielt hier nur eine untergeordnete Rolle.

Die stabile Rekonstruktion der Brustwand ist eine absolute Voraussetzung zur Verringerung der postoperativen Komplikationen im Sinne von Sekretretention und Instabilitäten.

20.3.2 Perikardinfiltration

Auch Perikardinfiltrationen können durch En-bloc-Resektion des Perikards mit dem Lungentumor reseziert werden. Die Rekonstruktion des Perikards ist erforderlich, wenn die Gefahr einer postoperativen Herzluxation besteht. Dieses Risiko besteht besonders auf der rechten Seite nach Pneumonektomie mit Perikardresektion.

> **Besonders gefährdete Eingriffe sind dabei die rechtsseitige Pneumonektomie mit Perikardresektion. Hier besteht die erhöhte Gefahr einer akuten Herzluxation, die oftmals letal ausgeht.**

Linksseitige Perikardresektionen, insbesondere wenn Lungenparenchym übrig bleibt, bedürfen hingegen meist keiner Perikardrekonstruktion.

Liegt eine direkte Infiltration des Zwerchfells vor, so wird der Primärtumor en bloc mit der Zwerchfellmuskulatur reseziert. Kleinere Defekte (unter 10 cm) werden meistens problemlos durch eine direkte adaptierende Naht mit einer kräftigen 2er-resorbierbaren Naht gedeckt. Größere Defekte bedürfen auch hier einer Kunststoffdeckung (▶ Abschn. 20.3.1).

20.4 Parenchymsparende Resektionen

Die Pneumonektomie, insbesondere die rechtsseitige Pneumonektomie, kann mit einer 30-Tage-Letalität von bis zu 8 % behaftet sein, besonders nach neoadjuvanter Therapie (Martin et al. 2001).

Die Stumpfinsuffizienzrate liegt bei bis zu 7 %. Kardiopulmonale Komplikationen mit supraventrikulären Rhythmusstörungen werden bis zu 20 % nach der Pneumonektomie beobachtet.

> **Wenn technisch möglich, soll die Pneumonektomie vermieden und durch die onkologisch gleichwertige Lobektomie bzw. Manschettenlobektomie ersetzt werden.**

Durch den Erhalt von Lungenparenchym besteht auch für solche Patienten ein kurativer Ansatz, bei denen eine Pneumonektomie lungenfunktionell nicht möglich wäre. Die im Vergleich bessere postoperative Lungenfunktion führt zu einer gesteigerten Lebensqualität und zum potenziellen Erhalt der Arbeitsfähigkeit.

Ziel der parenchymsparenden Resektion ist daher, unter Wahrung der onkologischen Radikalität die Pneumonektomie zu umgehen und dabei die Funktion zu erhalten. Die Indikation sehen wir somit nicht nur bei eingeschränkter kardiopulmonaler Funktion, um hier noch eine radikale Operation durchführen zu können, sondern auch bei normaler kardiopulmonaler Funktion, um die Lebensqualität zu erhöhen bzw. die Arbeitsfähigkeit zu erhalten.

Indiziert sind solche Eingriffe bei Karzinomen des Lappenostiums (T2- oder T3-Tumoren) oder bei peribronchialem Tumorwachstum am Lappenbronchus (■ Abb. 20.3).

> **Voraussetzung ist jedoch, dass die benachbarten verbliebenden Strukturen (zentraler Hauptbronchus und distaler Bronchus intermedius mit Mittel- und Unterlappen) tumorfrei sind, damit die Operation radikalen Charakter trägt.**

Bei Tumoren des rechten Oberlappens besteht die Technik darin, den Oberlappen mit einer Hauptbronchusmanschette zu resezieren und schließlich den distalen Bronchus intermedius an den proximalen Hauptbronchus zu anastomosieren. Auf der linken Seite gestaltet sich die Operation komplexer, bedingt durch den engen Kontakt der linken Pulmonalarterie mit dem Oberlappenbronchus. Hier sind meistens kombinierte Eingriffe, d. h. Bronchusmanschetten- und Pulmonalarterienmanschettenresektionen erforderlich (Schneider et al. 1996). Die Manschettenresektionen – sowohl die Indikationsstellung als auch die technische Durchführung – setzen eine besondere thoraxchirurgische Erfahrung voraus.

Die Lokalrezidivrate ist den Ergebnissen nach Pneumonektomie ist vergleichbar (zwischen 8 und 36 %), die perioperative Letalität ist jedoch deutlich geringer (zwischen 0 und 7 %; Andersson et al. 2015, Schirren et al. 2013b). Das Langzeitüberleben hängt entscheidend vom Tumorstadium ab. Okada et al. konnten anhand von 151 Patienten mit broncho- und angioplastischen Operationen nachweisen, dass nicht nur die T- und die N-Kategorie, sondern auch das Resektionsausmaß in der multivarianten

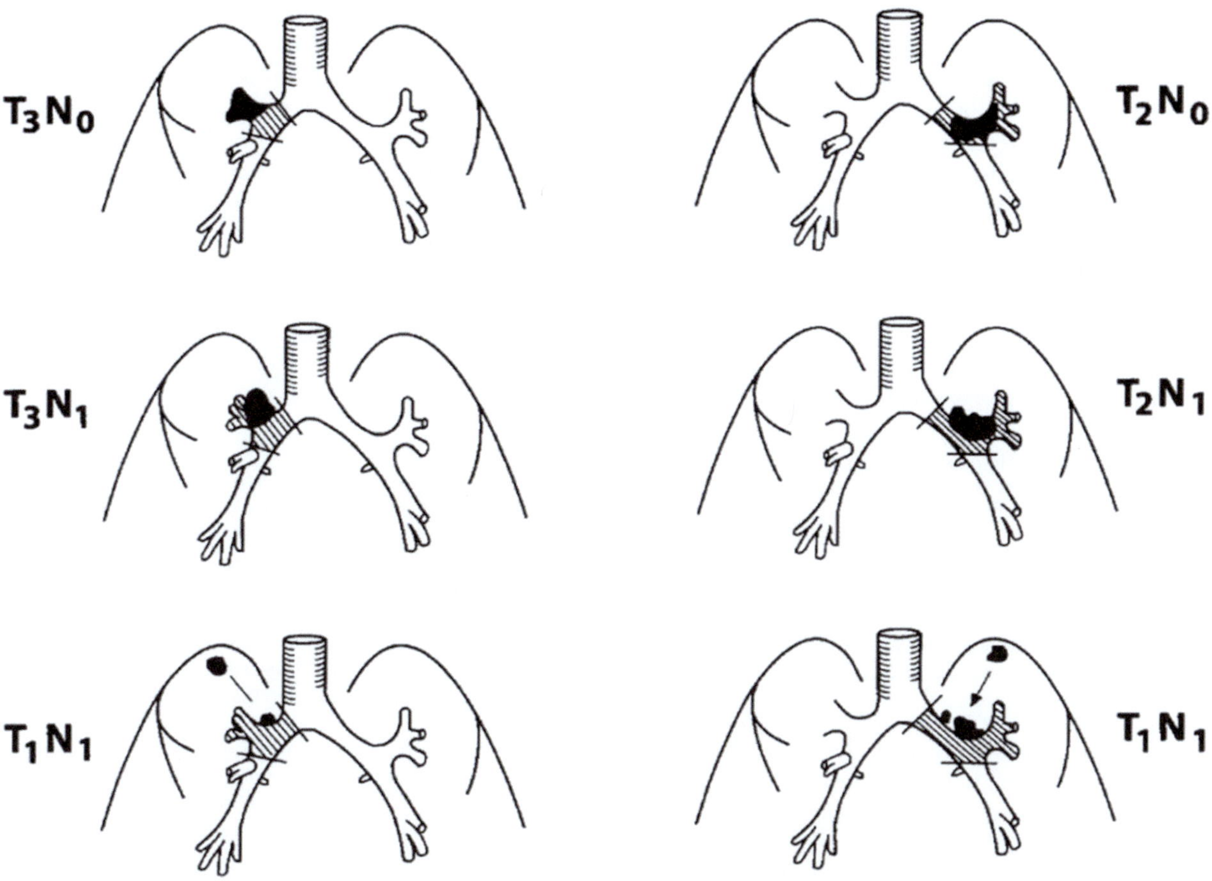

■ **Abb. 20.3** Schematische Darstellung der Indikation zur klassischen Manschettenresektion des rechten bzw. linken Oberlappens. (Nach Schneider et al. 1996)

Analyse ein prognostischer Faktor ist (Okada et al. 2000). Die postoperativen Funktionsuntersuchungen, insbesondere die Perfusionsszintigraphie, zeigen, dass der reanastomosierte Lungenlappen bereits nach 6 Wochen eine nahezu normale Funktion aufweist.

Zusammenfassend entsprechen die perioperative Morbidität und Mortalität sowie die Radikalität der bronchoangioplastischen Resektionsverfahren denen der Standardlobektomie. Die postoperative Lungenfunktion ist im Vergleich zur Pneumonektomie jedoch deutlich besser und geht mit einer Steigerung der Lebensqualität einher.

20.5 Eingeschränkte Parenchymresektionen

Bei kleinen peripheren Lungenkarzinomen kann u. U. eine Keilresektion bzw. eine Segmentresektion durchgeführt werden. Ältere Daten zeigen, dass die Lokalrezidivquote im Vergleich zur Lobektomie erhöht ist. Daher sollen diese Verfahren nur bei Patienten mit eingeschränkter respiratorischer und kardialer Funktion indiziert werden. Grund ist der intersegmentär und lobär gegliederte Lymphabfluss. Der Vorteil dieser Vorgehensweise liegt jedoch in der geringen perioperativen Morbidität und Letalität im Vergleich zur Standardresektion (Martini et al. 1995).

Die Betrachtung der „kleinen" Tumoren ist heute jedoch differenzierter. Wir unterscheiden heute diese Läsionen sowohl radiologisch (die sog. Milchglasläsionen mit soliden Anteilen) als auch pathologisch (Adenokarzinome mit unterschiedlicher Invasivität). In Untergruppen kann das onkologische Ergebnis von Segmentresektionen dem bei Lobektomie vergleichbar sein. Dies konnte bei Tumoren unter 2 cm (pT1a) gezeigt werden, daher wird dieses parenchymsparende Vorgehen in dieser Situation zunehmend empfohlen und als gleichwertig zur Lobektomie betrachtet. Kombiniert wird die Parenchymresektion selbstverständlich auch hier mit der systematischen Lymphadenektomie (Koike et al. 2016).

20.6 Minimalinvasive Techniken

In den letzten Jahren werden, wie in allen chirurgischen Disziplinen, zunehmend auch die minimalinvasiven Zugänge für onkologische Resektionen verwendet. Von den Befürwortern werden die Vorteile – weniger Schmerzen, weniger Funktionseinbuße, kürzerer Krankenhausaufenthalt und geringere inflammatorische Immunantwort – angeführt. Die operative Technik ist indes anspruchsvoll und die individuelle Lernkurve flach. Das Ziel dieser Verfahren ist, das Zugangstrauma zu verringern, ohne dabei die onkologischen Resektionsprinzipien zu missachten. Unterschiedliche Herangehensweisen werden beschrieben. Generell ist akzeptiert, dass 1–4 Zugänge gewählt werden, zusätzlich kann man den dorsalen oder den ventralen Zugang verwenden. Um die Bezeichnung „videoassistiert" oder „minimalinvasiv" anwenden zu dürfen, darf kein Rippenspreizer eingesetzt werden. Am häufigsten wird der Kameraport in der vorderen Axillarlinie des 7. ICR gesetzt und mit einer Hilfsthorakotomie axillär von 4–6 cm präpariert. Hier kann der Folienretraktor hilfreich sein. Je nach Situation ist ein weiterer Hilfstrokar notwendig. Die Anzahl der Trokare bzw. Inzisionen ist individuell von Operateur zu Operateur unterschiedlich. Die Single Incision oder uniportale VATS-Lobektomie von Diego Gonzales ist beeindruckend. Mit der Single-Incision-Technik können nahezu alle onkologischen Resektionen technisch realisiert werden (Gonzalez 2016). Die Technik ist immer noch in Entwicklung: Erweiterte onkologische Resektionen sogar bei nicht-intubierten und wachen Patienten werden beschrieben, und die Roboterchirurgie wird hier ihren Platz erobern.

Zahlreiche Studien haben die Machbarkeit und die Sicherheit dieser Resektionsverfahren dargelegt (Scott et al. 2010). Es wird voraussichtlich nie randomisierte Studien geben, um offene Techniken mit minimalinvasiven Zugängen zu vergleichen. Wir sind also überwiegend auf retrospektive Analysen angewiesen. Hier scheint sich zu zeigen, dass bei minimalinvasiven Zugängen weniger postoperative Komplikationen auftreten und es zu einer geringeren Immunantwort kommt. Anhand der vorliegenden Studien scheint das onkologische Outcome für die Frühstadien beim nichtkleinzelligen Lungenkarzinom gleichwertig zu sein (Rueth u. Andrade 2010, Yamashita et al. 2013). Die detaillierte Beschreibung dieser Verfahren sprengt indes den Rahmen dieses Buches.

Literatur

Andersson SE, Rauma VH, Sihvo EI, Räsänen JV, Ilonen IK, Salo JA (2015) Bronchial sleeve resection or pneumonectomy for non-small cell lung cancer: a propensity-matched analysis of long-term results, survival and quality of life. J Thorac Dis 7: 1742–1748

Broderick SR, Patel AP, Crabtree TD, Bell JM, Morgansztern D, Robinson CG, Kreisel D, Krupnick AS, Patterson GA, Meyers BF, Puri V (2016) Pneumonectomy for Clinical Stage IIIA Non-Small Cell Lung Cancer: The Effect of Neoadjuvant Therapy. Ann Thorac Surg 101: 451–457

Goeckenjan G, et al. (2010) Prävention, Diagnostik, Therapie und Nachsorge des Lungenkarzinoms. Pneumologie 64 (Suppl 2): e1–e164

Gonzalez-Rivas D (2016) Uniportal thoracoscopic surgery: from medical thoracoscopy to non-intubated uniportal video-assisted major pulmonary resections. Ann Cardiothorac Surg 5: 85–91

Howington JA, Blum MG, Chang AC, Balekian AA, Murthy SC (2013) Treatment of stage I and II non-small cell lung cancer: Diagnosis and management of lung cancer, 3rd ed: American College of Chest Physicians evidence-based clinical practice guidelines. Chest 143 (5 Suppl): e278S–313S

Izbicki JR, Passlick B, Pantel K, Pichlmeier U, Hosch SB, Karg O, Thetter O (1998) Effectiveness of radical systematic mediastinal lymphadenectomy in patients with resectable non-small cell lung cancer: results of a prospective randomized trial. Ann Surg 227: 138–144

Koike T, Kitahara A, Sato S, Hashimoto T, Aoki T, Koike T, Yoshiya K, Toyabe S, Tsuchida M (2016) Lobectomy Versus Segmentectomy in Radiologically Pure Solid Small-Sized Non-Small Cell Lung Cancer. Ann Thorac Surg 101: 1354–1360

Korst RJ, Ginsberg RJ (2001) Appropriate surgical treatment of resectable non-small-cell lung cancer. World J Surg 25: 184–188

Martini N, Bains MS, Burt ME, et al. (1995) Incidence of local recurrence and second primary tumors in resected stage I lung cancer. J Thorac Cardiovasc Surg 109: 120–129

Mountain CF, Dresler CM (1997) Regional Lymph Node Classification For Lung Cancer Staging. Chest 111: 1718–1723

Maurizi G, D'Andrilli A, Venuta F, Rendina EA (2016) Reconstruction of the bronchus and pulmonary artery. J Thorac Dis 8 (Suppl 2): S168–180

Okada M, Yamagishi H, Satake S, et al. (2000) Survival related to lymph node involvement in lung cancer after sleeve lobectomy compared with pneumonectomy. J Thorac Cardiovasc Surg 119: 814–819

Richter W, Schneider P, Vogt-Moykopf I (1998) Chirurgische Therapie und Diagnostik der primären und sekundären Brustwandtumoren. In: Drings P, Vogt-Moykopf I. Thoraxtumoren, 2. Aufl. Springer, Berlin Heidelberg New York Tokio, S 577–595

Rueth NM, Andrade RS (2010) Is VATS Lobectomy Better: Perioperatively, Biologically and Oncologically? Ann Thorac Surg 89: S2107–111

Rusch VW, Asamura H, Watanabe H, Giroux DJ, Rami-Porta R, Goldstraw P; Members of IASLC Staging Committee (2009) A Proposal for a New International Lymph Node Map in the Forthcoming Seventh Edition of the TNM Classification for Lung Cancer. J Thorac Oncol 4: 568–577

Schirren J, Richter W, Schneider P, Vogt-Moykopf I (1996) Grundlagen und Ergebnisse der systematischen Lymphknotendissektion beim operierten Bronchialkarzinom. Chirurg 67: 869–876

Schirren J, Shapiro M, Kadakia S, Lim J, Breglio A, Wisnivesky JP, Kaufman A, Lee DS, Flores RM (2013a) Lobe-specific mediastinal nodal dissection is sufficient during lobectomy by video-assisted thoracic surgery or thoracotomy for early-stage lung cancer. Chest 144: 1615–1621

Schirren M, Passalacqua M, Bölükbas S (2013b) Pneumonektomie, eine Alternative zur Manschettenresektion beim Lungenkarzinom? Chirurg 84: 474–478

Schneider P, Trainer S, Schirren J, Vogt-Moykopf I (1996) Organ-preserving resection methods on lung tumors. Onkologie 19: 290–295

Scott WJ, Allen MS, Darling G, Meyers B, Decker PA, Putnam JB, McKenna RW, Landrenau RJ, Jones DR, Inculet RI, Malthaner RA (2010) Video-assisted thoracic surgery versus open lobectomy for lung cancer: A secondary analysis of data from the American College of Surgeons Oncology Group Z0030 randomized clinical trial. J Thorac Cardiovasc Surg 139: 976–983

Yamashita Y, Mukaida H, Harada H, Tsubokawa N (2013) Post-thoracotomy pain and long-term survival associated with video-assisted thoracic surgery lobectomy methods for clinical T1N0 lung cancer: a patient-oriented, prospective cohort study. Eur J Cardiothorac Surg 44: e71–76

Multimodale und palliative Therapie des Lungenkarzinoms

A. Schmittel, S. Höcht

P. Schneider, M. Kruschewski, H.J. Buhr (Hrsg.), *Thoraxchirurgie für den Allgemein- und Viszeralchirurgen*,
https://doi.org/10.1007/978-3-662-48710-5_21

Unter einer multimodalen Therapie versteht man die Anwendung mehrerer Behandlungsverfahren wie medikamentöse Therapie, Strahlentherapie und operative Therapie. In diesem Kapitel werden verschiedene multimodale Konzepte dargestellt. In der palliativen Therapie werden Medikamente wie Chemotherapeutika oder Tyrosinkinase-Inhibitoren eingesetzt mit dem Ziel, die Lebenszeit zu verlängern und die Lebensqualität zu verbessern. Die palliative Strahlentherapie dient der Verbesserung der Lebensqualität durch Linderung oder Vermeidung von Symptomen.

21.1 Einleitung

Bei der adjuvanten Therapie wird nach der kurativen Operation ein weiteres Behandlungsverfahren eingesetzt, um das Rezidiv- und Metastasierungsrisiko zu senken und damit letztlich die Überlebenswahrscheinlichkeit zu verbessern. Die neoadjuvante Therapie stellt medikamentöse Therapie und/oder die Strahlentherapie vor die Operation, um die R0-Resektionsrate zu erhöhen oder eine parenchymsparendere Operation zu ermöglichen. Zu den multimodalen Konzepten gehört auch die definitive kombinierte Radiochemotherapie, bei der im Stadium UICC III die Kombination aus Chemo- und Strahlentherapie mit kurativer Zielsetzung eingesetzt wird, ohne eine Operation durchzuführen.

In der palliativen Therapie kommen Medikamente wie Chemotherapeutika oder Tyrosinkinase-Inhibitoren zum Einsatz. In der Onkologie wird durch die Vielzahl der verfügbaren Medikamente der Begriff „Chemotherapie" immer mehr durch den Begriff „medikamentöse Therapie" ersetzt. Hierdurch wird der Tatsache Rechnung getragen, dass orale Medikamente wie die Tyrosinkinase-Inhibitoren bei Patienten mit Treibermutationen eingesetzt werden. Diese zielgerichteten Medikamente zählen nicht zu den Chemotherapeutika.

Die palliative Strahlentherapie dient der Verbesserung der Lebensqualität durch Linderung oder Vermeidung von Symptomen.

21.2 Adjuvante Chemotherapie und adjuvante Radiotherapie

Die Situation eines **kleinzelligen Lungenkarzinoms**, das im Stadium I operiert wird, ist relativ selten. Weiter fortgeschrittene, nicht fernmetastasierte Stadien werden in aller Regel simultan kombiniert radio- und chemotherapiert (Spiro et al. 2006). Nach Operation eines kleinzelligen Lungenkarzinoms ist wegen des hohen Rezidiv- und Metastasierungsrisikos eine adjuvante Chemotherapie mit 4–6 Zyklen Cisplatin und Etoposid indiziert. Ob in der Situation eines operativ behandelten kleinzelligen Lungenkarzinoms im Stadium II oder III eine adjuvante Strahlentherapie des Mediastinums erfolgen sollte, ist nicht geklärt. Bei der adjuvanten Chemotherapie kann statt Cisplatin Carboplatin eingesetzt werden, wenn eine entsprechende Komorbidität vorliegt. Die Chemotherapie sollte baldmöglichst nach der Operation begonnen werden. Hieran schließt sich eine prophylaktische Schädelbestrahlung an (Zhang et al. 2014).

Der Stellenwert der adjuvanten Chemotherapie nach Operation eines **nichtkleinzelligen Lungenkarzinoms** ist durch mehrere prospektiv randomisierte Studien definiert worden. In diesen Studien konnte ein Vorteil im Gesamtüberleben und im rezidivfreien Überleben durch eine adjuvante Cisplatin-haltige Chemotherapie gezeigt werden (Arriagada et al. 2004, Winton et al. 2005). Der absolute Überlebensvorteil in einer Metaanalyse beträgt nach 5 Jahren 5,4 % und ist auf die Stadien UICC II und III beschränkt (Pignon et al. 2008). Der Stellenwert einer Carboplatin-haltigen Chemotherapie ist unzureichend belegt. Lediglich eine prospektiv randomisierte Phase-3-Studie konnte einen Vorteil für eine adjuvante Chemotherapie mit Carboplatin und Paclitaxel im Stadium UICC IB nachweisen (Strauss et al. 2008).

Die adjuvante Chemotherapie sollte möglichst innerhalb von 8 Wochen nach der Operation begonnen werden.

> **Im Stadium UICC II und III des nichtkleinzelligen Lungenkarzinoms besteht postoperativ die Indikation zur adjuvanten Chemotherapie mit 4 Zyklen Cisplatin plus Vinorelbin.**

Lange Zeit war die Rolle der **adjuvanten Mediastinalbestrahlung** nach operativer Behandlung eines nichtkleinzelligen Lungenkarzinoms sehr strittig, da eine Cochrane-Metaanalyse der PORT Meta-Analyst Trialist Group (2005) einen negativen Effekt auf das Überleben gezeigt hatte. Allerdings waren nahezu alle in dieser Metaanalyse ausgewerteten Studien mit aus heutiger Sicht nicht mehr zeitgemäßen Therapiekonzepten, Bestrahlungstechniken und auch z. T. mit Patienten in frühen Stadien durchgeführt worden. Retrospektive Daten aus großen Datenbanken zeigten im Gegensatz hierzu im Stadium III einen Überlebensvorteil bei adjuvanter Mediastinalbestrahlung (Lally et al. 2006). Auch für nach aktuell gültigen Therapiestandards zusätzlich adjuvant chemotherapierte Patienten ist ein Überlebensvorteil von 4,5 % gegeben (Robinson et al. 2015).

Nach einer Operation mit mikroskopischem oder makroskopischem Resttumor (R1- oder R2-Situation) sollte möglichst frühzeitig eine simultane Radiochemotherapie analog zur Primärbehandlung im Stadium III durchgeführt werden.

21.3 Neoadjuvante multimodale Therapiekonzepte

Ziele einer präoperativen oder neoadjuvanten Chemotherapie sind die Remissionsinduktion, die Verbesserung der Resektabilität und die frühe Therapie von Mikrometastasen. Die präoperative Chemotherapie kommt gelegentlich im Stadium III des **nichtkleinzelligen Lungenkarzinoms** zum Einsatz. Hier wurden in kleinen randomisierten Studien in den 90er-Jahren Überlebensvorteile zugunsten der präoperativen Chemotherapie gezeigt. Insgesamt ist die Datenlage zur neoadjuvanten Chemotherapie immer noch unzureichend, weil die Studien häufig klein und Selektionskriterien für die präoperative Chemotherapie unterschiedlich und zum Teil schwer nachvollziehbar waren. Die neoadjuvante Chemotherapie sollte nur nach interdisziplinärer Indikationsstellung, idealerweise in klinischen Studien, eingesetzt werden (Eberhardt et al. 2003).

Lediglich bei Pancoast-Tumoren gilt eine multimodale neoadjuvante Radiochemotherapie als gesicherter Therapiestandard, nachdem in zwei Studien (Rusch et al. 2007 sowie Kunitoh et al. 2008) beeindruckende Überlebens- und lokale Kontrollraten mit diesem Therapiekonzept gezeigt werden konnten, das aus einer simultanen Polychemotherapie (Cis-Platin und Etoposid) und einer Radiotherapie mit ca. 50 Gy Gesamtdosis besteht.

Nach den insgesamt ernüchternden Ergebnissen der wesentlichen Studien zur multimodalen Therapie beim nichtkleinzelligen Lungenkarzinom (Albain et al. 2009, van Meerbeeck et al. 2007, Thomas et al. 2008) bleibt eine solche Therapie der individuellen interdisziplinären Indikationsstellung vorbehalten. Die teilweise sehr komplexe und unterschiedliche Situation des nichtkleinzelligen Lungenkarzinoms im UICC-Stadium IIIA, die manche Autoren zu einer Unterteilung des Stadiums IIIA in 5 Untergruppen (IIIA 1–4; Robinson et al. 2007) veranlasst, ist nicht gut in übersichtlichen Therapieschemata abbildbar. Zumindest in den Stadien IIIA 3m und IIIA 4 wird heute von den meisten Autoren der Stellenwert einer operativen Therapie sehr zurückhaltend gesehen und eine primäre Radiochemotherapie vorgeschlagen (Reck et al. 2013). Letztendlich bleibt unerklärt, warum bei Pancoast-Tumoren die neoadjuvante Radiochemotherapie so effektiv ist, während andere Erkrankungssituationen des lokal fortgeschrittenen nichtkleinzelligen Lungenkarzinoms von einer intensiven trimodalen Therapie anscheinend nicht profitieren. Der Effekt einer besseren lokalen Tumorkontrolle durch eine trimodale Therapie scheint dabei wegen der vermehrten Toxizität nicht zum Tragen zu kommen. Eine Ursache hierfür könnte sein, dass sich Pancoast-Tumoren im Gegensatz zu anderen Erkrankungssituationen mit sehr geringer Belastung für das übrige Lungengewebe strahlentherapeutisch behandeln lassen.

21.4 Radiochemotherapie in kurativer Intention im Stadium III

In zahlreichen Studien und Metaanalysen (O'Rourke et al. 2010) ist der Stellenwert der Radiochemotherapie im Stadium III des **nichtkleinzelligen Lungenkarzinoms** als definitive Behandlung etabliert worden. Sofern der Allgemeinzustand und die Komorbiditäten des Patienten es erlauben, sollte die Behandlung als Polychemotherapie erfolgen. Analog zur adjuvanten Chemotherapie sind Cisplatin und Vinorelbin oder Cisplatin und Etoposid als Kombinationen etabliert. Eine sequenzielle Therapie aus initialer Chemotherapie und anschließender Radiotherapie sollte auf Grund der schlechteren Ergebnisse (Aupérin et al. 2010) nur bei den Patienten erfolgen, denen die vermehrte Toxizität einer simultanen Radiochemotherapie nicht zugemutet werden kann. Parallel zur Strahlentherapie erfolgen 2 Zyklen der Chemotherapie. Eine Weiterführung der Chemotherapie nach Ende der kombinierten Radiochemotherapie oder eine Induktionschemotherapie vor Beginn der kombinierten Radiochemotherapie sind ohne belegten Nutzen (Vokes et al. 2007). Allerdings gelingt es durch eine Induktionschemotherapie manchmal, durch eine Reduktion des Tumorvolumens die Radiotherapie im Rahmen einer Kombinationsbehandlung erst zu ermöglichen. Bei sehr großen Tumorvolumina ist wegen des hohen pulmonalen Toxizitätsrisikos eine Radiotherapie manchmal nicht durchführbar. In diesen Fällen kann durch eine Induktionsphase ein noch potenziell kuratives Konzept möglich werden.

In der Strahlentherapie haben in den letzten Jahren umfangreiche technische Innovationen Einzug in die Routine gehalten, so dass intensitätsmodulierte und bildgeführte Behandlungstechniken („intensity modulated radiotherapy", IMRT; „image guided radiotherapy", IGRT) heutzutage fast überall verfügbar sind. Diese Methoden gestatten in der Regel eine wesentlich präzisere und dadurch auch schonendere Behandlung, die es auch möglich macht, höhere Dosen gefahrlos zu applizieren. Während das Konzept der lokalen Dosiseskalation in Stadium I des nichtkleinzelligen Lungenkarzinoms in Form der sog. ablativen Radiotherapie inzwischen als Ergänzung und teilweise auch als Alternative zu limitierten operativen Verfahren etabliert ist (Zheng et al. 2014), ist der Nutzen einer höherer dosierten Strahlentherapie von mehr als 60 Gy Gesamtdosis im Rahmen der kombinierten Radiochemotherapie fraglich (Bradley et al. 2015).

Beim **kleinzelligen Lungenkarzinom** ist die simultane Radiochemotherapie in allen Untergruppen des Stadiums III die Standardbehandlung. Auf Grund der sehr hohen Proliferationsrate der Tumoren und des sehr aggressiven klinischen Verlaufs ist ein rascher Therapiebeginn bedeutsam. Wiederum sind Cisplatin und Etoposid, alternativ ggf. auch Cisplatin und Irinotecan die etablierten Chemotherapeutika

(Kubota et al. 2014). Im Gegensatz zum nichtkleinzelligen Lungenkarzinom sind beim kleinzelligen Lungenkarzinom 4–6 Zyklen der Chemotherapie etabliert, so dass der Beginn der kombinierten Radiochemotherapie ggf. auch erst später im Verlauf der Chemotherapie erfolgen kann. Ob ein möglichst frühzeitiger Beginn der kombinierten Radiochemotherapie prognostische Bedeutung hat, ist strittig (De Ruysscher et al. 2006, Spiro et al. 2008, Sun et al. 2013).

Nach Abschluss der Chemotherapie erfolgt eine prophylaktische Neurocranium-Bestrahlung, die nicht nur die Rate späterer Hirnmetastasen um mehr als 50 % verringert, sondern auch eine relevante Verbesserung des Gesamtüberlebens um ca. 8 % bewirkt (Zhang et al. 2014). Sowohl beim nichtkleinzelligen wie auch beim kleinzelligen Lungenkarzinom liegen die 5-Jahres-Überlebensraten nach kombinierter Radiochemotherapie in der Größenordnung von etwa 15 bis maximal 35 %. Diese zum Teil scheinbar schlechteren Ergebnisse im Vergleich zu operativen Serien beim nichtkleinzelligen Lungenkarzinom beruhen sehr wahrscheinlich auf einer anderen Zusammensetzung der analysierten Kollektive.

21.5 Palliative Chemotherapie des Lungenkarzinoms bei Fehlen einer Treibermutation

Die in klinischen Studien erhobenen Daten zur Wirksamkeit der palliativen Chemotherapie sind meist an selektionierten Patienten in gutem Allgemeinzustand mit geringer Komorbidität erhoben worden. Komorbide und ältere Patienten sind in den Studien unterrepräsentiert, daher sind Rückschlüsse für diese große Gruppe von Patienten nur eingeschränkt möglich.

Im Stadium IV ist bei gutem bis leicht reduziertem Allgemeinzustand (Karnofsky-Index 60–100 %) eine palliative Chemotherapie indiziert.

Beim **kleinzelligen Lungenkarzinom** wird in der Regel die Kombination aus Cisplatin oder Carboplatin plus Etoposid eingesetzt. Hierdurch können Ansprechraten von 60–90 % erzielt werden. An die palliative Chemotherapie schließt sich die prophylaktische Schädelbestrahlung an, die nicht nur eine Verringerung der sonst sehr hohen Rate an metachronen Hirnmetastasen bewirkt, sondern auch eine Verbesserung des Gesamtüberlebens (Slotman et al. 2007). Das mediane Überleben im Stadium IV liegt beim kleinzelligen Lungenkarzinom bei ca. 10 Monaten. Treibermutationen sind beim kleinzelligen Lungenkarzinom bis heute nicht bekannt. Auch bei Patienten mit bereits eingetretener Fernmetastasierung ist oftmals eine konsolidierende Radiotherapie des Mediastinums sinnvoll, wenn die Patienten auf die initiale Chemotherapie ansprachen, da hierdurch eine Verbesserung der Rate an längerfristig Überlebenden erzielt werden kann (Slotman et al. 2015).

Beim **nichtkleinzelligen Lungenkarzinom** ohne Vorliegen von Treibermutationen kann durch die Chemotherapie ein Überlebensvorteil nach 1 Jahr von ca. 10 % erreicht und das mediane Überleben um ca. 2 Monate auf 9–12 Monate verlängert werden. Die Lebensqualität wird durch die palliative Chemotherapie ebenfalls verbessert, und die krankheitsbedingten Symptome werden gelindert (Anonymous 1995).

Als Standardtherapie gilt die Kombination aus Cisplatin oder Carboplatin und einer sog. neueren Substanz wie Docetaxel, Gemcitabin, Paclitaxel, Vinorelbin oder Pemetrexed (platinhaltige Doublette). In einer großen prospektiv randomisierten Studie zeigte sich, dass die Kombinationen aus Cisplatin und Paclitaxel, Cisplatin und Docetaxel, Cisplatin und Gemcitabin sowie Carboplatin und Paclitaxel gleich effektiv sind (Schiller et al. 2002).

Ein Überlebensvorteil durch die Kombination aus Cisplatin/Pemetrexed gegenüber Cisplatin/Gemcitabin konnte in der Subgruppe von Patienten mit Adenokarzinomen und großzelligen Karzinomen nachgewiesen werden (Scagliotti 2008).

Bevacizumab, ein Antikörper gegen VEGF („vascular endothelial growth factor") beeinflusst die Angiogenese und wird bei mehreren Tumorerkrankungen meist in Kombination mit Chemotherapie eingesetzt. Die Wirksamkeit von Bevacizumab wurde in 2 Studien in Kombination mit Chemotherapie in der Primärtherapie untersucht. In beiden Studien wurden selektionierte Patienten mit Nichtplattenepithelkarzinomen eingeschlossen. In Kombination mit Carboplatin/Paclitaxel fand sich eine signifikante Verlängerung des medianen Überlebens durch Bevacizumab. Hervorzuheben ist allerdings, dass in diesen Studien selektionierte Patienten mit gutem Allgemeinzustand ohne Hämoptysen oder thrombembolische Ereignisse in der Vorgeschichte behandelt wurden (Sandler 2007). Aus chirurgischer Sicht ist zu bedenken, dass bei Patienten, die in den vergangenen 6 Wochen Bevacizumab erhalten haben, ein deutlich erhöhtes perioperatives Risiko für Blutungen und Wundheilungsstörungen vorliegt.

> **Im Stadium IV des nichtkleinzelligen Lungenkarzinoms ohne Nachweis von Treibermutationen ist die platinbasierte Doublette mit einer Verlängerung des Überlebens und einer Verbesserung der Lebensqualität verbunden. Bei Nichtplattenepithelkarzinomen bestehen Vorteile für die Kombination aus Cisplatin und Pemetrexed und für die Kombination aus Carboplatin, Paclitaxel und Bevacizumab.**

21.6 Palliative medikamentöse Therapie beim nichtkleinzelligen Lungenkarzinom mit Vorliegen sog. Treibermutationen (*EGF-R* oder *EML-4/ALK*)

Wenn Mutationen für die Proliferationsaktivität der malignen Zellen maßgeblich sind, spricht man von sog. Treibermutationen. Die therapeutische Inhibition der Treibermutation ist in der Regel mit einer guten Wirksamkeit verbunden. Klinisch relevant sind zurzeit die aktivierenden Mutationen des *EGF-R* („epithelial growth factor receptor") und die *EML-4/ALK*-Translokation. Die *EGF-R*-Mutation liegt in Westeuropa bei ca. 10–15 % und die *EML-4/ALK*-Translokation bei ca. 4 % der Nichtplattenepithelkarzinome vor. Beide Mutationen kommen nie gemeinsam vor. Es ist davon auszugehen, dass in den nächsten Jahren weitere relevante Mutationen beschrieben werden, die dann auch therapeutische Ziele werden.

Diese Treibermutationen liegen mit besonders hoher Wahrscheinlichkeit bei Karzinomen von Nierauchern vor. Sie sind jedoch nicht auf diese Patientengruppe beschränkt.

Alle Patienten im Stadium IV mit Nichtplattenepithelkarzinomen und nierauchende Patienten mit Plattenepithelkarzinomen sollten heute auf das Vorliegen einer aktivierenden *EGF-R*-Mutation oder eine *EML-4/ALK*-Translokation untersucht werden.

Liegt eine aktivierende Mutation des *EGF-R* vor, dann ist die orale Therapie mit einem Tyrosinkinase-Inhibitor (TKI) die Therapie der 1. Wahl. Zurzeit stehen Gefitinib, Erlotinib und Afatinib zur Verfügung. Diese Medikamente führen zu signifikant höheren Ansprechraten und einer besseren Lebensqualität als eine platinbasierte Chemotherapie. Die spezifische Toxizität der TKI unterscheidet sich wesentlich von der der Chemotherapie. Unter TKI kommt es zu erheblichen Hautveränderungen, wie akneiformen Veränderungen, Paronychien und Xerodermien, darüber hinaus treten regelhaft Diarrhöen auf. Eine gute supportive Therapie ist bei diesen Medikamenten unabdingbar. Aufgrund der hohen Wirksamkeit der TKI liegt das mediane Überleben der Patienten mit Mutationen zwischen 24 und 36 Monaten (Rosell et al. 2012, Zhou et al. 2011).

Beim Vorliegen einer *EML-4/ALK*-Translokation ist von einer hohen Wirksamkeit von Crizotinib auszugehen. Die Ansprechrate dieses Medikaments liegt bei 65 % (Shaw et al. 2013). Zurzeit liegen nur ausreichende Daten für den Einsatz von Critotinib bei zytostatisch vorbehandelten Patienten vor. Wahrscheinlich ist, dass dieses Medikament zukünftig auch in der Erstlinientherapie anstatt einer Chemotherapie eingesetzt werden wird.

21.7 Palliative Radiotherapie des Lungenkarzinoms

Etablierte Indikationen zur palliativen Radiotherapie sind symptomatische Metastasen sowohl beim nichtkleinzelligen als auch beim kleinzelligen Lungenkarzinom z. B. bei einer zerebralen oder ossären Metastasierung. Der Zeitpunkt, zu dem die Radiotherapie in solchen Situationen eingesetzt werden sollte, bedarf der engen Abstimmung zwischen Radioonkologen und internistischem Onkologen. Aufgrund der in der Regel stark eingeschränkten Prognose sollte eine möglichst kurze Therapiedauer mit nur wenigen Behandlungen angestrebt werden.

Auch bei eingetretener Fernmetastasierung leiden viele Patienten vor allem beim nichtkleinzelligen Lungenkarzinom an lokalen Symptomen der Tumorerkrankung wie Hustenreiz, Schmerzen und Hämoptysen, die sich mit einer palliativen Radiotherapie sehr gut behandeln lassen. Je nach Symptom ist eine Linderung oder Beschwerdefreiheit in bis zu 80 % der Fälle erzielbar. Hämoptysen und Thoraxschmerzen scheinen dabei etwas besser anzusprechen als Hustenreiz, der manchmal auch zu den akuten Begleiterscheinungen einer thorakalen Radiotherapie zählen kann. Bei gutem Allgemeinzustand sind höhere Gesamtdosen und eine protrahierte Behandlung sinnvoll, da sich in diesem Kollektiv damit ein Überlebensvorteil zeigen ließ (Fairchild et al. 2008).

21.8 Aspekte der palliativmedizinischen Versorgung

Vor dem Hintergrund der kurzen Überlebenswahrscheinlichkeit und der z. T. erheblichen Symptome der Patienten ist eine palliativmedizinische Versorgung im multiprofessionellen Team für viele Patienten im Laufe der Erkrankung erforderlich. Günstig ist die Behandlung in einem Setting durchzuführen, das palliativmedizinische Aspekte frühzeitig berücksichtigt und eine Struktur der optimalen Versorgung in der terminalen Lebensphase auch zu Hause sicherstellt. Dieser Ansatz wird durch eine prospektive Studie aus den USA unterstützt (Temel et al. 2010). Die Studie zeigte, dass die frühzeitige Einbindung der palliativmedizinischen Versorgung zu einer Verbesserung der Lebensqualität, zu einer Verlängerung der Lebenszeit und zu weniger aggressiven Therapien am Lebensende führte.

Literatur

Albain KS, Swann RS, Rusch VW, et al. (2009) Radiotherapy plus chemotherapy with or without surgical resection for stage III non-small-cell lung cancer: a phase III: randomised controlled trial. Lancet 374: 379–386

Anonymous (1995) Chemotherapy in non small cell lung cancer: a meta-analysis using updated data on individual patients from 52 randomized clinical trials. BMJ 311: 899–909

Arriagada R, Bergman B, Dunant A, et al. (2004) Cisplatin-based adjuvant chemotherapy in patients with completely resected non-small-cell lung cancer. N Engl J Med 350: 351–360

Aupérin A, Le Péchoux C, Rolland E, et al. (2010) Meta-analysis of concomitant versus sequential radiochemotherapy in locally advanced non-small-cell lung cancer. J Clin Oncol. 28: 2181–2190

Bradley JD, Paulus R, Komaki R, et al. (2015) Standard-dose versus high-dose conformal radiotherapy with concurrent and consolidation carboplatin plus paclitaxel with or without cetuximab for patients with stage IIIA or IIIB non-small-cell lung cancer (RTOG 0617): a randomised, two-by-two factorial phase 3 study. Lancet Oncol 16: 187–199

De Ruysscher D, Pijls-Johannesma M, Vansteenkiste J, et al. (2006) Systematic review and meta-analysis of randomised, controlled trials of the timing of chest radiotherapy in patients with limited-stage, small-cell lung cancer. Ann Oncol 17: 543–552

Eberhardt WE, Albain KS, Pass H, et al. (2003) Induction treatment before surgery for non-small cell lung cancer. Lung Cancer 42: S9–14

Fairchild A, Harris K, Barnes E, et al. (2008) Palliative Thoracic Radiotherapy for Lung Cancer: A Systematic Review. J Clin Oncol 26: 4001–4011

Kubota K, Hida T, Ishikura S, et al. (2014) Etoposide and cisplatin versus irinotecan and cisplatin in patients with limited-stage small-cell lung cancer treated with etoposide and cisplatin plus concurrent accelerated hyperfractionated thoracic radiotherapy (JCOG0202): a randomised phase 3 study. Lancet Oncol 15: 106–113

Kunitoh H, Kato H, Tsubo M, et al. (2008) Phase II Trial of Preoperative Chemoradiotherapy Followed by Surgical Resection in Patients With Superior Sulcus Non–Small-Cell Lung Cancers: Report of Japan Clinical Oncology Group Trial 9806 J Clin Oncol 26: 644–649

Lally BE, Zelterman D, Colasanto JM, et al. (2006) Postoperative Radiotherapy for Stage II or III Non–Small-Cell Lung Cancer Using the Surveillance, Epidemiology, and End Results Database J Clin Oncol 24: 2998–3006

O'Rourke N, Roqué I Figuls M, Farré Bernadó N, et al. (2010) Concurrent chemoradiotherapy in non-small cell lung cancer. Cochrane Database Syst Rev 16: CD002140

Pignon JP, Tribodet H, Scagliotti GV, et al. (2008) Lung adjuvant cisplatin evaluation: a pooled analysis by the LACE collaborative group. J Clin Oncol 26: 3552–3559

PORT Meta-analysis Trialists Group (2005) Postoperative radiotherapy for non-small cell lung cancer. Cochrane Database Syst Rev 2: CD002142

Reck M, Heigener DF, Mok T, et al. (2013) Management of non-small-cell lung cancer: recent developments. Lancet 383: 709–719

Robinson CG, Patel AP, Bradley JD, et al. (2015) Postoperative Radiotherapy for Pathologic N2 Non–Small- Cell Lung Cancer Treated With Adjuvant Chemotherapy: A Review of the National Cancer Data Base. J Clin Oncol 33: 870–876

Robinson LA, Ruckdeschel JC, et al. (2007) Treatment of Non-small Cell Lung Cancer-Stage IIIA. ACCP Evidence-Based Clinical Practice Guidelines Chest 132: S 243–265

Rosell R, Carcereny E, Gervais R, et al. (2012) Erlotinib versus standard chemotherapy as first-line treatment for European patients with advanced EGFR mutation-positive non-small-cell lung cancer (EURTAC): a multicentre, open-label, randomised phase 3 trial. Lancet Oncol 13: 239–246

Rusch VW, Giroux DJ, Kraut MJ, et al. (2007) Induction Chemoradiation and Surgical Resection for Superior Sulcus Non–Small-Cell Lung Carcinomas: Long- Term Results of Southwest Oncology Group Trial 9416 (Intergroup Trial 0160). J Clin Oncol 25: 313–318

Sandler A, Gray R, Perry MC, et al. (2007) Paclitaxel-carboplatin alone or with bevacizumab for non-small cell lung cancer. N Engl J Med 355: 2542–2550

Scagliotti GV, Parikh P, von Pawel J, et al. (2008) Phase III study comparing cisplatin plus gemcitabine with cisplatin plus pemetrexed in chemotherapy-naive patients with advanced stage non-small cell lung cancer. J Clin Oncol 26: 3543–3551

Schiller JH, Harrington D, Belani CP, et al. (2002) Comparison of four chemotherapy regimens for advanced non-small-cell lung cancer. N Engl J Med 346: 92–98

Shaw AT, Kim DW, Nakagawa K, et al. (2013) Crizotinib versus chemotherapy in advanced ALK-positive lung cancer. N Engl J Med 368: 2385–2394

Slotman B, Faivre-Finn C, Kramer G, et al. (2007) Prophylactic Cranial Irradiation in Extensive Small-Cell Lung Cancer. N Engl J Med 357: 664–672

Slotman BJ, van Tinteren H, Praag JO, et al. (2015) Use of thoracic radiotherapy for extensive stage small-cell lung cancer: a phase 3 randomised controlled trial. Lancet 385: 36–42

Spiro SG, James LE, Rudd RM, et al. (2006) Early Compared With Late Radiotherapy in Combined Modality Treatment for Limited Disease Small-Cell Lung Cancer: A London Lung Cancer Group Multicenter Randomized Clinical Trial and Meta-Analysis. J Clin Oncol 24: 3823–3830

Strauss GM, Hemdon JE 2nd, Maddaus MA, et al. (2008) Adjuvant paclitaxel plus carboplatin compared with observation in stage IB non-small-cell lung cancer: CALGB 9633 with the Cancer and Leukemia Group B, Radiation Therapy Oncology Group, and North Central Cancer Treatment Group Study Groups. J Clin Oncol 26: 5043–5051

Sun JM, Ahn YC, E. K. Choi EK, et al. (2013) Phase III trial of concurrent thoracic radiotherapy with either first- or third-cycle chemotherapy for limited-disease small-cell lung cancer. Ann Oncol. 24: 2088–2092

Temel JS, Greer JA, Muzikansky A, et al. (2010) Early palliative care for patients with metastatic non-small-cell lung cancer. N Engl J Med 363: 733–742

Thomas M, Rübe C, Hoffknecht P, et al. (2008) Effect of preoperative chemoradiation in addition to preoperative chemotherapy: a randomised trial in stage III non-small-cell lung cancer. Lancet Oncol 9: 636–648

van Meerbeeck JP, Kramer GW, Van Schil PE (2007) Randomized controlled trial of resection versus radiotherapy after induction chemotherapy in stage IIIA-N2 non-small-cell lung cancer. J Natl Cancer Inst 99: 442–450

Vokes EE, Herndon II JE, Kelley MJ, et al. (2007) Induction Chemotherapy Followed by Chemoradiotherapy Compared With Chemoradiotherapy Alone for Regionally Advanced Unresectable Stage III Non–Small-Cell Lung Cancer: Cancer and Leukemia Group B. J Clin Oncol 25: 1698–1704

Winton TL, Livingston R, Johnson D, et al. (2005) Vinorelbine plus cisplatin versus observation in resected non-small cell lung cancer. N Engl J Med 352: 2589–2597

Zhang W, Jiang W, Luan L, et al. (2014) Prophylactic cranial irradiation for patients with small-cell lung cancer: a systematic review of the literature with meta-analysis. BMC Cancer 14: 793–799

Zheng X, Schipper M, Kidwell K, et al. (2014) Survival Outcome After Stereotactic Body Radiation Therapy and Surgery for Stage I Non-Small Cell Lung Cancer: A Meta-Analysis. Int J Radiat Oncol Biol Phys 90: 603–611

Zhou C, Wu YL, Chen G, et al. (2011) Erlotinib versus chemotherapy as first-line treatment for patients with advanced EGFR mutation-positive non-small-cell lung cancer (OPTIMAL, CTONG-0802): a multicentre, open-label, randomised, phase 3 study. Lancet Oncol 12: 735–742

Interventionelle Pneumologie

F. Herth, M. Schellenberg

P. Schneider, M. Kruschewski, H.J. Buhr (Hrsg.), *Thoraxchirurgie für den Allgemein- und Viszeralchirurgen*,
https://doi.org/10.1007/978-3-662-48710-5_22

Die interventionelle Bronchoskopie ist ein unverzichtbarer Bestandteil in der Versorgung endobronchialer Erkrankungen. Die Vielfalt der Methodik ermöglicht in den Händen erfahrener Untersucher eine flexible und patientenorientierte Therapie in der Behandlung von Obstruktionen, Blutungen und tracheobronchialer Fistelbildung. Hierbei kommen mechanische, medikamentöse und physikalische Verfahren zum Tragen mit dem Ziel der Symptomlinderung und Verbesserung der Lebensqualität. Der Erfolg dieser Verfahren konnte in zahlreichen Studien festgehalten werden, der Stellenwert der interventionellen Bronchoskopie ist durch die Verankerung in internationalen Leitlinien verdeutlicht.

22.1 Einleitung

Der Stellenwert der diagnostischen Bronchoskopie endotrachealer und endobronchialer Prozesse ist seit Einführung flexibler bronchoskopischer Techniken in den 1960er-Jahren fest etabliert. Hinzu gekommen ist der konsequente therapeutische Einsatz, den diese Methode erfährt.

Die interventionelle Bronchoskopie ist heute ein unverzichtbarer Bestandteil des therapeutischen Konzepts in der Behandlung benigner und maligner thorakaler Erkrankungen, wobei die Hauptindikation in der Versorgung der Komplikationen des Lungenkarzinoms zu finden ist. Etwa 20–30 % der Patienten mit Lungenkarzinom erleiden eine Verlegung der zentralen Atemwege, bis zu 30 % zeigen relevante Hämoptysen. Die Palliation der entstehenden Leiden ist die Domäne der Bronchoskopie, im Fokus der Maßnahmen ist die Symptomkontrolle und Verbesserung der Lebensqualität. Der Stellenwert der interventionellen Bronchoskopie als Bestandteil eines multimodalen Therapiekonzepts beim inoperablen Bronchialkarzinom konnte in den letzten Jahren durch zahlreiche Studien untermauert und in internationalen Leitlinien verankert werden.

Es stehen zahlreiche Techniken und Instrumente bereit – die Vielfalt der Therapiemöglichkeiten ist eng verknüpft mit dem Erfahrungsschatz des jeweiligen Zentrums, des einzelnen Endoskopikers und des vorhandenen Instrumentariums.

22.2 Palliative endoluminale Techniken

22.2.1 Indikationen

Indikationen zur interventionellen Bronchoskopie sind vielfältig und können elektive oder akute/notfallmäßige Versorgungen umfassen. So kann z. B. eine sich langsam entwickelnde Stenosierung mit anderer Zeitplanung therapiert werden als eine akute Hämoptoe. Die grundsätzliche Entscheidung zu einer Intervention richtet sich nach den Symptomen oder zu erwartenden Komplikationen, meist im Sinne eines palliativen Konzeptes. Neben Symptomen wie Husten oder Dyspnoe können auch radiologische Befunde (z. B. Atelektasen) oder poststenotische Pneumonien wegweisend sein. Zahlreiche Ursachen solcher Symptome sind zu finden.

Symptomursachen

Hämoptysen/Hämoptoe
- Maligne Erkrankungen (Bronchialkarzinom, Ösophaguskarzinom, Lymphome)
- Entzündliche Erkrankungen (kavernöse Prozesse, Bronchiektasen)
- Vaskuläre Anomalien (AV-Fistel, aortale Aneurysmen, Erweiterung der Bronchialarterien)
- Trauma (Lungenkontusion, Einriss von Bronchus oder Trachea)
- Iatrogen (transbronchiale Biopsie, Stentperforation, Antikoagulation)

Stenosen
- Maligne und benigne Tumoren
- Fremdkörper
- Narbige Stenosen (Langzeitintubation, Post-Tracheotomie, Trauma)
- Tracheobronchomalazie (Langzeitintubation, Emphysem/COPD, Kompression)

Tracheo-bronchiale-ösophageale Fistel
- Maligne und benigne Tumoren

Bronchusstumpf-/-anastomoseninsuffizienz
- Postoperativ nach resezierenden Eingriffen, Lungentransplantation

Hämoptysen sollten grundsätzlich bronchoskopisch abgeklärt werden, um das Ausmaß einzuschätzen, Ursachen zu erkennen und die Notwendigkeit von Interventionen festzulegen.

22.2.2 Therapiemodalitäten

Flexible oder starre Bronchoskopie

Die Bronchoskopie kann flexibel, starr oder kombiniert starr/flexibel ausgeführt werden – je nach Ausmaß des Problems, geplanter Intervention und Zustand des Patienten.

Es finden sich starre Bronchoskope (hier für Erwachsene) in unterschiedlichen Längen (27–43 cm) und

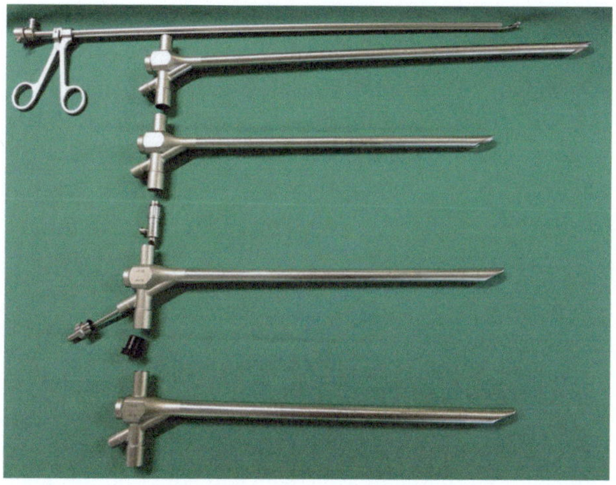

Abb. 22.1 Unterschiedliche starre Bronchoskope

Durchmessern (6,5–14 mm) (Abb. 22.1), ebenso flexible Geräte mit verschiedenem Durchmesser (3–6 mm).

Die ausschließlich flexibel durchgeführte Bronchoskopie in Lokalanästhesie wird zur Intervention selten eingesetzt, die starre Intubationstechnik bietet im Vergleich immense Vorteile: Sicherung der Atemwege (auch einseitig einsetzbar, z. B. bei großer zentraler Blutung), Beatmung (meist High Frequency Jet Ventilation, aber auch Anschluss beliebiger Beatmungsgeräte möglich), gute Optik mit Übertragung auf Videosysteme, weiter Arbeitskanal zum Einsatz zahlreicher Spezialinstrumente. Eine Vollnarkose ist notwendig, was ggf. ein limitierender Faktor sein kann. Auch ist die Gefahr von oralen Verletzungen höher als bei der flexiblen Bronchoskopie, in der Hand erfahrener Untersucher ist diese Methode jedoch überlegen.

22.2.3 Debulking und Blutstillung

Mechanische Behandlung einer Obstruktion

Eine Wiedereröffnung von verlegtem Lumen kann gelingen durch Kürettage oder mechanischer Abtragung von (Tumor-)Gewebe, Fremdkörper etc. mittels Zange oder dem starren Rohr des Bronchskops. Auch das Vorschieben des flexiblen Bronchoskops kann einen bougierenden Effekt haben. Zusätzlich kann ein z. B. Ballonkatheter unter endoskopischer Sicht oder Durchleuchtung eingesetzt werden.

Konservative Behandlung von Hämoptysen

Eine massive Hämoptyse (oder Hämoptoe) liegt vor bei Expektoration >200 ml/24 h, im Rahmen von Tumorerkrankungen kann die Mortalität hierbei bis 59–100 % betragen (Corey u. Hla 1987). Im Falle von akuten Hämoptysen ist eine Notfallbronchoskopie indiziert. Nach Lokalisation der Blutungsquelle endobronchial ist die erste Maßnahme die Sicherung der Atemwege durch Absaugen des Blutes. Eine aktive Blutung kann durch konsequentes Saugen in Wedge-Position zum Stillstand gebracht werden, es kommt zu einer Koagelbildung. Alternativ können lokal Xylometazolin oder Eiswasser appliziert werden. Auch Epinephrin oder lokale Koagulanzien (Fibrin) kommen zum Einsatz. Ist eine Blutung trotz dieser Maßnahmen sehr aktiv, wird eine Tamponade erforderlich. Neben Ballontamponaden, die bis zu 48 h einliegen können, sind auch saugfähige Cellulosekompressen (z. B. Tabotamp) einführbar.

Lasertherapie

Die Lasertherapie nutzt die Umwandlung von energiereichem Licht in Hitze. Es existieren zahlreiche Lasersysteme mit unterschiedlichen Indikationsanforderungen. Am häufigsten kommt der Nd:YAG-Laser zum Einsatz. Dieses Verfahren findet seine Anwendung meist in der Behandlung von Obstruktionen der proximalen Atemwege durch malignes oder benignes endoluminales Wachstum. Ein Einsatz bei kompressionsbedingter Obstruktion bietet sich nicht an.

Laserverfahren

Nd:YAG – Neodymium-yttrium-aluminium-garnet
Nd:YAP – Neodymium-yttrium-aluminium-perovskite
Ho:YAG – Holmium-yttrium-aluminium-garnet
KTP – Kalium-titanyl-phosphat
CO_2 – Kohlendioxid

Laserverfahren penetrieren das Gewebe mit einer Eindringtiefe bis zu 10 mm, sie zerstören vitales Gewebe und koagulieren gleichzeitig zuführende Blutgefäße. Dies geschieht berührungsfrei – bei leicht blutenden Tumoren ein großer Vorteil.

Grundsätzlich kann hierbei exophytisch wachsendes Gewebe reseziert (mit Extraktion durch das Bronchoskop) oder vaporisiert werden (Abb. 22.2). Eine Vaporisation ist nur im Rahmen kleinerer Targets möglich, da die längere Anwendungsdauer des Lasers zu großer Hitzeentwicklung und somit zu umliegendem Gewebsschaden führt.

Während die Vaporisation grundsätzlich per flexibler oder starrer Bronchoskopie durchgeführt werden kann, sollte eine Resektion immer über einen starren Zugang erfolgen, um die Gewebsbrocken auch sicher entfernen zu können.

Auch kann der Laser nach Tumorabtragung oder schweren Hämoptysen bei blutenden Läsionen gezielt zur Blutstillung verwendet werden.

Ein Nachteil der Lasertherapie ist die unsichere Eindringtiefe. Je nach Dichte und Wassergehalt des Gewebes

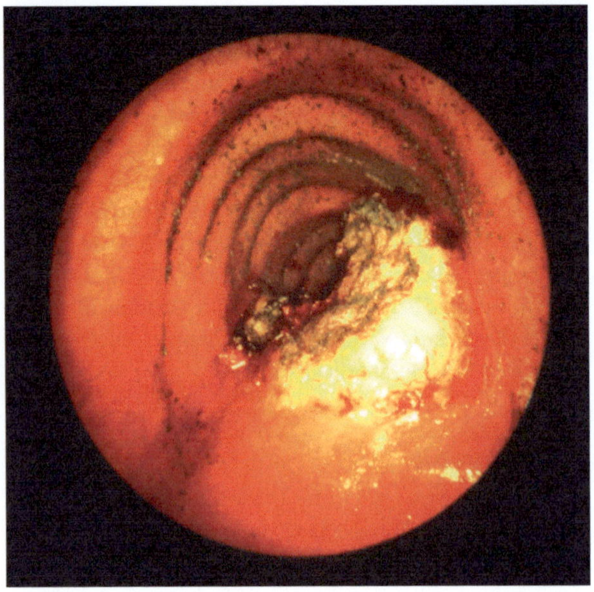

Abb. 22.2 Tracheakarzinom nach partieller Rekanalisation mittels Laser

findet die Devitalisierung in unterschiedlichen Schichten statt – gesundes Gewebe kann ungewollt zerstört werden und es können schwere Bronchialwandschäden entstehen. Auch ist eine lokale Hitzentwicklung möglich, hierbei kann es zu Verdampfen von Gewebsflüssigkeit kommen. Der Untersucher ist somit in erster Linie auf die eigene Erfahrung angewiesen, um schwere Schäden zu vermeiden.

Zudem ist ein enges Zusammenspiel zwischen Anästhesisten, Endoskopie-Assistenzkräften und Bronchoskopikern notwendig, um Verletzungen des Patienten und auch des Teams zu vermeiden. So muss z. B. der FiO_2 endobronchial während der Durchführung reduziert werden (<0,4). Auch ist die starke Entwicklung von Rauch zu beachten, was unter insuffizienter Saugtechnik rasch zu einer Sichtbehinderung führt.

Es ist selbsterklärend, dass diese Verfahren ausschließlich in entsprechenden Zentren angeboten werden sollten. Unter den genannten Kautelen bieten die Laserverfahren jedoch eine sichere, schnelle und auch eindrücklich effiziente Methode mit Symptomverbesserung bei >90 % der Patienten mit maligner Atemwegsobstruktion (Cavaliere et al. 1996).

Elektrokoagulation

Indikation, Durchführung und Erfolgsrate der Elektrokoagulation entsprechen jeweils denen der Lasertherapie, wobei wissenschaftliche Daten zum Einsatz bei Hämoptysen rar sind. Die Wirkung ergeht aus einer thermalen Destruktion durch elektrisch erzeugte Hitzeanwendung, meist unter 200–500 Volt. Je nach Höhe der Spannung und Beschaffenheit des Gewebes kann koaguliert, vaporisiert oder reseziert werden. Es stehen verschiedene Elektroden zur Verfügung, z. B. Drahtschlinge, Zange oder Messer. Im Gegensatz zu APC oder Laser ist somit eine direkte Berührung notwendig. Die Applikation kann mittels starrer oder flexibler Bronchoskopie erfolgen. Auch der wiederholte Einsatz ist möglich, z. B. im Rahmen von Stentgranulationen oder rezidivierenden benignen Tumoren.

Der Einsatz als potenziell kuratives Verfahren beim intraluminal begrenzten mikroinvasiven Bronchialkarzinom soll hier ebenfalls Erwähnung finden (Vonk-Noordegraaf et al. 2003).

Risiken des Verfahrens sind wie in der Lasertherapie zu finden, z. B. Bronchialwandverletzungen mit nachfolgendem Pneumothorax oder Verformungen von Metalstents (Ell et al. 1992). Auch Kasuistiken von Funktionsausfällen implantierter Schrittmacher oder Defibrillatoren sind dokumentiert (Caramella u. Dodinot 1989).

Argon-Plasma-Koagulation (APC)

Die berührungsfreie APC (Abb. 22.3) nutzt ebenfalls Hochfrequenzstrom, hier zur Ionisierung von Argongas, wodurch lokale Hitze und somit Proteindenaturierung und Koagulation entstehen. Die Eindringtiefe ist etwas geringer als bei den Laserverfahren (5 mm). Der Strahl folgt dabei nicht einer rein linearen Ausbreitung, sondern dem Gefälle der elektrischen Impedanz. Insbesondere bei oberflächlichen, aktiven Blutungen eignet sich die APC daher: Die feuchte Oberfläche des Gewebes „zieht" den Strahl geradezu an – andererseits können hierdurch ungewollte schädigende Ausbreitungen entstehen. Die weiteren Indikationen der APC umfassen die der Laserverfahren und Elektrokoagulation.

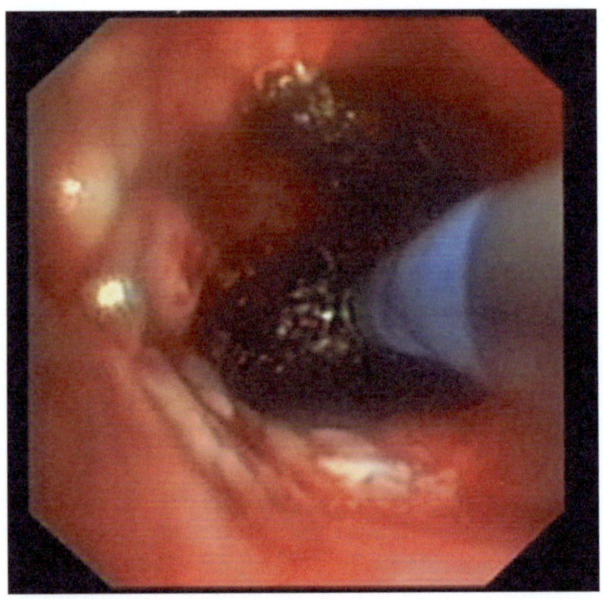

Abb. 22.3 APC-Rekanalisation des rechten Hauptbronchus

Die Anwendung aller wärmeinduzierten Verfahren (Laser, APC, Elektrokoagulation) birgt in O_2-reicher Umgebung Explosionsgefahr! Der FiO_2 muss daher stets <0,4 gehalten werden!

Kryotherapie

Die Kryosonde (Abb. 22.4) wird durch flüssiges Nitrogen oder Nitrogenoxid innerhalb einer Minute auf –196 °C bzw. –89 °C abgekühlt. Die lokale Applikation von Kälte bewirkt – ebenso wie Hitze – Gewebszerstörung und Gefäßkoagulation. Einerseits führt das Tiefkühlen von vitalem Gewebe zu einer sofortigen letalen intrazellulären Bildung von Eiskristallen, andererseits tritt ein verzögertes Gewebssterben durch die unterbrochene Durchblutung ein. So kann nach 1–2 Tagen das Abtragen von Nekrosen notwendig sein („Aufräumen"). Vorteil der Kryosonde ist die große gefrierende Oberfläche an der Sondenspitze: Durch das flächige Gefrieren haften große Gewebsstücke an, welche rasch entfernt werden können, somit ist das Verfahren besonders geeignet zur Rekanalisation oder Fremdkörperentfernung. Der Erfolg hängt vom Wassergehalt des Gewebes ab – fibröse, fetthaltige oder knorpelige Gewebe sind kryoresistent – aber auch von der Anzahl und Dauer der Gefrierzyklen.

Brachytherapie

Endobronchiale Bestrahlung ist eine palliative Option bei symptomatischer endoluminaler Tumorobstruktion (nichtkleinzelliges Bronchialkarzinom oder Metastasen) und kann allein oder in Kombination mit extrathorakaler Radiatio appliziert werden. Eine Symptomverbesserung (Husten, Dyspnoe, Hämoptysen) konnte für beide Modalitäten

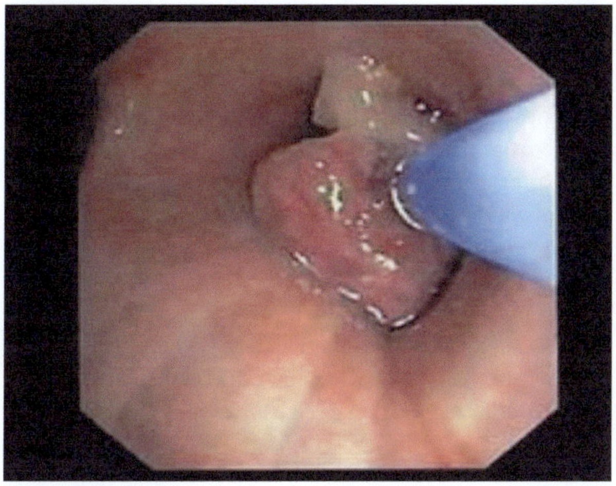

Abb. 22.4 Debulking mit der Kryosonde im rechten Hauptbronchus

nachgewiesen werden (Celebioglu et al. 2002, Mallick et al. 2007, Stout et al. 2000), jedoch unter Inkaufnahme einer relevanten Rate an tödlichen Hämoptysen (7–15 %).

Die Positionierung der radioaktiven Quelle (meist Iridium192) erfolgt computergesteuert über ein liegendes, flexibles Bronchoskop („Afterloading") (Abb. 22.5) und schließt eine Hochdosisradiotherapie (HDR) an; es existieren hierzu verschiedene Protokolle. Die Therapie kann ambulant erfolgen und ist meist gut verträglich, bedarf aber eines hohen Logistikaufwands und birgt neben einem intrabronchialen Blutungsrisiko auch das Risiko schwerer fibrotischer Komplikationen. Die Methode kann auch bei kompressionsbedingter Obstruktion durchgeführt werden, vorausgesetzt, der Katheter lässt sich gut platzieren. Hochgradige endobronchiale Obstruktionen sollten jedoch immer zunächst mit Laser, APC und Stentverfahren versorgt werden angesichts der relevanten Wirkungslatenz und initial zu erwartendem radiogenem Bronchialödem nach Brachytherapie. Endobronchiale Fisteln schließen eine Brachytherapie aus.

Hier nicht ausgeführt wird der Einsatz der endobronchialen Brachytherapie in der seltenen Indikation der kurativen Therapie beim inoperablen Bronchialkarzinom im frühen Stadium.

Photodynamische Therapie

Zur photodynamischen Therapie werden tumorspezifisch lichtsensibilisierende Substanzen (z. B. Hämatoporphyrinderivate) systemisch oder lokal appliziert und anschließend mit hochenergetischem Licht bestrahlt. Durch die Aktivierung und den Zerfall der Substanzen entstehen Sauerstoffradikale, die wiederum zu einer Zellapoptose führen. Das Tumorgewebe stirbt ab, Nekrosen können nach 2–3 Tagen bronchoskopisch abgetragen werden. Die Methode eignet sich nicht bei hochgradiger Obstruktion, da die Wirkung protrahiert eintritt, doch eine Verbesserung der Dyspnoe konnte bei 74 % der Patienten nachgewiesen werden, eine Verbesserung von Hämoptysen sogar bei 99 % (Minnich et al. 2010).

Neben den bereits o. g. Nebenwirkungen kommt eine langanhaltende Lichtempfindlichkeit hinzu, was die Lebensqualität einschränken kann und vorher erörtert werden muss.

Die photodynamische Therapie kann beim inoperablen Bronchialkarzinom im frühen Stadium auch in kurativer Absicht eingesetzt werden.

22.2.4 Stents

Indikationen

Endobronchiale Stentimplantationen werden bei einer Vielzahl von Indikationen durchgeführt. Hierunter versteht man eine

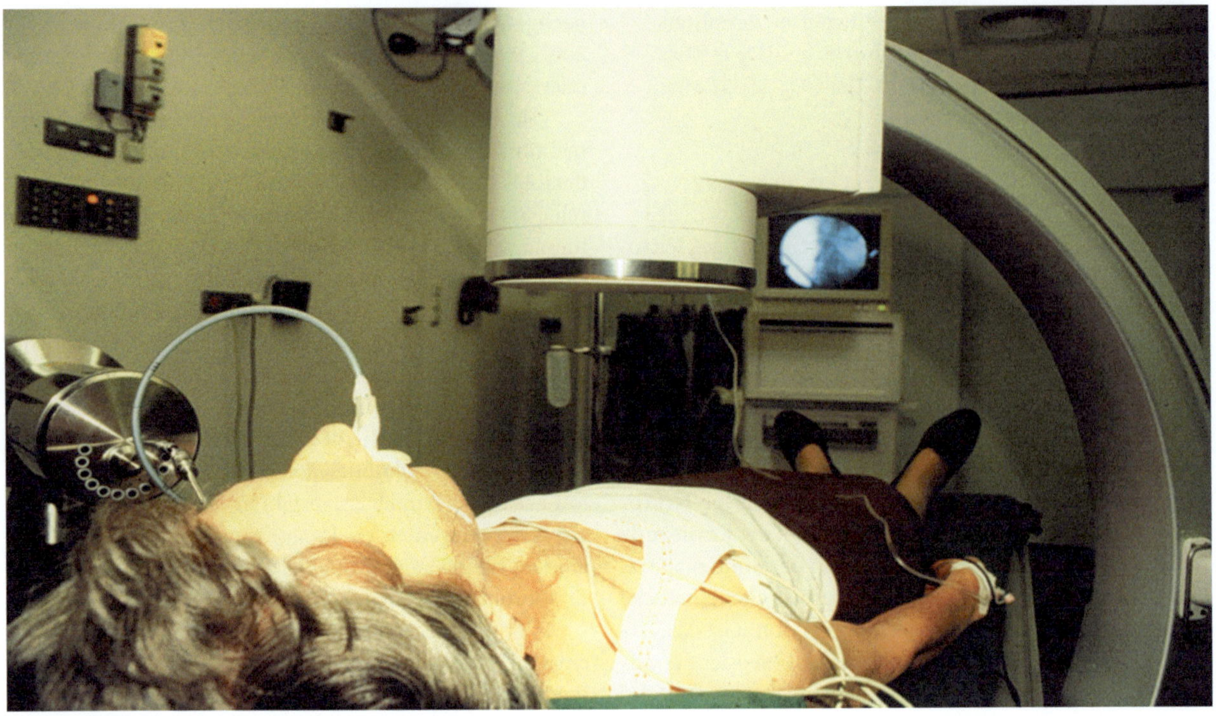

Abb. 22.5 Patient während der Brachytherapie. Der Führungskatheter wurde durch die Nase platziert

„Sicherung" der zentralen Atemwege – sei es zur Offenhaltung bei Obstruktion oder auch zur Überbrückung bei tracheoösophagealen Fisteln. Stents haben einen hohen Stellenwert im Management schwieriger Atemwegserkrankungen, ihr Einsatz führt zu schneller Symptomkontrolle und Verbesserung der Lebensqualität (Bollinger et al. 2002; Ernst et al. 2003, 2004) – wesentlich im Rahmen der palliativen Versorgung. Rekanalisierende Maßnahmen wie APC, Laser oder Elektrokoagulation sollten zuvor ausgeschöpft sein, ihr Einsatz verbietet sich nach der Implantation von Stents. Radiotherapie, sowohl extrathorakal als auch endobronchial, kann fortgeführt werden.

Indikationen zur Stentimplantation

- Maligne tracheobronchiale Obstruktion trotz systemischer/lokaler Therapie
- Benigne tracheobronchiale Tumorobstruktion, inoperabel oder rezidivierend
- Trachealer Kollaps, Tracheomalazie
- Subglottische Stenose, z. B. Postintubationssyndrom
- Strikturen/Dehiszenz der bronchialen Anastomosen nach Lungentransplantation
- Tracheoösophageale Fisteln

Die Weiterentwicklung von Stents verlief in den letzten Jahren rasant, es existiert eine Vielzahl an Größen, Materialien und Formen. Neben „einfachen" Röhrenstents können auch tracheobronchiale (Y-)Stents implantiert werden. Diese Vielfalt ist notwendig, um der Heterogenität der anatomischen Verhältnisse und Krankheitsbilder gerecht zu werden – so kann der Untersucher die Therapie optimieren (Abb. 22.6a,b).

Man unterscheidet je nach Material drei Hauptgruppen von Stents (Tab. 22.1):

- Silikonstents,
- Metallstents,
- Hybridstents.

Die Implantation von Atemwegsstents erfordert anschließend ein optimales Sekretmanagement sowie ein erfahrenes Team zur Bewältigung möglicher Verlaufskomplikationen. Hierzu gehören vor allem lokale Inflammationen (häufig am proximalen oder distalen Ende des Stents), Stentobstruktion (Sekret, Borken, Tumor), Dislokation oder Bruch des Stents durch Materialermüdung. Jede Entwicklung neuer Atemwegssymptome (Husten, Dyspnoe, Hämoptysen) bei Stentpatienten muss unter diesen Gesichtspunkten ernst genommen werden und zu einer zeitnahen Bronchoskopie führen.

Tab. 22.1 Übersicht Stentmaterialien

	Vorteile	Nachteile
Silikon	Formstabil Temperaturstabil Leichte Im- und Explantation Günstig Bei extrinsischer Kompression einsetzbar Wächst nicht ins Gewebe ein	Starre Bronchoskopie Hohe Dislokationsgefahr Reduziert Innenlumen
Metall	Flexible oder starre Bronchoskopie Selten Dislokation Anatomisches Lumen bleibt erhalten Z. T. selbstexpandierend, hohe Aufdehnkraft	Schwierige Im- und Explantation Häufiges Einwachsen Verletzung der Atemwegswand bei Expansion Granulationen durch Metallmaschen
Hybrid	Verbindet Vorteile der Metall- und Silikonstents	Verbindet Nachteile der Metall- und Silikonstents Hohe Kosten

22.3 Zusammenfassung

Die interventionelle Bronchoskopie ist der Grundbaustein in der Versorgung endobronchialer Erkrankungen – sowohl im elektiven als auch im Notfalleinsatz. Das Auftreten von Obstruktionen und Blutungen des zentralen Atemwegssystems geht mit einem erheblichen Leidensdruck der Betroffenen einher und erfordert ein flexibles, innovatives und kompetentes Therapiekonzept. Die Erfolgsraten unter Einsatz von Laser, Elektrokoagulation, APC oder Kryotherapie – gemessen an der Verbesserung von Dyspnoe, Blutungen, Husten und Lebensqualität – ähneln sich jeweils unter vergleichbarem Risikoprofil. Die Brachytherapie und die photodynamische Therapie werden im palliativen und kurativen Kontext erfolgreich eingesetzt. Die Verbreitung und der Nutzung der einzelnen Techniken unterliegt den Präferenzen und Erfahrungen des einzelnen Zentrums und bestimmt maßgeblich den Erfolg einer Methode.

Es ist somit essenziell, frühzeitig ein interdisziplinäres und multimodales Konzept zu erstellen, um eine optimale Behandlung dieser Patienten zu gewährleisten.

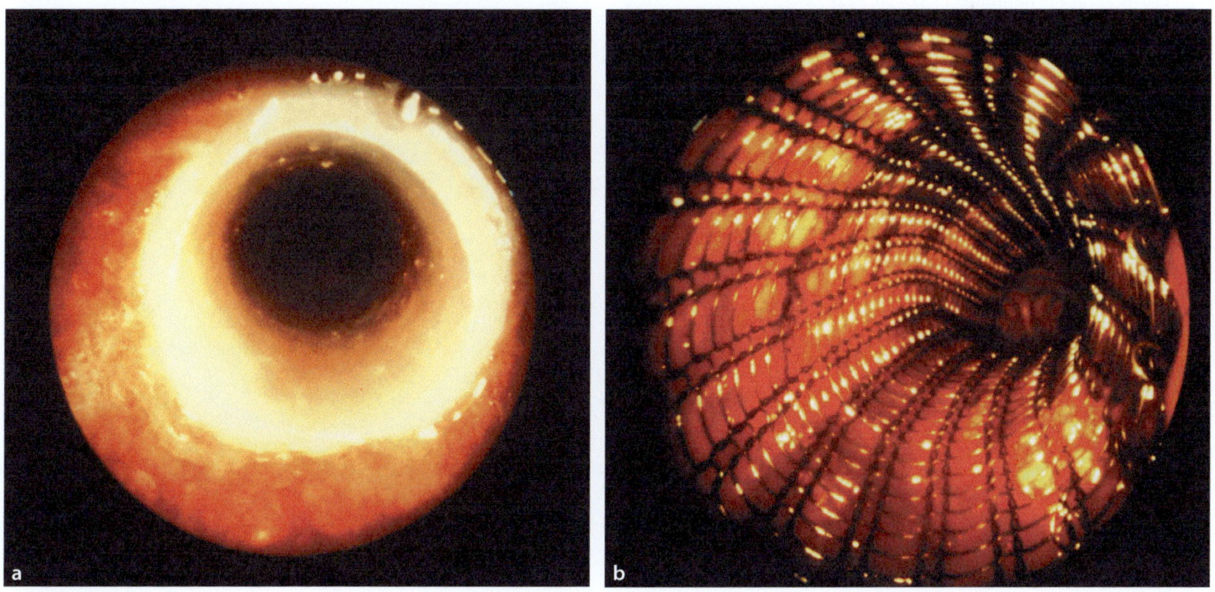

Abb. 22.6a,b Stents in der Trachea: **a** Silikonstent, **b** Nitinolstent

Literatur

Bollinger CT, Mathur PN, Beamis JF, et al. (2002) ERS/ATS statement on interventional pulmonology. European Respiratory Society/American Thoracic Society. Eur Respir J 19: 356

Caramella JP, Dodinot B (1989) Cardiac pacemaker deprogramming by electrocautery. An update. Ann Fr Anesth Reanim 8: 290

Cavaliere S, Venuta F, Foccoli P, et al. (1996) Endoscopic treatment of malignant airway obstructions in 2,008 patients. Chest 110: 1536

Celebioglu B, Gurkan OU, Erdogan S, et al. (2002) High dose rate endobronchial brachytherapy effectively palliates symp- toms due to inoperable lung cancer. Jpn J Clin Oncol 32: 443–448

Corey R, Hla KM (1987) Major and massive hemoptysis: reassess- ment of conservative management. Am J Med Sci 294: 301–309

Ell C, Fleig WE, Hochberger J (1992) Broken biliary metal stent after repeated electrocoagulation for tumor ingrowth. Gastrointest Endosc 38: 197

Ernst A, Silvestri GA, Johnstone D, American College of Chest Physicians (eds) (2003) Interventional pulmonary procedures: Guidelines from the American College of Chest Physicians. Chest 123: 1693

Ernst A, Feller-Kopman D, Becker HD, Mehta AC (2004) Central airway obstruction. Am J Respir Crit Med 169: 1278

Mallick I, Sharma SC, Behera D (2007) Endobronchial brachytherapy for symptom palliation in non-small cell lung cancer— analysis of symptom response, endoscopic improvement and quality of life. Lung Cancer 55: 313–318

Minnich DJ, Bryant AS, Dooley A, Cerfolio RJ (2010) Photodynamic laser therapy for lesions in the airway. Ann Thorac Surg 89: 1744–1748

Stout R, Barber P, Burt P, et al. (2000) Clinical and quality of life outcomes in the first United Kingdom randomized trial of endobronchial brachytherapy (intraluminal radiotherapy) vs. external beam radiotherapy in the palliative treatment of inoperable non-small cell lung cancer. Radiother Oncol 56: 323–327

Vonk-Noordegraaf A, Postmus PE, Sutedja TG (2003) Bronchoscopic treatment of patients with intraluminal microinvasive radiographically occult lung cancer not eligible for surgical resection: a follow-up study. Lung Cancer 39: 49

Ösophaguskarzinom

N. Runkel

P. Schneider, M. Kruschewski, H.J. Buhr (Hrsg.), *Thoraxchirurgie für den Allgemein- und Viszeralchirurgen*,
https://doi.org/10.1007/978-3-662-48710-5_23

Der Speiseröhrenkrebs ist mit weltweit rund 465.000 Neuerkrankungen pro Jahr der achthäufigste Krebs. In den letzten Jahrzehnten nahm die Zahl der Adenokarzinome (Barrett-Karzinome) bei gleichbleibender Zahl der Plattenepithelkarzinome deutlich zu. Andere Malignome wie GIST, neuroendokrine Tumoren, Melanom oder Lymphom sind sehr selten. Die radikale Tumorchirurgie ist in jüngster Zeit durch die modernen neoadjuvanten multimodalen Behandlungskonzepte, die Staging-Laparoskopie, die minimalinvasiven Methoden, die endoskopischen Resektionen und die limitierten Resektionen bereichert worden. Das Komplikationsmanagement wurde um die endoskopischen Methoden erweitert. Palliative Resektionen wurden indes schon vor Jahren verlassen.

23.1 Pathologie und Klassifikation

Karzinogene Faktoren sind Nikotin und Alkohol beim Plattenepithelkarzinom und eine *gastroösophageale Refluxkrankheit* (GERD) beim Adenokarzinom. Beide histologische Typen gehen aus intraepithelialen Neoplasien (Dysplasie) hervor. Plattenepithelkarzinome sind am häufigsten im mittleren Drittel lokalisiert, Adenokarzinome hingegen im unteren. In der TNM-Klassifikation werden Karzinome, deren Zentrum in einem Abstand von 5 cm vom ösophagogastralen Übergang liegt und die in den Übergang hineinreichen, als Speisröhrenkrebs klassifiziert, selbst wenn sie aus onkologischer Sicht wie ein Magenkarzinom behandelt werden (■ Abb. 23.1). Bei Adenokarzinomen des distalen Ösophagus und des gastroösophagealen Übergangs (AEG) werden anhand des Breischlucks und der Endoskopie drei Lokalisationen nach Siewert unterschieden:

- Typ I: Adenokarzinom des distalen Ösophagus (Barrett-Karzinome),
- Typ II: Kardiakarzinom, das im Bereich des gastroösophagealen Übergangs entsteht,
- Typ III: unmittelbar subkardiales Magenkarzinom, das von aboral die Kardia infiltriert.

Die TNM-Klassifikation basiert auf klinischen (cTNM) oder histopathologischen Kriterien (pTNM). In der Vergangenheit war die klinische Klassifikation (cTNM) entscheidend für die initiale Therapieeinteilung in operativ versus medikamentös/radiotherapeutisch, während pTNM zur Planung der adjuvanten Therapie herangezogen wurde. In der heutigen Ära der neoadjuvanten Therapie ist die klinische Klassifikation cTNM vor und nach neoadjuvanter Therapie das wichtigste Kriterium für die Behandlungsstrategie, und der pathologischen Klassifikation pTNM kommt somit eher prognostische Bedeutung zu. Ein neuer Prognoseparameter ist die Tumorregression unter neoadjuvanter Therapie, die mit unterschiedlichen Scores kategorisiert wird. Klinisch wird der Effekt als Downgrading, Down-Categorizing oder Downsizing bezeichnet. Der Präfix „y" vor der TNM-Formel steht für eine klinische oder pathologische Klassifikation nach neoadjuvanter Therapie.

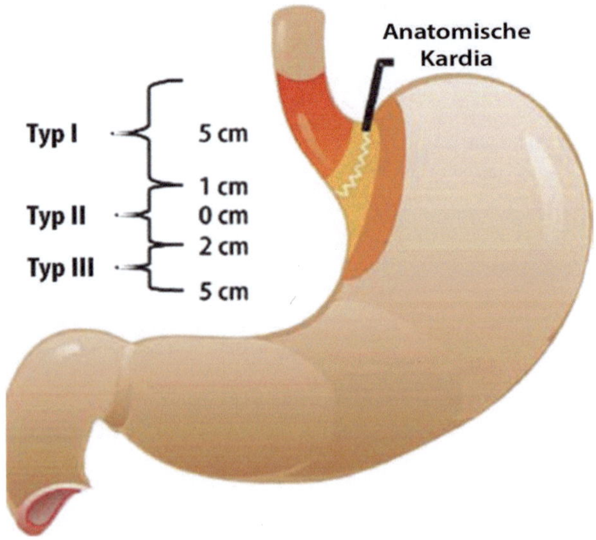

■ **Abb. 23.1** Klassifikation der Adenokarzinome des gastroösophagealen Übergangs (AEG) nach Siewert. AEG I werden wie Ösophaguskarzinome operiert, AEG II,III hingegen wie Magenkarzinome. (Aus Blanke 2011)

Der wichtigste postoperative Prognoseparameter ist die Residualtumorkategorie: R0 steht für vollständige Entfernung, R1 für mikroskopischen Residualtumor und R2 für makroskopischen Residualtumor. Andere tumorbiologische Prognoseparameter haben bisher noch keinen Eingang in den klinischen Alltag gefunden.

> **Die klinische Tumorklassifikation cTNM ist die Grundlage für die Planung der multimodalen Therapie. Das Ansprechen auf die neoadjuvante Behandlung (yTNM) wird histologisch als Regression und klinisch als Downsizing bezeichnet.**

23.2 Staging-Diagnostik

Leitsymptom des Ösophaguskarzinoms ist die progressive schmerzlose Dysphagie. Die Endoskopie mit Biopsie ist das erste Diagnostikum, gefolgt von einer Hals-Thorax-Abdomen-CT in Form einer mindestens bi-, besser triphasischen Multislice-CT (nativ, arteriell, portalvenös). Die Schichtdicke beträgt bei den modernen 64-Zeilern nur noch 1 mm. Aufgrund dieser hohen Ortsauflösung ist die Wertigkeit der CT hinsichtlich der Tumorinvasionstiefe (T) mit der der Endosonographie vergleichbar. In der Praxis werden beide Modalitäten nicht alternativ, sondern supplementär verwendet. Die Reliabilität dieser Methoden ist für die Detektion des Lymphknotenbefalls (N) insgesamt niedrig. Er ist nur bei fortgeschrittenem Lymphknotenbefall sicher erkennbar. Für Mikrometastasen gibt es keine zuverlässige diagnostische Methode.

Die Kombination aus metabolischer Bildgebung mittels Positronenemission und anatomisch-morphologischer Darstellung mittels Computertomographie (PET-CT) kommt auch beim Ösophaguskarzinom zunehmend zum Einsatz. Das am häufigsten verwendete PET-Radiopharmakon ist die F-18-Fluordesoxygluose, die über Glucosetransporter in die Zelle eingeschleust wird und dort akkumuliert. Mehr als 80 % aller Ösophaguskarzinome sind Fluordesoyglucose-positiv. Die PET-CT zeigt keine Vorteile für die Festlegung der T-Kategorie oder für die Differenzierung tumornaher Lymphknoten, sondern wird zum Nachweis distanter Metastasten (M-Kategorie) empfohlen. Als Prognoseindikator ist die PET-CT überfordert.

Die bisherigen Studien sind widersprüchlich, was die Rolle der PET-CT für die Ermittlung des Tumoransprechens (Response) bei neoadjuvanter Therapie anbetrifft. In der Literatur wurden sehr heterogene Sensitivitäten hinsichtlich der Unterscheidung zwischen Respondern und Non-Respondern berichtet.

Das Staging basiert auf den Grundsäulen Endoskopie mit Biopsie und moderner CT.

23.3 Onkologische Konzepte

Die Chirurgie ist eingebettet in ein multimodales Therapiekonzept, das in den Tumorzentren im interdisziplinären Konsensus eines Tumorboards individuell gefunden wird. Mit der histologischen Festlegung der Tumorentität und der klinischen Ausbreitungsdiagnostik erfolgt die Weichenstellung zur weiteren Behandlung (Hölscher u. Fetzner 2012).

23.3.1 Prämaligne Läsionen und Frühkarzinome

Die endoskopische Resektion ist Therapie der Wahl bei Dysplasie und intramukosalem Tumor (T1a) ohne Infiltration der Submukosa und ohne lymphatische oder venöse Infiltration, mit maximalem Tumordurchmesser <2 cm, mit guter bis mittelgradiger Differenzierung (G1–G2) ohne Ulzeration und mit tumorfreien Abtragungsrändern. Beim Frühkarzinom T1a im Barrett-Ösophagus findet sich eine lymphogene Ausbreitung in weniger als 5 % aller Fälle. Dagegen ist bei Plattenepithelkarzinomen das lymphogene Metastasierungsrisiko bei der tiefen mukosalen Infiltration deutlich höher. Hier ist schon beim T1m3 eine radikale Operation oder Radiochemotherapie abzuwägen. Die 5-Jahres-Überlebensrate beim Frühkarzinom beträgt über 80 %. Mortalität und Morbidität einer endoskopischen Mukosaresektion sind im Vergleich zur Ösophagektomie deutlich niedriger. Aufgrund häufiger multifokaler und metachroner neoplastischer Veränderungen sind allerdings häufig multiple und mehrzeitige Mukosaresektionen sowie regelmäßige Nachuntersuchungen erforderlich. Großflächige Resektionen führen regelmäßig zu Stenosen, die wiederholte Bougierungen notwendig machen können.

23.3.2 Lokalisierte Ösophaguskarzinome

Für lokalisierte Plattenepithel- oder Adenokarzinome (cT1–2 N0 M0) ist die alleinige Operation bei sorgfältig ausgewählten Patienten anerkannt. Standard ist die transthorakale Ösophagektomie mit 2-Feld-Lymphknotendissektion und mit zervikaler Anastomose beim suprabifurkalen Tumorsitz oder mit hochthorakaler Anastomose beim infrabifurkalen Tumorsitz. Für Karzinome der zervikalen Speiseröhre gibt es keine konsentierte Standardoperation, zumal meist eine definitive Radiochemotherapie für zervikal lokalisierte Tumoren empfohlen wird.

23.3.3 Lokal fortgeschrittene Plattenepithelkarzinome

Fortgeschrittene Plattenepithelkarzinome werden entweder definitiv oder neoadjuvant radiochemotherapiert, wobei das Konzept prätherapeutisch festgelegt werden sollte, um eine strahlenbiologisch ungünstige Therapiepause zu vermeiden.

Beim lokal fortgeschrittenen **Adenokarzinom** (T1–3 N1–3 M0) wird neoadjuvant chemo- oder radiochemotherapiert. Die alleinige neoadjuvante Bestrahlung bringt keinen Überlebensvorteil. Bei Siegelringdifferenzierung wird häufig eine primäre Operation bevorzugt. Der langanhaltende Disput über die Operationsmethode (transhiatal versus transthorakal) ist auch durch eine Radiochemotherapie nicht eindeutig entschieden worden, aber die meisten Zentren bevorzugen die transthorakale Operation.

Für Patienten mit allgemeiner **Inoperabilität** ist die kombinierte Radiochemotherapie der alleinigen Strahlentherapie überlegen. Vier Zyklen Cisplatin/5-Fluorouracil (5-FU) in Kombination mit Bestrahlungsdosen von 50,4 Gy in Fraktionen von 1,8 Gy werden als Standardbehandlung der definitiven Strahlentherapie in den USA angesehen. In Europa und Japan werden häufig höhere Strahlendosen bis zu 60 Gy bevorzugt.

23.3.4 Metastasiertes Ösophaguskarzinom

Patienten mit metastasierendem Speiseröhrenkrebs sind grundsätzlich nicht operabel. Die palliative Behandlung berücksichtigt die klinische Situation: Einzeldosis-Brachytherapie, perkutane Radiochemotherapie und Metallstentimplantation. Die Chemotherapie ist eine Option bei ausgewählten Patienten mit Adenokarzinom und mit gutem Performance-Status. Neuere Therapien auf Basis von Oxaliplatin/Fluoropyrimidin-Kombinationen sind eine Alternative zum „klassischen" Cisplatin/5-FU. Intravenös verabreichtes 5-FU kann durch Capecitabin ersetzt werden. Taxane werden für die Erstlinienkombinationen oder als Monotherapie bei Second-Line-Therapie empfohlen. Beim Plattenepithelkarzinom ist der Effekt der palliativen Chemotherapie geringer als beim Adenokarzinom. Cisplatinbasierte Kombinationen zeigen erhöhte Ansprechraten, aber keinen Überlebensgewinn im Vergleich zur Monotherapie. Deshalb haben die „best supportive care" oder die palliative Monotherapie ihren Stellenwert.

Das Ösophaguskarzinom wird stadienadaptiert multimodal behandelt.

23.4 Resektionsausmaß und Lymphknotendissektion

Die onkologischen Resektionsprinzipien beinhalten die En-bloc-Resektion des tumorbefallenen Ösophagus mit ausreichendem longitudinalem Sicherheitsabstand unter vollständiger Mitnahme des umgebenden Fett- und Bindegewebes einschließlich des Ductus thoracicus, ggf. der V. azygos und adhärenter Strukturen (Perikard, Lungengewebe). Die Schnittränder des Ösophagus sollten durch Schnellschnittuntersuchung auf Tumorfreiheit überprüft werden.

Eine systematische mediastinale und abdominelle Lymphadenektomie ist obligat. Das abdominelle Feld umfasst den proximalen Bereich der kleinen Kurvatur, die A. gastrica sinistra und den kranialen Aspekt des Truncus coeliacus. In der Regel werden analog zum Magenkarzinom die Lymphknoten entlang der A. hepatica communis und der A. lienalis mitausgeräumt. Das mediastinale Feld reicht bei Karzinomen des unteren Ösophagus bis zur Trachealbifuration. Bei suprabifurkalem Sitz werden zudem die hochthorakalen Lymphknoten des hinteren Mediastinums ausgeräumt. Die systematische Dissektion zervikaler Lymphknoten (3-Feld-Dissektion) wird kontrovers diskutiert.

Die systematische Lymphknotendissektion wird als 2-Feld- (abdominell und thorakal) oder 3-Feld-Ausräumung (zusätzlich zervikal) durchgeführt.

23.5 Operationstechniken

23.5.1 Endoskopische Resektion

Die beiden endoskopischen Techniken sind die Mukosa- (EMR) und die Submukosadissektion (ESD). Die EMR ist technisch einfach und verlangt weder spezielle Expertise noch Ausrüstung, jedoch muss der Tumor – aufgrund der maximalen Resektion auf <1 cm – in mehreren Portionen entfernt werden (Mehrfach-Multi-EMR). Mittels ESD hingegen können größere Tumoren in einem Stück entfernt werden. Die ESD ist aber technisch wesentlich anspruchsvoller und wird nur in wenigen Zentren mit Expertise durchgeführt.

Dysplasien und T1a-Karzinome können ggf. kurativ durch endoskopische Submukosadissektion behandelt werden.

23.5.2 Abdominothorakale Ösophagektomie mit intrathorakaler Anastomose nach Ivor-Lewis (Abb. 23.2)

Abdomineller Teil

In Rückenlage wird je nach Zentrum längs, quer oder J-förmig explorativ laparotomiert (Siewert et al. 2005). Das Ligamentum gastrocolicum wird unter sorgfältiger Sichtschonung der gastroepiploischen Gefäßarkade mit

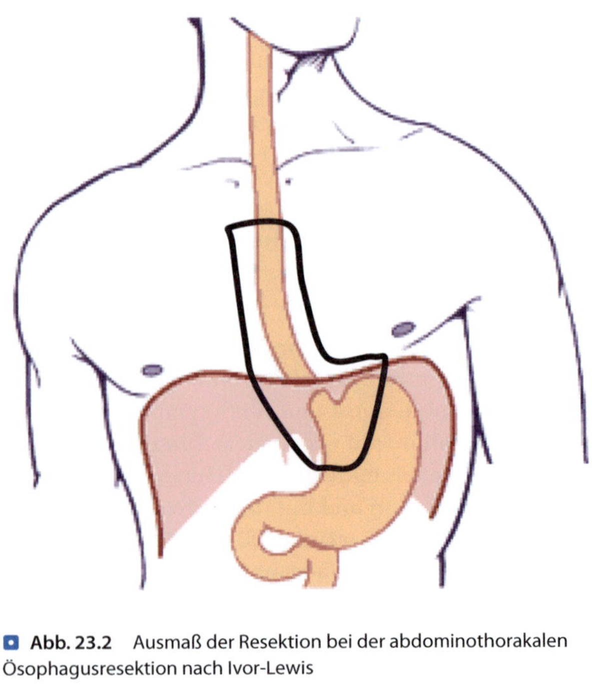

Abb. 23.2 Ausmaß der Resektion bei der abdominothorakalen Ösophagusresektion nach Ivor-Lewis

dem Ultraschallmesser durchtrennt. Die Dissektion wird nach kranial milznah durch das Ligamentum gastrolieneale zum linken Crus diaphragmae fortgesetzt. Das Ligamentum hepatogastrale wird lebernah – ggf. unter Opferung einer akzessorischen linken Leberarterie – durchtrennt. Nach Lösen retrogastraler Verklebungen kann der Magen nach ventral weggehalten werden. Sodann werden V. und A. gastrica sinistra zentral dargestellt und durchtrennt. Dadurch verbleiben die perigastrischen Lymphknoten an der kleinen Kurvatur und die zentralen Lymphknoten en bloc am Präparat.

Die Bildung des Magenschlauches mit einem Durchmesser von etwa 3–4 cm beginnt unter Verwendung eines Linearstaplers an der Incisura angularis der kleinen Magenkurvatur, wo die Gefäßarkade durchtrennt wird (◘ Abb. 23.3). Die erste Klammernahtreihe wird senkrecht zur Curvatura gastrica minor platziert, die nächsten werden parallel zur Curvatura gastrica major bis weit in den Fundus geführt. Dort wird zwischen Magenschlauch und Fundus eine ca. 2 cm starke Parenchymbrücke belassen, um die spätere Bergung des Präparates zu erleichtern.

Die D2-Lmphadenektomie erfolgt kranial der A. hepatica communis und wird nach links entlang der A. lienalis fortgeführt. Am Oberrand des Truncus coelicaus wird nach dorsal auf der Aorta in das Mediastinum vorgegangen und damit diese Lymphknotenstation ausgeräumt. Es folgt die transhiatale Auslösung der Kardia und der distalen Speiseröhre en bloc mit den periösophagealen Lymphknoten unter Mitnahme eines Zwerchfell-Cuffs. Der Ductus thoracicus wird transhiatal oder später transthorakal eingestellt und nach distal geclippt. Die Präparation wird 5–10 cm nach mediastinal fortgeführt.

Die Vagotomie kann eine klinisch relevante Pylorospastik hervorrufen. In der Literatur gibt es kein überlegenes Vorgehen. Behandlungsoptionen sind die klinische Beobachtung und ggf. postoperative endoskopische Dehnung, die stumpfe intraoperative Dehnung des Pylorus mit einer Kornzange durch den eröffneten Magenschlauch, die intraplyorische Botoxinjektion, die Pyloromyotomie und die Pyloroplastik.

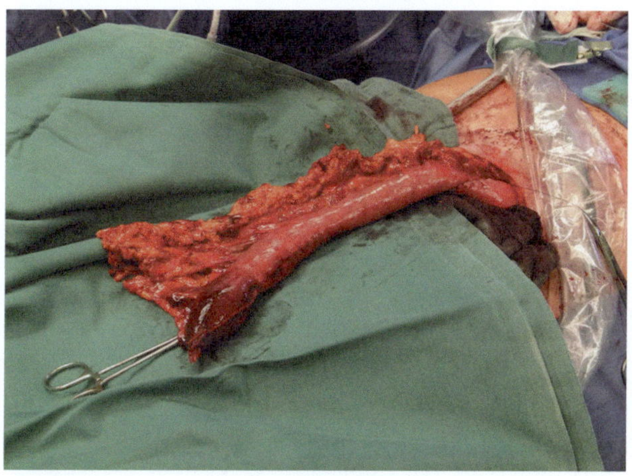

◘ **Abb. 23.3** Magenschlauch (Conduit) mit gastroepiploischer Gefäßarkade als Ösophagusersatz

Thorakale Resektion

Der Patient wird in die Standard-Linksseitenlage gedreht, neu abgedeckt, seitengetrennt beatmet und posterolateral thorakotomiert. Alterativ wird er bei Schraubenlagerung auf die linke Seite gedreht und anterolateral thorakotomiert. Die Brustkorberöffnung erfolgt im 4–5 ICR. Die kollabierte rechte Lunge wird mit einem Retraktor weggehalten, so dass die tumortragende Speiseröhre im hinteren Mediastinum in ganzer Länge zur Darstellung kommt. Zunächst erfolgt die Lösung des Ligamentum pulmonale unter Mitnahme des lymphatischen Gewebes. Die Pleura parietalis wird von kaudal nach kranial bis über die V. azygos gespalten, die mit einem 30-mm-Stapler durchtrennt wird. Die Pleura mediastinalis wird längs gespalten. Der Ösophagus wird angezügelt und in kaudokranialer Richtung von der Aorta abgehoben. Erst knapp unterhalb der Trachealbifurkation gibt es 1 oder 2 direkte aortale Äste zur Speiseröhre, die mit Clips oder Ligatur versorgt werden müssen. Hier trifft man auf den Nervus vagus, den man, wenn es aus onkologischer Situation zulässig ist, aboral der Trachealbifurkation durchtrennen sollte. Die En-bloc-Resektion schließt den Ductus thoracicus und die mediastinalen Lymphknoten ein. Die Lymphadenektomie in der Trachealbifurkation wird hingegen meist separat durchgeführt. Am Ende der Präparation sind Aorta, Trachealsystem und Vorhofgebilde skelettiert. Die Speiseröhre wird kranial der Vena azygos mit einem linearen Klammernahtgerät abgesetzt. Bei AEG-Tumoren ist die Lymphadenektomie des unteres Mediastinums ausreichend, bei höherem Tumorsitz muss die Ausräumung auch das obere Mediastinum umfassen, was im Rahmen der McKeown-Operation weiter unten beschrieben wird.

Intrathorakale Anastomose

Die Anastomose erfolgt als End-zu-Seit-Anastomose in der Regel nicht mehr per Hand, sondern mit einem 25-mm-Zirkularstapler. Die Andruckplatte wird in den offenen Ösophagusrest platziert und mit einer Tabaksbeutelnaht fixiert. Der Magenschlauch wird transhiatal in den Brustkorb rotationsfrei verlagert und von der Fundusmanschette getrennt. Das Präparat wird abgegeben und mittels Schnellschnitt untersucht. Der Zirkularstapler wird von proximal in den Magenschlauch („Krückstock") eingebracht, und der Dorn wird an der großen Kurvatur durch die Magenwand ausgefahren. Der Zentraldorn wird in die Konnektionshülse der Andruckplatte gesteckt. Nach

Auslösen des Gerätes ist eine End-zu-Seit-Ösophagogastrostomie hergestellt. Der überstehende Magenrest wird mittels Linearstapler abgesetzt. Eine Magensonde wird transnasal positioniert. Die Anastomosendichtigkeit wird durch Methylenblau-Instillation überprüft. Zwei pexierende Haltenähte an der Pleura können die Zugspannung an der Anastomose reduzieren. Nach Legen von Thoraxdrainagen wird die Wunde verschlossen.

> **Die abdominothorakale Ösophagusresektion nach Ivor-Lewis ist die Standardoperation für Karzinome des unteren Ösophagus.**

23.5.3 Transhiatale Ösophagusresektion

Bei der transhiatalen Resektion kann auf die Thorakotomie verzichtet werden. Das untere Mediastinum wird dabei von abdominell transhiatal ausgeräumt. Die restliche Präparation im oberen Mediastinum erfolgt manuell „blind". Die Anastomose wird nach Hochzug des Magenconduits im Hals angefertigt. Der Patient wird auf dem Rücken gelagert und in der Regel über einen einfachen Tubus doppelseitig beatmet. Die erhoffte Verringerung der perioperativen Morbidität durch die Reduzierung des Zugangstraumas wurde aber in Studien nicht nachgewiesen, weshalb die transhiatale Ösophagusresektion in den meisten Zentren wieder verlassen wurde, insbesondere auch wegen der eingeschränkten Radikalität und der limitierten Lymphknotendissektion im Vergleich zur abdominothorakalen Resektion.

23.5.4 Thorakoabdominozerviale Ösophagusresektion mit zervikaler Anastomose nach McKeown

Weil die intrathorakale Anastomose früher mit einer hohen Letalität behaftet war, wurde von einigen Zentren die zervikale Anastomose bevorzugt. Heute hat letztere nur bei suprabifurkalem Tumorsitz eine Indikation. Der erste Operationsschritt ist die rechtsseitige posterolaterale Thorakotomie unter seitengetrennter Intubation. Die Pleura mediastinalis wird distant von der eigentlichen Speiseröhre medial direkt auf dem Herzbeutel und dann nach oral fortsetzend in die Thoraxkuppe hinein inzidiert. Die laterale Inzision erfolgt medial oder lateral der V. azygos, die aber nicht grundsätzlich mitreseziert werden muss. Die Vene wird in Höhe der Einmündung in die V. cava superior durchtrennt. Die radikale Ausräumung des unteren Mediastinums erfolgt analog zur Ivor-Lewis-Operation. Die Präparation wird dann auf der Pars membranacea der Trachea nach oral fortgesetzt. In gleicher Weise erfolgt die Präparation auf der Wirbelsäule oberhalb des Aortenbogens. Ein schwieriger Schritt ist die Ausräumung der Lymphabflusswege im oberen Mediastinum und speziell auf der linken Seite der Trachea, weil hier der linke Nervus recurrens verläuft und im Rahmen der dortigen Lymphadenektomie gefährdet ist. Finden sich auf der Vorderseite d. h. auf der rechten Seite der Trachea, vergrößerte Lymphknoten, werden diese ebenfalls exstirpiert. Das Ösophagektomiepräparat umfasst somit nicht nur die Speiseröhre, sondern die darüberliegende Pleura mediastinalis und das umgebende Lymph- und Fettgewebe inklusive der mediastinalen Lymphknoten. Nach Legen von Drainagen wird die Thoraxwand verschlossen.

Nach Umlagern auf den Rücken erfolgt der abdominelle Eingriff wie oben beschrieben. Am Vorderrand des linken M. sternocleidomastoideus wird der Hals eröffnet. Unter Sichtschonung des Nervus laryngeus recurrens sinister wird der Ösophagus gezügelt und über den Hiatus thoracis nach kaudal präpariert. Die umgebenden Lymphknoten werden mitgenommen. Der Stellenwert der systematischen zervikalen Lymphadenektomie ist umstritten. Eine hohe Sternotomie kann insbesondere wegen septischer Heilungsstörungen nicht empfohlen werden. Die Speiseröhre wird durchtrennt und die Andruckplatte des Zirkularstaplers in den Stumpf eingeknüpft. An die distale Speiseröhre wird eine Magensonde angenäht und zusammen mit dieser nach abdominell durch den Thorax herausgezogen. Das Resektat wird an die Pathologie abgegeben. Der Schlauchmagen wird an die Magensonde fixiert und transthorakal nach zervikal hochgezogen, wo die End-zu-Seit-Anastomose maschinell hergestellt wird. Die Dichtigkeit wird getestet. Nach Legen von Drainagen erfolgt der Wundverschluss.

> **Die thorakoabdominozervikale Ösophagusresektion nach McKeown ist die Standardoperation für Karzinome des oberen Ösophagus.**

23.5.5 Limitierte Resektion der zervikalen Speisröhre (▫ Abb. 23.4)

Das zervikale Ösophaguskarzinom ist in besonderer Weise durch den unmittelbaren anatomischen Kontakt zu Kehlkopf und Trachea gekennzeichnet. Häufig ist für eine Tumorfreiheit auch eine Laryngektomie erforderlich, was die Lebensqualität (permanentes Tracheostoma, Verlust der Sprache) erheblich einschränkt. Deshalb ist die Resektion der zervikalen Speiseröhre mittlerweile zugunsten der kurativen Radiochemotherapie in den Hintergrund gedrängt worden. Die limitierte zervikale Ösophagektomie wird über einen linksseitigen zervikalen Zugang durchgeführt und von einer regionalen Lymphadenektomie begleitet. Die Kontinuität wird durch eine freie Dünndarminterposition wiederhergestellt. Dafür wird ein beliebiges Segment des Dünndarms von etwa 10–15 cm Länge mit möglichst guter und anatomisch

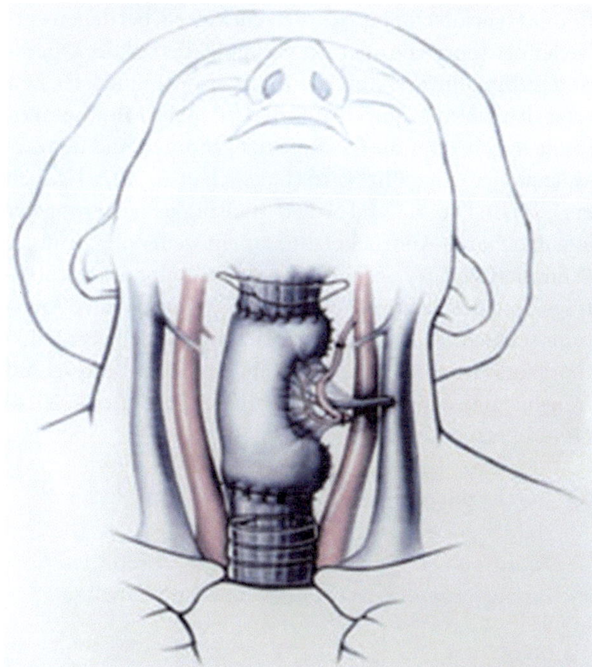

Abb. 23.4 Limitierte zervikale Resektion mit freiem gestieltem Jejunuminterponat. (Aus Ott et al. 2011)

gut darstellbarer Gefäßversorgung entnommen und nach zervikal transplantiert. Die Gefäße werden mikrochirurgisch an Halsgefäße angeschlossen. Das gestielte Interponat wird oral und aboral End-zu-End an die Ösophagusenden per Handnaht anastomosiert. Muss der obere Ösophagussphinkter mitentfernt werden, empfiehlt sich eine Seit-zu-Seit-Anastomose zwischen Hypopharynx und Interponat.

23.5.6 Limitierte Resektion der distalen Speiseröhre nach Merendino (Abb. 23.5)

Die limitierte distale Ösophagusresektion ist nur bei T1a-Tumoren onkologisch akzeptabel. Sie ist indiziert, wenn die endoskopische Therapie aufgrund der Tumorausdehnung nicht vollständig möglich ist. Der Vorteil der Resektion gegenüber der Endoskopie ist die komplette Entfernung des tumortragenden Ösophagus-Magen-Segmentes mit vollständiger histopathologischer Beurteilung. Zusätzlich erlaubt der Zugang eine limitierte Lymphadenektomie im unteren Mediastinum und Abdomen. Simultan können so benachbarte Mukosasegmente mit intestinaler Metaplasie und hoher Gefahr einer malignen Degeneration entfernt werden.

In Rückenlage erfolgt eine quere Oberbauchlaparotomie mit Erweiterung durch eine mediane epigastrische Inzision. Eine optimierte Übersicht auf den ösophagokardialen Übergang erhält man in Schraubenlagerung über eine mediane Laparotomie, die interkostal nach links thorakal fortgeführt wird. Nach Ablösung des linken Leberlappens wird das Zwerchfell zwischen der umstochenen V. phrenica nach ventral inzidiert, so dass bei guter Exposition das Fettgewebes zwischen Perikard und Aorta mit den darin befindlichen Lymphknoten reseziert werden kann. Beide Vagusstämme werden von der Speiseröhre und der proximalen kleinen Magenkurvatur abpräpariert und geschont. Nach Eröffnen der Bursa omentalis erfolgt die zentrale Lymphadenektomie. Der obere Magenfundus wird skelettiert und mit der kleinen Magenkurvatur mittels Linearsstapler abgesetzt. Nach Setzen einer Tabaksbeutelklemme wird die Speiseröhre im unteren Mediastinum abgesetzt und das Präparat

Abb. 23.5a,b Limitierte Resektion des distalen Ösophagus nach Merendino: **a** Resektionsausmaß, **b** Rekonstruktion mittels Jejunuminterponat. (Aus Stein et al. 2000, mit freundlicher Genehmigung)

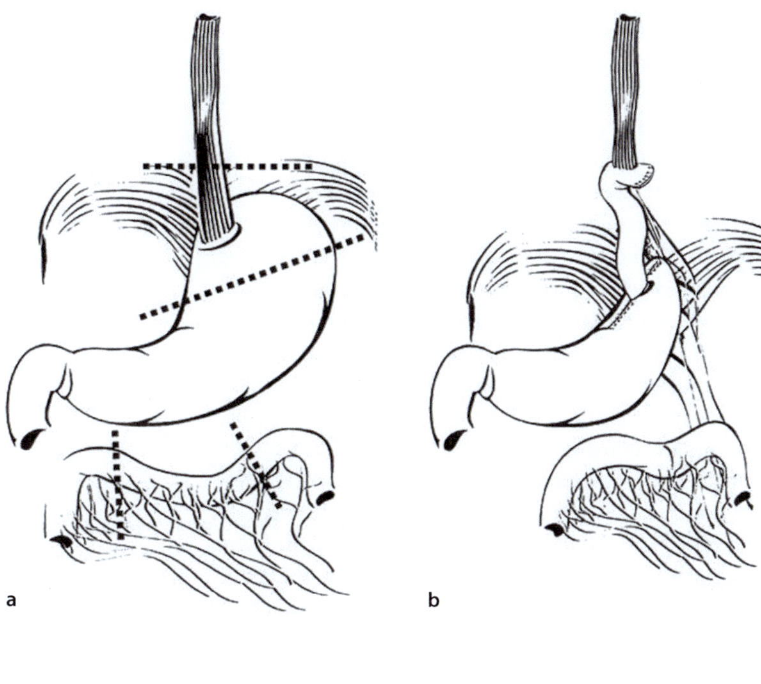

abgegeben. Die Wiederherstellung der intestinalen Kontinuität erfolgt mittels eines von der mesenterialen Gefäßarchitektur geeigneten proximalen isoperistaltischen Jejunumsegmentes von ca. 15 cm Länge, das retrokolisch und retrogastral in den Oberbauch geführt wird. Die Ösophagojejunostomie wird in End-zu-Seit-Technik mit Hilfe eines zirkulären Klammernahtgerätes ausgeführt: Die jejunogastrale Anastomose erfolgt auf die Magenhinterwand in End-zu-Seit-Technik ebenfalls mit Hilfe eines zirkulären Staplers. In neueren Serien wird die Seit-zu-Seit-Anastomose („Krückstockanastomose") wegen der Lumendiskrepanz und der natürlichen Krümmung des Dünndarmsegmentes bevorzugt.

Ein relevantes postoperatives Problem ist die Abknickung („Kinking") der interponierten Schlinge aufgrund des Missverhältnisses zwischen der Länge der Jejunalschlinge und der des Mesenterialstiels. Verglichen mit dem Magenhochzug verursacht das Dünndarminterponat in den ersten 2 Jahren daher mehr Beschwerden als der klassische Magenhochzug. In Hinblick auf die Lebensqualität sind somit beide Verfahren vergleichbar.

Die limitierte Resektion nach Merendino kann für Frühkarzinome im distalen Ösophagus zur Anwendung kommen.

23.5.7 Minimalinvasive Ösophagusresektion

Das Interesse an der minimalinvasiven Ösophagusresektion (MIE) ist in den letzten Jahren stetig gewachsen. Erstmals konnte in einer holländischen kontrolliert randomisierten Studie eine Verringerung der pulmonalen Komplikationsrate auf ein Drittel sowie eine Verkürzung der Krankenhausverweildauer und eine Verbesserung der Lebensqualität nachgewiesen werden (Biere et al. 2012).) In der Literatur fehlen Hinweise für eine onkologische Inferiorität der MIE im Vergleich zur offenen Resektion.

Die spezifische technische Herausforderung der MIE ist nicht die Resektion oder Konstruktion des Schlauchmagens, sondern die Herstellung der Anastomose. Eine allgemein akzeptierte Methode existiert nicht. Die erste vollständig minimalinvasive Ivor-Lewis-Ösophagektomie wurde Ende der 90er-Jahre des letzten Jahrhunderts mit Handnaht hergestellt. Die Komplexität der Anastomosierung im Thorax führte zur Renaissance der 3-Höhlen-Ösophagektomie nach McKeown mit zervikaler Anastomose, die aber die unbefriedigenden Erfahrungen mit der Rekonstruktion aus der offenen Chirurgie wiederholte: hohe Insuffizienz- und Strikturrate und eine relevante Zahl von Recurrensparesen bis 10 %. Dies führte in der Folge zur Rückbesinnung auf die intrathorakale Anastomose, die infolge geringerer Spannung und besserer Durchblutung mit weniger Leckagen einhergeht.

Einige Hybridtechniken wurden entwickelt, bei denen entweder der thorakale oder der abdominelle Teil der Operation minimalinvasiv durchgeführt wurde. In jüngster Zeit setzt sich die von Nguyen et al. beschriebene Minithorakotomie durch, über die das Resektat geborgen und der Zirkularstapler eingeführt wird (Luketich et al. 2012, Nguyen et al. 2008). Die „natural orifice" transorale Platzierung der abwinkelbaren Andruckplatte war ein weiterer Schritt zur Minimierung des Zugangstraumas. Der Autor des Buchbeitrags beschrieb erstmals eine total minimalinvasive Anastomosentechnik, bei der der Stapler nicht durch eine Hilfsthorakotomie, sondern über den abdominellen Bergeschnitt transhiatal in den Thorax platziert wird (Runkel et al. 2014) (▣ Abb. 23.6).

Die Ösophagusresektion nach Ivor-Lewis wird in steigender Zahl minimalinvasiv durchgeführt. Die Technik ist noch nicht standardisiert. Die größte Herausforderung ist die Anastomosenherstellung.

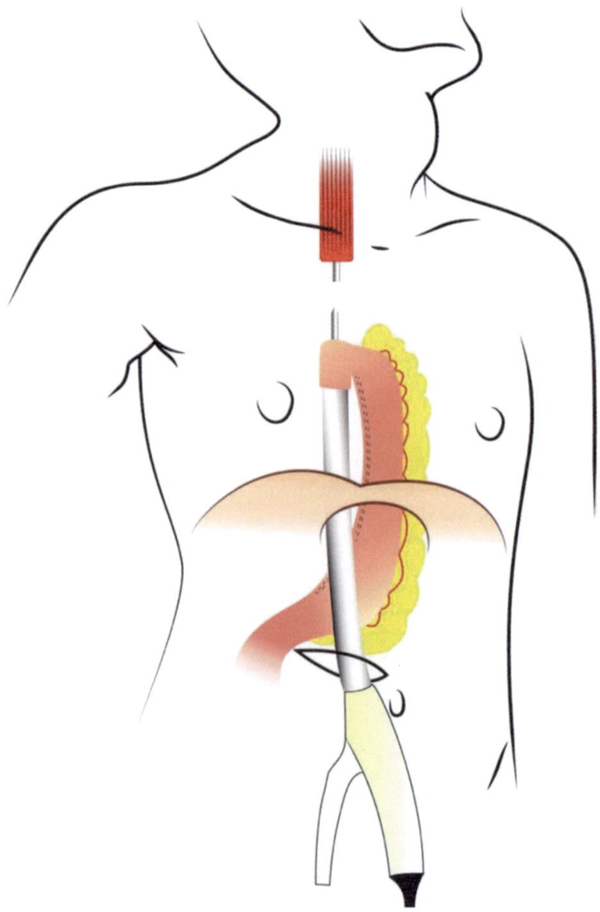

▣ **Abb. 23.6** Konstruktion der intrathorakalen Anastomose bei minimalinvasiver Ösophagusresektion mittels transabdominell-transhiataler Einführung des Zirkularstaplers nach Runkel et al. (2014). Alternativ kann der Stapler per Minithorakotomie eingeführt werden

23.6 Postoperative Phase

Fast Track ist ein evidenzbasierter, multimodaler, standardisierter postoperativer Behandlungspfad, der auch auf ösophagektomierte Patienten angewandt werden kann. Dazu gehört die frühe Extubation der Patienten bei Normothermie. Die thorakale Epiduralanalgesie ist die effektivste postoperative Schmerztherapie und ermöglicht eine intensive Physiotherapie (z. B. Atemtherapie, Krankengymnastik, Mobilisation, Thrombose-/Pneumonieprophylaxe). Andere Elemente des Fast Track können nur verzögert implementiert werden. Dies trifft für den Drainagezug ebenso zu wie für den oralen Kostaufbau aufgrund der Magenentleerungsstörung. Die Pleuradrainage wird etwa am 6. postoperativen Tag gezogen, die Magensonde verbleibt für 4–5 Tage. Nach Röntgenbreischluck beginnt der langsame orale Kostaufbau am 5 Tag. In Hinblick auf die postoperative Ernährung gibt es keine allgemein anerkannte Empfehlung. Je nach Zentrum wird ein postoperatives Nahrungsdefizit bei alleiniger Infusionstherapie akzeptiert, oder es erfolgt eine parenterale Ernährung, oder die Nahrung wird intestinal per transnasaler Sonde oder per transkutanem Jejunalkatheter verabreicht.

23.7 Komplikationsmanagement

Die wichtigsten Komplikationen nach Ösophagektomie sind infektiöse Lungenbeschwerden, Anastomoseninsuffizienzen und Passagestörungen. Die Gesamtmorbidität beträgt bis 50 %, die Mortalität liegt bei 5 %. Letztere ist meist Folge der nicht kontrollierbaren mediastinalen Sepsis der Leckage. Die Komplikationsrate ist vom Patientenvolumen abhängig.

Das Management der Anastomoseninsuffizienz basiert auf einer frühestmöglichen Diagnose und Intervention. Eine operative Übernähung ist wenig effektiv, und die plastische Deckung mittels gestieltem Muskellappen ist der elektiven Phase nach Beherrschung der Sepsis vorbehalten. Eine Ultima-Ratio-Operation bei unkontrollierter Sepsis ist die Diskontinuitätsresektion mit Zervikostoma und Gastrostomie.

In jüngster Zeit sind neue endoskopische Interventionen für das Management der Ösophagusleckage entwickelt worden. Zur Auswahl steht die kontinuierliche transorale Vakuumbehandlung (NPWT), bei der ein Schwamm durch die Leckage in die Mediastinalhöhle platziert und an eine Unterdruckpumpe (−50 mmHg) angeschlossen wird (Weidenhagen et al. 2007). Der Schwamm wird in 2- bis 3-tägigen Abständen erneuert und entsprechend der Heilung verkleinert bzw. am Ende intraluminal vor den Defekt gelegt. Kleine Löcher können Fibrin-geklebt und mit einem Over-the-scope-Clip (OTSC) verschlossen werden. Beschichtete selbstexpandierende Metallstents ergänzen die Therapie und beugen Strikturen vor (Schweigert et al. 2013). Die Endoskopie der Leckage wird heute als Therapie der ersten Wahl betrachtet. Der Erfolg hängt wesentlich von der interdisziplinären Expertise von Chirurg, Endoskopiker und Intensivmediziner ab. Bei hoher Operationsfrequenz kann die Sterblichkeit auf 2–3 % reduziert werden.

Die Ausbildung einer Fistel zwischen Ösophagus und Trachea stellt eine der am meisten gefürchteten Komplikationen dar. Auch in dieser Situation kommen zunächst stentbasierte Methoden zum Einsatz. Im Rahmen der chirurgischen Intervention muss der Defekt der Pars membranacea der Trachea mit einem gestielten Perikard- oder M.-latissimus-dorsi-Lappen gedeckt werden. Der Muskel wird hierbei mit wenigen Nähten am knorpeligen Teil der Trachea fixiert.

> **Die postoperative Morbidität und Letalität sind beträchtlich. Mittels endoskopischer Techniken können intrathorakale Anastomoseninsuffizienzen häufig zur Ausheilung gebracht werden.**

23.8 Nachsorge

Es gibt keine Hinweise darauf, dass ein regelmäßiges Follow-up nach der kurativen Initialtherapie das Langzeitergebnis beeinflusst. Die Nachsorge sollte deshalb auf Symptome, Ernährung und psychosoziale Unterstützung fokussiert werden. Trotzdem wird meist eine onkologische Nachsorge nach kurativer Resektion durchgeführt:

- bis 12 Monate postoperativ alle 3 Monate, bis zum 3. postoperativen Jahr halbjährlich und dann bis zum 5. postoperativen Jahr jährlich: klinische Untersuchung, Blutbild, Serumwerte, Tumormarker (falls präoperativ erhöht), Oberbauchsonogramm,
- 6 und 18 Monate nach Operation und dann jährlich: CT von Thorax und Abdomen,
- jährlich Knochenszintigraphie,
- Endoskopie bei Beschwerden.

Literatur

Biere SS, van Berge Henegouwen MI, Maas KW et al. (2012) Minimally invasive versus open oesophagectomy for patients with oesophageal cancer: a multicentre, open-label, randomised controlled trial. Lancet 379: 1887–1892

Blanke CD, Rödel C, Talamonti MS (2011) Gastrointestinal Oncology (Chapter 4). In: Lordick F, Hölscher A (eds) Esophageal Cancer. Springer, Heidelberg, pp 67–100

Hölscher AH, Fetzner UK (2012) Moderne Diagnostik und stadiengerechte Chirurgie. Therapie des Adenokarzinoms des ösophagogastralen Übergangs. Chirurg 83: 702–708, 710–711

Luketich JD, Pennathur A, Awais O, et al. (2012) Outcomes after minimally invasive esophagectomy: review of over 1000 patients. Ann Surg 256: 95–103

Nguyen TN, Hinojosa MW, Smith BR, et al. (2008) Thoracoscopic construction of an intrathoracic esophagogastric anastomosis using a circular stapler: transoral placement of the anvil. Ann Thorac Surg 86: 989–992

Ott K, Sisic L, Büchler M (2011) Plattenepithelkarzinom des Ösophagus. Chirurg 82: 974–980

Runkel N, Walz M, Ketelhut M (2014) Abdominothorakale Ösophagusresektion nach Ivor-Lewis mit intrathorakaler Anastomose. Standardisierte total minimalinvasive Technik. Chirurg 86: 468–475

Schweigert M, Solymosi N, Dubecz A, et al. (2013) Endoscopic stent insertion for anastomotic leakage following oesophagectomy. Ann R Coll Surg Engl 95: 43–47

Siewert JR, Bartels H, Stein HJ (2005) Abdomino-rechts-thorakale Ösophagusresektion mit intrathorakaler Anastomose bei Barrett-Karzinom. Chirurg 76: 588–594

Stein HJ, Feith M, Müller J, et al. (2000) Limited resection for early Barrett's cancer. Ann Surg 232: 733–742

Weidenhagen R, Hartl WH, Gruetzner KU, Eichhorn ME, Spelsberg F, Jauch KW (2013) Anastomotic leakage after esophageal resection: new treatment options by endoluminal vacuum therapy. Ann Thorac Surg 90: 1674–1681

Thorakale Entzündungen

Nosokomiale Pneumonie

U. Oesterlee, S. K. Holt, S. Schneitler, W. Randerath

P. Schneider, M. Kruschewski, H.J. Buhr (Hrsg.), *Thoraxchirurgie für den Allgemein- und Viszeralchirurgen*,
https://doi.org/10.1007/978-3-662-48710-5_24

Nosokomiale Infektionen betreffen nach postoperativen Entzündungen von Wunden und nach Harnwegsinfektionen am dritthäufigsten die unteren Atemwege. Die Pneumonie ist dabei die häufigste nosokomiale Atemwegsinfektion. Sie tritt überwiegend bei invasiv beatmeten Patienten auf. Zunehmend werden nosokomiale Infektionen durch multiresistente Keime hervorgerufen, was das Risiko einer inadäquaten initialen antiinfektiven Therapie erhöht. Die antiinfektive Therapie sollte bereits im Verdachtsfall begonnen werden. Die Diagnose ist im Verlauf kritisch zu überprüfen. Bestätigt sich eine nosokomiale Pneumonie nicht, sollte die antiinfektive Therapie vorzeitig beendet werden. Für die beatmungsassoziierte Pneumonie wurden verschiedene präventiv wirksame Maßnahmenbündel untersucht, mit deren Hilfe die Pneumonierate um über 50 % gesenkt werden konnte.

24.1 Definition

Die nosokomiale Pneumonie („hospital aquired pneumonia", HAP) stellt eine durch Krankheitserreger verursachte Lungenentzündung dar, die frühestens 48 h nach Krankenhausaufnahme bei Patienten auftritt, die sich zum Zeitpunkt der Hospitalisation nicht in Inkubation befanden.

Da nach Krankenhausentlassung häufig noch über Wochen bis Monate eine Kolonisation mit Krankenhauskeimen nachweisbar ist, sollte eine Pneumonie, die bis zu 3 Monate nach einer Krankenhausentlassung auftritt, ebenfalls als nosokomiale Infektion gewertet (Tab. 24.1) und therapiert werden.

Nosokomiale Pneumonien werden in die des spontan atmenden und die des invasiv beatmeten Patienten unterteilt (beatmungsassoziierte Pneumonie, „ventilator-associated pneumonia", VAP).

In Deutschland werden Pneumonien unter Immundefizit von den nosokomialen Pneumonien abgegrenzt. Der Begriff Immundefizit wird auf Erkrankungen und Therapien begrenzt, bei denen regelmäßig mit Infektionen durch opportunistische Erreger zu rechnen ist (▶ Übersicht). Zu den opportunistischen Erregern gehören auch Erreger wie *Pneumocystis jirovecii*, Zytomegalievirus, Schimmelpilze und Mykobakterien.

Tab. 24.1 Die häufigsten nosokomialen Infektionen

Infektion	%
Postoperative Wundinfektionen	24
Harnwegsinfektionen	23
Untere Atemwegsinfektionen (75 % Pneumonien, 25 % Tracheobronchitis)	22
Clostridium-difficile-Infektionen	6
Primäre Sepsis inkl. Katheter-assoziierte Infektionen	6
Andere gastrointestinale Infektionen	5

Erkrankungen/Therapien, die über ein Immundefizit zu einer Pneumonie führen können

- Zustand nach Organ- oder Knochenmarktransplantation
- Chemotherapie solider oder hämatologischer Neoplasien, mit oder ohne Neutropenie
- HIV (Human Immunodeficiency Virus)-Infektion im Stadium AIDS (Acquired Immunodeficiency Syndrome)
- Immunsuppressive oder immunmodulierende Therapie bei Autoimmunerkrankungen
- Glukokortikoidtherapie über einen Zeitraum von mindestens 4 Wochen mit einer Erhaltungsdosis von mindestens 10 mg Prednison-Äquivalent pro Tag

24.2 Epidemiologie

Die umfangreichsten Daten zur Epidemiologie der HAP stammen aus Surveillance-Datenbanken nosokomialer Infektionen – in Deutschland dem Krankenhausinfektions-Surveillance-System (KISS). Es erhebt Daten der auf der Intensivstation erworbenen HAPs.

89 % der nosokomialen Pneumonien treten bei invasiv beatmeten Patienten auf. Die durchschnittliche Pneumonierate beträgt dabei 5,4 pro 1000 Beatmungstage, was etwa 15.500 Fällen pro Jahr entspricht. Bei Patienten mit nichtinvasiver Beatmung werden 1,6 Pneumonien pro 1000 Beatmungstage und bei nichtbeatmeten Patienten 0,6 Pneumonien pro 100 Intensivbehandlungstage erfasst. Dabei unterscheiden sich die Raten beatmungsassoziierter Pneumonien und die Häufigkeit einzelner Erreger nach der Art der Intensivstation. So ist auf chirurgischen, neurochirurgischen und neurologischen Intensivstationen die Pneumonierate höher als auf interdisziplinären, internistischen oder pädiatrischen Intensivstationen. Nahezu ein Drittel der VAPs auf neurologischen und neurochirurgischen Intensivstationen wird durch multisensiblen (MSSA) oder multiresistenten *Staphylococcus aureus* (MRSA) hervorgerufen. *Staphylococcus aureus* ist unabhängig vom Resistenzverhalten generell für 21 % der VAPs verantwortlich, auf herzchirurgischen Intensivstationen nur für 9 %. Eine aktuelle Metaanalyse zeigte eine Letalität der VAP von insgesamt 16 % bei einer Bandbreite von 10–47 %.

Für außerhalb von Intensivstationen auftretende Pneumonien existiert bisher keine Surveillance im KISS. Die Inzidenz wird auf 1 Pneumonie pro 1000 Behandlungstage (1–1,3 pro 100 Patienten) geschätzt.

Die folgende Übersicht führt Risikofaktoren für einen tödlichen Verlauf der nosokomialen Pneumonie auf. Bei schwerer Sepsis korreliert die Letalität mit den Organdysfunktionen.

Prognostische Faktoren für einen tödlichen Ausgang der nosokomialen Pneumonie

- Alter >65 Jahre
- Schwere Komorbidität (zum Beispiel strukturelle Lungenerkrankung wie Lungenemphysem, Lungenfibrose)
- Akute respiratorische Insuffizienz, „adult respiratory distress syndrome" (ARDS)
- Septischer Schock
- Bilaterale Infiltrate im Röntgenbild
- Vorliegen potenziell multiresistenter Erreger wie zum Beispiel *Pseudomonas aeruginosa* und *Acinetobacter spp.*
- Inadäquate initiale antiinfektive Therapie

24.3 Ätiologie und Pathogenese

Wesentlich für die Entstehung einer nosokomialen Pneumonie sind endogene Faktoren wie die bakterielle Kolonisation des aerodigestiven Traktes und die Aspiration kontaminierter Sekrete in die unteren Atemwege. Exogene Faktoren wie die Übertragung von anderen Patienten über Personal oder Equipment, seltener hämatogene Streuung, transthorakale Ausbreitung und gastrointestinale Translokation, tragen ebenfalls zum Entstehen einer nosokomialen Pneumonie bei.

Ätiologie der nosokomialen Pneumonie

Bakterielle Kolonisation

- Wirtsfaktoren: Alter >65 Jahre
- Endotrachealer Beatmungstubus:
  - Umgeht Mechanismen der unspezifischen Immunabwehr (nasaler Filter, lymphatischer Rachenring, Hustenreflex, mukoziliäre Clearance)
  - Stellt Schiene dar, an der entlang Mikroorganismen deszendieren können
  - Kontaminiertes Sekret proximal des Cuffs kann bei suboptimalem Cuffdruck, Entblockung des Cuffs oder Selbstextubation in die tieferen Atemwege laufen
- Antimikrobielle Therapie: Selektion resistenter Keime
- Magensaft-alkalisierende Medikamente und Magenatonie-begünstigende Faktoren/Medikamente: begünstigen Kolonisation des aerodigestiven Trakt

Aspiration

- Bewusstseinstrübung (Beispiele: Analgosedierung, neurologische Erkrankungen wie Insult/Koma, Schädel-Hirn-Trauma)
- Eingeschränkter Hustenreflex (zum Beispiel durch Muskelrelaxanzien)
- Eingeschränkter Schluckreflex
- Flache Körperlagerung
- Thorakoabdominelle chirurgische Eingriffe

Weiterverbreitung von pathogenen Keimen

- Keimverbreitung über medizinisches Personal
- Tracheobronchiale Absaugung mit Unterbrechung der Beatmungseinheit, Kontamination der Absaugschläuche
- Wechsel der Beatmungsschläuche
- Kondenswasser in den Beatmungsschläuchen
- Inhalationstherapie mit kontaminierter Verneblerflüssigkeit

Ein Krankenhausaufenthalt innerhalb der letzten 12 Monate vor Aufnahme kann das Risiko für eine Infektion mit gramnegativen Keimen erhöhen. Nachstehende Übersicht nennt Risikofaktoren für eine Infektion durch multiresistente Erreger.

Risikofaktoren für Infektionen mit multiresistenten Erregern (MRE)

- Hospitalisation >4 Tage
- Invasive Beatmung >4–6 TageAufenthalt auf Intensivstation
- Vorbestehende Kolonisation durch multiresistente Erreger
- Längere und wiederholte Antibiotikaeinnahme
- Alter >65 Jahre
- Malnutrition
- Chronische Dialyse
- Strukturelle Lungenerkrankung
- Diabetes mellitus
- Großflächige oder chronische Wunden
- Chronische Pflegebedürftigkeit, Bewohner von Langzeitpflegebereichen
- Geschwächtes Immunsystem

In der ersten Woche des Krankenhausaufenthaltes ändert sich die bakterielle Flora von Nase, Oropharynx, Trachea und digestivem Trakt. Ein relevanter Erregerwechsel lässt sich nach 96 Stunden nachweisen. Dabei werden *MSSA*,

Streptococcus pneumoniae und *Haemophilus influenzae* als Early-onset-Erreger und *Pseudomonas aeruginosa, MRSA, Enterobacter spp., Acinetobacter spp.* und *Stenotrophomonas maltophilia* als Late-onset-Erreger identifiziert.

24.4 Diagnostik

Langwierige diagnostische Maßnahmen sollten die Therapieeinleitung nicht verzögern. Aktuelle Leitlinien empfehlen die Anwendung der von Johanson formulierten Kriterien zur Diagnostik der Pneumonie.

Johanson-Kriterien zur Diagnose einer nosokomialen Pneumonie

Neues oder progredientes Infiltrat und zwei von drei weiteren Kriterien:

- Leukozyten >10.000/µl oder <4.000/µl
- Körpertemperatur >38,3 °C
- Purulentes tracheobronchiales Sekret

Ihre Sensitivität und Spezifität liegen bei etwa 70 %. Das bringt eine relevante Zahl an nicht- oder fehldiagnostizierten Pneumonien mit sich, die jedoch auch durch mikrobiologische Befunde nicht verbessert werden kann. Die Diagnose einer Pneumonie ist also im Verlauf kritisch zu überprüfen, auch nach Einleitung einer kalkulierten antiinfektiven Therapie. Sollte sie sich nicht bestätigen, ist die antiinfektive Therapie vorzeitig zu beenden und nicht aus vermeintlichen Sicherheitserwägungen fortzuführen.

Diagnostik der nosokomialen Pneumonie

- Johanson-Kriterien
- Thoraxröntgenuntersuchung in zwei Ebenen, bei immobilen Patienten im Sitzen/ Liegen
- Bei therapierefraktären Infiltraten und schwieriger Differenzialdiagnose Spiral-Computertomographie des Thorax
- Thoraxsonographie
- C-reaktives Protein, ggf. Procalcitonin
- Quantitative Kultur aus tracheobronchialem Aspirat (TBAS) oder bronchoalveolärer Lavage (BAL)
- Bei klinischem Verdacht gezielte Untersuchung auf weitere Erreger wie Mykobakterien, Pilze (Aspergillusdiagnostik), Viren.
- Blutkulturen
- Legionellenantigen im Urin bei gehäuften Pneumonien und Ausbruchsgeschehen

24.4.1 Röntgendiagnostik

Bei jedem Verdacht auf eine nosokomiale Pneumonie soll eine Thoraxröntgenuntersuchung in zwei Ebenen, bei immobilen Patienten nur im Sitzen/ Liegen, durchgeführt werden (Abb. 24.1).

Bei beatmeten Patienten sind Sensitivität und Spezifität der Röntgenuntersuchung – auch wegen der liegenden Aufnahmetechnik – deutlich eingeschränkt. Die sichere Diagnose einer VAP ist mittels Röntgenuntersuchung im Liegen nur in ca. 50 % der Fälle möglich.

Bei unkompliziertem Verlauf wird eine einmalige Röntgenkontrolle zur Beurteilung des Therapieerfolgs empfohlen. Daten zum optimalen Zeitpunkt der Röntgenkontrolle gibt es nicht. Wir empfehlen eine Kontrolle frühestens 72–96 h nach Beginn der antiinfektiven Therapie, auch wenn dann noch keine Normalisierung erwartet werden kann. Sie dient lediglich dazu, ein beginnendes Ansprechen zu erfassen und Komplikationen nicht zu übersehen.

Bei therapierefraktären Infiltraten und schwieriger Differenzialdiagnose sollte eine erweiterte bildgebende Diagnostik erwogen werden. Diese erfolgt üblicherweise mittels Spiral-Computertomographie des Thorax.

Als Ursache einer Transparenzminderung im Röntgenbild kommen neben dem pneumonischen Infiltrat zahlreiche Erkrankungen differenzialdiagnostisch in Betracht.

Differenzialdiagnosen von Transparenzminderungen

- Atelektase, zum Beispiel bei Bronchusverschluss durch Sekret oder Tumor
- Pleuraerguss
- Lungenödem
- Diffuse alveoläre Hämorrhagie, zum Beispiel Parenchymeinblutung nach Thoraxprellung oder transbronchialer Biopsie
- Interstitielle Lungenerkrankungen, wie kryptogen-organisierende Pneumonie (COP), Medikamenten-induzierte Pneumonitis, eosinophile Pneumonie
- ARDS (Acute Respiratory Distress Syndrome, akutes Atemnotsyndrom des Erwachsenen)
- Lungenarterienembolie/Lungeninfarkt
- Bronchoalveoläres Lungenkarzinom, Lymphangiosis carcinomatosa, malignes Lymphom, Tumormetastasen
- Pulmonale Transplantat-gegen-Wirt-Reaktion (Graft-versus-Host-Disease, GvHD) bei Zustand nach Knochenmarktransplantation

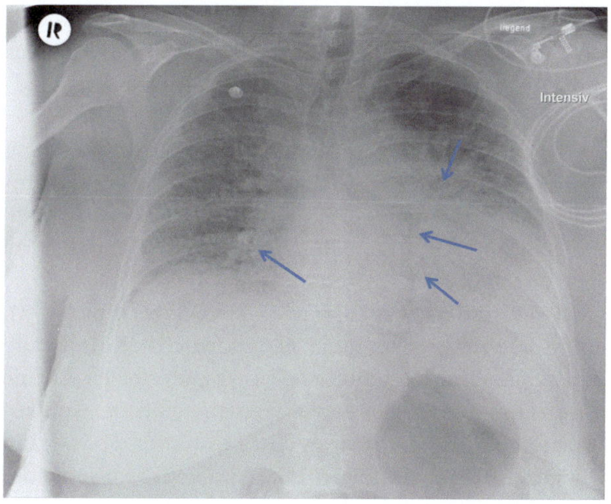

■ **Abb. 24.1** Röntgenaufnahme des Thorax im Liegen. Beidseitige Pneumonie mit positivem Bronchopneumogramm *(Pfeile)* bei einem Intensivpatienten

24.4.2 Thoraxsonographie

Der schnelle und sichere Nachweis parapneumonischer Pleuraergüsse und peripherer Infiltrate gelingt mit der Thoraxsonographie. Sie kann bereits wenige Milliliter große Pleuraergüsse detektieren (■ Abb. 24.2). Eine diagnostische Punktion auch kleinerer Ergüsse ist zur Erkennung eines Pleuraempyems wichtig. Größere Ergüsse sollten frühzeitig und umfassend entleert werden, da sie für mangelndes Therapieansprechen ursächlich sein können. Zudem drohen bei größeren Ergüssen trotz adäquater antiinfektiver Therapie funktionell bedeutsame, irreversible Verwachsungen.

24.4.3 Biomarker

Das C-reaktive Protein (CRP) wird häufig in die Diagnose einer Pneumonie einbezogen. Ein CRP-Anstieg ist jedoch unspezifisch und kann neben infektiösen Erkrankungen anderer Organe auch abakterielle Entzündungen wie rheumatische Erkrankungen, Gewebszerfall (bei Tumorerkrankungen und akuter Pankreatitis), Herzinfarkt und Venenthrombose zur Ursache haben.

Das CRP steigt etwa 6 Stunden nach Beginn einer akuten Entzündungsreaktion an und erreicht sein Maximum nach ca. 36 Stunden Somit geht bei einer akuten Infektion die klinische Verschlechterung oft dem CRP-Anstieg voraus. Der Marker eignet sich gut zur Therapiekontrolle. Aufgrund der Halbwertszeit von 24 h kann der CRP-Wert aber noch erhöht sein, wenn sich das klinische Bild bereits gebessert hat. Im Vergleich zur Blutsenkungsgeschwindigkeit reagiert das CRP jedoch deutlich schneller.

Procalcitonin und Interleukin-6 haben (■ Tab. 24.2) hat sich als sensitiver und frühzeitiger Marker in der Diagnostik der Sepsis etabliert. Bei einer Pneumonie ohne begleitende Sepsis kann es jedoch nur leicht erhöht sein.

■ **Tab. 24.2** Referenzbereiche und Interpretation des PCT-Serumspiegels

Referenzbereich	PCT-Serumspiegel
<0,10 ng/ml	Normalbereich
<0,25 ng/ml	Bakterielle Infektion unwahrscheinlich
>0,25–0,50 ng/ml	Lokal begrenzte bakterielle Infektion wahrscheinlich, zum Beispiel Pneumonie
>0,50–2,00 ng/ml	Sepsisrisiko/SIRS, Polytrauma, Verbrennung, nach großen Operationen
>2,00–10,00 ng/ml	Hohes Sepsisrisiko
>10,00 ng/ml	Schwere Sepsis, Multiorganversagen

Die aufgeführten Referenzbereiche dienen als Orientierungshilfe und können individuell deutlich abweichen.
PCT Procalcitonin, *SIRS* systemisches inflammatorisches Response-Syndrom.

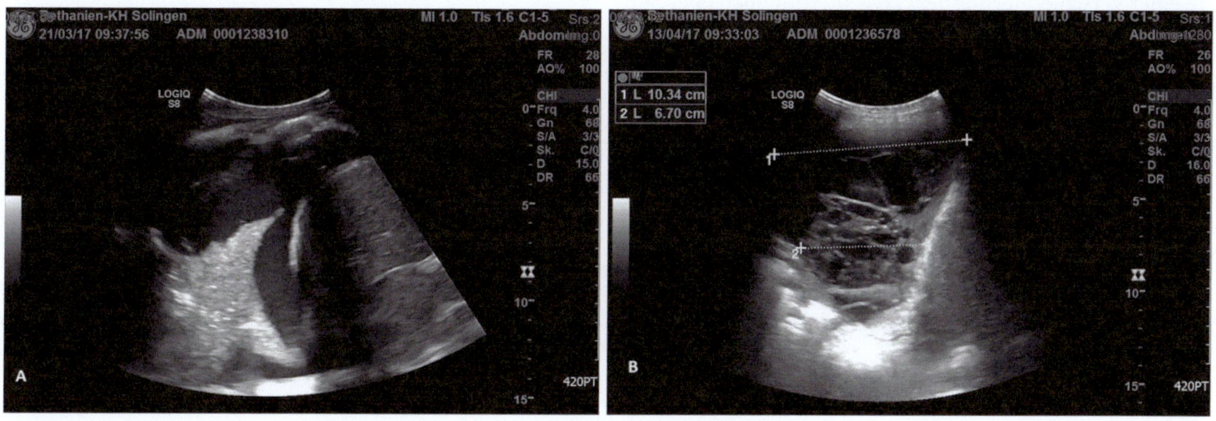

■ **Abb. 24.2** Thoraxsonogramm. A: Großer parapneumonischer Pleuraerguss mit Unterlappenatelektase. B: großer teilorganisierter Pleuraerguss

24.4.4 Mikrobiologische Untersuchungen aus respiratorischen Materialien

Bei nosokomialer Pneumonie sollen quantitative mikrobielle Kulturen aus Materialien der unteren Atemwege angelegt werden. Die nichtinvasive Materialgewinnung per se ist dabei der invasiven nicht unterlegen. Bei Sputen ist auf die Qualität der Probe zu achten. Dabei ist ein valides Sputum durch den Nachweis von >25 Neutrophilen und <10 Plattenepithelien pro Gesichtsfeld bei 400-facher Vergrößerung gekennzeichnet.

Das tracheobronchiale Aspirat (TBAS) wird per Absaugkatheter in zwei Schritten direkt über geschlossene Absaugsysteme in ein steriles Absaugröhrchen gewonnen. Zuerst erfolgt eine initiale Absaugung des Sekrets im Tubus. Durch tiefes Einführen eines sterilen Absaugkatheters mit angeschlossenem sterilem Auffangröhrchen wird anschließend das eigentliche Aspirat gewonnen (mindestens 1 ml).

Bei der bronchoalveolären Lavage (BAL) wird das Bronchoskop so weit in ein Segment- oder Subsegmentostium vorgeschoben, bis dieses verschlossen ist (Wedge-Position). Über den Arbeitskanal wird ein Katheter eingeführt, bis die Spitze sichtbar ist. Über den Katheter werden nun 5-mal 20 ml zimmerwarme isotonische Kochsalzlösung instilliert und jeweils sofort aspiriert. Die Instillation geringerer Lavagevolumina von 20–40 ml wird als Mini-BAL bezeichnet und kann bei Kontraindikationen gegen die Standard-BAL empfohlen werden.

Um aus differenzialdiagnostischen Erwägungen (Lungenfibrose) eine Differenzialzytologie, gegebenenfalls mit Bestimmung der Lymphozytensubpopulationen, durchführen zu können, sollten mehr als 40 von 100 ml zurückgewonnen werden. Zur mikrobiologischen Diagnostik ist die Probenmenge im Allgemeinen nicht kritisch, die Probe sollte allerdings repräsentativ gewonnen sein.

Eine schwere hypoxische und/oder hyperkapnische Atmungsinsuffizienz stellt eine relative Kontraindikation gegen eine Bronchoskopie dar. Dabei kann es bei beatmeten Patienten nach einer BAL unabhängig vom Lavagevolumen zu einer Verschlechterung der Oxygenierung auch über 24 h hinaus kommen, insbesondere dann, wenn tatsächlich eine Pneumonie vorliegt.

Eine quantitative Kultur wird durch serielle Auftragung zunehmend verdünnten respiratorischen Sekrets auf Kulturplatten gewonnen. Sie dient der Erfassung der Keimlast und der Unterscheidung von Kolonisations- und Infektionserregern. Als orientierende Schwellenwerte zur Unterscheidung zwischen Kolonisation und Infektion gelten: 10^5 Kolonie-bildende Einheiten (KBE)/ml für das TBAS und 10^4 KBE/ml für die BAL. Auch hohe Keimzahlen sind nicht per se beweisend für eine Pneumonie. Der Keimnachweis ist im klinischen Kontext zu interpretieren. Bei vorbestehender Antibiotikatherapie müssen die Schwellenwerte niedriger angesetzt werden.

Über die routinemäßige bakteriologische Aufarbeitung der respiratorischen Materialien hinaus sollte bei entsprechendem klinischem Verdacht im Einzelfall eine gezielte Untersuchung auf weitere Erreger wie Mykobakterien, Pilze und Viren erwogen werden.

Wenn dies nicht zu einer relevanten Verzögerung führt, sollte die Probengewinnung grundsätzlich vor Einleitung einer kalkulierten antibiotischen Therapie erfolgen. Ist eine Umstellung der Antibiotika bei bereits bestehender Antibiotikatherapie geplant, sollte die Diagnostik vor dem Beginn der neuen Therapie erfolgen. Eine Antibiotikapause vor der Probengewinnung ist jedoch nicht notwendig.

Die Proben sollten innerhalb von maximal 4 h nach Entnahme verarbeitet werden. Lässt sich ein längerer Zeitraum bis zur Verarbeitung nicht vermeiden, muss das Material gekühlt (4–8 °C) gelagert und transportiert werden. Unter diesen Bedingungen verschlechtert sich insgesamt die Aussagekraft der Untersuchungen auch bei 24-stündiger Lagerung nicht wesentlich. Andernfalls drohen empfindliche Erreger abzusterben (zum Beispiel Pneumokokken, *Haemophilus influenzae*) und schnell wachsende Mikroorganismen zu überwuchern, die durch ihre hohe Keimzahl eine klinische Relevanz vortäuschen können.

24.4.5 Blutkulturen

Blutkulturen sind der Goldstandard zur Diagnose der bakteriämischen Pneumonie und tragen zur Therapiesteuerung bei. Zu Beginn eines fieberhaften Infektes ist häufig die Infektionsquelle unklar, so dass Blutkulturen eine Rolle in der differenzialdiagnostischen Aufdeckung extrapulmonaler Infektionsquellen spielen.

24.4.6 Entnahme von Urin zum Antigennachweis

Der Urin-Antigentest stellt bei Verdacht auf Legionellen-Pneumonie das Verfahren der Wahl dar. Er sollte bei ein- oder beidseitigem Lungeninfiltrat, das einhergeht mit extrapulmonaler Symptomatik wie Myalgien, Diarrhoe und neurologischen Auffälligkeiten (Benommenheit, Verwirrtheit) sowie laborchemischen Auffälligkeiten (Erhöhung von Transaminasen, Nierenparametern und Laktatdehydrogenase und/oder Erniedrigung des Natriums), erwogen werden. Ein negativer Legionellen-Antigentest schließt eine Legionellen-Infektion aber nicht aus. Zur weiterführenden Diagnostik stehen Kultur oder Polymerasekettenreaktion aus bronchoalveolärer Lavage zur Verfügung. Bei Verdacht auf eine Legionellen - Pneumonie sollte ein entsprechender Hinweis an die Mikrobiologie erfolgen, da in der kulturellen Anzucht Spezialmedien angewandt werden müssen.

24.4.7 Mykologische Diagnostik

Auf eine gezielte *Candida*-Diagnostik aus Atemwegsmaterialien soll bei HAP verzichtet werden, da Hefepilzinfektionen als Ursache nosokomialer Pneumonien bei Patienten ohne definiertes Immundefizit extrem selten sind. *Candida*-Spezies werden bei beatmeten Patienten mit Antibiotika-Vorbehandlungen sehr häufig aus tiefen Atemwegsmaterialien isoliert, ohne dass eine invasive, therapiebedürftige Infektion vorliegt. Ihr Nachweis bei immunkompetenten Patienten führt häufig zu inadäquater antimykotischer Therapie.

Demgegenüber kommt schon dem Nachweis von *Aspergillus*-Spezies hohe Relevanz zu. Besonders prädisponieren strukturelle Lungenerkrankungen, eine rheumatologische Grunderkrankung oder eine Leberzirrhose zur invasiven Aspergillose. Der Nachweis von Galaktomannan-Antigen aus der BAL ist dem Nachweis im Blut überlegen und ergänzt die histopathologische und mikrobiologische Untersuchung des Lungengewebes. Für den Galaktomannan-Test sind allerdings falsch-positive Ergebnisse unter künstlicher Ernährung mit enteralen Lösungen und unter Antibiotikatherapie, insbesondere unter Betalaktam-Antibiotika, beschrieben.

24.5 Therapie

24.5.1 Therapieeinleitung

Eine antiinfektive Therapie sollte bereits bei Verdacht auf eine nosokomiale Pneumonie eingeleitet werden, optimal in den ersten Stunden. Eine Verzögerung des Therapiebeginns führt bei einem septischen Verlauf zu einer Erhöhung der Letalität um 7,6 % pro Stunde nach mehr als 24 h.

Wenn keine resistenten Keime vermutet werden, sollte die Therapie mit Cephalosporinen der Gruppe 3a, Aminopenicillinen/Betalaktamaseinhibitoren, Imipenem/ Cilastatin, Meropenem oder Pneumokokken-wirksamen Fluorchinolonen eingeleitet werden (◘ Tab. 24.3). Allerdings wirken Cephalosporine der Gruppe 3a gegenüber *Staphylococcus aureus* nur unzureichend.

◘ **Tab. 24.3** Kalkulierte antimikrobielle Therapie bei nosokomialer Pneumonie ohne Verdacht auf multiresistente Keime

Substanz	Dosis pro Tag i.v.
Aminopenicilline/Betalaktamaseinhibitoren	
Amoxicillin/Sulbactam	3×3 g
Amoxicillin/Clavulansäure	3×2,2 g
Cepahalosporine Gruppe 3a	
Ceftriaxon	1×2 g
Cefotaxim	3×2 g
Carbapenem	
Imipinem/Cilastatin	3–4×0,5–1 g
Meropenem	3×1–2 g
Fluorchinolon	
Moxifloxacin	1×400 mg
Levofloxacin	2×500 mg

24.5.2 Initiale kalkulierte Therapie von Patienten mit Risikofaktoren

Besonderer Aufmerksamkeit bedürfen Patienten mit beatmungsassoziierten Pneumonien (◘ Tab. 24.4) und Patienten, die aufgrund anderer Infektionserkrankungen über mehr als 3–7 Tage antibiotisch vorbehandelt wurden. Hier besteht ein erhöhtes Risiko für Infektionen mit multiresistenten Keimen.

Strukturelle Lungenerkrankungen (interstitielle Lungenerkrankungen und insbesondere Bronchiektasien) sind häufig mit *Pseudomonas-aeruginosa*-Infektionen assoziiert, so dass *Pseudomonas*-wirksame Antibiotika zum Einsatz kommen sollten, zum Beispiel mit Meropenem, Piperacillin/Tazobactam.

Eine systemische Kortikosteroid-Therapie mit mindestens 10 mg Prednisolonäquivalent über mindestens 4 Wochen erhöht das Risiko von Infektionen mit *Aspergillus* und *Legionella pneumophila*. So sollte bei Nachweis von Aspergillus eine Therapie mit Voriconazol oder liposomalem Amphotericin B eingeleitet werden. Bei einer *Legionella*-Infektion ist eine Behandlung mit einem Makrolid wie zum Beispiel Clarithromycin oder einem Fluorchinolon wie Levofloxacin indiziert.

Bei einer gesicherten Aspirationspneumonie liegt oft eine Mischinfektion mit aeroben und anaeroben, überwiegend gramnegativen Keimen vor. Hier wird eine Kom-

24

Tab. 24.4 Kalkulierte antimikrobielle Therapie bei nosokomialer Pneumonie mit Verdacht auf multiresistente Keime

Substanz	Dosis pro Tag i.v.
***Pseudomonas*-wirksame Betalaktame**	
Piperacillin/ Tazobactam	3–4×4,5 g
Cefepim	3×2 g
Ceftazidim	3×2 g
Imipinem/Cilastatin	3–4×0,5–1 g
Meropenem	3×1–2 g
plus	
Fluorchinolon oder Aminoglykosid	
Ciprofloxacin	2–3×500 mg
Levofloxacin	2×500 mg
Aminoglykosid	
Gentamicin	1×3–4–7 mg/kg (Talspiegelkontrolle)
Tobramycin	1×3–7 mg/kg (Talspiegelkontrolle)
Amikacin	1×10–15mg/kg KG, nie mehr als 1,5g/d (Talspiegelkontrolle)
Bei MRSA-Verdacht plus	
Vancomycin	2×15 mg/kg (Talspiegel 15–20 µg/ml) Zieltalspiegel: 15–20 mg/dl
Linezolid	2×600 mg

binationstherapie mit z. B. Aminopenicillin/Betalaktamaseinhibitor, Carbapenem oder Clindamycin mit jeweils Metronidazol empfohlen.

24.5.3 Multiresistente Erreger

Eine initiale Kombinationstherapie sollte bei Verdacht auf multiresistente gramnegative Erreger oder bei pneumogener Sepsis eingeleitet werden. Eine Kombinationstherapie sollte ein antipseudomonales ß-Laktam entweder mit einem Fluorchinolon oder einem Aminoglykosid umfassen (Tab. 24.4). Nach 3 Tagen sollten die Erfordernisse der Kombinationstherapie reevaluiert und bei Nachweis eines Erregers anhand des Resistogramms auf eine Monotherapie deeskaliert werden. Bei Verdacht auf eine Infektion mit einem multiresistenten grampositiven Erreger sollte die vorgenannte Kombinationstherapie um ein drittes Medikament wie zum Beispiel Linezolid erweitert werden.

24.5.4 Antiinflammatorischer Effekt von Makroliden

Bei Makroliden, im Speziellen Clarithromycin, konnte eine von der antiinfektiven Wirkung unabhängige, signifikant schnellere Auflösung der Infiltrate und Verkürzung der Weaning-Zeit gezeigt werden. Dieser antiinflammatorische Effekt ist wahrscheinlich auf die bereits in vitro beobachtete Inhibition der Neutrophilenrekrutierung zurückzuführen. Die Addition von Clarithromycin bleibt bei nicht ausreichender Studienlage eine Einzelfallentscheidung.

24.5.5 Kombinationstherapie

Die Anwendung einer Kombinationstherapie sollte nur gezielt erfolgen, da nicht generell ein Vorteil der Kombinationstherapie bei jedoch steigender Toxizität der Therapie abzuleiten ist. Insbesondere eine Kombination mit Aminoglykosiden kann die Toxizität erhöhen und sollte auch deshalb nach 3-5 Tagen reevaluiert werden.

24.5.6 Gezielte Therapie bei speziellen Erregern

Bei der gezielten Therapie sollte stets das Resistogramm mit den entsprechenden Minimalen-Hemmstoff-Konzentrationen (MHK) beachtet werden. Es sollte stets sorgfältig evaluiert werden, ob es sich lediglich um eine Kolonisation oder um eine Infektion durch den nachgewiesenen Erreger handelt.

MRSA Eine Monotherapie ist grundsätzlich immer anzustreben. Sie sollte im Fall einer MRSA Pneumonie sicher die MHK Werte mit berücksichtigen. Die erste Wahl der Therapie ist hier Linezolid, das besonders gut lungengängig und in der Handhabung insgesamt einfacher umsetzbar ist als zum Beispiel Vancomycin.

Pseudomonas aeruginosa Bei einer Infektion mit *Pseudomonas spp.* können verschiedene klonale Stämme mit unterschiedlichem Resistenzmuster vorliegen, so dass vorbekannte Resistogramme in eine Therapieentscheidung mit einbezogen werden sollten. Erneute Proben auch unter Therapie können sinnvoll sein. Monotherapie mit Ceftazidim, Cefepim, Piperacillin, Fosfomycin, Imipinem, Meropenem, Ciprofloxacin oder Levofloxacin. Bei schweren Verläufen kann eine Kombination von Piperacillin mit einem Aminoglykosid (Gentamicin, Tobramycin oder Amikacin) oder mit einem der obengenannten Chinolone erfolgen. Bei einem multiresistenten *Pseudomonas aeruginosa* ist häufig Colistin noch wirksam.

◘ Tab. 24.5 Differenzialdiagnose bei Therapieversagen	
Bei korrekter Diagnose	Infektion mit einem resistenten Erreger
	Resistenzentwicklung unter Therapie
	Unterdosierung des Antibiotikums
	Superinfektion
	Einschmelzende/organüberschreitende Infektion
Bei Fehldiagnose	Interstitielle Lungenerkrankung (z. B. Kryptogen-organisierende Pneumonie [COP]). Medikamenten-induzierte Pneumonitis
	Akutes Atemnotsyndrom des erwachsenen (ARDS) bronchoalveoläres Lungencarzinom/ Tumormetastase
	Kongestive Herzinsuffizienz
	Atelektase
	Aspirationssyndrom
	Alveoläre Hämorrhagie/ Diffuse alveoläre Hämorrhagie (DAH)
	Lungenarterienembolie/Lungeninfarkt/ Parenchymeinblutung

Stenothrophomonas maltophilia Die Virulenz des Erregers gilt im Allgemeinen als gering, so dass gerade in diesem Fall sorgfältig zwischen Kolonisation und Infektion unterschieden werden sollte. Bei Notwendigkeit einer Therapie kann häufig noch Cotrimoxazol eingesetzt werden.

***Acinetobacter* spp.** Die Therapie sollte sich immer nach einem Resistogramm richten. Zu bevorzugen sind Imipenem/Cilastatin oder Meropenem. Häufig können auch Fluorchinolone, Aminoglykoside oder Tigecyclin eingesetzt werden.

24.5.7 Reevaluation

Das Ansprechen auf die Therapie sollte in Abhängigkeit des gewählten Biomarkers erfolgen, im Regelfall nach etwa 72 Stunden anhand aller klinischer Daten (Klinik, Labor, Röntgen und die zuvor gewonnene mikrobiologische Diagnostik) reevaluiert werden. Zu diesem Zeitpunkt sollte, wenn möglich, eine Therapie-Deeskalation evaluiert werden. Dieses Vorgehen minimiert das Risiko einer Selektion multiresistenter Keime.

Wenn sich der initiale Verdacht einer Pneumonie oder einer anderen relevanten Infektion nicht bestätigt, sollte die Antibiotikatherapie nach 3 Tagen beendet werden.

24.5.8 Therapiedauer

Die Dauer der Antibiotikatherapie sollte bei der nosokomialen Pneumonie im Regelfall 7 Tage betragen. Eine längere Therapie weist bezüglich Sterblichkeit und Rezidivrate keine Vorteile auf. Lediglich bei Nachweis einer Pneumonie mit Nonfermentern, wie zum Beispiel *Pseudomonas spp.*, kann eine längere Therapiedauer im Einzelfall sinnvoll sein.

Auch bei einer Legionellose und bakteriämischen /einschmelzenden *Staphylococcus-aureus*-Infektionen sollte eine Therapiedauer von mindestens 14 Tagen erwogen werden.

24.5.9 Therapieversagen

Bei 10–15 % der Patienten versagt die Therapie, das heißt, es zeigt sich ein unzureichender Rückgang des Fiebers, des pneumonischen Infiltrates oder der Entzündungsparameter. Hier sind verschiedene Ursachen (◘ Tab. 24.5) in einer umfassenden Diagnostik – inklusive Computertomographie des Thorax – abzuklären. Insbesondere sollte die Diagnostik eine Echokardiographie und eine Thoraxsonographie beinhalten, um eine Endokarditis, Pleuraempyem oder einen komplizierten Erguss zu diagnostizieren. Vor Umstellung der antiinfektiven Therapie sollte erneut mikrobiologisches Material gewonnen werden, um eine Resistenzentwicklung unter der laufenden Therapie zu erfassen.

Literatur

Aarts MA, Hancock JN, Heyland D, et al. (2008) Empiric antibiotic therapy for suspected ventilator-associated pneumonia: a systematic review and meta-analysis of randomized trials. Crit Care Med 36: 108–117

Bauer TT, Torres A, Ewig S, et al. (2001) Effects of bronchoalveolar lavage volume on arterial oxygenation in mechanically ventilated patients with pneumonia. Intensive Care Med 27: 384–393

Behnke M, Hansen S, Leistner R, et al. (2013) Nosocomial infection and antibiotic use: a second national prevalence study in Germany. Dtsch Arztebl Int 110: 627–633

Boles, JM, Bion J, Connors A, et al. (2007) Weaning from mechanical ventilation. Eur Respir J 29: 1033–1056

Chastre J, Wolff M, Fagon JY, Chevret S, Thomas F, Wermert D, Clementi E, Gonzalez J, Jusserand D, Asfar P, Perrin D, Fieux F, Aubas S, PneumA Trial Group (2003) Comparison of 8 vs 15 days of antibiotic therapy for ventilator-associated pneumonia in adults: a randomized trial. JAMA 290: 2588

Croce MA, Fabian TC, Stewart RM, et al. (1993) Empiric monotherapy versus combination therapy of nosocomial pneumonia in trauma patients. J Trauma 35: 303–309

Dalhoff K, Abele-Horn M, Andreas S, et al. (2012) Epidemiologie, Diagnostik und Therapie erwachsener Patienten mit nosokomialer Pneumonie. Pneumologie 66: 707–765

Dalhoff K, Ewig S, on behalf of the Guideline Development (eds) (2013) Adult Patients With Nosocomial Pneumonia: Epidemiology, Diagnosis, and Treatment. Dtsch Arztebl Int 110: 634–640
de Lassence A, Joly-Guillou ML, Martin-Lefevre L, et al. (2001) Accuracy of delayed cultures of plugged telescoping catheter samples for diagnosing bacterial pneumonia. Crit Care Med 29: 1311–1317
de Lassence A, Joly-Guillou ML, Salah A, et al. (2004) Accuracy of delayed (24 hours) processing of bronchoalveolar lavage for diagnosing bacterial pneumonia. Crit Care Med 32: 680–685
Ewig, S (2017) Nosokomiale Pneumonie. Springer, Berlin.
Garnacho-Montero J, Amaya-Villar R, Garcia-Garmendia JL, et al. (2005) Effect of critical illness polyneuropathy on the withdrawal from mechanical ventilation and the length of stay in septic patients. Crit Care Med 33: 349–354
Garnacho-Montero J, Sa-Borges M, Sole-Violan J, et al. (2007) Optimal management therapy for Pseudomonas aeruginosa ventilator-associated pneumonia: an observational, multicenter study comparing monotherapy with combination antibiotic therapy. Crit Care Med 35: 1888–1895
Gastmeier P, Sohr D, Geffers C, et al. (2009) Early- and Late-Onset Pneumonia: Is This Still a Useful Classification? ACC 53: 2714–2718
Geffers C, Gastmeier P (2011) Nosocomial infections and multidrug-resistant organisms in Germany: epidemiological data from KISS (the Hospital Infection Surveillance System). Dtsch Arztebl Int 108: 87–93
Girard TD, Kress JP, Fuchs BD, et al. (2008) Efficacy and safety of a paired sedation and ventilator weaning protocol for mechanically ventilated patients in intensive care (Awakening and Breathing Controlled trial): a randomised controlled trial. Lancet 371: 126–134
Hedrick TL, McElearney ST, Smith RL, et al. (2007) Duration of antibiotic therapy for ventilator-associated pneumonia caused by non-fermentative gram-negative bacilli. Surg Infect 8: 589–597
Heintz E, Krauß A (2015) Atemwegsinfektionen insgesamt rückläufig Infektionen auf der Intensivstation - Inzidenzen, Mortalität und Management. Videointerview im Rahmen des ANÄSTHESIE-UPDATE 2015 am 20. und 21.2.2015 in Berlin. Anästhesieupdate 2015: www.springermedizin.de
Hermans G, De Jonghe B, Bruyninckx F, Van den Berghe G (2014) Interventions for preventing critical illness polyneuropathy and critical illness myopathy. Cochrane Database Syst Rev 1: CD006832
Ibrahim EH, Ward S, Sherman G, Kollef MH (2000) A comparative analysis of patients with early-onset vs late-onset nosocomial pneumonia in the ICU setting. Chest 117: 1434–1442
Jubran A (2006) Critical illness and mechanical ventilation: effects on the diaphragm. Respir Care 51: 1054–1061; discussion 1062–1054
Kohlenberg A, Schwab F, Behnke M, Geffers C, Gastmeier P (2010) Pneumonia associated with invasive and noninvasive ventilation: an analysis of the German nosocomial infection surveillance system database. Intensive Care Med 36: 971–978
Liu C, Bayer A, Cosgrove SE, et al. (2011) Clinical practice guidelines by the infectious diseases society of america for the treatment of methicillin-resistant Staphylococcus aureus infections in adults and children: executive summary. Clin Infect Dis 52: 285–292
Murthy SC, Arroliga AC, Walts PA, et al. (2007) Ventilatory dependency after cardiovascular surgery. J Thorac Cardiovasc Surg 134: 484–490
Muscedere JG, Day A, Heyland DK (2010) Mortality, attributable mortality, and clinical events as end points for clinical trials of ventilator-associated pneumonia and hospital-acquired pneumonia. Clin Infect Dis 51 (Suppl 1): S120–5
Quinnell TG, Pilsworth S, Shneerson JM, Smith IE (2006) Prolonged invasive ventilation following acute ventilatory failure in COPD: weaning results, survival, and the role of noninvasive ventilation. Chest 129: 133–139
Schaberg T, Ewig S (2001) Pneumonien: Diagnostik, Therapie und Prophylaxe. Thieme, Stuttgart, New York
Schweickert WD, Hall J (2007) ICU-acquired weakness. Chest 131: 1541–1549
Singh N, Rogers P, Atwood CW, et al. (2000) Short-course empiric antibiotic therapy for patients with pulmonary infiltrates in the intensive care unit. A proposed solution for indiscriminate antibiotic prescription. Am J Respir Crit Care Med 162: 505–511
Vassilakopoulos T, Zakynthinos S, Roussos C (1996) Respiratory muscles and weaning failure. Eur Respir J 9: 2383–2400
Zilberberg MD, Luippold RS, Sulsky S, Shorr AF (2008) Prolonged acute mechanical ventilation, hospital resource utilization, and mortality in the United States. Crit Care Med 36: 724-730

Stadienadaptierte Therapie des parapneumonischen Pleuraempyems

E. Hecker

P. Schneider, M. Kruschewski, H.J. Buhr (Hrsg.), *Thoraxchirurgie für den Allgemein- und Viszeralchirurgen*,
https://doi.org/10.1007/978-3-662-48710-5_25

Ein Pleuraempyem (von griechisch: ε'μπύημα) oder synonym ein Pyothorax ist ein purulentes Exsudat zwischen parietaler und viszeraler Pleura als Folge einer Infektion der Pleurahöhle. Die häufigste Ursache bei sonst gesunden Personen ist eine Pneumonie, in etwa einem Drittel der Fälle besteht allerdings keine Pneumonie. Andere relevante Ursachen für ein Pleuraempyem sind Komplikationen nach chirurgischen Eingriffen, Traumata, iatrogene Infektionen bzw. Verletzungen nach Punktionen, Kathetereinlagen oder Endoskopien.

25.1 Diagnostik

In Ergänzung zu einer detaillierten Anamnese und körperlichen Untersuchung der Patienten zeigt die Differenzialblutbildanalyse eine periphere Leukozytose.

Konventionelle Röntgenaufnahmen des Thorax lassen auf das Vorliegen eines Ergusses schließen, wobei dabei erst Flüssigkeitsmengen ab 500 ml detektiert werden. Jeder ungeklärte Pleuraerguss, der über einen Randwinkelerguss hinausgeht, muss diagnostisch punktiert werden. Der Erguss wird optisch in seiner Farbe und Konsistenz, biochemisch, mikrobiologisch und zytologisch untersucht. Anaerobe Empyeme zeichnen sich durch äußerst widerwärtige Gerüche aus.

Eine CT-Untersuchung des Thorax (◘ Abb. 25.1) trägt zur Abschätzung der Ausdehnung einer Ergussbildung, ihrer Charakterisierung sowie zur Abklärung der Ätiologie bei. Sie definiert Größe, Lage und Ausmaß des Empyems. Die CT-Untersuchung mit Kontrastmittel bietet genügend Informationen, um zwischen einem frei auslaufenden Erguss, einem gekammerten Pleuraerguss wie in der früheren Organisationsphase und einer Pleuraschwarte der späteren Organisationsphase zu unterscheiden.

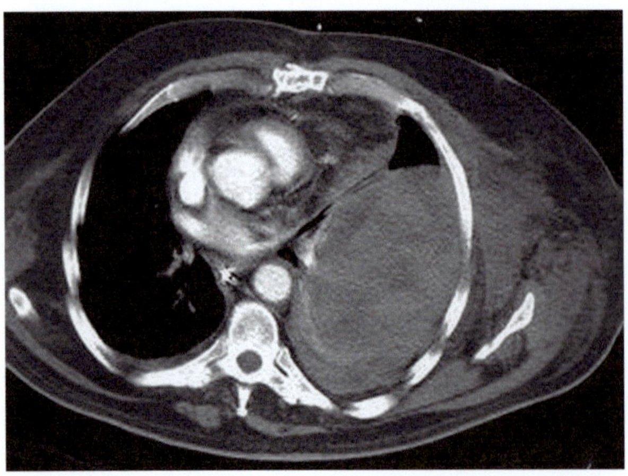

◘ **Abb. 25.1** Computertomographie bei parapneumonischem Pleuraempyem

Die thorakale Ultraschalluntersuchung liefert in erfahrenen Händen einige zusätzliche Informationen. Septenbildungen und die Dicke der Ummantelung der Lunge können zuverlässig visualisiert werden. Lufteinschlüsse in der Pleuraflüssigkeit können eine sonographische Untersuchung erschweren. Die CT des Thorax und die Thoraxsonographie stellen somit ergänzende diagnostische Methoden dar.

25.2 Bakteriologie

Aerobe Keime werden in parapneumoischen Pleuraempyemen am häufigsten nachgewiesen, am meisten *Staphylococcus aureus* sowie gram-positive Bakterien der Streptokokken-Gruppe einschließlich *S. milleri*. Patienten mit *S.-aureus*-Nachweis sind meistens immunkompromittiert und haben postoperative oder nosokomiale Empyeme. *Escherichia coli, Pseudomonas* spp., *Hämophilus influenzae* und *Klebsellia* spp. sind die häufigsten nachgewiesenen gram-negativen Keime, wobei diese zumeist Mischinfektionen mit anderen gram-negativen Keimen oder aeroben Bakterien auslösen.

Bei Patienten mit spät entwickeltem (behandlungsassoziiertem) Empyem und/oder bereits längerem Aufenthalt in Kliniken gewinnt das gesamte Spektrum der nosokomialen Erreger (*Staphylococcus* spp., *Pseudomonas* spp., *Streptococcus* spp., *Enterobacter cloacae, Escherichia coli, Aspergillus fumigatus, Hemophilus fumigatus*), aber hierbei zunehmend auch mehrfach Antibiotika-resistente „Problemkeime" (MRSA, MRSE, VRE, ORSE) Bedeutung.

25.3 Klassifizierung und Stadieneinteilung

Die American Thoracic Society (ATS) klassifizierte 1962 das Pleuraempyem nach dem natürlichen Verlauf in drei Stadien, die bis heute Gültigkeit haben:

Stadium I oder exsudative Phase Direkte Antwort auf einen pleuralen Reiz mit Entwicklung eines Pleuraergusses. Der Zellgehalt des Exsudates ist niedrig, der Eiweißgehalt ist niedrig und die Lunge ist voll reexpandierbar.

Stadium II oder fibrinopurulente Phase Ansammlung von reinem Eiter, reichlich polymorphkernigen Leukozyten und Fibrin. Die Eiteransammlung ist vornehmlich seitlich und dorsolateral. Fibrin entwickelt eine kontinuierliche Schicht auf beiden Pleurablättern. Es bilden sich Grenzmembranen, die das Empyem eingrenzen und gleichzeitig die Lungenoberfläche fixieren („capsured lung").

Stadium III oder Organisationsphase Fibroblasteneinwanderung auf die Oberfläche beider Pleurablätter mit Ausbildung einer festen, unelastischen Membran. Die

Tab. 25.1 Light-Klassifikation und Behandlungsschemata für parapneumonische Ergüsse und Empyeme. (Mod. nach Light et al. 1980, mit freundlicher Genehmigung)

Parapneumonische Ergussklasse	Charakteristika und Behandlung
Klasse I – nicht signifikant	Ergusslamelle <10 mm Dicke im Röntgen → keine Punktion indiziert
Klasse II – typisch parapneumonisch	>10 mm Dicke Glucose >40 mg /dl, pH >7,2 Gram-Färbung und Kultur negativ → alleinige Antibiotikatherapie
Klasse III – Borderline–Komplikation	7,00 < pH < 7,20 und/oder LDH >1000 und Glucose >40 mg/dl Gram-Färbung und Kultur negativ → Antibiotikatherapie plus serielle Punktion
Klasse IV – einfache Komplikation	pH <7,00 und/oder Glukose <40 mg/dl und/oder Gram-Färbung oder Kultur positiv Keine Flüssigkeitseinschlüsse, kein freier Eiter → Antibiotika-Thoraxdrainage plus Antibiotika
Klasse V – komplexe Komplikation	pH <7,00 und/oder Glukose <40 mg/dl und/oder Gram-Färbung negative oder positive Kultur Multiple Flüssigkeitseinschlüsse → Thoraxdrainageneinlage plus Fibrinolytika-Therapie (benötigt in Ausnahmefällen)
Klasse VI – einfaches Empyem	Frei auslaufender Eiter Einzelne Einschlüsse oder frei auslaufend → Thoraxdrainageneinlage plus Fibrinolytika benötigt Thorakoskopie oder Dekortikation

zunehmende Fibrose fixiert die Lungen vollständig, gleichzeitig verdickt das Exsudat erheblich mit Ausbildung eines zunehmend negativen intrapleuralen Drucks; daraus resultieren Spontanperforationen nach außen (Empyema necessitatis) oder nach innen (bronchopleurale Fistel).

Einteilung der Pleuraergüsse

2006 hat die American Thoracic Society sich den Empfehlungen von R. W. Light zur Klassifikation von Pleurergüssen angeschlossen, die er 1995 entwickelt hat. Demnach werden Pleuraergüsse eingeteilt in:

- parapneumonische Ergüsse,
- komplizierte parapneumonische Ergüsse und
- Empyem.

Ein parapneumonischer Erguss ist demnach jeder Pleuraerguss, der mit einer Pneumonie einhergeht, während ein komplizierter parapneumonischer Erguss ein Erguss ist, der eine Thoraxdrainage erfordert. Ein Empyem ist definiert durch Eiter in der Pleurahöhle. Die Einteilung in die 7 unterschiedlichen Klassen – entsprechend der Ausprägungen der Charakteristika von parapneumonischen Ergüssen und Empyemen – implizierte eine konkrete Behandlungsempfehlung für jede Klasse, beginnend mit Beobachtung bis hin zuThoraxdrainageneinlage plus Fibrinolytika bzw. Thorakoskopie oder offene Dekortikation (Tab. 25.1).

Das American College of Chest Physicians (ACCP) veröffentlichte 2000 Leitlinien zur Behandlung des Pleuraempyems, die den parapneumonischen Erguss (PPE) inklusive das Pleuraempyem in 4 prognostische Kategorien unterteilt, angelehnt an den Schweregrad der Erkrankung (Tab. 25.2). Die Einteilung orientierte sich an der Risikowahrscheinlichkeit für ein schlechtes Ergebnis. Es lagen 3 Variablen zugrunde:

- die Anatomie des Pleuraraums,
- die Bakteriologie der Pleuraflüssigkeit,
- die Biochemie der Pleuraflüssigkeit.

Die Riskoabschätzung basierte auf 5 Faktoren:

- Hospitalisationsdauer,
- Sepsis,
- Morbidität durch jedwede Drainagen,
- Risiko für dauerhafte funktionelle Einschränkung und
- Letalität.

Die Behandlungsoptionen für PPE und Empyem wurde in 6 Kategorien eingeteilt:

- keine Drainage,
- (wiederholte) therapeutische Pleuraergusspunktion,
- Thoraxdrainage,

Tab. 25.2 ACCP-Klassifikation des parapneumonischen Pleuraempyems. Risikokategorisierung für ein schlechtes klinisches Ergebnis bei Patienten mit parapneumonischem Erguss oder Pleuraempyem (Mod. nach Colice et al. 2000)

Anatomie des Pleuraraums		Bakteriologie der Pleuraflüssigkeit		Chemie der Pleuraflüssigkeit	Kategorie	Risiko einer schlechten Prognose	Drainage
A_0: Mindestgröße, frei fließender Erguss (<10 mm in Seitenlage)	und	B_x: Ergebnisse der Bakterienkultur und Gram-Färbung unbekannt	und	C_x: pH-Wert unbekannt	1	Sehr niedrig	Nein
A_1: kleinerer oder mittlerer frei fließender Erguss (>10 mm und < eine Hälfte des Hemithorax)	und	B_0: gramnegative Bakterienkultur und Gram-Färbung	und	C_0: pH-Wert ≥7,20	2	Niedrig	Nein
A_2: großer frei fließender Erguss (≥ eine Hälfte des Hemithorax) gekammerter Erguss oder Erguss mit verdickter, parietaler Pleura	oder	B_1: grampositive Bakterienkultur und Gram-Färbung	oder	C_1: pH-Wert <7,20	3	Moderat	Ja
		B_2: Eiter			4	Hoch	Ja

A_0–A_2 Ausdehnung des Pleuraergusses, *B_x–B_2* Bakteriologibefunde nach Kultur und Gram-Färbung, *C_x–C_1* pH-Wert-Einteilung.

- Fibrinolytika (Thoraxdrainage zur Verabreichung von Medikamenten erforderlich),
- videoassistierte thorakoskopische Chirurgie (VATS), anschließende Thoraxdrainage,
- Thorakotomie mit oder ohne Dekortikation und Rippenresektion.

Die therapeutische Empfehlung in Analogie zur Risikostratifizierung war, Patienten mit moderatem (Kategorie 3) oder hohem Risiko (Kategorie 4) mit Drainagen zu versorgen, von einer solchen jedoch bei Patienten mit sehr niedrigem (Kategorie 1) oder niedrigem Risiko (Kategorie 2) abzusehen. Grundsätzlich verpflichtend war die systemische Behandlung der zugrundeliegenden Pneumonie.

Die British Thoracic Society (BTS) publizierte 2010 einen Algorithmus zur Diagnostik und Therapie von pleuralen Infektionen von über 20-jährigen Erwachsenen im Gefolge einer Pneumonie (Abb. 25.2).

Es wurde empfohlen, zum Zeitpunkt der Verdachtsdiagnose bereits einen Spezialisten für Atemwege bei der Einleitung der Therapie hinzuziehen, der sowohl Pneumologe als auch Thoraxchirurg sein könnte. Die Begründung war die in der Regel geringe Anzahl von Fällen mit Pleuraempyemen pro Klinik und die in Großbritannien bestehende Letalität von 20 % bei Erkrankung an einem Pleuraempyem.

Die Empfehlung lautet, bereits zu Therapiebeginn eiweißreiche Ernährung zu verabreichen und Thromboembolieprophylaxe zu betreiben. Durch Pleurapunktion unter Ultraschallkontrolle, bei frustraner Punktion im Verlauf unter CT-Kontrolle, solle Erguss gewonnen und analysiert werden. Nach Punktion wird ein sofortiger Beginn einer Antibiotikatherapie empfohlen, bei klinischen Zeichen der Sepsis zusätzlich anaerobe und aerobe Blutkulturen. Bei Nachweis von Keimen, Eiter und /oder pH <7,2 im Erguss lautet die Empfehlung Thoraxdrainageneinlage, bei fehlendem Nachweis klinische Beobachtung über 5–7 Tage. Sollte eine klinische Besserung eintreten, soll die Therapie beendet werden, bei Verschlechterung soll der diagnostische Algorithmus wiederholt werden.

Im Fall der Thoraxdrainageneinlage wird eine Fortführung der Antibiose und Drainagetherapie über 5–7 Tage *ohne* Lavage und ohne Fibrinolyse empfohlen. Bei nachfolgender klinischer Besserung, Verbesserung im Röntgenbild und im Labor soll eine Entfernung der Drainage und eine ambulante Weiterbetreuung des Patienten erfolgen, ggf. unter zielgerichteter Antibiose, z. B. bei Lungenabszess.

Im Fall einer klinischen Verschlechterung unter der empfohlenen Therapie soll eine Lagekontrolle der Drainage mittels Röntgen und/oder CT durchgeführt werden. Sofern keine konservative Verbesserung durch Drainagekorrektur möglich ist, schließt sich die Überprüfung der anästhesiologischen und funktionellen Operabilität an.

Falls möglich, ist ein definitives thoraxchirurgisches Vorgehen (Thorakotomie/VATS und Dekortikation) zu bevorzugen; falls der Patienten funktionell eingeschränkt ist, werden (zusätzliche) großlumige Drainagen mit und ohne Rippenresektion empfohlen. Sofern keine invasive Option patientenseitig toleriert werden kann, wird reine Symptomkontrolle unter palliativen Aspekten vorgeschlagen.

In allen aktuellen Leitlinien der medizinischen Fachgesellschaften (American College of Chest Physicians 2000, American Thoracic Society 2006, British Thoracic

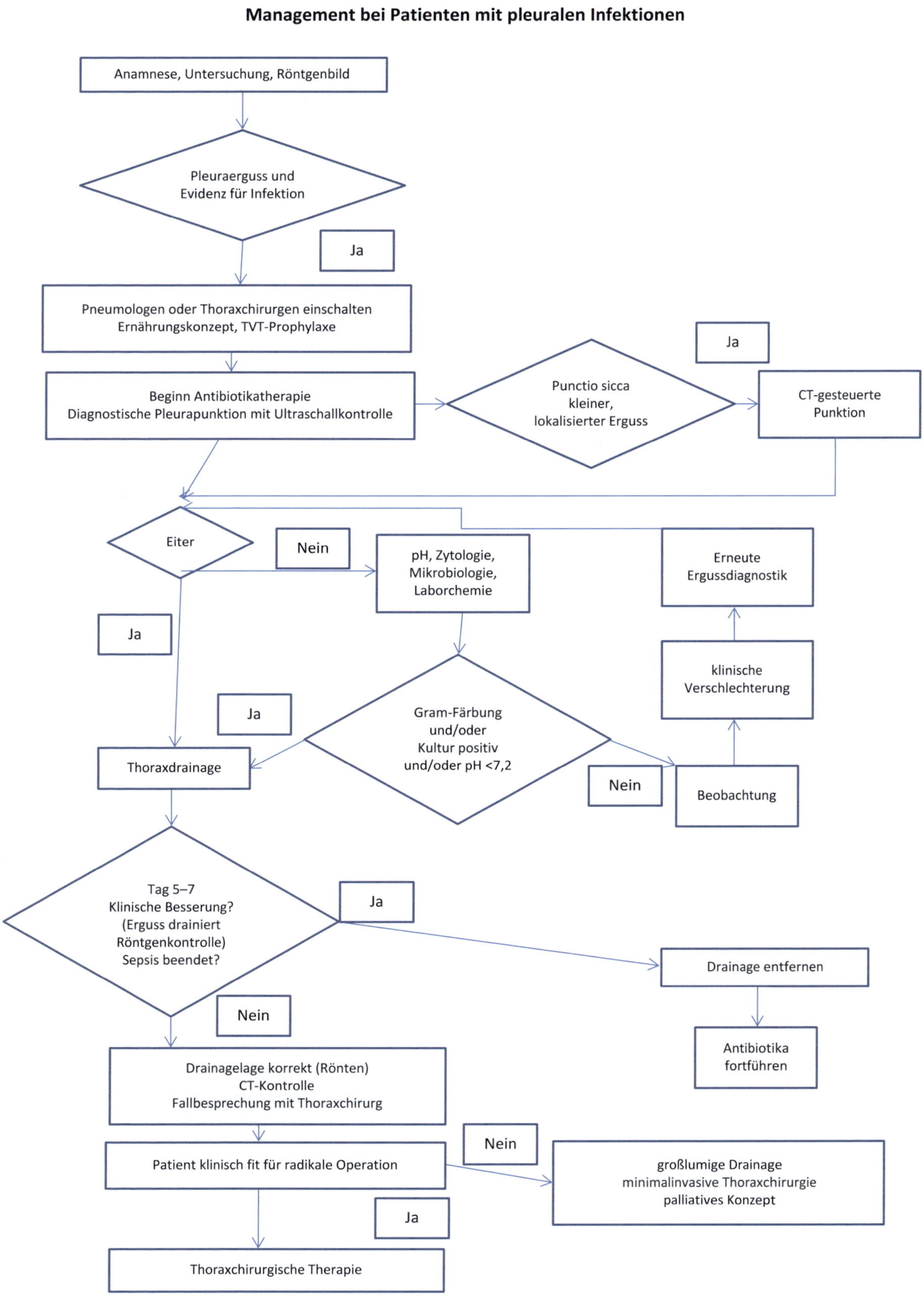

Abb. 25.2 Behandlungsalgorithmus parapneumonisches Pleuraempyem. (Quelle der englischen Version: British Thoracic Society 2010)

Society 2010) besteht das Problem, dass in quasi allen den Empfehlungen zugrundeliegenden Arbeiten aufgrund der geringen Patientenzahl der untersuchten Kollektive nur eine eingeschränkte statistische Aussagekraft vorliegt („underpowered").

Weiterhin wurde durch die Cochrane Collaboration aufgezeigt, dass in der Regel Komorbidität, die zugrundeliegende Lungenfunktion, der Schweregrad der begleitenden oder auslösenden Pneumonie, der Grad der pleuralen Entzündung und/oder die Virulenz der nachgewiesenen Keime unberücksichtigt blieben. Auch konnten nur Arbeiten mit niedriger Evidenz gefunden werden für die Wirksamkeit so wichtiger Fragen wie etwa „Nutzen der chirurgischen Maßnahmen".

25.4 Therapie

25.4.1 Allgemeine Aspekte

Die Behandlungsstrategie des Pleuraempyems orientierte sich über Jahrzehnte operativ an der Tuberkulosechirurgie, die allesamt in der Vor-Tuberkulostatika-Zeit entwickelt wurden und hauptsächlich die Obliteration des infizierten Pleuraspaltes als oberstes Behandlungsprinzip verfolgten (Thorakoplastik, Thorakomyoplastik). Heute sind die operativen Ziele der Behandlung des Pleuraempyems schärfer definiert und umfassen

- die Kontrolle der Infektion,
- den Abfluss des Eiters,
- die Reexpansion der Lunge.

Nichtchirurgische Therapieelemente umfassen dabei eine antimikrobielle Therapie, die ggf. tägliche Pleuraergusspunktion und -spülung, die Thoraxdrainage, die Platzierung perkutaner Katheter sowie die intrapleurale Fibrinolyse. Die chirurgischen Therapieoptionen beinhalten, neben der Wahl des Zugangsweges (videoassistierte Thorakoskopie/Thorakotomie), die operativen Verfahren zur Reexpansion der Lunge (Dekortikation, Pleurektomie) bzw. Verkleinerung des Pleuraspaltes/der Pleurahöhle (Rippenresektion, Thorakoplastik, Thorakomyplastik) sowie die intrathorakale Vakuumtherapie.

25.4.2 Stadienadaptierte Therapie

Antibiose

Eine antimikrobielle Therapie ist indiziert, bis die wirksame Entlastung des Empyems durch Drainage bzw. VATS gewährleistet ist. Eine Fortsetzung über diesen Zeitpunkt hinaus ist in der Regel nur erforderlich, wenn Zeichen einer schweren Sepsis bzw. eines septischen Schocks bestehen bzw. persistieren. Die Auswahl der kalkulierten antimikrobiellen Therapie bei Patienten ohne schwere Sepsis bzw. septischen Schock entspricht den Prinzipien der Abszesstherapie. Andernfalls gelten die Empfehlungen der Sepsis-Leitlinie.

Empfehlungen zur antimikrobiellen Therapie

Ambulant erworbene Abszesse (mit und ohne Aspiration)

- Aminopenicillin plus β-Laktamasehemmer
- Ampicillin/Sulbactam3×3 g i. v., gefolgt von 2×750 mg oral
- Clindamycin/Cephalosporin
- Clindamycin 3–4×600 mg i. v.
- Cefuroxim 3×1,5 g i. v.
- Moxifloxacin 1×400 mg i. v., gefolgt von 1×400 mg oral

Nosokomial erworbene Abszesse

- Acylureidopenicillin plus β-Laktamasehemmer
- Piperacillin/Tazobactam 3×4,5 g i. v.
- Carbapeneme
  - Imipinem/Cilastin 4×0,5 g i. v.
  - Meropenem 3×1 g i. v.

Punktion

Die Pleurapunktion hat in der Regel nur eine diagnostische Intention. Sie erfolgt sonographisch oder CT-gestützt unter sterilen Kautelen und in Lokalanästhesie. Eine repetitive „therapeutische Punktion" ist wegen der Kontaminationsgefahr zu vermeiden.

In seltenen Fällen kann eine einmalige komplette Entleerung eins parapneumonischen Ergusses (ATS Stadium I/Light-Klassifikation I–III) zu einer vollständigen Reexpansion der Lungen führen; in diesem Fall ist die Punktion diagnostisch und therapeutisch kombiniert.

Thoraxdrainage

Der Festlegung des optimalen Ortes zur Einlage einer Thoraxdrainage bei Pleuraempyem (■ Abb. 25.3) sollte immer unter sonographischer oder CT-Kontrolle durchgeführt werden. Die Drainageeinlage erfolgt stets unter aseptischen OP-Bedingungen in Lokalanästhesie mit oder ohne Allgemeinanästhesie (klinikspezifisches Management).

> **Die Einlage erfolgt niemals mittels Trokardrainage, sondern immer unter digitaler Kontrolle. Die Verletzung eines intrathorakalen oder intraabdominellen Organs durch eine Trokardrainage stellt einen Behandlungsfehler dar.**

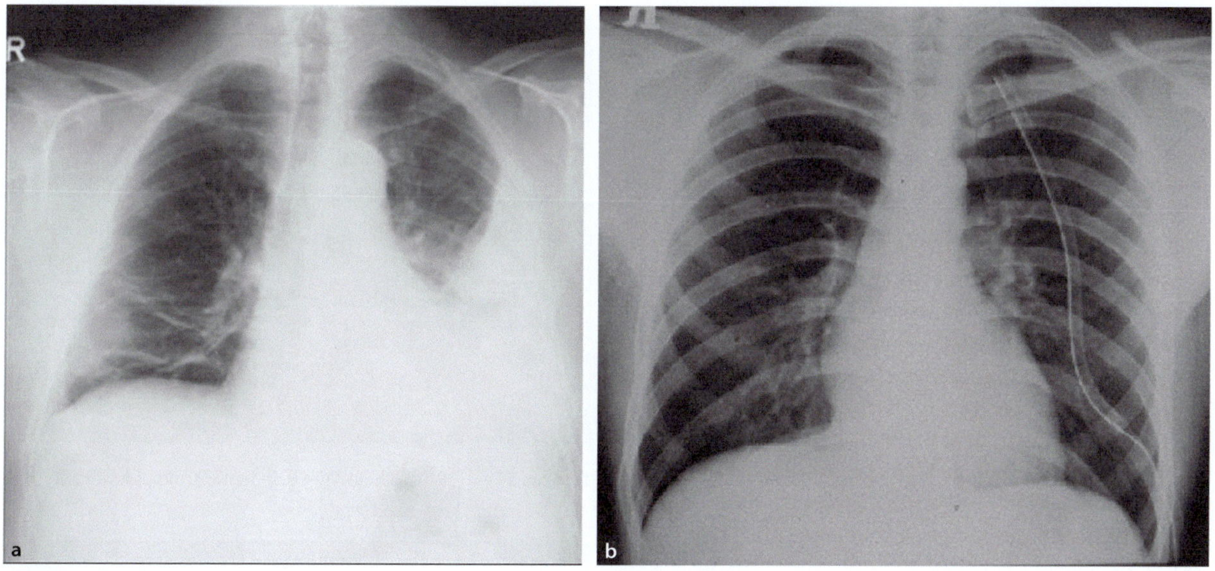

Abb. 25.3 **a** Pleuraempyem Stadium I links, **b** Thoraxdrainage bei Pleuraempyem

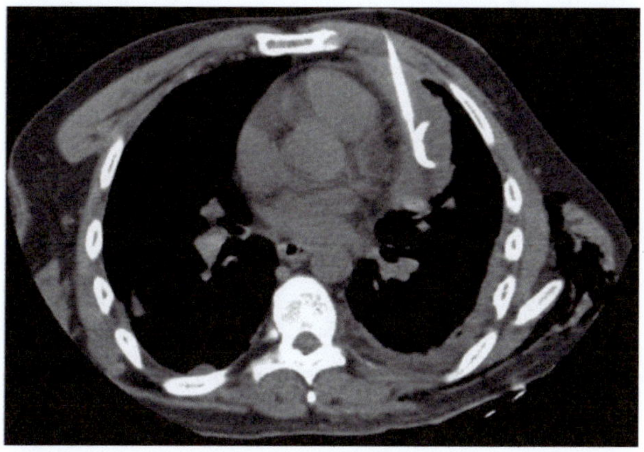

Abb. 25.4 Computertomographie mit Pigtail-Einlage

Das optimale Lumen der Thoradrainage ist nicht definierbar; es sollte ausreichend groß genug gewählt sein, um die gewünschte Flüssigkeitsableitung zu gewährleisten. Sofern eine Spülbehandlung vorgesehen ist, haben sich spezielle Spüldrainagen bewährt, die über ein integriertes zweites Lumen eine einfache Spülbehandlung ohne Diskonnektion der Drainage ermöglichen. Alternativ können auch zwei Drainagen eingelegt werden, um eine diskontinuierliche oder kontinuierliche Irrigation zu gewährleisten. Über die eingebrachte Drainage sollte eine rasche Reexpansion der Lunge erzielt werden können.

Die Alternative zur Thoraxdrainage ist eine CT- oder sonographiegestützte Drainage (Pigtail-Katheter) (Abb. 25.4), z. B. wenn die Lokalisation oder die Größe eines Empyems durch eine chirurgische Drainage nicht unkompliziert erreichbar ist.

Fibrinolyse

Als fibrinolytische Substanzen wurden bisher verwendet: Streptokinase 250.000 IE 2-mal täglich oder rt-PA 10 mg 2-mal täglich. Als Nuklease wurde DNase verwendet (5 mg 2-mal täglich). Die Behandlungsdauer betrug mindestens 3 Tage, aber auch bis zu 7 Tagen in Abhängigkeit von der noch bestehenden Sekretion („Stopp" z. B. bei <100 ml/Tag). Nach Applikation wurde die Drainage für mindestens 1 h abgeklemmt, von manchen Autoren wurden zusätzlich Lagerungsmanöver durchgeführt.

Aus den bisher publizierten Studien müsste eine Vermeidung von Fibrinolyse bei der Behandlung des Pleuraempyems abgeleitet werden.

Videoassistierte Thorakoskopie

Die videoassistierte thorakoskopische Chirurgie (VATS) ist kein Therapieverfahren, sondern definiert den Zugangsweg zur Pleurahöhle unter Vermeidung einer Thorakotomie und des Einsetzens eines Rippenspreizers. Der einzige nachgewiesene, relevante Vorteil gegenüber der Thorakotomie für den Patienten ist die postoperative Schmerzreduktion. Die operative intrapleurale Therapie ist bei VATS mit dem offenen Vorgehen identisch: Débridement, Pleurektomie/Dekortikation, Drainageneinlage mit dem Ziel der kompletten Reexpansion der Lunge.

Die videoassistierte thorakoskopische Chirurgie (VATS) wurde erstmals Anfang der 90er-Jahre des letzten Jahrhunderts zur standardisierten Behandlung des Pleuraempyems vorgeschlagen. Bis heute war es aber nicht möglich, in den vorliegenden Studien valide Kriterien herauszuarbeiten, zu welchem Zeitpunkt der Erkrankung und in welcher Weise das operative Verfahren am besten geeignet ist, eine suffiziente Behandlung des Patienten zu erzielen. Es ist akzeptierter Standard innerhalb der thoraxchirurischen Fachgesellschaften, dass für große und/oder für gekammerte Pleuraempyeme mittels VATS bessere Ergebnisse – bezogen auf die Dauer der Behandlung und des stationären Aufenthaltes – erzielt werden als durch eine alleinige Behandlung mittels Thoraxdrainage, hierzu gibt es valide Übersichtarbeiten. Die Ergebnisse nach VATS und Débridement suggerieren eine angemessene Kontrolle der Infektion, aber Langzeitergebnisse unter Berücksichtigung der pulmonalen Lungenfunktionswiederherstellung und eine Beurteilung der Grenzen dieser Technik müssen in der Literatur noch besser definiert werden.

Alle Arbeiten zu diesem Thema sind retrospektiv und zeigen unterschiedlich große Patientenkollektive – relevanter Unterschied zu allen Leitlinienpublikationen ist der frühzeitige, wenn möglich primäre Einsatz der VATS. Waren in früheren Arbeiten, in denen vor allem die Machbarkeit der thorakoskopischen Behandlung geprüft wurde, die Erfolgsquoten der primären VATS-Behandlung des Pleuraempyems über alle Stadien ermittelt durch großer Streuung (32–77 %) gekennzeichnet, so konnten in den Arbeiten der letzten 10 Jahre fast alle Patienten, die an einem Pleuraempyem erkrankten, standardisiert mittels videoassistierter Thorakoskopie erfolgreich behandelt werden.

Die operative Strategie im Stadium I erfolgte mehrheitlich mit alleinigem Débridement, im Stadium II mitttels Débridement und Dekortikation (◘ Abb. 25.5, ◘ Abb. 25.6, ◘ Abb. 25.7) oder mittels durch Débridement und postoperativer Lavage der Pleurahöhle sowie anschließender, einmal täglicher Spülung der Pleurahöhle über bis zu 5 Tage mit isotonischer NaCl- oder Ringer-Spüllösung. Im Stadium III wurde die Lunge mehrheitlich nur thorakoskopisch dekortiziert, ggf. unter gleichzeitiger parietaler Pleurektomie. Im Stadium I und II (nach ATS) betrug die Erfolgsquote des Verfahrens 96–100 %, im Stadium III 82–93 %.

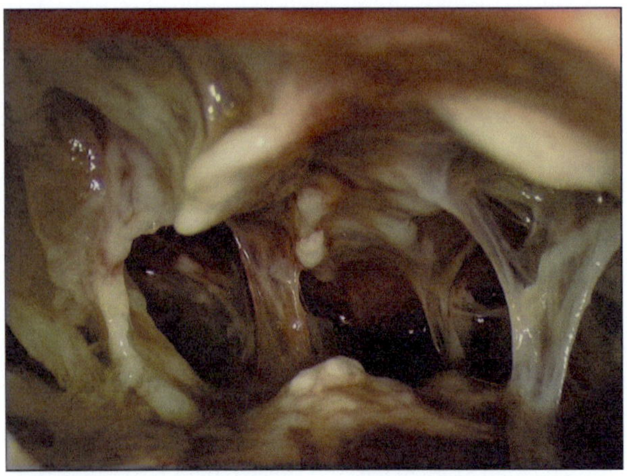

◘ **Abb. 25.5** OP-Situs bei Pleuraempyem Stadium II (ATS)

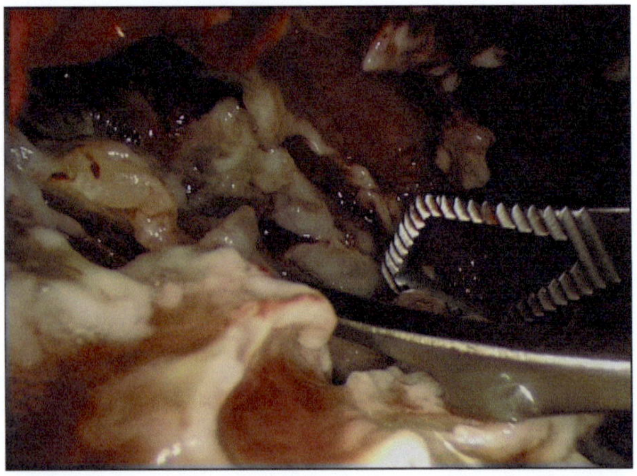

◘ **Abb. 25.6** OP-Situs bei VATS-Débridement und Dekortikation

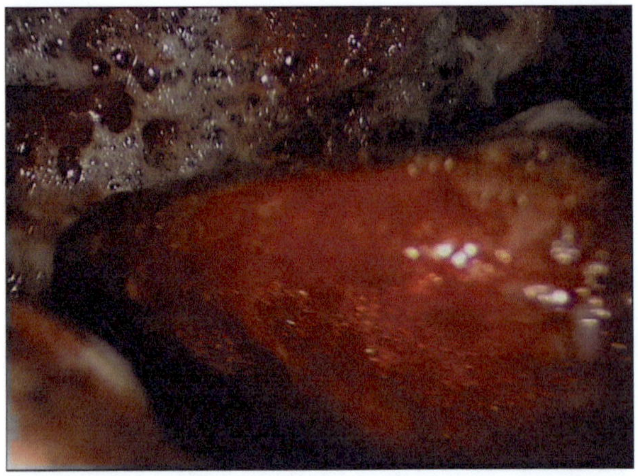

◘ **Abb. 25.7** OP-Situs nach VATS-Débridement und Dekortikation

Débridement

Débridement oder Wundtoilette ist jede Behandlung zur Entfernung von infiziertem, geschädigtem oder abgestorbenem (nekrotischem) Gewebe. Hierunter versteht man beim Pleuraempyem

- die operative Befreiung der Pleura parietalis und visceralis von entzündlichen Belägen mit anschließender Spülung (z. B. isotonische Kochsalzlösungen),
- die Spülung der Pleurahöhle mit fibrinolytischen Substanzen (Urokinase®, Streptokinase®),

jeweils ohne Resektion jedweder Organstrukturen (also ohne parietale Pleurektomie bzw. viszerale Pleurektomie im Sinne der eigentlichen Dekortikation).

Dekortikation

Dekortikation (lat. decorticatio, Entrindung) ist die operative Entfernung von krankhaft veränderten, meist durch

Vernarbung verdickten Organkapseln oder -hüllen. Die Dekortikation in der Thoraxchirurgie bezeichnet die Entfernung einer die Lunge fesselnden entzündlichen Schwarte; dies kann, muss aber per definitionem nicht die Resektion der Pleura visceralis enthalten.

Die erhofften Folgen der Dekortikation beim Pleuraempyem sind zweierlei:

1. die Reexpansion der gefesselten Lunge, die mit der Remobilisierung von Zwerchfell und Brustwand einhergeht, sowie
2. die Verkleinerung oder – wenn möglich – vollständige Obliteration des ehemals mit infektiöser Flüssigkeit ausgefüllten Pleuraraumes.

Die Grundprinzipien der Indikation, die einen Erfolg der Dekortikation beim Empyem am wahrscheinlichsten machen, lauten:

- die Dekortikation sollte die erste chirurgische Prozedur bei der Behandlung sein,
- sie soll so früh wie möglich durchgeführt werden,
- alle Anteile der intrathorakalen Schwarte müssen entfernt werden, um die Reexpansion der Lunge sowie die Mobilität von Zwerchfell und Diaphragma optimal zu gewährleisten.

Hieraus ließ sich auch erstmals die Forderung ableiten, dass zur erfolgreichen Dekortikation beim Empyem die parietale Pleurektomie zwingend dazugehört.

Heute gilt ergänzend als akzeptiert, dass erst erst ab einer Reduktion der inspiratorischen Vitalkapazität um 25–30 % gegenüber der alters- und gewichtsbezogenen Norm die Indikation zur Dekortikation insbesondere im Stadium III nach ATS besteht.

Empyemektomie

Wenn durch eine primär extrapleurale Mobilisation der parietale Anteil des Emypemsacks von der Brustwand gelöst wird und anschließend eine Mobilisation des Empyemsacks auf bzw. mit der Pleura visceralis erfolgt (ggf. unter Mitnahme der entzündlichen Schwarte auf dem Diaphragma), *ohne* dass der Emypemsack eröffent wird und so kein purulentes Material in die übrige Pleurahöhle gelangt, spricht man von Emypemektomie. Dieses Verfahren ist offen-chirurgisch und thorakoskopisch möglich.

Vakuumtherapie

Bei der Unterdruckbehandlung wird mittels einer Vakuumpumpe (Negative Pressure Wound Therapy, NPWT) ein kontrollierter, örtlich begrenzter negativer Druck in einer Wunde erzeugt und dadurch der Heilungsprozess in

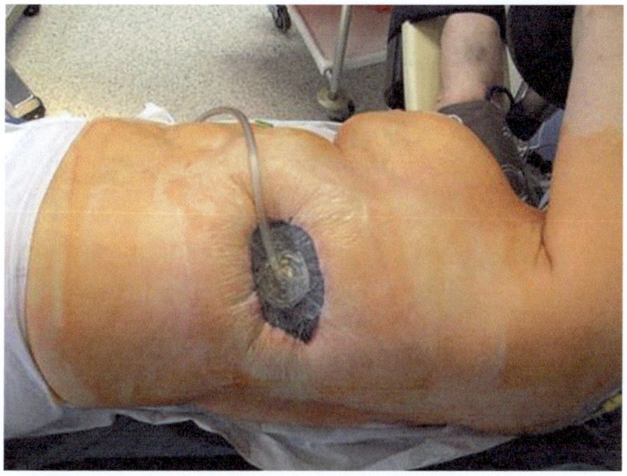

Abb. 25.8 Vakuumtherapie nach Hofmann

chronischen wie auch akuten Wunden beschleunigt. Dies geschieht durch das Absaugen von Wundsekret und der damit einhergehenden Säuberung der Wunde (Abb. 25.8). Ein bestehendes Wundödem wird verkleinert sowie die Durchblutung in der Wunde gefördert. In weiterer Folge bildet sich Granulationsgewebe, und eine feuchte Wundbehandlung ohne den Stau von Wundexsudat ist gegeben. Der Unterdruck kann kontinuierlich, intermittierend oder konstant sein.

Randomisierte Studien zur Vakuumversiegelung beim Pleuraempyem existieren bis heute nicht. Die vorliegenden Berichte lassen darauf hoffen, dass durch eine frühzeitige Vakuumtherapie Patienten mit fixierten, chronischen Empyemhöhlen eine aufwendige operative Maßnahme (Thorakot-Myoplastik) erspart werden kann.

25.5 Ergebnisse

Die Literatur zur Behandlung des parapneumonischen Pleuraempyems beinhaltet, bis auf wenige Ausnahmen, *keine* randomisierten Studien, sondern Machbarkeitsberichte. Die Analyse der mehr konservativ geprägten Arbeiten (Drainage, Spülung, Fibrinolyse) für das Stadium I und II nach ATS zeigt eine zunehmend schlechtere Ergebnisqualität, je weiter fortgeschritten das Emypem in seiner Entwicklung ist, während der operative Einsatz (VATS/Vakuumtherapie) bereits in den frühen Stadien eine Chronifizierung der Erkankung in der überwiegenden Mehrzahl der Fälle verhindern kann (Tab. 25.3).

Bei der Wahl des Behandlungskonzeptes sind die Person des Patienten und die Erfahrung des Behandlers die wichtigsten Parameter. Ein konsequenter Algorithmus sollte das oberste Ziel der Behandlungseinrichtung sein (Abb. 25.9).

Tab. 25.3 Ergebnisse nach operativer (VATS-)Therapie des parapneumonischen Pleuraemypems

Autoren	Publikationsjahr	n Patienten	ATS-Stadium	Konversionsrate	Drainagedauer	Verweildauer	Erfolg	Morbidität	Letalität
Angelillo	1996	56	II	5,6	4,3	10,6	96	5,6	1,8
Cassina	1999	45	II/III	18	7	10,7	82	11	0
Höfken	2011	266	I/II/III	0	9/11/14	13/17/22	100/100/81	21	0
Kim	2004	70	II/III	7,1	5	5,7	92,9	0	–
Landreneau	1996	76	II/III	17	3,3	7,4	83	6,6	3
Luh	2005	145	I	3,5	–	9,1	96,5	2,1	6,2
Luh	2005	89	II/III	21,3	–	18,5	78,7	5,6	11,2
Solaini	2007	110	II/III	8,2	6,0	7,1	91,8	–	10
Striffeler	1998	67	II	28	4,1	12,3	72	4	4
Wait	1997	11	II	0	5,8	8,7	91	9	0
Waller	2001	36	III	41	–	–	59	–	–
Wurnig	2006	130	II	3,1	10	16	96,9	0	9

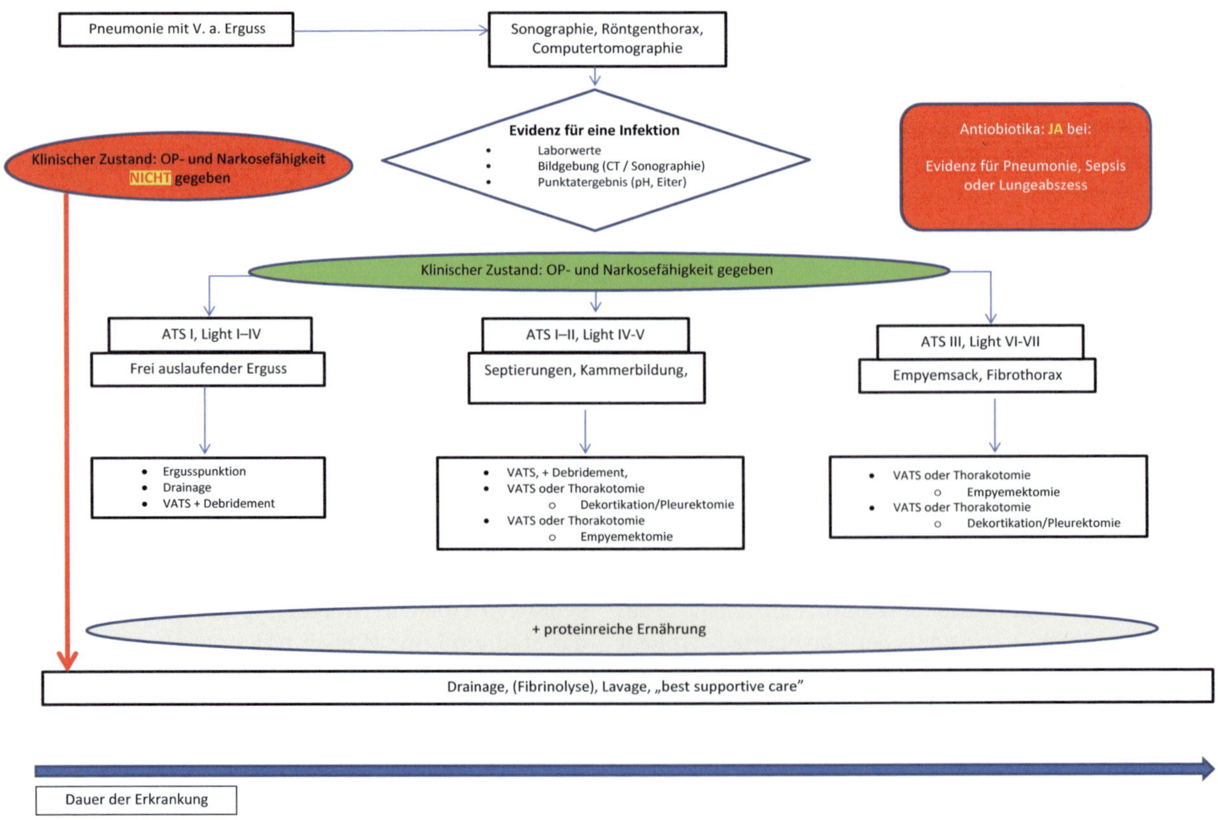

Abb. 25.9 Behandlungsalgorithmus Pleuraempyem

25.6 Zusammenfassung

Ferdinand Sauerbruch definierte vor 100 Jahren:

Die Art des chirurgischen Vorgehens muss immer angepasst werden an die Geschwindigkeit, mit der sich das infektiöse Exsudat entwickelt hat, die Natur der zugrundeliegenden Primärerkrankung und der Schwere der Allgemeinsymptome des Patienten.

Zur Behandlung des Pleuraempyems mit den unterschiedlichsten Ätiologien gibt es aus den letzten 130 Jahren viel Literatur mit – bis heute – wenig klarer Evidenz für *den einen* richtigen strategischen Schritt für jedes Stadium bzw. jede zugrundeliegende Primärerkrankung.

Daraus folgt die Konsequenz:

- Lange bekannte und somit vielfach erprobte konservative und moderne operative sowie systemische Therapieverfahren müssen in einem sinnvoll abgestuften Algorithmus an das Stadium der Erkrankung, den Allgemeinzustand und die Komorbidität des Patienten, die Erfahrung des Klinikums und die Erfahrung des behandelnden Spezialisten angepasst sein.
- Die Komplexität der Erkrankungsätiologie und der verschiedenen Behandlungsoptionen macht die Einbindung des Thoraxchirurgen bereits zum Zeitpunkt der Verdachtsdiagnose zu einem zentralen Schlüssel für die fast immer mögliche Restitutio ad integrum.

Literatur

Andrews NC, Parker EF, Shaw RR, Wilson NJ, Webb WR (1962) Management of nontuberculous empyema. A statement of the ATS subcomittee on surgery. Am Rev Respir Dis 85: 935–936

Angelillo Mackinlay TA, Lyons GA, Chimondeguy DJ, Piedras MA, Angaramo G, Emery J (1996) VATS debridement versus thoracotomy in the treatment of loculated postpneumonia empyema. Ann Thorac Surg 61: 1626–1630

British Thoracic Society (2010) BTS – pleural disease guideline 2010. Thorax 65, Suppl II

Cassina PC, Hauser M, Hillejan L, Greschuchna D, Stamatis G (1999) Video-assisted thoracoscopy in the treatment of pleural empyema: stage-based management and outcome. J Thorac Cardiovasc Surg 117: 234–248

Colice GL, Curtis A, Deslauriers J, Heffner J, Light RW, Littenberg B, Sahn S, Weinstein RA, Yusen RD (2000) Medical and surgical treatment of parapneumonic effusions: an evidence-based guideline. Chest 118: 1158–1171

Coote N, Kay E: Surgical versus non-surgical management of pleural empyema. Cochrane Database Syst Rev; 19.10.2005: CD001956

Davies HE, Davies RJO, Davies CWH (2010) Management of pleural infection in adults: BritishThoracic Society pleural disease guideline 2010. Thorax 65 (Suppl 2): ii41–ii53

Hecker E (2013) Pleuraempyem – Behandlungsstrategien unter Berücksichtigung der Ätiologie. Zentralbl Chir 138: 353–379

Hecker E, Hamouri S (2008) Video-Assisted Thoracoscopic Surgery (VATS) for the Management of Parapneumonic Pleural Empyema. Zentralbl Chir 133: 212–217

Hecker E, Hamouri S, Müller E, Ewig S (2012) Pleural Empyema and Lung Abscess: Current Treatment Options. Zentralbl Chir 137: 248–256

Höfken H, Hecker E (2011) Standardisierte Therapie des Pleuraempyems per VATS. Zentralbl Chir 136: 46

Hofmann S, Schemm R, Grosser C, Szöke T, Sziklavari Z (2012) Vacuum assisted closure of pleural empyema without classic open window thoracostomy. Ann Thorac Surg 93:1741–1742

Kim BY, Oh BS, Jang WC, Min YI, Park YK, Park JC (2004) Video-assisted thoracoscopic decortication for management of postpneumonic pleural empyema. Am J Surg 188: 321–324

Landreneau RJ, Keenan RJ, Hazelrigg SR, Mack MJ, Naunheim KS (1996) Thoracoscopy for Empyema and Hemothorax. Chest 109: 18–24

Light RW (1995) A new classification of parapneumonic effusions and empyema.Chest 108: 299–301

Light RW (2006) Parapneumonic Effusions and Empyema. Proc Am Thorac Soc 3: 75–80

Light RW, Girard WM, Jenkinson SG, George RB (1980) Parapneumonic effusions. Am J Med 69: 507–512

Luh SP, Chou MC, Wang LS, et al. (2005) Video-assisted thoracoscopic surgery in the treatment of complicated parapneumonic effusions or empyemas: outcome of 234 patients. Chest 127: 1427

Mandell LA, Wunderink RG, Anzueto A, et al. (2007) Infectious Diseases Society of America/American Thoracic Society consensus guidelines on the management of community-acquired pneumonia in adults. Clin Infect Dis 44 (Suppl 2): S27–72

Sauerbruch F, Schumacher ED (1911) Technik der Thoraxchirurgie. Springer, Berlin

Solaini L, Prusciano F, Bagioni P (2007) Video-assisted thoracic surgery in the treatment of pleural empyema. Surg Endosc 21: 280–284

Striffeler H, Ris HB, Würsten HU, Hof VI, Stirnemann P, Althaus U (1994) Video-assisted thoracoscopic treatment of pleural empyema. A new therapeutic approach. Eur J Cardiothorac Surg 8: 585–588

Waller DA, Rengarajan A, Nicholson FH, Rajesh PB (2001) Delayed referral reduces the success of video-assisted thoracoscopic debridement for post-pneumonic empyema. Respir Med 95: 836–840

Wurnig PN, Wittmer V, Pridun NS, Hollaus PH (2006) Video-Assisted Thoracic Surgery for Pleural Empyema. Ann Thorac Surg 81: 309–313

Differenzialdiagnostik und Therapie der Mediastinitis

M. Utzig, A. Sikora

P. Schneider, M. Kruschewski, H.J. Buhr (Hrsg.), *Thoraxchirurgie für den Allgemein- und Viszeralchirurgen*,
https://doi.org/10.1007/978-3-662-48710-5_26

Die Mediastinitis ist mit einer Letalität von bis zu 70 % eine der lebensbedrohlichsten akuten Erkrankungen des Thorax. Aufgrund der raschen Ausbreitung der Entzündung im lockeren Bindegewebe mit Übergreifen auf den Hals und das Retroperitoneum entwickelt sich in kürzester Zeit ein schweres septisches Krankheitsbild. Häufigste Ursachen der Mediastinitis sind neben Verletzungen der Trachea oder des Ösophagus postoperative Entzündungen bzw. Sekundärheilungen nach kardio- bzw. thoraxchirurgischen Eingriffen sowie deszendierende Infektionen durch Übergreifen von odontogenen oder zervikalen Entzündungen auf den Mittelfellraum. Dieses Kapitel gibt eine Übersicht über die Therapie der deszendierenden Mediastinitis und der postoperativen Infektion nach Sternotomie. Die Behandlung dieser Krankheitsbilder sollte aufgrund der Komplexität dem Kardio- bzw. Thoraxchirurgen anvertraut werden. Darüber hinaus werden die Ingestion von Fremdkörpern und Ösophagusperforationen (u. a. Boerhaave-Syndrom) abgehandelt.

26.1 Deszendierende, abszedierende (nekrotisierende) Mediastinitis

M. Utzig

26.1.1 Ätiologie

Die deszendierende nekrotisierende Mediastinitis (DNM) ist eine gefährliche Sonderform der Mediastinitis und entsteht durch das Übergreifen zervikofaszialer Entzündungen, z. B. odontogener Infektionen oder Peritonsillar- und Retropharyngealabszesse, auf den Mittelfellraum. Sie wurde bereits 1938 durch H. E. Pearse beschrieben (Pearse 1938); der Terminus „deszendierende, nekrotisierende Mediastinitis" wurde 1983 durch Estrera und Mitarbeiter geprägt (Estrera et al. 1983).

Die Ausbreitung der Entzündung erfolgt in etwa 70 % der Fälle entlang der Lamina praevertebralis der Fascia cervicalis und deren Verlängerung, der Fascia endothoracica, in etwa 20 % entlang der Gefäßnervenscheide und in etwa 10 % prätracheal (Papalia et al. 2001).

Entsprechend der oralen und pharyngealen Standortflora umfasst das Keimspektrum der DNM sowohl Aerobier als auch Anaerobier. Die häufigsten Erreger sind Mono- und Mischinfektionen mit Streptokokken-Spezies, *Prevotella* spp., *Fusobacterium* spp. und *Bacteroides* spp. (Ambrosch 2016, Deu-Martín et al. 2010, Kocher et al. 2012).

Die Inzidenz der DNM liegt bei 5,1/106 Einwohner (Deu-Martín et al. 2010); Risikofaktoren für eine mediastinale Infektausbreitung sind neben einem Diabetes mellitus ein Alkoholabusus, ein Tumorleiden sowie eine Radionekrose.

26.1.2 Diagnostik

Die Diagnose der Mediastinitis wird anhand der Anamnese sowie der klinischen Symptomatik gestellt: Verschlechterung des Allgemeinzustandes, rasch zunehmende Atemnot, retrosternale Schmerzen sowie hohes Fieber mit Leukozytose. Es imponiert eine Rötung und Überwärmung am Jugulum und prästernal (Abb. 26.1).

Die kontrastmittelunterstützte Computertomographie des Halses und des Thorax ist die Diagnostik der Wahl bei vermuteter DNM. Mit ihr gelingen die Lokalisation der Entzündung und die Abschätzung der Infektausbreitung im Mediastinum, woraus sich die operative Strategie ergibt.

Die entzündliche Infiltration des Fettgewebes mit fehlender Abgrenzung einzelner Schichten sowie der Nachweis freier Flüssigkeit (z. T. mit Gaseinschlüssen) sind dabei typische morphologische Befunde der DNM, die mit Hilfe der CT erhoben werden können (Abb. 26.2). Postoperativ bietet die CT eine engmaschige Kontrolle des Krankheitsverlaufes und ermöglicht in Einklang mit der klinischen Einschätzung frühzeitig die Erkennung eines Progresses (Freeman et al. 2000, Marty-Ané et al. 1999).

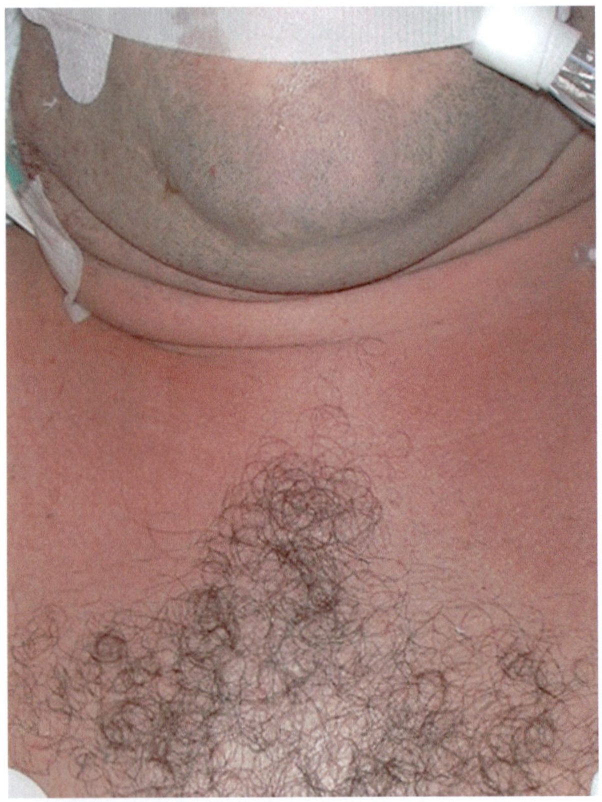

Abb. 26.1 Typische Rötung des Jugulums und der prästernalen Weichteile bei Mediastinitis

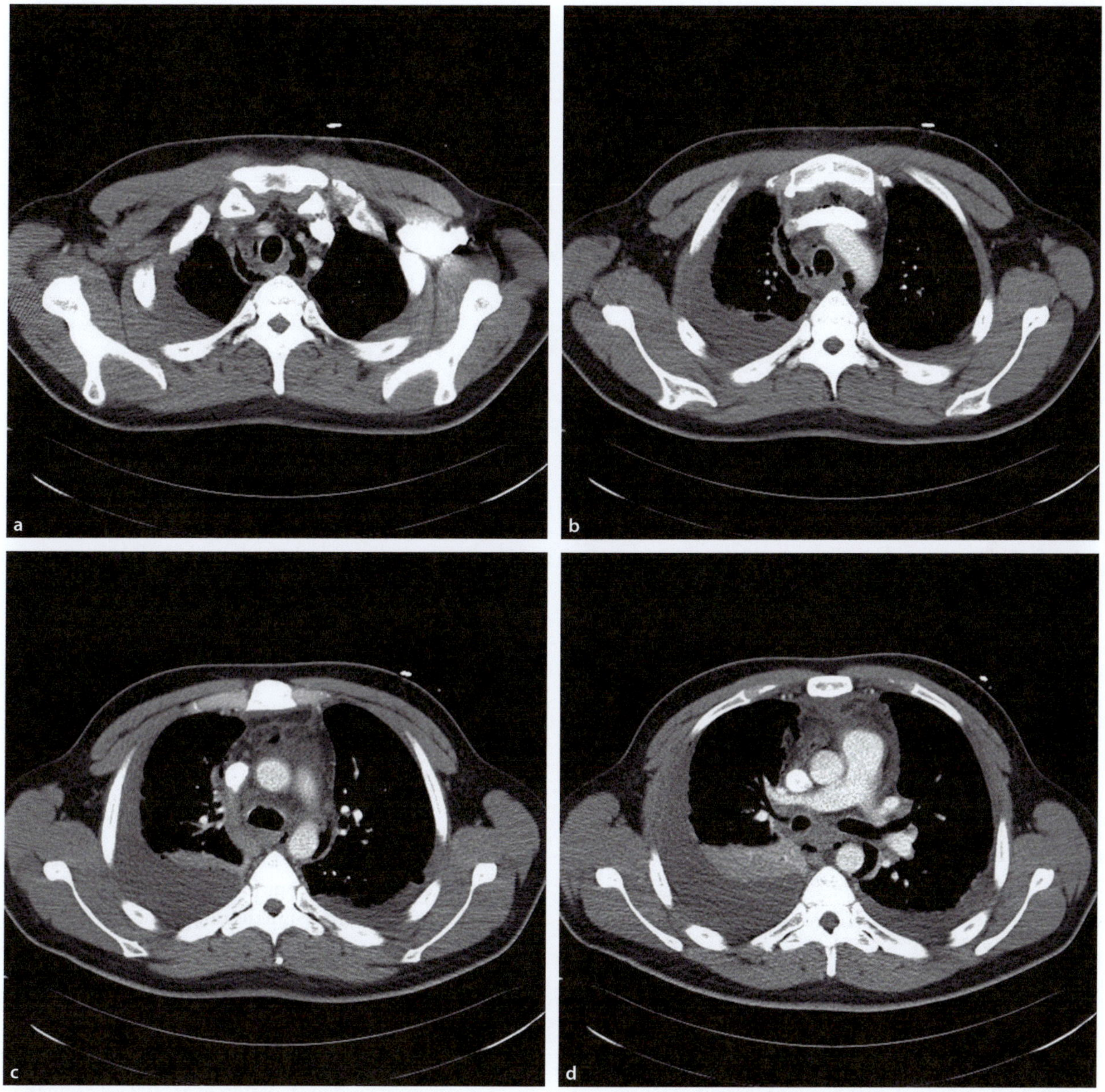

Abb. 26.2 Thorax-CT mit typischem Bild einer deszendierenden Mediastinitis: entzündliche Infiltration des mediastinalen Fettgewebes mit Gas- und Flüssigkeitsansammlungen (Pneumomediastinum) und Pleuraerguss

26.1.3 Therapie

Die Therapie der deszendierenden Mediastinitis bedarf eines raschen und zielstrebigen Handelns.

Neben der antimikrobiellen Therapie (Tab. 26.1) sind aggressives Débridement und konsequente Drainage des Halses und des Mediastinums indiziert. Bei Prozessen im anterioren oberen Mediastinum (Typ I nach Endo; Endo et al. 1999) (Tab. 26.2) werden nach einem Hautschnitt über dem Jugulum und stumpfer Eröffnung des vorderen Mediastinums retrosternal und prätracheal Drainagen eingelegt (Ridder et al. 2010). Kaudal der Trachealbifurkation gelegene Entzündungsherde im vorderen (Endo IIA) und hinteren Mediastinum (Endo IIB) werden über posteriore Zugänge entlastet. Die Drainage über einen minimalinvasiven Zugang (kollare Inzision, subxiphoidale Drainage, anteriore oder posteriore Mediastinotomie) ist in einem hohen Prozentsatz unzureichend (Wheatley et al. 1990), so dass zusätzlich zum zervikalen Zugang eine aggressive Drainage des Mediastinums über einen transthorakalen (Freeman et al. 2000, Marty-Ané et al. 1999, Misthos et al. 2007, Papalia et al. 2001) bzw. transsternalen Zugang (Kocher et al. 2012) gefordert wird. Ris et al. (1996) und Balkan et al. (2001)

Tab. 26.1 Kalkulierte antimikrobielle Therapie der akuten Mediastinitis nach Ambrosch. (Ambrosch 2016)

Antibiotikaklasse	Substanz	Bemerkung
Carbapeneme Gruppe 1	Imipenem Meropenem	Wirksam bei den meisten 3MRGN Wirksam bei Pseudomonaden
Carbapeneme Gruppe 2	Ertapenem	Keine Wirksamkeit bei Pseudomonaden
Acylaminopenicilline/ β-Lactaminhibitor	Piperacillin/Tazobactam oder Piperacillin + Sulbactam	Wirksam bei ESBL Wirksam bei Pseudomonaden
Cephalosporine 3. Generation + Imidazol	Ceftriaxon + Metronidazol Cefotaxim + Metronidazol	Enterokokkenlücke Eingeschränkt wirksam gegenüber Staphylokokken Keine Wirksamkeit bei ESBL
Cephalosporine 4. Generation + Imidazol	Cefepim + Metronidazol	Wirksam bei Pseudomonaden Enterokokkenlücke Eingeschränkt wirksam gegenüber Staphylokokken Keine Wirksamkeit bei ESBL

ESBL „extended-spectrum beta-lactamase"-Bildner, *3MRGN* multiresistente gramnegative Stäbchen mit Resistenz gegen 3 der 4 klinisch relevanten Antibiotikagruppen.

Tab. 26.2 Einteilung der deszendierenden, nekrotisierenden Mediastinitis nach Endo. (Endo et al. 1999)

I	Lokal auf das obere Mediastinum begrenzte Infektion
IIA	Diffus auf das vordere, untere Mediastinum übergreifende Infektion
IIB	Diffuse, das gesamte untere Mediastinum einschließende Infektion

favorisieren dabei eine beidseitige transsternale Thorakotomie (Clamshell-Zugang), Casanova et al. (1997) die Längssternotomie. Diese sind einerseits per se mit einer hohen Morbidität und der Gefahr einer Sternumosteomyelitis bzw. -dehiszenz vergesellschaftet und bieten anderseits insbesondere linksseitig einen nur beschränkten Zugang in die posterobasale Thoraxhöhle, so dass der Standardzugang in Form einer (rechtsseitigen) posterolateralen Thorakotomie gewählt werden sollte (Corsten et al. 1997, Papalia et al. 2001). In schwersten Fällen kann diese mit einer kontralateralen Thorakoskopie kombiniert werden (Watanabe et al. 2002). Die Ergebnisse eines thorakoskopischen Débridements, wie in aktuellen, kleineren Studien beschrieben (Chen et al. 2008, Cho et al. 2008), müssen noch weiter evaluiert werden.

> **Eine Thorakoskopie oder CT-gesteuerte Drainage des Mediastinums allein ist in jedem Fall unzulänglich, da so ein suffizientes Débridement und eine sichere Fokussanierung kaum möglich ist. Immer muss der begleitende, meist infizierte, kontralaterale Erguss durch eine großlumige Drainage entlastet werden.**

Die Letalität der deszendierenden Mediastinitis ist abhängig von der Ausbreitung (Endo I vs. IIA/B) und wird beim diffusen Typ in der Literatur mit bis zu 30–40 % angegeben. Bei lokal begrenzter Entzündung scheint die Mortalität geringer (Kocher et al. 2012) und ein transzervicales Ausräumen über einen Kocherschen Kragenschnitt ausreichend (Ridder et al. 2010). Durch ein aggressives operatives Management mit transthorakaler oder transsternaler Drainage des Mediastinums kann die Letalität auf 0–23 % gesenkt werden (Corsten et al. 1997, Freeman et al. 2000, Kocher et al. 2012, Marty-Ané et al. 1999, Papalia et al. 2001).

26.2 Ösophageale Fremdkörperingestion und -impaktion

M. Utzig, A. Sikora

> **Das akzidentelle Verschlucken von Fremdkörpern ist häufig. In 80 % der Fälle passieren diese problemlos den GI-Trakt, in 20 % ist eine Endoskopie nötig. Die Dringlichkeit der Intervention hängt von Typ und Lokalisation des Ingestats ab. Eine Operation ist bei Komplikationen in 1–2 % der Fälle erforderlich.**

26.2.1 Ätiologie

Die Ingestion von Fremdkörpern ist mit einer geschätzten Inzidenz von 13/100.000 per annum häufig (Longstreth et al. 2001). Die Gefahr einer Fremdkörperingestion ist besonders bei Kindern zwischen dem 6. Lebensmonat und dem 6. Lebensjahr hoch (Cheng u. Tam 1999, Webb 1995). Zudem sind Jungen fast doppelt so häufig betroffen wie Mädchen (Lin et al. 2007, Nicolai 2013). Laut S1-Leitlinie „Ösophagoskopie" (Schmidt et al. 2015) sowie S2k-Leitlinie „Interdisziplinäre Versorgung von Kindern nach Fremdkörperaspiration und Fremdkörperingestion" (Schmittenbecher et al. 2015) handelt es sich bei den verschluckten Fremdkörpern um zufällig erreichbare Gegenstände wie z. B. kleine Spielzeugteile, Münzen, Magnete, Batterien etc.

Bei Erwachsenen steigt das Risiko mit zunehmenden Alter bis in die 7. Dekade an. Hier kommt es – insbesondere bei vorbestehenden Erkrankungen der Speiseröhre – öfter zur Impaktion von Nahrungsmitteln, wie z. B. Fischgräten oder Knochen, sowie von Prothesen. Patienten mit psychischen Erkrankungen, insbesondere Suchterkrankungen, und geistiger Retardierung sind zusätzlich gefährdet (Chiu et al. 2012, Peng et al. 2012, Sung et al. 2011). Unterschieden werden das versehentliche Verschlucken und das beabsichtigte Inkorporieren mit sekundärem Krankheitsgewinn (z. B. bei Gefangenen), hierbei werden häufiger auch mehrere Fremdkörper absichtlich verschluckt. Eine Sonderform der Ingestion stellt das sogenannte Bodypacking dar, bei dem in Kunststoff verpackte Drogen absichtlich z. B. zum Transport oder zur Beweismittelbeseitigung verschluckt werden.

Die verschluckten Fremdkörper werden nach Größe, Form, Materialeigenschaften und -zusammensetzung charakterisiert. Bei einem hohen Prozentsatz der Patienten mit Passagestörungen bestehen Vorerkrankungen, wie z. B. (peptische) Strikturen, Malignome, Schatzki-Ringe oder Achalasien. Die chronische, allergische eosinophile Ösophagitis (EoE) prädisponiert aufgrund eines Elastizitätsverlustes und daraus resultierenden Schluckbeschwerden zur Impaktion von Boli. In aktuellen Studien wird der histologische Nachweis einer EoE mit bis zu 27 % der Nahrungsmittelimpaktionen angegeben (Heerasing et al. 2015, Kerlin et al. 2007, Sengupta et al. 2015, Truskaite and Dlugosz 2016).

26.2.2 Lokalisation

Anders als bei Kindern, bei denen die Fremdkörper häufig in der oberen Enge lokalisiert sind, finden sich die Fremdkörper bei Erwachsenen an den physiologischen Engen, wie oberer und unterer Ösophagussphinkter, sowie in direkter Lagebeziehung zum linken Hauptbronchus und dem Aortenbogen (Birk et al. 2016) und im Bereich vorbestehender Pathologien, wie z. B. Strikturen, Malignomen und Achalasien (Sung et al. 2011).

26.2.3 Klinik

Typische Symptome der Fremdkörperingestion sind Dysphagie, Odynophagie und retrosternale Schmerzen. Häufig kommt es zu einem Fremdkörpergefühl mit Würgen und Erbrechen. Husten, Dyspnoe und Stridor können auf eine Kompression des Tracheobronchialbaums hinweisen. Eine Hypersalivation und Beschwerden beim Schlucken von Flüssigkeiten sind Anzeichen einer kompletten Obstruktion des Lumens. Das Auftreten von Krepitationen, eines Weichteil- oder Mediastinalemphysems oder einer Peritonitis kann Hinweis auf eine Perforation sein. Auch Fieber, Tachykardie und Hypotonie sind Warnsignale einer Komplikation (Birk et al. 2016, Lindenmann et al. 2013).

Die beschriebenen Symptome können akut (unmittelbar nach dem Ereignis bis <24 h), subakut (>24 h) oder chronisch auftreten. Bei Kindern können die Symptome z. T. unspezifisch sein (wie z. B. Unruhe) oder ganz fehlen.

26.2.4 Diagnostik

> **Eine akkurate Anamnese ist richtungsweisend bei der Ingestion. Die Diagnostik wird bei radiopaken Fremdkörpern mit einer konventionellen Röntgenuntersuchung, bei Verdacht auf Perforation mit einer Thorax-CT ergänzt. Die Endoskopie dient nicht nur der Diagnostik, sondern ist sehr oft auch Therapie der Wahl.**

Die Diagnose der Fremdkörperingestion und Impaktion von Nahrungsmitteln fußt auf einer detaillierten Anamnese. Dabei darf die Lokalisation der Beschwerden/Schmerzen den Untersucher nicht in die Irre leiten, da diese nicht zwingend mit dem Ort der Impaktion korreliert. Eine konventionelle Röntgenuntersuchung gibt bei röntgendichten Ingestaten Hinweise über Lokalisation, Form, Größe und Anzahl der Fremdkörper und wird daher in den Leitlinien der europäischen (ESGE) und amerikanischen Gesellschaft für Gastrointestinale Endoskopie (ASGE) bei Verschlucken von radiopaken oder unbekannten Gegenständen empfohlen (Birk et al. 2016, Ikenberry et al. 2011). Eine Kontrastmitteluntersuchung („Breischluck") sollte aufgrund der Aspirationsgefahr und der Gefahr des Kaschierens eines Fremdkörpers nicht erfolgen (Ikenberry et al. 2011). Bei Verdacht auf eine Perforation oder Notwendigkeit einer operativen

Intervention (z. B. erfolglose Endoskopie, Blutung) empfiehlt die ESGE die Diagnostik mittels (3D-)Computertomographie (Birk et al. 2016). Diese kann Hinweise auf eine Mediastinitis, Abszesse oder ösophagotracheale bzw. -aortale Fisteln geben.

26.2.5 Therapie

80 % der Fremdkörperingestionen passieren problemlos den Gastrointestinaltrakt. In 20 % der Fälle ist eine endoskopische Intervention notwendig. Die Dringlichkeit der Intervention hängt bei Lokalisation der Fremdkörper in der Speiseröhre von der Zusammensetzung und Oberfläche der Ingestate ab.

Dringlichkeit der Endoskopie in Abhängigkeit vom Ingestat. (Adaptiert nach Birk et al. 2016, Ikenberry et al. 2011)

Notfallendoskopie (innerhalb <2–6 h)

- Nahrungsmittel-/Bolusingestion mit kompletter Obstruktion
- Batterien
- Spitze und scharfkantige Fremdkörper

Dringliche Endoskopie (innerhalb <24 h)

- Nahrungsmittel-/Bolusingestion ohne Verschluss
- Magnete
- Stumpfe Ingestate (unabhängig von Größe)

80–90 % der verschluckten Fremdkörper passieren in 4–6 Tagen – in seltenen Fällen bis zu 4 Wochen – den Gastrointestinaltrakt ohne Notwendigkeit einer Intervention. Limitierungen sind der Pylorus bzw. der Ileozökalpol und das Duodenum, in denen Fremdkörper mit einem Durchmesser >2,5 cm oder einer Länge >6 cm steckenbleiben.

Der Effekt von Glukagon, Diazepam und Butylscopolamin durch eine Muskelrelaxierung wird in der Literatur kontrovers diskutiert (Al-Haddad et al. 2006, Haas et al. 2016, Sodeman et al. 2004). Darüber hinaus kann Glukagon Übelkeit und Erbrechen induzieren und somit bei schwerer Impaktion die Gefahr einer Perforation oder Aspiration begünstigen. Ein medikamentöser Therapieversuch darf daher eine therapeutische Endoskopie nicht verzögern (Birk et al. 2016, Ikenberry et al. 2011).

Die europäischen und amerikanischen Gesellschaften für gastrointestinale Endoskopie empfehlen bei kompletter Verlegung des Ösophaguslumens durch Nahrungsmittel übereinstimmend eine Notfallendoskopie innerhalb von 2 h, maximal 6 h. Das Risiko einer Komplikation und Perforation steigt bei verzögerter Therapie (>24 h) auf mindestens das Dreifache an (Sung et al. 2011). Durch vorsichtiges Drücken des Bolus in „Push-Technik“ und Insufflation von Luft kann in >90 % der Fälle das Impaktat in den Magen vorgeschoben werden. Gelingt es nicht, den Bolus in toto oder fraktioniert in den Magen zu befördern, so wird er mit Fasszangen und Körbchen geborgen.

Aufgrund der hohen Prävalenz an ösophagealen Vorerkrankungen bei >75 % der Nahrungsmittelimpaktionen muss die Behandlung mit einer endoskopischen Aufarbeitung – in gleicher Sitzung oder in einer Wiederholungsuntersuchung – ergänzt werden. Zum Ausschluss bzw. Beweis einer eosinophilen Ösophagitis sollten dabei aus allen Abschnitten Biopsien gewonnen werden. Bei unauffälliger Mukosa können Stenosen und Strikturen unmittelbar, bei Nachweis einer Abrasio oder von Schleimhauterythemen nach einer 2- bis 4-wöchigen Therapie mit Protonenpumpeninhibitoren dilatiert werden (Birk et al. 2016, Ikenberry et al. 2011).

Neben einer kompletten Verlegung stellt die Ingestion von spitzen Gegenständen oder Batterien eine Indikation zur Notfallendoskopie (<2–6 h) dar. Die Anwendung von „overtubes“ oder Gummihauben beim Bergemanöver reduziert das Verletzungsrisiko der Speiseröhre durch spitze oder scharfkantige Ingestate. Stumpfe Ingestate und Magnete sollten innerhalb von 24 h entfernt werden.

Die Ösophagusperforation nach Fremdkörperingestion wird in ▶ Abschn. 26.3 erörtert.

26.2.6 Zusammenfassung

Die Ingestion von Fremdkörpern und Impaktion von Nahrungsmitteln ist häufig (13/100.000 per annum). In 80 % der Fälle passieren die Ingestate in 4–6 Tagen problemlos den Gastrointestinaltrakt, in 20 % ist eine endoskopische Intervention notwendig. Die Dringlichkeit der Endoskopie hängt wesentlich vom Ingestat und der Lokalisation des Fremdkörpers ab. In >90 % der Fälle gelingt es, impaktierte Nahrungsmittel in „push“-Technik in den Magen vorzuschieben. Echte Fremdkörper werden mit Hilfe von Fasszangen oder Körbchen geborgen. Eine operative Therapie ist bei Komplikationen (z. B. Perforationen oder frustraner Endoskopie) in 1–2 % der Fälle erforderlich.

26.3 Ösophagusperforation und spontane Ösophagusruptur (Boerhaave-Syndrom)

M. Utzig

Die Ösophagusperforation ist ein seltener, aber gefährlicher Notfall, der unbehandelt oder zu spät erkannt meist zum Tode führt. Die Diagnose ist u. U. aufgrund unspezifischer Symptome schwierig.

In der Literatur werden verschiedene, teils konservative, teils chirurgische Therapiekonzepte diskutiert. Im Folgenden sollen sowohl Ätiologie, Klinik und Diagnostik der Ösophagusperforation als auch Indikation und Ergebnisse der Behandlungskonzepte dargestellt werden.

26.3.1 Ätiologie

Ösophagusperforationen sind meist traumatisch bedingt. Im Vordergrund stehen dabei iatrogene Manipulationen im Rahmen endoskopischer Maßnahmen (Lindenmann et al. 2013).

Ätiologie der Ösophagusperforation

- Diagnostische Ösophagoskopie und -manometrie
- Therapeutische Endoskopie
  - Varizensklerosierung
  - Dilatation bzw. Bougierung von Achalasien und Stenosen
  - Palliative Tumorpertubation
- Tumorperforation
- Fremdkörper bzw. deren Entfernung
- Stumpfes und perforierendes Thoraxtrauma
- Fehlplatzierung von Magen- oder Ernährungssonden
- Fehlintubation von Endotrachealtuben
- Intraoperative Läsionen
- Barotrauma
- Spontanruptur (Boerhaave-Syndrom)

Die Perforationsgefahr bei diagnostischen Ösophagogastroduodenoskopien (ÖGD) oder Ösophagusmanometrien wird in der Literatur mit 0,05–0,1 % angegeben (Mai et al. 1997, Meister et al. 1997). Bei therapeutischen Maßnahmen wie z. B. Sklerosierung von Ösophagusvarizen, (pneumatische) Bougierung von Stenosen oder Achalasien, palliative Stenteinlage bzw. Pertubation bei Karzinomen oder endoskopischen Cholangiographien steigt das Risiko einer Verletzung der Speiseröhre an. Ösophagusverletzungen durch inkorporierte Fremdkörper (8–14 % der Perforationen; Kluge 2016), durch deren endoskopische Entfernung oder als Folge einer Fehlplatzierung von Magen- bzw. Ernährungssonden oder Endotrachealtuben (Fehlintubation) sind selten. Folge der primären oder traumatischen Ösophagusperforation sind wegen der lokalen Gewalteinwirkung meist auf einen kleinen Abschnitt begrenzte Durchspießungen oder -bohrungen aller (komplette Perforation) bzw. einzelner (inkomplette Perforation) Wandschichten.

Die spontane Ösophagusruptur ist eine Rarität, macht aber zwischen 7 % und 37 % aller Ösophagusperforationen aus (Abbas et al. 2009, Lindenmann et al. 2013, Zimmermann et al. 2016). Der Pathologe Hermann Boerhaave beobachtete 1724 erstmals eine Perforation des Ösophagus, nachdem Admiral Baron Johannes van Wassenaar nach einem opulenten Mahl Erbrechen provozierte und wenige Stunden später an einer Mediastinitis verstarb (Kidd u. Modlin 1999). Ursächlich für die Ruptur der Speiseröhre ist der plötzlich auftretende große gastroösophageale Druckgradient, z. B. während des Brechaktes, der Defäkation oder unter der Geburt. Dieser führt zu einem nicht mehr kompensierbaren Missverhältnis von Speiseröhreninnendruck zu kontraktilelastischer Wandstärke und resultiert in einer meist großflächigen Berstung der Speiseröhre im unteren Drittel des Ösophagus. Eine Vorschädigung der Speiseröhre durch rezidivierende Schleimhautläsionen, wie z. B. bei höhergradiger Refluxösophagitis, begünstigt dabei das Auftreten eines Boerhaave-Syndroms. Inkomplette Formen der Ruptur können sich als intramurales Wandhämatom oder im Bereich des gastroösophagealen Übergangs als Mallory-Weiss-Syndrom manifestieren.

26.3.2 Lokalisation

Die Lokalisation der Ösophagusperforation bzw. -ruptur ist abhängig von der Ursache. Iatrogene Verletzungen und Perforationen der Speiseröhre treten meist im Bereich der physiologischen Ösophagusengen im proximalen bzw. terminalen Ösophagus auf. Auch das Kilian-Dreieck prädisponiert als „loco minor resistentiae" zur Perforation (Troja 2010). Großflächige Berstungen und Rupturen der Speiseröhre betreffen dagegen vorwiegend das (mittlere und) untere Ösophagusdrittel. Beim Boerhaave-Syndrom befindet sich die Ruptur hauptsächlich im unteren linksseitigen Drittel knapp oberhalb der Kardia (Mai et al. 1997, Ojima et al. 2001).

26.3.3 Klinik

Insgesamt verläuft die klinische Symptomatik bei Perforation der Speiseröhre milder ab als bei traumatischer großflächiger Ruptur.

Klinisches Leitsymptom der Ösophagusperforation ist unabhängig von der Lokalisation der umschriebene Schmerz. Bei thorakalen Perforationen überwiegt der Brust- und Oberbauchschmerz, der u. U. wie ein akuter Myokardinfarkt mit Vernichtungscharakter imponiert und in Hals, Schulter oder Abdomen ausstrahlt. Die abdominelle Perforation tritt als akutes Abdomen in Erscheinung. Bei zervikalen und thorakalen Läsionen bildet sich unter dem Bild einer progredienten Dyspnoe zusätzlich in >70 % bzw. 25 % der Fälle ein Weichteilemphysem (Lepsien u. Siewert 1981) mit (Sero-)Pneumothorax links aus. Bei unbehandelter thorakaler Perforation entwickelt sich im weiteren Verlauf durch Eindringen von Magensäure, Verdauungsenzymen und infektiösem Mageninhalt in das Mediastinum bzw. die Pleurahöhle ein zunehmend septisches Krankheitsbild, welches bei großflächigen Wanddefekten foudroyant verlaufen kann. Bei Perforationen des zervikalen Ösophagus kommt es durch eine sekundäre Infektion zu einer absteigenden, eitrig phlegmonösen Mediastinitis bzw. Pleuritis.

26.3.4 Diagnostik

Bereits die Anamnese mit vorausgegangener Endoskopie bzw. einer Episode heftigen Erbrechens in Zusammenhang mit der klinischen Symptomatik muss an eine Ösophagusruptur denken lassen.

Zusätzliche Hinweise ergeben sich dazu bereits häufig durch die konventionelle Röntgenaufnahme des Thorax: Die paraösophageale Luftansammlung im Halsbereich gibt dabei schon früh Hinweise auf eine zervikale Läsion des Ösophagus. Bei intrathorakalen Verletzungen imponieren Veränderungen des Mediastinums (Verbreiterung, Emphysem), der Pleurahöhle (Pleuraerguss bzw. (Sero-)Pneumothorax) sowie des Weichteilmantels (Emphysem). Ein linksseitiger Seropneumothorax in Kombination mit einem Pneumomediastinum ist bei adäquater Anamnese richtungsweisend für das Vorliegen eines Boerhaave-Syndroms. Dies erfordert in aller Regel keine weitere Diagnostik. In 10 % der Fälle ist jedoch die konventionelle, native Röntgenaufnahme des Thorax nicht richtungsweisend, so dass zusätzliche Untersuchungen notwendig sind. Unter Durchleuchtungskontrolle gelingt in 90 % der Fälle mit wasserlöslichem Kontrastmittel der direkte Nachweis einer Ösophagusperforation. Die Computertomographie des Thorax vermag mit hoher Sensitivität bereits kleine Mengen extraluminaler Luft in den Halsweichteilen bzw. im Mediastinum nachzuweisen. Zusätzlich findet sich als uncharakteristischer Hinweis auf eine Perforation in vielen Fällen freie Flüssigkeit mediastinal, zervikal bzw. pleural (◘ Abb. 26.3, ◘ Abb. 26.4, ◘ Abb. 26.5).

Die Indikation der Endoskopie muss aufgrund der zusätzlichen Traumatisierung und Kontamination der extraluminalen Weichteile im Einzelfall abgewogen werden. Tritt die Perforation während einer endoskopischen Maßnahme auf, so wird sie in der Regel sofort erkannt, so dass eine erneute Endoskopie keinen Informationsgewinn bringt.

Bei negativer radiologischer Diagnostik ist mit hoher Sensitivität häufig endoskopisch eine Perforation nachzuweisen, so dass sowohl in diesen Fällen als auch bei intraoperativ nicht eindeutig lokalisierbarer Perforationsstelle eine erneute Ösophagoskopie gerechtfertigt sein kann.

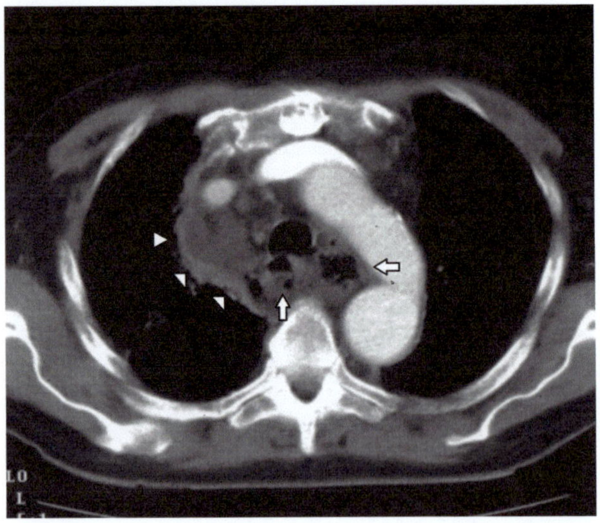

◘ **Abb. 26.3** Ausgedehnter Mediastinalabszess mit apikalem Pleuraempyem nach iatrogener Ösophagusperforation durch Fehlintubation: Nachweis eines großen, weit nach kaudal reichenden Mediastinalabszesses mit Kontrastmittel-Enhancement der Abszessmembran *(Dreieckspfeile)* und multiplen (z. T. retrotrachealen) Gaseinschlüssen *(große Pfeile)*

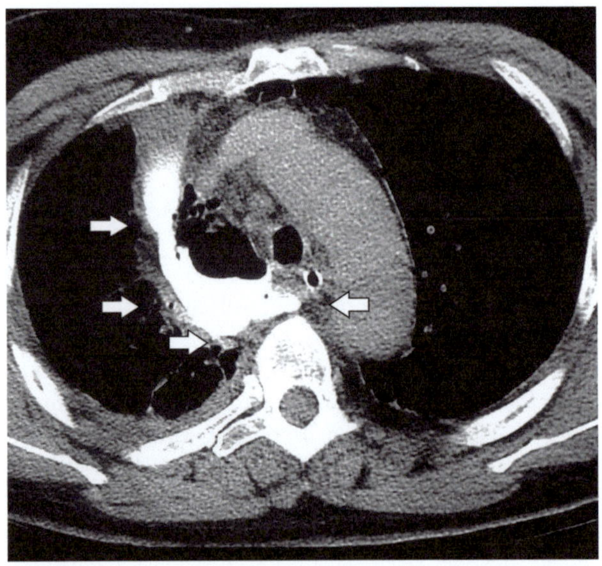

◘ **Abb. 26.4** Darstellung eines breiten Kontrastmittelaustrittes *(Pfeile)* paramediastinal rechts mit pleuralem Begleiterguss bei großer fremdkörperbedingter Ösophagusperforation (Computertomographie des Thorax mit oraler Kontrastmittelapplikation)

26.3.5 Therapie

Ätiologie, Ausdehnung und Lokalisation der Ösophagusperforation sowie Zeitpunkt der Diagnosestellung bestimmen

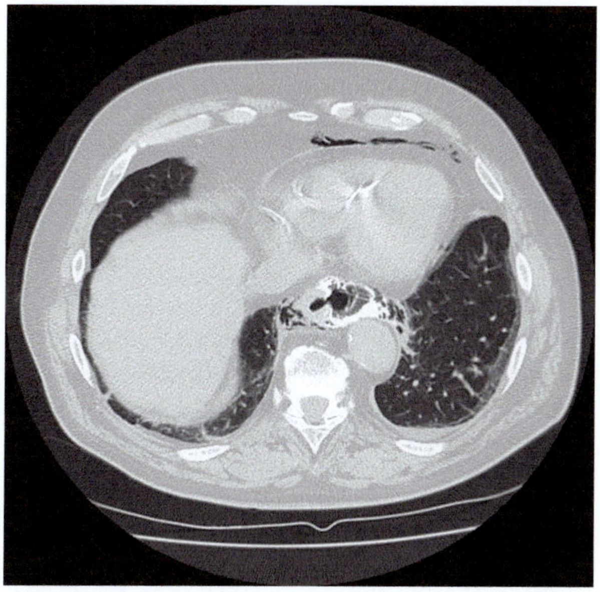

Abb. 26.5 Paraösophagealer Lufteinschluss nach endoskopischer Bougierung und distaler Ösophagusperforation

das Therapiekonzept. Dabei ist das Intervall von Perforationsereignis und Diagnosesicherung bzw. Therapiebeginn von herausragender prognostischer Bedeutung (Biancari et al. 2013, Minnich et al. 2011).

> **Eine rein konservative Therapie (absolute Nahrungskarenz unter parenteraler Ernährung, Antirefluxtherapie und Ableitung des Mageninhaltes, antimikrobielle Therapie unter Einschluss des anaeroben Keimspektrums) sollte nur in Einzelfällen bei strenger Indikationsstellung Anwendung finden.**

Beispiele sind kleine Perforationen des zervikalen Ösophagus (Lepsien u. Siewert 1981) oder frische Perforationen im Rahmen von Endoskopien oder Bougierungen ohne Kommunikation mit einer Körperhöhle und ohne Zeichen einer Sepsis (Cameron et al. 1979, Junginger et al. 1991) Große zervikale Perforationen sollten aufgrund der Gefahr einer sekundären Abszessbildung mit putrider Mediastinitis operativ versorgt bzw. drainiert werden. Eine alleinige Drainage thorakaler Ösophagusperforationen ist im Gegensatz zu einer primären Entlastung zervikaler Perforationen aufgrund der hohen Mortalität nicht indiziert. Bei strenger Indikationsstellung beträgt die Mortalität nach konservativer Therapie <20 % (Fernandez et al. 1999, Schweigert et al. 2016). Insgesamt ist in den letzten Jahren ein Shift zu einem konservativen bzw. endoskopischen Vorgehen festzustellen (Schweigert et al. 2016).

Endoskopische Verfahren und Vakuumtherapie

Endoskopische Verfahren werden insbesondere in der Therapie gedeckter oder kleiner freier Perforationen und vor allem bei der Insuffizienz von Ösophagusanastomosen angewendet. Neben der Implantation von Tuben oder (gecoateten) Stents finden hierbei die Applikation von Clips, z. B. „over the scop"-Clips (Bona et al. 2014, Pohl et al. 2010) oder Fibrinkleber – z. T. in Kombination – Anwendung. Die extraluminale Abszesshöhle muss nach Decken der Perforation durch einen Stent meist zusätzlich durch eine thorakale Drainage entlastet werden. Darüber ist das Verankern des Stents, insbesondere bei Lumeninkongruenz am gastroösophagealen Übergang schwierig.

In jüngster Zeit sind mehrere Berichte der endoluminalen Vakuumtherapie publiziert worden; auch diese beziehen sich in der Regel auf die Therapie postoperativer Anastomoseninsuffizienzen (Kuehn et al. 2016, Loske u. Schorsch 2016, Newton et al. 2016). Dabei wird endoskopisch ein Polyurethan-Schwamm entweder extraluminal (paraösophageal) intrakavitär in der Abszesshöhle oder intraluminal, die Perforation überdeckend, platziert (Loske u. Schorsch 2016). Ein kontinuierlicher Sog führt zum Kollabieren der Höhle bzw. des Ösophaguslumens. Im Rahmen der 3- bis 4-tägigen Verbandswechsel wird die Wundheilung endoskopisch kontrolliert. In der aktuellen Literatur liegt die Erfolgsrate bei 90 %, bei Patienten mit Boerhaave-Syndrom bei 84 % (Loske u. Schorsch 2016).

Operatives Vorgehen

Das operative Vorgehen ist weiterhin Therapie der Wahl bei ausgedehnter Ösophagusperforation bzw. -ruptur.

Der operative Zugang richtet sich nach der Lokalisation der Läsion. Perforationen des zervikalen Ösophagus werden über einen linkskollaren Zugang am Vorderrand des M. sternocleidomastoideus freigelegt. Deszendierende Entzündungen machen darüber hinaus eine gesonderte Thorakotomie erforderlich. Bei Perforationen des proximalen und mittleren (intrathorakalen) Ösophagus erfolgt die operative Revision über eine rechtsseitige Thorakotomie, bei Verletzungen des distalen Ösophagus (z. B. bei typischer Lokalisation des Boerhaave-Syndroms) immer von linksthorakal. Perforationen des infradiaphragmalen Ösophagus erfordern eine Laparotomie. Ausgedehnte Befunde machen aufgrund der Notwendigkeit einer radikalen Ausräumung und Drainage ggf. einen Zweihöhleneingriff unumgänglich.

Vorrangige Ziele der operativen Therapie sind die lokale Kontrolle der Perforationsstelle, die Behandlung der Mediastinitis, Pleuritis bzw. Peritonitis sowie die Beherrschung der Sepsis. Zur lokalen Kontrolle der Perforationsstelle werden in der Literatur zahlreiche Methoden beschrieben. Bei der

Exploration der Perforationsstelle muss dabei auf eine langstreckige Eröffnung der Speiseröhre geachtet werden, da die Verletzung der Mukosa häufig länger ist als der (von außen zu erkennende) Riss der Ösophagusmuskulatur. Bei frischen Perforationen (<24 h) wird die Läsion (mit resorbierbarem, monofilem Nahtmaterial) übernäht (Lawrence et al. 1999, Mai et al. 1997, Nagel et al. 1999, Ohri et al. 1993) (◘ Abb. 26.6). Die Letalität nach primärer Übernähung und suffizienter Drainage der Wundhöhle beträgt in jüngeren Studien 3–10 % (Abbas et al. 2009, Biancari et al. 2013, Wright 2007). Die Insuffizienzrate nach Primärnaht wird in Abhängigkeit vom Operationszeitpunkt mit bis zu 25 % angegeben, so dass einige Autoren insbesondere bei großen Defekten, älteren Perforationen mit nekrotischen Wundrändern oder bei ausgeprägter Umgebungsreaktion zusätzlich eine plastische Deckung des Ösophagus mit Muskellappen, Pleura, Zwerchfell oder Omentum majus empfehlen (◘ Abb. 26.7, ◘ Abb. 26.8). Die Möglichkeit einer plastischen Deckung der Naht kann jedoch bei ausgeprägter Mediastinitis durch einen Mangel an gesundem Gewebe eingeschränkt sein. Bei distalen Perforationen bietet sich nach primärer Naht eine Fundoplicatio als elegante Methode der Deckung an.

Die Erfahrungen der minimalinvasiven Versorgung von Ösophagusperforationen sind aufgrund des Vorliegens nur einzelner Fallberichte limitiert (Cho et al. 2011, Collins et al. 2002, Landen u. El Nakadi 2002, Nguyen et al. 2001).

Vorgehen bei großen Defekten oder älteren Perforationen

Unstimmigkeit über die Wahl des operativen Verfahrens herrscht bei der Therapie von großen Defekten und langstreckigen Rupturen sowie bei älteren Perforationen (>24 h) mit progredienter Sepsis. Sung et al. (2002), Jougon et al. (2004) sowie Abbas et al. (2009) favorisieren unabhängig von der Zeitspanne zwischen Perforation und operativer Therapie eine primäre Naht. Strohm et al. (2002) und Varghese et al. (2000) bevorzugen bei größeren Defekten oder älteren Perforationen die Resektion des thorakalen Ösophagus mit kollarer Ausleitung und Blindverschluss der distalen Speiseröhre bzw. des Magens auf Höhe des Hiatus oesophageus. Die Rekonstruktion erfolgt anschließend in einer zweiten Operation. Auch andere Autoren sehen bei ausgeprägter Mediastinitis wegen der geringen Chance einer

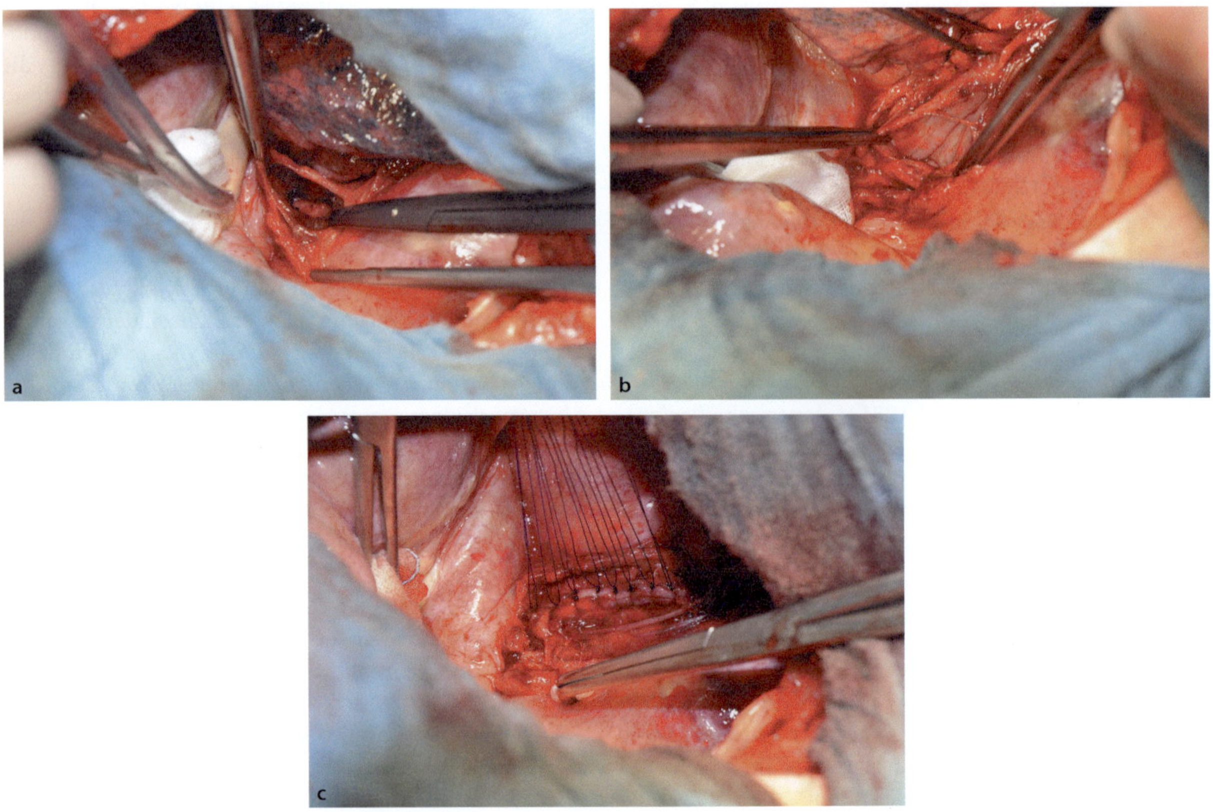

◘ **Abb. 26.6a–c** Iatrogene Ösophagusperforation im Rahmen einer endoskopischen Bougierung: **a** Defekt im distalen Ösophagus, **b** langstreckige Eröffnung des Ösophagus zur Beurteilung des Mukosadefektes, **c** Übernähung der Ruptur mit resorbierbarer, monofiler Naht (PDS 4/0)

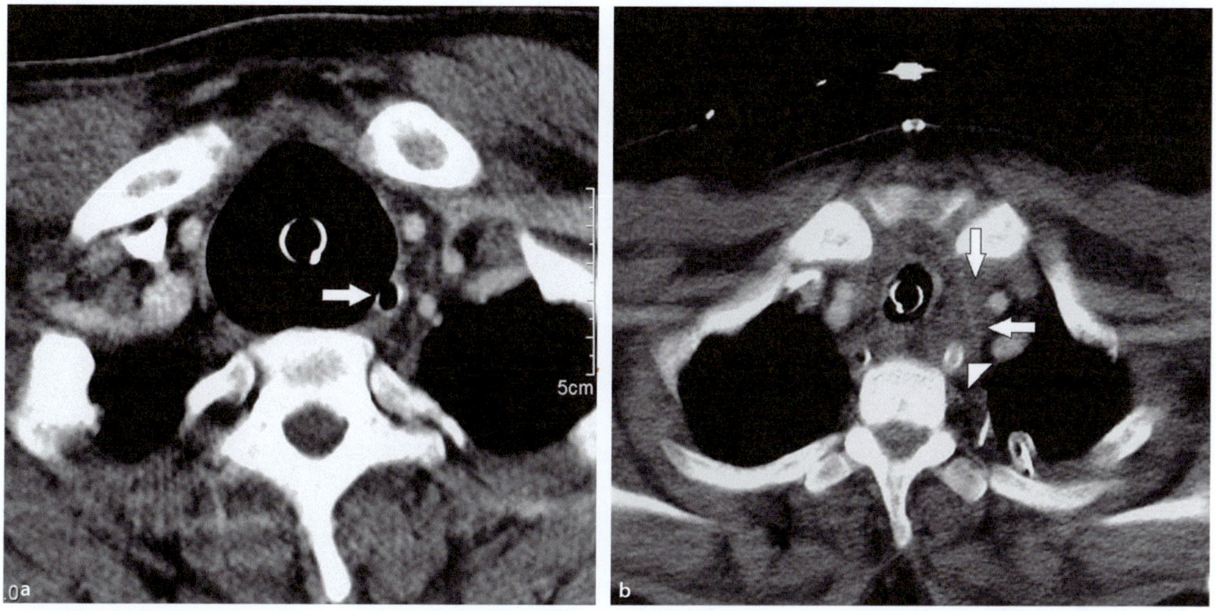

Abb. 26.7a,b Traumatische tracheoösophageale Fistel. **a** Präoperative Computertomographie des Mediastinums mit geblocktem Cuff des Trachealtubus und Nachweis einer direkten Verbindung zwischen Trachea und Ösophagus *(Pfeil)*. **b** Operativer Verschluss der Fistel durch primäre Naht des Ösophagus und Interposition des M. sternohyoideus *(großer Pfeil)* zwischen Trachea und dem mit einer Magensonde geschienten Ösophagus *(Dreieckspfeile)* (Computertomographie, 8. postoperativer Tag)

chirurgischen Nahtsicherung in der Ösophagusresektion das Verfahren der Wahl. Nagel et al. erscheint eine primäre Resektion bei iatrogener Verletzung eines bis dato gesunden Ösophagus aufgrund der nicht unerheblichen Folgen (Stenosen, Refluxbeschwerden) überzogen. Sie sehen jedoch bei Perforation im Rahmen der Diagnostik oder Palliation eines an sich operablen Ösophaguskarzinoms eine Indikation zur Resektion (Nagel et al. 1999).

Huber-Lang und Mitarbeiter schlagen ein „P-A-T-I-E-N-T"en-adaptiertes Vorgehen vor. In Abhängigkeit von der Lokalisation und Größe der Perforation, dem Alter des Patienten, dem Zeitintervall („time") zwischen Perforation und Therapie, dem Ausmaß der Inflammation (lokal/generalisiert), der Ätiologie („etiology"), dem Ernährungszustand („nutritional status") und dem Vorhandensein eines Tumors eskaliert das individualisierte Therapieregime vom konservativen Therapie über einen primäre Naht bis hin zur Ösophagusresektion (Huber-Lang et al. 2006). Der Pittsburgh „perforation severity score" (PSS) berücksichtigt das Alter (>75 Jahre), klinische Zeichen einer Entzündung/Sepsis (Tachykardie >100 bpm, Hypotonie, Leukozytose, Fieber), das Vorliegen eines Pleuraergusses und die Zeitspanne bis zur Einleitung der Therapie (>24 h). Auch der Nachweis eines Kontrastmittelaustrittes, eine Einschränkung der Lungenfunktion und das Vorliegen eines Karzinoms fließen in die Wertung ein (Abbas et al. 2009). Eine aktuelle retrospektive Multicenter-Studie hat die klinische Relevanz des Scores untersucht. In Abhängigkeit von der Risikogruppe (niedrig/intermediär/hoch) wird ein stratifiziertes Behandlungsregime vorgeschlagen (Schweigert et al. 2016).

Die Einlage von großlumigen T-Drainagen in den Ösophagus mit transthorakaler Ausleitung als Alternativverfahren ist nur in Einzelfällen beschrieben worden (Linden et al. 2007, Nguyen et al. 2001, Ojima et al. 2001, Sakamoto et al. 1997). Nach Débridement des Mediastinums und Entlastung des Ösophagus für mindestens 3 Wochen wird die T-Drainage entfernt und gegen eine konventionelle Thoraxdrainage ausgetauscht. Trotz kontinuierlichen Sogs und schrittweiser Entfernung der Thoraxdrainage bildet sich häufig eine lange persistierende thorakale Fistel aus, so dass Ojima und Mitarbeiter die Drainage transabdominell ausleiten (Ojima et al. 2001).

Beherrschung der Mediastinitis, Pleuritis bzw. Peritonitis

Das zweite Ziel der operativen Therapie der Ösophagusperforation besteht in der Beherrschung der Mediastinitis, Pleuritis bzw. Peritonitis.

> **Insbesondere bei fortgeschrittener Inflammation mit manifester Sepsis muss neben dem intensivmedizinischen Management ein radikales Débridement mit Entfernung aller Nekrosen, ausgiebiger Spülung und konsequenter Drainage erfolgen.**

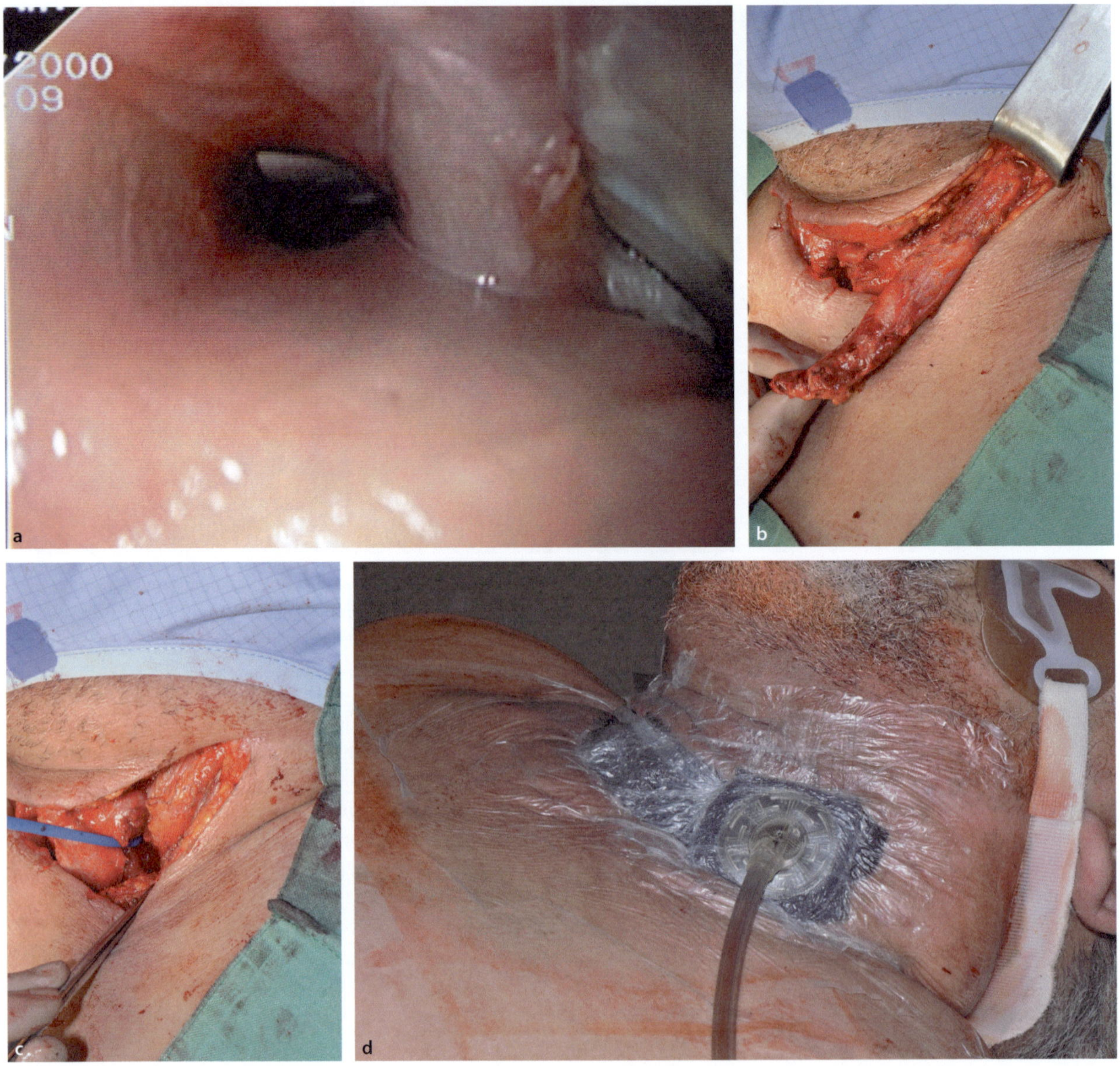

Abb. 26.8a–d Zervikale Ösophagusperforation nach Operation der Halswirbelsäule (Diskektomie C4/5 und C6/7: **a** endoskopischer Blick durch die Perforation auf die paraösophageal platzierte easy-flow-Drainage, **b** mobilisierter M. sternocleidomastoideus (caput mediale), **c** auf den übernähten Defekt aufgeschlagene Muskelplastik, **d** subkutaner Vakuumverband

Analog der schweren Peritonitis wird dabei in der Literatur auch eine Etappenlavage durch geplante Rethorakotomie erwogen. Bei radikalem intraoperativem Débridement und konsequenter postoperativer Drainage ist diese in der Regel aber nicht indiziert.

Die schnelle und konsequente Diagnosesicherung sowie das rasche Einleiten therapeutischer Maßnahmen sind bei Ösophagusperforationen und -rupturen von herausragender prognostischer Bedeutung. Die Komplikationsrate ist für alle Therapieverfahren hoch. Insbesondere pulmonale und pleurale Affektionen wie z. B. Pneumonien, Atelektasen, Pleuritiden, Pleuraergüsse und -empyeme stehen dabei im Vordergrund. Bestimmend für den weiteren Verlauf ist häufig die Entwicklung einer Mediastinitis oder Peritonitis mit konsekutiver Sepsis.

> **Aufgrund der fortschreitenden Nekrose im Bereich der Perforationsränder sowie des progredienten septischen Krankheitsbildes sollte eine operative Therapie innerhalb von 24 h nach Perforation angestrebt werden.**

In Abhängigkeit von der Zeitspanne zwischen Perforation und Therapie beträgt die Letalität bei operativer Versorgung innerhalb der ersten 24 h 5–24 %; bei verzögertem Therapiebeginn (>24 h) steigt sie auf 22–75 % an. Trotzdem sollte auch bei verzögerter operativer Therapie immer ein aggressives operatives Vorgehen gewählt werden, da nur dann für die Patienten eine Überlebenschance besteht.

26.3.6 Zusammenfassung

Ösophagusperforationen treten meist als Folge endoskopischer Maßnahmen auf; spontane Perforationen (Boerhaave-Syndrom) sind selten.

Die Diagnostik besteht primär in der gezielten Anamnese in Kombination mit einer Röntgendarstellung des Ösophagus mit wasserlöslichem Kontrastmittel oder einer Computertomographie des Thorax. Die Sensitivität der Endoskopie ist mit 80 % hoch, aufgrund der zusätzlichen Traumatisierung der Speiseröhre sowie der Kontamination des Mediastinums sollte eine Ösophagoskopie jedoch nur bei negativer radiologischer Diagnostik und intraoperativ nicht lokalisierbarer Perforation erfolgen. Eine konservative Therapie ist nur in Ausnahmefällen bei kleiner gedeckter, iatrogener Perforation ohne Zeichen einer generalisierten Sepsis indiziert. Bei früher operativer Therapie ist eine primäre Naht der Perforation ausreichend und sicher. Fortgeschrittene entzündliche Veränderungen erfordern ggf. eine plastische Deckung durch Pleura, Omentum majus oder Magenfundus (Fundoplicatio). Eine Ösophagusresektion ist nur bei ausgeprägter Mediastinitis und bei perforierten operablen Ösophaguskarzinomen indiziert.

26.4 Postoperative Mediastinitis und Sternumkomplikationen

M. Utzig

26.4.1 Ätiologie

Die meisten kardiochirurgischen Eingriffe erfolgen über eine Mediansternotomie. Das Auftreten einer Post-Sternotomie-Mediastinitis beeinflusst nicht nur die Mortalität in der Frühphase (Braxton et al. 2004), sondern auch das adjustierte Langzeitüberleben (Braxton et al. 2004, Ståhle et al. 1997). Die Inzidenz von postoperativen Infekten wird zwischen 0,4 und 8 % angegeben (Hauser et al. 2014). Patientenbedingte Risikofaktoren sind einerseits eine Adipositas, Diabetes mellitus und die chronisch obstruktive Lungenerkrankung. Perioperative Risikofaktoren sind eine verlängerte Perfusionszeit, ein erhöhter Blutverlust, und – im Rahmen der Koronarchirurgie – die Verwendung beider Aa. thoracicae internae (Bryan u. Yarbrough 2013, Diez et al. 2007). Die häufigsten Erreger in mehr als 50–60 % aller Post-Sternotomie-Mediastinitiden sind koagulasenegative Staphylokokken bzw. *Staphylococcus aureus* (Sjögren et al. 2006).

26.4.2 Diagnostik

Die Diagnose wird klinisch gestellt. Typische Befunde sind eine Wunddehiszenz mit purulenter Sekretion, Fieber, sternale Schmerzen bzw. eine Sternuminstabilität. Die Computertomographie ermöglicht mit hoher Sensitivität und Spezifität das Ausmaß, die Tiefe und die Lokalisation des Prozesses abzugrenzen (Gur et al. 1998).

Obwohl mehrere Klassifikationen der postoperativen Mediastinitiden, Sternumkomplikationen und -infektionen vorgeschlagen wurden (▣ Tab. 26.3, ▣ Tab. 26.4) (El Oakley u. Wright 1996, Mangram et al. 1999, van Wingerden et al. 2014), werden diese im klinischen Alltag nicht konsequent angewendet (Schmid 2010). Neben (aseptischen) Sternuminstabilitäten werden oberflächliche (auf die Kutis und Subkutis beschränkte) und tiefe (bis auf das Sternum reichende) Wundinfektionen sowie infizierte Sternuminstabilitäten unterschieden.

Während die aseptische Sternuminstabiltiät auf ein mechanisches Missverhältnis zwischen Fehlbelastung (z. B. bei falscher Mobilisierung, Durchgangssyndrom) und Belastungsfähigkeit (z. B. Osteoporose) zurückgeführt wird, wird die Pathogenese der infizierten Sternuminstabilität diskutiert: Neben einer sekundären Instabilität nach primärer Osteomyelitis wird gegenläufig auch eine (Super-)Infektion infolge einer knöchernen Instabilität erwogen (nach Schmid 2010).

▣ **Tab. 26.3** Einteilung der postoperativen Mediastinitis bei Patienten mit Sternotomie bei kardiopulmonaler Bypassoperation. (Nach El Oakley u. Wright 1996)

Typ I	Mediastinitis innerhalb der ersten 2 Wochen nach Sternotomie Keine Risikofaktoren
Typ II	Mediastinitis 2–6 Wochen nach Sternotomie Keine Risikofaktoren
Typ IIIa	Mediastinitis Typ I, Mindestens ein Risikofaktor [a]
Typ IIIb	Mediastinitis Typ II Mindestens ein Risikofaktor [a]
Typ IVa	Mediastinitis Typ I, II oder III nach 1 erfolglosem operativen Therapieversuch
Typ IVb	Mediastinitis Typ I, II oder III nach mindestens 2 erfolglosen operativen Therapieversuchen
Typ V	Mediastinitis mit Auftreten frühestens 6 Wochen nach Sternotomie

[a] Risikofaktoren: Diabetes mellitus, Adipositas, immunsuppressive Therapie.

Tab. 26.4 Amsterdam-Klassifikation der Post-Sternotomie-Mediastinitis (van Wingerden et al. 2014)

Typ	Sternumstabilität	Knochenvitalität und -bestand	Rekonstruktion	Zeitpunkt der Rekonstruktion
1	Stabil	Ausreichend („reasonable")	Vakuumtherapie	Primär/verzögert
2a			Lokale Muskelplastik [a]	Primär
2b			Muskel- [b] oder Omentumplastik	Verzögert
3a	Instabil	Vital und suffizient	Verdrahtung/Osteosynthese	Primär [c] Verzögert [d]
3b			Verdrahtung/Osteosynthese und Muskel- [b] oder Omentumplastik	Primär [c] Verzögert [d]
4a		Nekrotisch und insuffizient	Muskelplastik	Primär/verzögert
4b			Omentumplastik	
4c			Muskel- und Omentumplastik	

[a] Immer (uni- oder bilaterale) Pektoralismuskelplastik („always").
[b] Häufig (uni- oder bilaterale) Pektoralismuskelplastik („frequently").
[c] Verdrahtung.
[d] Osteosynthese (Platten, Clips etc.).

26.4.3 Therapie

> Die Therapie der sternalen Wundinfektion richtet sich nach der Tiefe des Infekts und der Sternumstabilität.

Aseptische Sternuminstabilität

Sternuminstabilitäten stellen in Abhängigkeit vom klinischen Beschwerdebild (Schmerzen, Krepitationen) und der Größe der Dehiszenz eine Operationsindikation dar. Bei aseptischer Lockerung der Cerclagen werden diese wieder angezogen. Bei Ausriss der Drähte werden diese auf der gesamten Länge der Sternotomie entfernt, das Sternum angefrischt und dann stabilisiert. Dies kann einerseits durch eine Re-Verdrahtung (mit Einzeldrahtcerclagen, Achterschlingen oder mit zwei zusätzlichen, fortlaufenden, durchflechtenden Drahtschlingen in der Technik nach Robicsek (Robicsek et al. 1977) oder durch Verplattung mit Astudillo-Ley-Prothesen (Titan-Aluminium-Platten mit seitlichen Nahtlöchern; Astudillo et al. 2001) oder winkelstabilen Platten erfolgen (Schmid 2010).

Oberflächliche Wundinfekte

Oberflächliche Infekte werden débridiert und nach chirurgischer Wundtoilette mit Einzelknopfnähten adaptiert (Schmid 2010) oder der Sekundärheilung zugeführt.

Tiefe Wundinfekte

Tiefe Infekte werden radikal débridiert, von Nekrosen befreit und gespült. Nach Beurteilung der Sternumstabilität werden bei festem Brustbein die (infizierten) Cerclagen entfernt; die Eintrittspforten der Drähte werden mit dem scharfen Löffel gereinigt. In der frühen postoperativen Phase kann nach Entfernen der Cerclagen eine Sternumdehiszenz und -instabilität resultieren; in diesen Fällen muss das Procedere individuell festgelegt werden. Bei Belassen der infizierten Drähte heilt bei günstigem Verlauf der Infekt unter Ausbildung einer Hautfistel aus. Die Drähte werden dann im Verlauf unter Exzision der Fistel entfernt. Bei größeren Infekten werden die Drähte auf Kosten der Stabilität und mit der Folge einer Dehiszenz entfernt. In diesen Fällen wird zum Schutz des rechten Ventrikels das Perikard verschlossen und gedeckt. Die Deckung des Weichteildefektes erfolgt bei kleineren Infekten durch primären Wundverschluss oder eine plastische Deckung mit der Pektoralismuskulatur. Bei ausgedehnteren Infektionen hat sich eine Wundkonditionierung mit einer Vakuumtherapie („vacuum-assisted closure", VAC; „negative pressure wound therapy", NPWT) als vorteilhaft gezeigt. Diese induziert unter permanenter Drainage in einem feuchten Milieu Granulationsgewebe und schafft so – bei erhöhter Durchblutung – ideale Verhältnisse für einen sekundären (direkten oder plastischen) Verschluss (Rupprecht u. Schmid 2013).

Infizierte Sternuminstabilität

Die häufigste und herausforderndste chirurgische Sternumkomplikation ist der tiefe Infekt mit partieller oder kompletter Sternumdehiszenz und -fragmentierung. Die

Therapie fußt auf der Infektsanierung mit anschließender Obliteration der Wundhöhle und Rekonstruktion des Weichteilmantels (Hauser et al. 2014). Nach Resternotomie unter Entfernung der Cerclagen wird zunächst das Sternum von avitalen und infizierten Knochenanteilen befreit. Anschließend erfolgt die Inspektion, Nekrosektomie und ausgiebige Spülung des Mediastinums mit physiologischer Kochsalz- oder Ringerlösung, H_2O_2 oder PVP-Iod (Schmid 2010).

Für die weitere Behandlung stehen mehrere Therapieoptionen zur Verfügung. Bei der konventionellen, geschlossenen Weiterbehandlung wird das Sternum über jugulär zuführende und subxiphoidal ableitende Spüldrainagen (Shumacker u. Mandelbaum 1963) oder Redondrainagen (Calvat et al. 1996, Vos et al. 2014) stabilisiert und die Weichteile z. B. mit einer Pektoralismuskelplastik gedeckt. Die Gefahr einer retrosternalen Spülstraße oder eines Hohlraumes kann durch das Hochschlagen eines offen oder laparoskopisch gehobenen Omentumlappens minimiert werden (Lee et al. 1976, van Wingerden et al. 2010). Aufgrund seiner Immunkompetenz und seines großen Volumens ist dabei das große Netz „für die Sanierung tiefer und ausgedehnter Mediastinitiden prädestiniert" (Spindler et al. 2015) (◘ Abb. 26.9). Bei der offenen Weiterbehandlung wurde das Konzept (mehrfach) täglicher Verbandswechsel mit Bauchtüchern und Kompressen aufgrund der längeren Beatmungsdauer, der Immobilisierung, des daraus resultierenden höheren Risikos einer Pneumonie und der Gefahr einer Lazeration des rechten Ventrikels verlassen. Auch hier kommt zunehmend die Vakuumtherapie zum Einsatz. Diese ist für den Patienten angenehm und erfordert nur einen Verbandswechsel auf Station in Intervallen von 2–3, max. 5 Tagen. Zum Schutz des rechten Herzens kann auch hier Omentum majus interponiert werden. Durch einen Verschluss der Haut über dem Polyurethan-Schwamm kann einer Retraktion der Wundränder entgegengewirkt werden (Hauser et al. 2014, Rupprecht u. Schmid 2013). Nach Konditionierung der Wunde erfolgt bei sauberem Mediastinum und wiederholt negativen Wundabstrichen dann sekundär die Defektdeckung. Mehrere Autoren haben Algorithmen der Sternumstabilisierung in Abhängigkeit vom C-reaktiven Protein beschrieben und empfehlen eine operative Refixierung bei einem CRP <70 mg/l bzw. 60 mg/l (Gustafsson et al. 2002, Voisine et al. 2016). Zur Weichteildeckung stehen in Abhängigkeit von der Defektgröße zahlreiche (Muskellappen-)Plastiken (M.-pectoralis-Lappen, vertikaler/transversaler M.-rectus-abdominis-Lappen [VRAM/TRAM], M.-latissimus-dorsi-Lappen, Omentum-majus-Plastik mit Spalthautdeckung) zur Verfügung (Übersicht bei Ried et al. 2016, Spindler et al. 2015) (◘ Tab. 26.5).

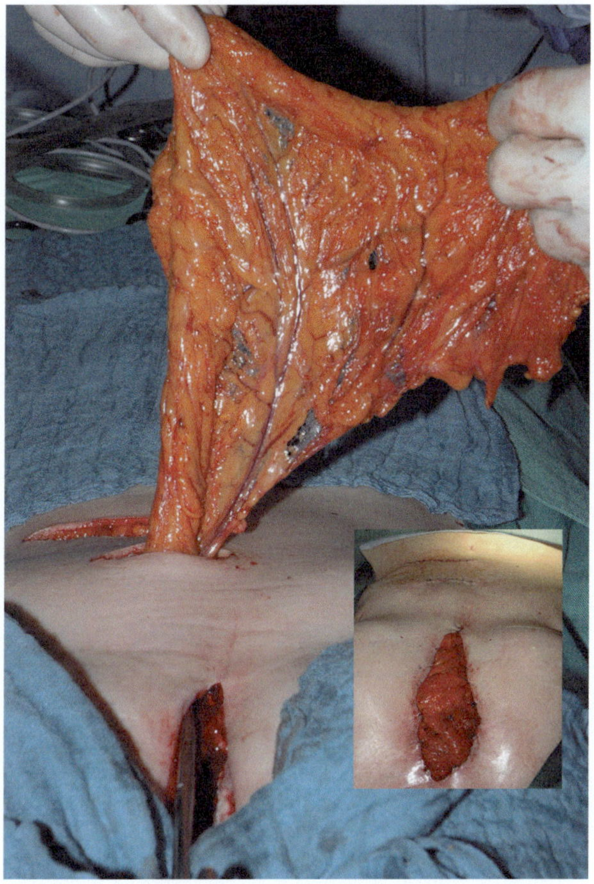

◘ **Abb. 26.9** Durch Minilaparotomie gehobener, in das Mediastinum hochgeschlagener Omentum-majus-Lappen

26.4.4 Ergebnisse

Der tiefe Infekt nach Sternotomie stellt eine Herausforderung für den Chirurgen dar und geht immer noch mit einer hohen Mortalität einher. Nach radikalem Débridement und Nekrosektomie des Mediastinums verkürzt das Bridging mittels Vakuumtherapie nicht nur den Krankenhausaufenthalt (Assmann et al. 2011, Baillot et al. 2010, Vos et al. 2012), sondern geht auch mit einer niedrigeren Mortalitätsrate einher. Während in einer kleinen Metaanalyse mit 321 Patienten (169 Vakuumtherapie, 152 konventionelle Therapie) Damiani et al. (2011) keinen Überlebensvorteil durch VAC aufgezeigt haben, war die Mortalität in einer Metaanalyse mit >2400 Patienten nach Vakuumtherapie geringer (Falagas et al. 2013). Die Mortalität der tiefen Post-Sternotomie-Infektion wird nach konventioneller Therapie mit 9–25 % angegeben (Petzina et al. 2010, Poncelet et al. 2008, Vos et al. 2014), nach VAC mit 5–13 % (Baillot et al. 2010, Petzina et al. 2010, Vos et al. 2012). Auch das Langzeitüberleben nach 1, 2 und 3 Jahren wird durch die Vakuumtherapie verbessert (Voisine et al. 2016).

26

Tab. 26.5 Plastische Rekonstruktionsverfahren der Brustwand nach postoperativer Mediastinitis und Sternumdefekt. (Nach Ried et al. 2016)

Operative Rekonstruktion	Besonderheit/Blutversorgung	Komplikationen
Reverdrahtung nach Robicsek	Ausreichende Knochenstruktur an Sternum und Rippenansätzen ist Voraussetzung	Verletzung der A. mammaria Ausriss der Drahtcerclagen Erneute Instabilität
Plattenosteosynthese des Sternums	Gute Stabilität Aufwendige Operation Hohe Kosten Cave: fortgeschrittene Osteoporose	Verletzung von Gefäßen oder Nachbarorganen (Herz, Lunge) Dislokation/Ausriss Infektion von Osteosynthesematerial
M.-pectoralis-Plastik	A. mammaria interna, A. thoracoacromialis	Funktionseinschränkung der oberen Extremität
M.-latissimus-dorsi-Plastik	A. thoracodorsalis, Aa. intercostales et lumbales	Kraftverlust
M.-rectus-abdominis-Plastik	Aa. epigastricae sup. et inf.	Bauchwandhernie
Perforatorlappenplastik	Perforatoren der A. inter-costales ant., Aa. mammariae, A. epigastrica sup.	Narbenbildung
Omentumplastik	A. gastroepiploica	Bauchwandhernie Peritonitis Abdominelle Nachblutung

Literatur

Abbas G, Schuchert MJ, Pettiford BL, et al. (2009) Contemporaneous management of esophageal perforation. Surgery 146: 749–756. doi: 10.1016/j.surg.2009.06.058

Al-Haddad M, Ward EM, Scolapio JS, et al. (2006) Glucagon for the relief of esophageal food impaction does it really work? Dig Dis Sci 51: 1930–1933. doi: 10.1007/s10620–006–9221–2

Ambrosch A (2016) Rationale Antibiotikatherapie der Mediastinitis. Chirurg 87: 497–503. doi: 10.1007/s00104–016–0192–3

Assmann A, Boeken U, Feindt P, et al. (2011) Vacuum-assisted wound closure is superior to primary rewiring in patients with deep sternal wound infection. Surg 59: 25–29. doi: 10.1055/s-0030–1250598

Astudillo R, Vaage J, Myhre U, et al. (2001) Fewer reoperations and shorter stay in the cardiac surgical ward when stabilising the sternum with the Ley prosthesis in post-operative mediastinitis. Eur J Cardiothorac Surg 20: 133–139.

Baillot R, Cloutier D, Montalin L, et al. (2010) Impact of deep sternal wound infection management with vacuum-assisted closure therapy followed by sternal osteosynthesis: a 15-year review of 23,499 sternotomies. Eur J Cardiothorac Surg 37: 880–887. doi: 10.1016/j.ejcts.2009.09.023

Balkan ME, Oktar GL, Oktar MA (2001) Descending necrotizing mediastinitis: a case report and review of the literature. Int Surg 86: 62–66

Biancari F, D'Andrea V, Paone R, et al. (2013) Current treatment and outcome of esophageal perforations in adults: systematic review and meta-analysis of 75 studies. World J Surg 37: 1051–1059. doi: 10.1007/s00268–013–1951–7

Birk M, Bauerfeind P, Deprez PH, et al. (2016) Removal of foreign bodies in the upper gastrointestinal tract in adults: European Society of Gastrointestinal Endoscopy (ESGE) Clinical Guideline. Endoscopy 48: 489–96. doi: 10.1055/s-0042–100456

Bona D, Aiolfi A, Rausa E, Bonavina L (2014) Management of Boerhaave's syndrome with an over-the-scope clip. Eur J Cardio-Thoracic Surg 45: 752–754. doi: 10.1093/ejcts/ezt363

Braxton JH, Marrin CAS, McGrath PD, et al. (2004) 10-year follow-up of patients with and without mediastinitis. Semin Thorac Cardiovasc Surg 16: 70–76

Bryan CS, Yarbrough WM (2013) Preventing deep wound infection after coronary artery bypass grafting: a review. Tex Heart Inst J 40: 125–139

Calvat S, Trouillet JL, Nataf P, et al. (1996) Closed drainage using Redon catheters for local treatment of poststernotomy mediastinitis. Ann Thorac Surg 61: 195–201

Cameron JL, Kieffer RF, Hendrix TR, et al. (1979) Selective nonoperative management of contained intrathoracic esophageal disruptions. Ann Thorac Surg 27: 404–408

Casanova J, Bastos P, Barreiros F, Gomes MR (1997) Descending necrotising mediastinitis–successful treatment using a radical approach. Eur J Cardiothorac Surg 12: 494–496

Chen K-C, Chen J-S, Kuo S-W, et al. (2008) Descending necrotizing mediastinitis: A 10-year surgical experience in a single institution. J Thorac Cardiovasc Surg 136: 191–198. doi: 10.1016/j.jtcvs.2008.01.009

Cheng W, Tam PK (1999) Foreign-body ingestion in children: experience with 1,265 cases. J Pediatr Surg 34: 1472–1476

Chiu Y-H, How C-K, Kao W-F, et al. (2012) Diagnosis and Endoscopic Management of Upper Gastrointestinal Foreign Bodies. Am J Med Sci 343: 192–195. doi: 10.1097/MAJ.0b013e3182263035

Cho JS, Kim YD, I H, et al. (2008) Treatment of mediastinitis using video-assisted thoracoscopic surgery. Eur J Cardiothorac Surg 34: 520–524. doi: 10.1016/j.ejcts.2008.05.034

Cho JS, Kim YD, Kim JW, et al. (2011) Thoracoscopic Primary Esophageal Repair in Patients With Boerhaave's Syndrome. Ann Thorac Surg 91: 1552–1555. doi: 10.1016/j.athoracsur.2011.01.082

Collins C, Arumugasamy M, Larkin J, et al. (2002) Thoracoscopic repair of instrumental perforation of the oesophagus: first report. Ir J Med Sci 171: 68–70

Corsten MJ, Shamji FM, Odell PF, et al. (1997) Optimal treatment of descending necrotising mediastinitis. Thorax 52: 702–708

Damiani G, Pinnarelli L, Sommella L, et al. (2011) Vacuum-assisted closure therapy for patients with infected sternal wounds: a meta-analysis of current evidence. J Plast Reconstr Aesthet Surg 64: 1119–1123. doi: 10.1016/j.bjps.2010.11.022

Deu-Martín M, Saez-Barba M, López Sanz I, et al. (2010) Mortality risk factors in descending necrotizing mediastinitis. Arch Bronconeumol 46: 182–187. doi: 10.1016/j.arbres.2010.01.008

Diez C, Koch D, Kuss O, et al. (2007) Risk factors for mediastinitis after cardiac surgery – a retrospective analysis of 1700 patients. J Cardiothorac Surg 2: 23. doi: 10.1186/1749–8090–2–23

El Oakley RM, Wright JE (1996) Postoperative mediastinitis: classification and management. Ann Thorac Surg 61: 1030–1036. doi: 10.1016/0003–4975 (95)01035–1

Endo S, Murayama F, Hasegawa T, et al. (1999) Guideline of surgical management based on diffusion of descending necrotizing mediastinitis. Jpn J Thorac Cardiovasc Surg 47: 14–19

Estrera AS, Landay MJ, Grisham JM, et al. (1983) Descending necrotizing mediastinitis. Surg Gynecol Obstet 157: 545–552

Falagas ME, Tansarli GS, Kapaskelis A, Vardakas KZ (2013) Impact of vacuum-assisted closure (VAC) therapy on clinical outcomes of patients with sternal wound infections: a meta-analysis of non-randomized studies. PLoS One 8: e64741. doi: 10.1371/journal.pone.0064741

Fernandez FF, Richter A, Freudenberg S, et al. (1999) Treatment of endoscopic esophageal perforation. Surg Endosc 13: 962–966

Freeman RK, Vallières E, Verrier ED, et al. (2000) Descending necrotizing mediastinitis: An analysis of the effects of serial surgical debridement on patient mortality. J Thorac Cardiovasc Surg 119: 260–267

Gur E, Stern D, Weiss J, et al. (1998) Clinical-radiological evaluation of poststernotomy wound infection. Plast Reconstr Surg 101: 348–355

Gustafsson R, Johnsson P, Algotsson L, et al. (2002) Vacuum-assisted closure therapy guided by C-reactive protein level in patients with deep sternal wound infection. J Thorac Cardiovasc Surg 123: 895–900

Haas J, Leo J, Vakil N (2016) Glucagon Is a Safe and Inexpensive Initial Strategy in Esophageal Food Bolus Impaction. Dig Dis Sci 61: 841–845. doi: 10.1007/s10620–015–3934-z

Hauser J, Steinau HU, Ring A, et al. (2014) Sternumosteomyelitis. Ätiologie, Diagnostik und operative Therapiekonzepte. Chirurg 85: 357–367. doi: 10.1007/s00104–013–2678–6

Heerasing N, Lee SY, Alexander S, Dowling D (2015) Prevalence of eosinophilic oesophagitis in adults presenting with oesophageal food bolus obstruction. World J Gastrointest Pharmacol Ther 6: 244–247. doi: 10.4292/wjgpt.v6.i4.244

Huber-Lang M, Henne-Bruns D, Schmitz B, Wuerl P (2006) Esophageal perforation: principles of diagnosis and surgical management. Surg Today 36: 332–340. doi: 10.1007/s00595–005–3158–5

Ikenberry SO, Jue TL, Anderson MA, et al. (2011) Management of ingested foreign bodies and food impactions. Gastrointest Endosc 73: 1085–1091. doi: 10.1016/j.gie.2010.11.010

Jougon J, Mc Bride T, Delcambre F, et al. (2004) Primary esophageal repair for Boerhaave's syndrome whatever the free interval between perforation and treatment. Eur J Cardiothorac Surg 25: 475–479. doi: 10.1016/j.ejcts.2003.12.029

Junginger T, Schäfer W, Böttger T (1991) Esophageal perforation–indications for surgical therapy. Chirurg 62: 800–804

Kerlin P, Jones D, Remedios M, Campbell C (2007) Prevalence of eosinophilic esophagitis in adults with food bolus obstruction of the esophagus. J Clin Gastroenterol 41: 356–361. doi: 10.1097/01.mcg.0000225590.08825.77

Kidd M, Modlin IM (1999) The luminati of Leiden: from Bontius to Boerhaave. World J Surg 23: 1307–1314

Kluge J (2016) Die akute und chronische Mediastinitis. Chirurg 87: 469–477. doi: 10.1007/s00104–016–0172–7

Kocher GJ, Hoksch B, Caversaccio M, et al. (2012) Diffuse descending necrotizing mediastinitis: surgical therapy and outcome in a single-centre series. Eur J Cardio-Thoracic Surg 42: e66–e72. doi: 10.1093/ejcts/ezs385

Kuehn F, Schiffmann L, Janisch F, et al. (2016) Surgical Endoscopic Vacuum Therapy for Defects of the Upper Gastrointestinal Tract. J Gastrointest Surg 20: 237–243. doi: 10.1007/s11605–015–3044–4

Landen S, El Nakadi I (2002) Minimally invasive approach to Boerhaave's syndrome. Surg Endosc Other Interv Tech 16: 1354–1357. doi: 10.1007/s00464–001–9185–4

Lawrence DR, Ohri SK, Moxon RE, et al. (1999) Primary esophageal repair for Boerhaave's syndrome. Ann Thorac Surg 67: 818–820

Lee AB, Schimert G, Shaktin S, Seigel JH (1976) Total excision of the sternum and thoracic pedicle transposition of the greater omentum; useful strategems in managing severe mediastinal infection following open heart surgery. Surgery 80: 433–436

Lepsien G, Siewert JR (1981) Traumatische Perforationen und Fisteln im Bereich von Ösophagus und Magen. In: Allgöwer M, Harder F, Hollender LF (eds) Chirurgische Gastroenterologie. Springer, Berlin, Heidelberg, New York, S 374–380

Lin C-H, Chen A-C, Tsai J-D, et al. (2007) Endoscopic Removal of Foreign Bodies in Children. Kaohsiung J Med Sci 23: 447–452. doi: 10.1016/S1607–551X(08)70052–4

Linden PA, Bueno R, Mentzer SJ, et al. (2007) Modified T-Tube Repair of Delayed Esophageal Perforation Results in a Low Mortality Rate Similar to That Seen With Acute Perforations. Ann Thorac Surg 83: 1129–1133. doi: 10.1016/j.athoracsur.2006.11.012

Lindenmann J, Matzi V, Neuboeck N, et al. (2013) Management of esophageal perforation in 120 consecutive patients: clinical impact of a structured treatment algorithm. J Gastrointest Surg 17: 1036–1043. doi: 10.1007/s11605–012–2070–8

Longstreth GF, Longstreth KJ, Yao JF (2001) Esophageal food impaction: Epidemiology and therapy. A retrospective, observational study. Gastrointest Endosc 53: 193–198. doi: 10.1067/mge.2001.112709

Loske G, Schorsch T (2016) Endoskopische Vakuumtherapie beim Boerhaave-Syndrom. Chirurg 87: 676–682. doi: 10.1007/s00104–016–0185–2

Mai C, Nagel M, Saeger HD (1997) Die chirurgische Therapie der Ösophagusperforation. Eine Standortbestimmung anhand von 4 eigenen Fällen und der Literatur. Chirurg 68: 389–394

Mangram AJ, Horan TC, Pearson ML, et al. (1999) Guideline for Prevention of Surgical Site Infection, 1999. Centers for Disease Control and Prevention (CDC) Hospital Infection Control Practices Advisory Committee. Am J Infect Control 27: 97–132; quiz 133–134; discussion 96

Marty-Ané CH, Berthet JP, Alric P, et al. (1999) Management of descending necrotizing mediastinitis: an aggressive treatment for an aggressive disease. Ann Thorac Surg 68: 212–217

Meister V, Schulz H, Greving I, et al. (1997) Ösophagusperforation nach Ösophagusmanometrie. DMW - Dtsch Medizinische Wochenschrift 122: 1410–1414. doi: 10.1055/s-2008–1047779

Minnich DJ, Yu P, Bryant AS, et al. (2011) Management of thoracic esophageal perforations. Eur J Cardiothorac Surg 40: 931–937. doi: 10.1016/j.ejcts.2010.12.066

Misthos P, Katsaragakis S, Kakaris S, et al. (2007) Descending necrotizing anterior mediastinitis: analysis of survival and surgical treatment modalities. J Oral Maxillofac Surg 65: 635–639. doi: 10.1016/j.joms.2006.06.287

Nagel M, Konopke R, Wehrmann U, Saeger HD (1999) Management der Ösophagusperforation. Zentralbl Chir 124: 489–494

Newton NJ, Sharrock A, Rickard R, Mughal M (2016). Dis Esophagus. 2016 Sep 15. doi: 10.1111/dote.12531. (Epub ahead of print)10.1111/dote.12531

Nguyen NT, Follette DM, Roberts PF, Goodnight JE (2001) Thoracoscopic management of postoperative esophageal leak. J Thorac Cardiovasc Surg 121: 391–392. doi: 10.1067/mtc.2001.110485
Nicolai T (2013) Fremdkörperaspiration bei Kindern. MMW Fortschr Med 155: 36–37
Ohri SK, Liakakos TA, Pathi V, et al. (1993) Primary repair of iatrogenic thoracic esophageal perforation and Boerhaave's syndrome. Ann Thorac Surg 55: 603–606
Ojima H, Kuwano H, Sasaki S, et al. (2001) Successful late management of spontaneous esophageal rupture using T-tube mediastinoabdominal drainage. Am J Surg 182: 192–196
Papalia E, Rena O, Oliaro A, et al. (2001) Descending necrotizing mediastinitis: surgical management. Eur J Cardiothorac Surg 20: 739–742
Pearse HE (1938) Mediastinitis following cervical suppuration. Ann Surg 108: 588–611
Peng A, Li Y, Xiao Z, Wu W (2012) Study of clinical treatment of esophageal foreign body-induced esophageal perforation with lethal complications. Eur Arch Otorhinolaryngol 269: 2027–2036. doi: 10.1007/s00405-012-1988-5
Petzina R, Hoffmann J, Navasardyan A, et al. (2010) Negative pressure wound therapy for post-sternotomy mediastinitis reduces mortality rate and sternal re-infection rate compared to conventional treatment. Eur J Cardiothorac Surg 38: 110–113. doi: 10.1016/j.ejcts.2010.01.028
Pohl J, Borgulya M, Lorenz D, Ell C (2010) Endoscopic closure of postoperative esophageal leaks with a novel over-the-scope clip system. Endoscopy 42: 757–759. doi: 10.1055/s-0030-1255634
Poncelet AJ, Lengele B, Delaere B, et al. (2008) Algorithm for primary closure in sternal wound infection: a single institution 10-year experience. Eur J Cardiothorac Surg 33: 232–238. doi: 10.1016/j.ejcts.2007.11.016
Ridder GJ, Maier W, Kinzer S, et al. (2010) Descending necrotizing mediastinitis: contemporary trends in etiology, diagnosis, management, and outcome. Ann Surg 251: 528–534. doi: 10.1097/SLA.0b013e3181c1b0d1
Ried M, Geis S, Potzger T, et al. (2016) Plastische Rekonstruktionsverfahren der Brustwand nach Mediastinitis. Chirurg 87: 489–496. doi: 10.1007/s00104-016-0173-6
Ris HB, Banic A, Furrer M, et al. (1996) Descending necrotizing mediastinitis: surgical treatment via clamshell approach. Ann Thorac Surg 62: 1650–1654
Robicsek F, Daugherty HK, Cook JW (1977) The prevention and treatment of sternum separation following open-heart surgery. J Thorac Cardiovasc Surg 73: 267–268
Rupprecht L, Schmid C (2013) Deep sternal wound complications: an overview of old and new therapeutic options. Open J Cardiovasc Surg 6: 9–19. doi: 10.4137/OJCS.S11199
Sakamoto Y, Tanaka N, Furuya T, et al. (1997) Surgical management of late esophageal perforation. Thorac Cardiovasc Surg 45: 269–272. doi: 10.1055/s-2007-1013747
Schmid C (2010) Postoperative Sternumkomplikationen. In: Ziemer, G; Haverich A (Hrsg) Herzchirurgie – Die Eingriffe am Herzen und an den herznahen Gefäßen, 3. Aufl. Springer, Berlin, Heidelberg, S 873–877
Schmidt H, Stasche N, Arens C, et al. (2015) Leitlinie/Algorithmen der Deutschen Gesellschaft für Hals-Nasen- Ohren-Heilkunde, Kopf Hals-Chirurgie Leitlinie Ösophagoskopie Methodische Vorbemerkung. www.awmf.org/uploads/tx_szleitlinien/017-060l_S1_Oesophagoskopie_2015-07.pdf. Accessed 5 Nov 2016
Schmittenbecher P, Schubert K-P, Nicolai T (2015) Deutsche Gesellschaft für Kinderchirurgie (DGKCH). Gesellschaft für Neonatologie und Pädiatrische Intensivmedizin (GNPI). www.awmf.org/uploads/tx_szleitlinien/001-031l_S2k_Fremdkörperversorgung_Kinder_2016-01.pdf. Accessed 5 Nov 2016
Schweigert M, Sousa HS, Solymosi N, et al. (2016) Spotlight on esophageal perforation: A multinational study using the Pittsburgh esophageal perforation severity scoring system. J Thorac Cardiovasc Surg 151: 1002–1009. doi: 10.1016/j.jtcvs.2015.11.055
Sengupta N, Tapper EB, Corban C, et al. (2015) The clinical predictors of aetiology and complications among 173 patients presenting to the Emergency Department with oesophageal food bolus impaction from 2004–2014. Aliment. Pharmacol. Ther. 42: 91–98.
Shumacker HB, Mandelbaum I (1963) Continuous antibiotic irrigation in the treatment of infection. Arch Surg 86: 384–387
Sjögren J, Malmsjö M, Gustafsson R, Ingemansson R (2006) Poststernotomy mediastinitis: a review of conventional surgical treatments, vacuum-assisted closure therapy and presentation of the Lund University Hospital mediastinitis algorithm. Eur J Cardiothorac Surg 30: 898–905. doi: 10.1016/j.ejcts.2006.09.020
Sodeman TC, Harewood GC, Baron TH (2004) Assessment of the predictors of response to glucagon in the setting of acute esophageal food bolus impaction. Dysphagia 19: 18–21. doi: 10.1007/s00455-003-0019-5
Spindler N, Lehmann S, Steinau H-U, et al. (2015) Komplikationsmanagement nach Eingriffen an Thoraxorganen: Tiefe sternale Wundinfektionen. Chirurg 86: 228–233. doi: 10.1007/s00104-014-2833-8
Ståhle E, Tammelin A, Bergström R, et al. (1997) Sternal wound complications–incidence, microbiology and risk factors. Eur J Cardiothorac Surg 11: 1146–1153
Strohm PC, Müller CA, Jonas J, Bähr R (2002) Esophageal perforation. Etiology, diagnosis, therapy. Chirurg 73: 217–222. doi: 10.1007/s00104-001-0405-1
Sung SW, Park J-J, Kim YT, Kim JH (2002) Surgery in thoracic esophageal perforation: primary repair is feasible. Dis esophagus Off J Int Soc Dis Esophagus 15: 204–209
Sung SH, Jeon SW, Son HS, et al. (2011) Factors predictive of risk for complications in patients with oesophageal foreign bodies. Dig Liver Dis 43: 632–635. doi: 10.1016/j.dld.2011.02.018
Truskaite K, Dlugosz A (2016) Prevalence of Eosinophilic Esophagitis and Lymphocytic Esophagitis in Adults with Esophageal Food Bolus Impaction. Gastroenterol Res Pract 2016: 9303858. doi: 10.1155/2016/9303858
van Wingerden JJ, Coret MEH, van Nieuwenhoven CA, Totté ER (2010) The laparoscopically harvested omental flap for deep sternal wound infection. Eur J Cardiothorac Surg 37: 87–92. doi: 10.1016/j.ejcts.2009.06.020
van Wingerden JJ, Ubbink DT, van der Horst C, de Mol B (2014) Poststernotomy mediastinitis: a classification to initiate and evaluate reconstructive management based on evidence from a structured review. J Cardiothorac Surg 9: 179. doi: 10.1186/s13019-014-0179-4
Varghese D, Patel H, Waters R, Dickson GH (2000) Quality-of-life study on four patients who underwent esophageal resection and delayed reconstruction for Boerhaave's syndrome. Dis Esophagus 13: 314–316
Voisine P, Baillot R, Dagenais F (2016) Deep sternal wound infection. In: Sellke F, del Nido PJ, Swanson S (eds) Sabiston & Spencer Surgery of the Chest, 9th ed. Elsevier, Philadelphia, pp 1094–1100
Vos RJ, Yilmaz A, Sonker U, et al. (2012) Primary closure using Redon drains vs vacuum-assisted closure in post-sternotomy mediastinitis. Eur J Cardio-Thoracic Surg 42: e53–e57. doi: 10.1093/ejcts/ezs404
Vos RJ, van Putte BP, Sonker U, Kloppenburg GTL (2014) Primary closure using Redon drains for the treatment of post-sternotomy

mediastinitis. Interact Cardiovasc Thorac Surg 18: 33–37. doi: 10.1093/icvts/ivt385

Watanabe S, Kariatsumari K, Sakasegawa K, et al. (2002) A new combined surgical procedure for severe descending necrotizing mediastinitis with bilateral empyema. Surg 50: 308–310. doi: 10.1055/s-2002-34577

Webb WA (1995) Management of foreign bodies of the upper gastrointestinal tract: update. Gastrointest Endosc 41: 39–51

Wheatley MJ, Stirling MC, Kirsh MM, et al. (1990) Descending necrotizing mediastinitis: transcervical drainage is not enough. Ann Thorac Surg 49: 780–784

Wright CD (2007) Primary repair for delayed recognition of esophageal perforation. In: Ferguson MK (ed) Difficult decisions in thoracic surgery: an evidence-based approach. Springer, London, pp 298–304

Zimmermann M, Hoffmann M, Jungbluth T, et al. (2016) Predictors of Morbidity and Mortality in Esophageal Perforation: Retrospective Study of 80 Patients. Scand J Surg 2016 (Epub ahead of print). doi: 10.1177/1457496916654097

Serviceteil

P. Schneider, M. Kruschewski, H.J. Buhr (Hrsg.), *Thoraxchirurgie für den Allgemein- und Viszeralchirurgen*,
https://doi.org/10.1007/978-3-662-48710-5

Stichwortverzeichnis

M

N

O

P

R

S

Z

MIX
Papier aus verantwortungsvollen Quellen
Paper from responsible sources
FSC® C105338
FSC
www.fsc.org

If you have any concerns about our products,
you can contact us on
ProductSafety@springernature.com

In case Publisher is established outside the EU,
the EU authorized representative is:
Springer Nature Customer Service Center GmbH
Europaplatz 3, 69115 Heidelberg, Germany

Printed by Libri Plureos GmbH
in Hamburg, Germany